D1718827

Buiatrik

Buiatrik

Kurzgefaßte Darstellung

mit Beiträgen von

D. Ahlers, P. Andresen, H. Frerking,
H. Glässer, E. Grunert, D. Krause,
K.-H. Lotthammer, H. Merkt, G. Rosenberger,
Birgit Schulte und Ursula Weigt

3., überarbeitete und erweiterte Auflage

Mit 25 Abbildungen und 10 Tabellen

Verlag M. & H. Schaper Hannover

© 1979 by Verlag M. & H. Schaper, Hannover

Gedruckt in der Bundesrepublik Deutschland

Herstellung: Doblerdruck GmbH & Co KG, Alfeld (Leine)

ISBN 3-7944-0105-0

AUTORENVERZEICHNIS

AHLERS, DIRK, Dr. med. vet., Akad. Oberrat, Klinik für Geburtshilfe und Gynäkologie des Rindes (im Richard-Götze-Haus) der Tierärztlichen Hochschule Hannover

ANDRESEN, PETER, Dr. med. vet., Akad. Rat, Klinik für Geburtshilfe und Gynäkologie des Rindes (im Richard-Götze-Haus) der Tierärztlichen Hochschule Hannover

FRERKING, HORST, Dr. med. vet., Professor in der Klinik für Rinderkrankheiten (im Richard-Götze-Haus) der Tierärztlichen Hochschule Hannover

GLÄSSER, HATTO, Dr. med. vet., Veterinärdirektor, Veterinäramt für den Landkreis Hildesheim

GRUNERT, EBERHARD, Prof. Dr. med. vet., Direktor der Klinik für Geburtshilfe und Gynäkologie des Rindes (im Richard-Götze-Haus) der Tierärztlichen Hochschule Hannover

KRAUSE, DIETER, Dr. med. vet., Professor in der Klinik für Andrologie und Besamung der Haustiere (im Richard-Götze-Haus) der Tierärztlichen Hochschule Hannover

LOTTHAMMER, KARL-HEINZ, Dr. med. vet. habil., Privatdozent, Klinik für Geburtshilfe und Gynäkologie des Rindes (im Richard-Götze-Haus) der Tierärztlichen Hochschule Hannover

MERKT, HANS, Prof., Dr. med. vet., Dr. med. vet. h.c. (Recife/Brasilien), Dr. med. vet. h.c. (Valdivia/Chile), Direktor der Klinik für Andrologie und Besamung der Haustiere (im Richard-Götze-Haus) der Tierärztlichen Hochschule Hannover.

ROSENBERGER, GUSTAV, Dr. med. vet. habil, Dr. med. vet. h.c. (Wien), Dr. met. vet. h.c. (Saloniki), Dr. med. vet. h.c. (Kopenhagen), em. o. Professor, ehem. Direktor der Klinik für Rinderkrankheiten (im Richard-Götze-Haus) der Tierärztlichen Hochschule Hannover

SCHULTE, BIRGIT, Dr. med. vet., wissenschaftliche Assistentin in der Klinik für Geburtshilfe und Gynäkologie des Rindes (im Richard-Götze-Haus) der Tierärztlichen Hochschule Hannover

WEIGT, URSULA, Dr. med. vet., Professorin in der Klinik für Geburtshilfe und Gynäkologie des Rindes (im Richard-Götze-Haus) der Tierärztlichen Hochschule Hannover

VORWORT

Die zur „Rinderheilkunde" gehörenden Teile des früheren „Veterinär-kalenders" liegen als getrennt herausgegebene Broschüre nunmehr in der 3. Auflage vor. Die „Buiatrik" soll den Studierenden der Veterinärmedizin als Leitfaden im klinischen Unterricht, den praktizierenden Tierärzten als Ratgeber beim täglichen Handeln dienen. Deshalb sind die auf den neuesten Stand gebrachten und zum Teil erweiterten, aber knapp gehaltenen Ausführungen in Inhalt und Form vorrangig praktischen Belangen angepaßt. Keinesfalls kann dieses kurz gefaßte Werk entsprechende Lehrbücher ersetzen. Um den Charakter des „Veterinärkalenders" im Sinne einer Orientierungshilfe zu wahren, wurde wiederum auf ein Literatur- sowie ein Sachverzeichnis verzichtet.

An der Konzeption des geburtshilflich-gynäkologischen Teiles der ersten beiden Auflagen hatte Prof. Dr. ERICH AEHNELT wesentlichen Anteil. Sein allzu früher Tod am 1. 12. 1974 bedeutete für Verlag und Autoren einen schweren Verlust. Bei der nun vorliegenden 3. Auflage waren seine Schüler bestrebt, die von ihm verfaßten Abschnitte in seinem Sinne weiterzuführen.

Verlag M. & H. Schaper

Hannover, im Oktober 1979

VORWORT ZUR 1. AUFLAGE

Vielfachen Anregungen zufolge hat sich der Verlag entschlossen, die Ergänzungslieferung H 4 zum „Veterinärkalender" BUIATRIK als unveränderten Nachdruck in Form einer Broschüre herauszugeben.

Die Professoren und Mitarbeiter des Richard-Götze-Hauses der Tierärztlichen Hochschule Hannover legen unter der zusammenfassenden Überschrift BUIATRIK eine komprimierte und umfassende Darstellung der neuesten Wissensgebiete über das Rind vor.

Für die gesamte Tierärzteschaft und für die Studierenden der Veterinärmedizin ist dieses Kompendium ein unentbehrliches Nachschlagewerk, das in der täglichen Praxis zur raschen Orientierung beiträgt. Es gibt auf alle Fragen über Kälberkrankheiten, Innere und Hautkrankheiten, Euterkrankheiten und Rinderchirurgie, ferner über Andrologie und Besamung, Fruchtbarkeitsstörungen sowie Geburtshilfe eine kurze, aber ausreichende Antwort.

Verlag M. & H. Schaper

Hannover, im Februar 1969

INHALT

KÄLBERKRANKHEITEN

Von G. Rosenberger

Geburtsschäden, Organ- und Mangelkrankheiten

SCHEINTOD (Asphyxia neonatorum, Hypoxie)

Erstickungszustand der Neugeborenen infolge Sauerstoffverarmung und Kohlendioxidüberladung im Blut, der zu einer respiratorischen Azidose führt. **T.*)** Bei leichteren Graden: Vorderkörper in Seitenlage tief legen, mit sauberen Händen die aspirierte Amnionflüssigkeit aus der Nase drücken. Öffnen der Mundhöhle und Herausziehen der Zunge, Übergießen des Körpers mit kaltem Wasser, kräftiges Nachreiben mit Strohwisch, einige Schläge mit der flachen Hand auf den Brustkorb. Künstliche Atmung: Zur Inspiration wird die oben liegende Vordergliedmaße vom Körper weg nach oben gezogen; die Exspiration wird durch Zurückführen und Druck auf die seitliche Brustwand bewirkt. Ausatmungsphase etwas länger als Einatmung halten. Die Frequenz sollte 24 pro Minute nicht überschreiten und die künstliche Atmung mindestens 5 Minuten lang durchgeführt werden. Bei schwereren Graden: Außer der genannten Behandlung Respirot®-Ciba Geigy bukkal oder nasal verabreichen; hierdurch wird eine ausgeprägt stimulierende Wirkung auf das Atemzentrum erzielt. Auch die Injektion von Micoren®-Geigy (enthält Crotethamid und Cropropamid) hat einen guten Effekt bei der respiratorischen Insuffizienz. Durch Sauerstoffzufuhr können die Wiederbelebungsversuche wirksam unterstützt werden. Für diesen Zweck sind kleine, leicht transportable Geräte im Handel, z. B. Oxyparat ad us. vet. der Firma Allihin & Co., München, und Sauerstoffgerät der Firma H. Hauptner, Solingen. Zur Bekämpfung der Azidose eignet sich die intravenöse Infusion von Pufferlösungen, z. B. 200 ml einer 4%igen Natriumkarbonatlösung. Daneben ist die Verabreichung einer hypertonischen Elektrolytlösung zur Regulation des Wasser- und Elektrolythaushaltes (S. 4) sowie die Applikation von Glukoselösung als Energielieferant angezeigt.

GEBURTSVERLETZUNGEN

Kälber mit beiderseitig gebrochenen Mittelfußknochen oder Beschädigung der Zehen oder Zehengelenke, ausgerissene Kiefer durch unsachgemäße Zugleistung sind am besten zu töten. Einseitige Beschädigungen, auch Brüche, heilen im Schienen- oder Gipsverband. Die Verwendung polymerisierender Kunststoffe anstelle von Gips hat Vorteile. Beschädigungen der Wirbelsäule, des Rückenmarks, Quetschungen innerer Organe, innere

---

*) Ä. = Ätiologie; D. = Diagnose; P. = Prophylaxe; S. = Symptome; T. = Therapie; V. = Vorkommen

Blutungen (Zurückschnellen der Nabelarterien in die Bauchhöhle) führen in der Regel zum schnellen Tod bald nach der Geburt. Nicht komplizierte Rippenbrüche, Beckenbrüche, Teillähmungen können von selbst heilen.

HÄMOLYTISCHER IKTERUS DER NEUGEBORENEN
(Neonatale Isoerythrolyse)

Es handelt sich um eine mehr oder weniger hochgradige Anämie oder Ikterus infolge Hämolyse mit schweren Krankheitserscheinungen und Todesfällen im Anschluß an die erste Aufnahme des Kolostrums der Mutter; beim Rind selten. **Ä.:** Eine Isoerythrolyse, die nach Isoimmunisation des Muttertieres gegenüber bestimmten Typen von Erythrozyten eintritt. **S.** und **D.:** Eine perakute Form führt nach Atemstörungen innerhalb von 24 Stunden zum Tod. Bei der akuten Form stellen sich die ersten Anzeichen 24 bis 48 Stunden post partum ein, und es kommt nach schwerer Anämie und Ikterus innerhalb von 5 Tagen zum Tod. Die sogenannte gutartige Form führt nach einem deutlichen Absinken der Erythrozytenzahl innerhalb der ersten Lebenswoche, verbunden mit Apathie, innerhalb von 2 bis 3 Wochen zur Erholung des Tieres. **T.:** Nach Auftreten der ersten Erscheinungen 3 Tage lang keine Milch der eigenen Mutter mehr verabreichen, sondern die Kälber mit Ammenmilch ernähren. Später kann die Muttermilch wieder gefahrlos gegeben werden, da dann die Darmwand der Kälber für die Antikörper weniger durchlässig geworden ist. **P.:** Eine erneute Paarung mit dem gleichen Vatertier vermeiden.

AKUTE MILCHINDIGESTION

Ä.: Zu reichliche oder sonst unsachgemäße Tränkung bei zu großen Abständen. Schwer verdauliche Kaseinklumpen im Labmagen. **S.** und **D.:** Jedesmal nach dem Tränken gefüllter Leib, Ächzen, langgestrecktes Liegen, Zähneknirschen, Kaubewegungen, schaumiger Speichel, Konvulsionen. **T.:** Milch auf 24 bis 48 Stunden entziehen, dafür dünnen Hafer- oder Leinsamenschleim, zusammen nicht mehr als 3 bis 5 l an 2 Tagen, mit etwas Kochsalz und Traubenzucker (Dextropur) oder Rohrzucker wiederholt in kleinen Mengen. Zur Vermeidung einer Exsikkose 500 bis 1000 ml einer Elektrolytlösung parenteral (S. 4). Oral verabreichte Antibiotika (1- bis 2mal täglich 500 mg Tetrazyklin über 3 Tage oder 3 bis 4 Tage lang je 1 g Streptomyzin) in Verbindung mit Vitaminen und Spurenelementen sowie Spasmolytika tragen ebenfalls zur Besserung bei. Von der vierten Woche ab bewährt sich auch Pansensaft gesunder Rinder in Mengen von $^1/_2$ bis 1 l. **P.:** Übermäßige, zu kalt und zu schnell verabreichte Milchgaben vermeiden. Milchaustauscherprodukte sorgfältig anrühren. Große Verklumpung der Milch in den Mägen kann durch vorheriges Ansäuern der Tränke mit Zitronen- oder Essigsäure (50 ml konzentrierte Essigsäure auf 50 l Tränke = pH 4.8 bis 5.0) vermieden werden.

RAUHFUTTERINDIGESTION

Ä.: Zu schnelles Absetzen der Flüssignahrung und Verabreichung von zu hartem Heu oder Stroh vor der ausreichenden Ausbildung der Vormägen und des Wiederkaumechanismus. **S.** und **D.:** Magentätigkeit vermindert; dunkler, mitunter auch blutiger Kot. Bei schweren Fällen hochgradige Indigestionserscheinungen mit chronisch-rezidivierender Tympanie und unstillbarem Durchfall, dazu Abmagerung und rauhes Haarkleid. Der Pansensaft kann entweder eine saure Reaktion (pH 5 bis 6) oder, durch Fäulnis bedingt, eine alkalische Reaktion (pH 7 bis 8) aufweisen. **T.:** Das Rauhfutter 24 bis 48 Stunden absetzen und während dieser Zeit in wiederholten kleinen Mengen insgesamt 4 bis 5 l einer abgekochten, physiologischen Kochsalzlösung körperwarm oral verabreichen; dazu Elektrolytlösung, Antibiotika, Vitamine und Spurenelemente sowie Pansensaft wie bei der akuten Milchindigestion (S. 2). Danach einige Zeit Rückkehr zur Milchnahrung und allmählicher Übergang zu gutem weichen Heu, Lein- und Haferschrot. Schwer erkrankte Kälber sollten zur Vermeidung einer unsicheren, langwierigen Heilung besser operativ behandelt werden – Ablassen des Gases mit einer Sonde oder Anwendung des Schraubtrokars nach Buff. Oder Ruminotomie, manuelles Ausräumen des verdorbenen Mageninhaltes und Ersatz durch gesunden Pansensaft und Leinsamenschleim. **P.:** Die Umstellung auf Rauhfutter soll durch steigende Gaben von gutem weichen Heu allmählich erfolgen.

DURCHFALL

Im Vergleich zu den infektiös bedingten Durchfällen (S. 16 ff.) spielen die sporadischen primären und sekundären Diarrhoen, deren Ursachen sehr vielgestaltig sein können, eine geringere Rolle. Sie können als Wegbereiter für spezifische Darminfektionen wirken. **Ä.:** Zu hoher Fett- oder Laktosegehalt der Mutter- oder Ammenmilch oder der Milchersatzpulver; Schadstoffe, die nach der Verfütterung bestimmter Futtermittel an das Muttertier (Erbsen- und Bohnenmehl, junges Gras, verdorbene Silage, große Mengen Schlempe) über die Milch zur Ausscheidung kommen; kalte Umgebungstemperatur, zu kalte oder zu warme Tränke, unsaubere Tränkegefäße, ansaure Magermilch; verdorbene oder ungünstig zusammengesetzte Milchaustauscher; Dysbiosen der Darmflora, z. B. nach längerer Antibiotikaverabreichung; Streßsituationen, z. B. durch Transport oder Stallwechsel. **S.:** Verlauf ist meist akut; auch chronische Fälle mit Kümmern kommen vor. Allgemeinbefinden ist verschieden stark gestört. Erhöhte Temperatur ist meist Ausdruck einer Intoxikation. Trotz starker Durchfallerscheinungen braucht die Nahrungsaufnahme nicht in jedem Fall gestört zu sein. Meist besteht erhöhter Durst. Neben Mattigkeit, Abmagerung und glanzlosem Haar ist das Krankheitsbild oft durch eine hochgradige Exsikkose mit Kreislaufstörungen gekennzeichnet. **D.:** Für die Stellung einer ätiologischen Diagnose ist die Prüfung der oben genannten möglichen Ursachenfaktoren erforderlich; Ausschluß anderer primärer Erkrankungen durch eingehende Untersuchung aller Organsysteme. Hauptaugenmerk ist stets auf die Abgrenzung gegenüber den primär spezifischen Darminfektionen zu legen (mikrobiologische und parasitologische Kotuntersuchung). **T.:** Festgestellte oder vermutete Ursache abstellen. Im Vordergrund der Behandlung sollen diätetische Maßnahmen stehen, besonders bei leichten Fällen. Verminderung der Tränkemenge bei gleichzeitiger Verteilung auf häufigere Verabreichung. Für die Dauer von 1 bis 2 Tagen Milch durch schwarzen Tee oder Kamillen- oder Fencheltee ersetzen (250 ml 3- bis 5mal täglich). Anstelle der Milch bewähren sich auch spezielle „Kälber-Nährmittel", zum Beispiel Floracid®-Diät/Albrecht, Aulendorf, „Antidehydratisierungspulver"-Diamond/Byk Gulden u. a. Bei unklarer Ursache ist die vorsorgliche Chemotherapie angebracht. Da auch bei sporadischen Durchfällen in der Regel eine Dysbiose besteht, wirken Antibiotika, Sulfonamide, Nitrofuranderivate oder auch Kombinationspräparate (S. 17) oft regulierend auf die Darmflora. Auch zur Vorbeuge spezifischer Infektionen sind sie angezeigt. Bei hochgradig gestörtem Allgemeinbefinden ist bei allen Kälberdurchfällen, gleich welcher Ursache, außer der diätetischen eine zusätzliche symptomatische Behandlung erforderlich. Eine Flüssigkeits- und Elektrolyttherapie soll auf den Ausgleich des Wasserverlustes und des Elektrolythaushaltes gerichtet sein. Hierzu werden verwendet: 1000 ml 0,9%ige NaCl-Lösung langsam intravenös (innerhalb von 8 bis 10 Minuten) oder 500 bis 1000 ml einer handelsüblichen Elektrolytlösung, z. B. Äquifusal-Asid Bonz, Elektrolysal-D-Lösung-Boehringer, Ingelheim, Sterofundin-G-Braun oder Ionosteril-G-Parke Davis. Wiederholung nach Bedarf. Bei Durchfällen jeder Art hat sich zur Hemmung der krankhaft gesteigerten Drüsensekretion und gleichzeitigen Entspannung der Darmmuskulatur Benzetimid (Spasmentral®/Janssen Pharmazeutica, Beerse/Belgien) gut bewährt. **P.:** Vermeidung der unter **Ä.** genannten Ursachenfaktoren.

TRÄNKEHÄMOGLOBINURIE

Ä.: Nach Verabreichung großer Wassermengen kann eine schwere Hämoglobinämie zustandekommen. Diese tritt bei Absatzkälbern auf, die gewöhnt sind, große Flüssigkeitsmengen auf einmal aufzunehmen, welche sofort in den Labmagen gelangen und schnell in das Blut übertreten, so daß dort ein hypotonischer Zustand mit Hämolyse im Gefolge entsteht. Dasselbe kann sich bei Jungrindern ereignen, die große Mengen mineralarmen Wassers (Regenwasser, auf Moorweiden, mineralarmes Gebirgswasser) nach längerem Dursten aufnehmen. **S. und D.:** Leichtes und mittelgradiges Blutharnen bis zu paroxysmalen Todesfällen. **P. und T.:** Im Stall Tränkung regeln und übergangsweise wieder Milch oder Magermilch verabreichen, Mineraldüngung der Weiden, auf der Weide Tränkung aus Behältern, die von Zeit zu Zeit mit Mineralstoffen versorgt werden. Lecksteine. In akuten Fällen Kalzium-Magnesium- oder NaCl-Lösungen intravenös, Bluttransfusion (S. 78, 79).

HAARAUSFALL

Neben angeborener Haarlosigkeit kommen häufiger erworbene partielle Alopezien im Alter von 2 bis 6 Wochen vor. **S. und D.:** Anfängliche Fettigkeit und Schuppenbildung, vorzugsweise in der Umgebung des Maules, an den Augenbögen, am Ohrgrund und im Zwischenschenkelspalt; dann büschelweises Ablösen der Haare mit den oberen Schichten der Epidermis an den genannten und auch an anderen Stellen, wie Hals und Außenflächen der Gliedmaßen. Pigmentierte und nichtpigmentierte Haut werden gleicherweise betroffen. Die vermehrt fettige Haut bleibt stets weich und elastisch, kein Juckreiz. 1 bis 3 Tage vor dem großflächigen Haarausfall mitunter Störungen des Allgemeinbefindens mit Temperaturen von 40 bis 41° C. **Ä.:** Störungen der Ernährung durch verschiedene Ursachenfaktoren wie Vitaminmangel, Mangel an essentiellen Fettsäuren bei fehlerhafter Zusammensetzung von Milchaustauschern, zum Beispiel bei Ersatz des Butterfettes durch artfremde oder pflanzliche Fette wie Walfett, Soja- oder Palmöl. **T.** und **P.:** Wechsel auf Vollmilchernährung; frühzeitiges Anbieten von etwas gutem Wiesenheu. Mit Einsetzen der Pansenverdauung tritt meist von selbst Abheilung und Wiederbehaarung ein. Nur Milchaustauscher mit gut verträglichen Fettzusätzen verwenden.

PARAKERATOSE

V.: Die Erkrankung wird bei Kälbern der schwarzbunten Niederungsrasse vereinzelt beobachtet. **S.** und **D.:** Im Alter von 4 bis 6 Wochen treten schmierige borkigkrustöse Hautveränderungen, insbesondere um Maul und Nase sowie an den Gliedmaßen auf, später auch entzündliche Rötungen der Maulschleimhaut, schäumendes Speicheln mit Zähneknirschen, zeitweiliger Durchfall und bronchopneumonische Anfälle. Allmählicher Rückgang des Nährzustandes bis die Tiere, nach kürzerer oder längerer Zeit, meist innerhalb 4 Monaten völlig entkräftet und abgemagert sterben oder notgeschlachtet werden. **Ä.:** Rezessiv erbliche Störung des Zinkstoffwechsels, „sekundärer Zinkmangel". **T.:** Konsequente tägliche Zinkgaben in Form von 150 bis 300 mg Zinkoxyd oder 500 bis 1000 mg Zinkkarbonat (im Handel sind Zinkkarbonat-Tabletten à 500 mg erhältlich). Danach tritt im allgemeinen innerhalb von 8 bis 14 Tagen deutliche Besserung ein: Trockenwerden der schmierigen Auflagerungen, Abfallen der Borken am Kopf und der verkrusteten Haarbüschel an den Beinen, glatte Haut, befriedigende Gewichtszunahmen. Auf diese Weise gelingt es, die Tiere oft bis zu 6 Monaten und länger zu halten. Tiere im Gewicht von 100 bis 200 kg sollen 1000 bis 2000 mg, noch schwerere Tiere 1500 bis 2000 mg Zinkkarbonat täglich erhalten. Nach Absetzen der Zinkbehandlung würden die krankhaften Veränderungen nach 4 bis 6 Wochen wiederkehren. **P.:** Elterntiere, von denen solche Kälber abstammen, sollen nicht miteinander gepaart werden, besser wäre es, den Vater ganz von der Zucht auszuschließen. Ein primärer Zinkmangel tritt bei normal veranlagten Kälbern in praxi nicht auf.

CHRONISCHE KUPFERVERGIFTUNG

V.: Bei Kälbern, die mit Milchaustauschern mit zu hohem Kupfergehalt aufgezogen oder gemästet werden, treten sporadische, meist schnell zum Tod führende Erkrankungen auf, die unter dem Bild eines hämolytischen Ikterus verlaufen und durch chronische Kupfervergiftung bedingt sind. **S.** und **D.:** Plötzliche Verweigerung der Nahrungsaufnahme bei gut gedeihenden Kälbern; anfallweise Zuckungen der Muskulatur, Aufschreien, Atmungs- und Herzfrequenz stark erhöht, Temperatur normal. Ausgeprägte Gelbfärbung der Schleimhäute, dunkelbraunroter Harn. Sektion: allgemeiner Ikterus; Leberzirrhose; dunkelbraune Nieren (Methämoglobinämie und Ikterus). **T.:** Leberschutztherapie und Kreislaufmittel; wenig erfolgversprechend wegen der starken Leberzellzerstörungen. **P.:** Der Kupfergehalt in Milchaustauschern darf nicht höher als 12 ppm in der Trockensubstanz sein.

FURAZOLIDONVERGIFTUNG

V.: Nach längerer Verabreichung von Milch oder Milchaustauschern, denen Furazolidon zur Vorbeuge von Darmerkrankungen zugesetzt ist, oder nach andersartiger Überdosierung kann eine hämorrhagische Diathese mit meist tödlichem Ausgang beobachtet werden. Kälber erkranken daran meist im Alter von 4 bis 8 Wochen. Mitunter treten je nach Dosis bereits nach kürzerer Zeit Vergiftungserscheinungen in Form von zentralnervösen Störungen wie Übererregbarkeit, Muskelzuckungen, gespannter Gang sowie tonisch-klonische Krämpfe auf. **Ä.:** Tägliche Dosen von 10 mg und mehr je kg Körpergewicht verursachen nach kürzerer oder längerer Zeit nervöse Symptome. Je höher die Dosis, desto früher treten die Erscheinungen auf (z. B. bei 10 mg je kg Körpergewicht nach 2 bis 3 Wochen, bei 30 mg bereits am 3. Tag). **S.** und **D.:** Dagegen kommt es nach Tagesdosen von 4 bis 8 mg je kg Körpergewicht nach 8 beziehungsweise 4 Wochen zu Blutungen an Schleimhäuten, der Haut und an inneren Organen mit hochgradigen Allgemeinstörungen. Diesem schweren Krankheitsbild geht eine meist biphasische Abnahme der neutrophilen Granulozyten und Thrombozyten voraus, was auf eine starke Knochenmarksschädigung durch das Furazolidon hindeutet. **P.:** Dauermedikation von Furazolidon nicht anwenden. Zur Behandlung von infektiösen Darmerkrankungen die tägliche Dosis von 4 bis 5 mg je kg Körpergewicht unbedingt einhalten und nicht über 5 Tage hinaus fortsetzen. **T.:** Bei nervösen Symptomen sowie beim hämorrhagischen Syndrom sofort das Furazolidon absetzen. Beim Vorliegen ausgeprägter Blutungen mit Allgemeinstörungen muß jedoch stets mit dem baldigen Eintritt des Todes gerechnet werden. Im Anfangszustand, oder wenn allein die genannten morphologischen Blutveränderungen vorliegen, kann im allgemeinen mit Heilung gerechnet werden.

HYPOMAGNESÄMISCHE TETANIE DER MILCHKÄLBER

V. und **Ä.:** Bei reiner Milchnahrung, zum Beispiel bei Ammen-Kuhhaltung (Aberdeen Angus-Betriebe), erfolgt eine Minderversorgung der Kälber mit Magnesium. **S.** und **D.:** Bei 2 bis 4 Monate alten Kälbern Inappetenz, Schmatzen, Speicheln, starr blickende Augen, zunehmende Erregbarkeit, Muskelzittern, Flankenschlagen, steifer Gang, später Krämpfe. Oft werden die Kälber bereits tot auf der Weide gefunden. **T.:** Subkutane Injektion von Magnesiumglukonat (50 ml 15%ig) oder Magnesiumsulfat (50 bis 100 ml 10%ig). **P.:** Zufütterung von 6 bis 8 g Magnesiumoxyd oder Magnesiumkarbonat pro Kalb und Tag, am besten gemischt mit Hafer- oder Leinsamenschrot. Wenn möglich, Aufstallung mit zusätzlicher Trockenfütterung. Die Kälber sollten ab der 4. Lebenswoche die Möglichkeit zur Aufnahme von gutem Heu haben.

EISENMANGEL (Anämie)

Ä.: Die vom Verbraucher bei Mastkälbern gewünschte auffallend blasse Muskelfarbe („weißes Fleisch") beruht auf einer schweren hypochromen Anämie mit Erniedrigung des Serumeisenspiegels, der Erythrozytenzahl und des Hämoglobingehaltes infolge zu geringer Eisenzufuhr bei reiner Milchnahrung oder ausschließlicher Fütterung mit „Milchaustauschern". **T.:** Anämie bei Aufzuchtkälbern, die unter den üblichen Ernährungsverhältnissen mit Milch oder eisenhaltigen Milchaustauschern sowie Getreideschroten und Heu äußerst selten vorkommt, kann durch orale Zufuhr von 100 mg Eisensulfat oder -succinat pro Kalb und Tag oder durch Injektion von Eisendextranpräparaten (z. B. Myofer-Hoechst) behandelt werden. **D.:** Differentialdiagnostisch ist ein Befall mit Magendarmwürmern oder ein Kupfer- oder Kobaltmangel in Betracht zu ziehen. **P.:** Auch zur Vorbeuge ist die intramuskuläre Verabreichung von Eisendextran (25 mg Eisen pro kg Körpergewicht) kurz nach der Geburt angezeigt. Diese prophylaktische Maßnahme sollte nach 4 bis 6 Wochen wiederholt werden.

KUPFERMANGEL

Ä.: Siehe Seite 80. **S.** und **D.:** Bei Kälbern zeigen sich ab der 2. Lebenswoche nach forcierter Bewegung Nachhandschwäche, Umfallen, mitunter hundesitzige Stellung. Nach einer Erholungspause ist der Gang zunächst wieder normal, aber die Erscheinungen sind von neuem auslösbar. Daneben wird als weniger typisches Krankheitsbild auch allgemeines Kümmern und später gelegentlich stelzender Gang gesehen. Todesfälle sind selten. **T.** und **P.:** Siehe Seite 80.

JODMANGEL

V. und **Ä.:** Durch eine Unterversorgung der Muttertiere mit Jod in jodarmen Gegenden (Kalkböden im Innern größerer Festlandzonen, z. B. Gebirgsregionen in Deutschland, Schweiz, Österreich und in Übersee) kann es zu Vergrößerung der Schilddrüse (Kropf) kommen. Außer diesem primären Jodmangel wird nach Aufnahme bestimmter Pflanzen (Kreuzblütler, Erdnüsse, nicht erhitzte Sojabohnen) mit Antimetaboliten ein sekundärer Jodmangel beobachtet. **S.** und **D.:** Kälber von Müttern mit Jodmangel, sei er primär oder sekundär, werden zum Teil tot, lebensschwach oder mißgebildet geboren. Neben der häufig feststellbaren Kropfbildung zeigen die Tiere eine sich auf Kopf, Kehlgang, Hals und Vordergliedmaßen erstreckende, derbe Verdickung der Haut und Unterhaut (Myödem). Oft besteht Saugunlust, Atemnot und mehr oder weniger stark ausgeprägte Haarlosigkeit. **T.:** Die Behandlung besteht in wiederholter Pinselung der äußeren Haut unmittelbar am Kropf mit Jodtinktur. **P.:** Auslegung von Salzlecksteinen mit einem Jodgehalt von 0,01 % für gefährdete Muttertiere.

MANGANMANGEL

V. und **Ä.:** In Gegenden mit nachgewiesenem unzureichenden Gehalt an pflanzenverfügbarem Mangan im Boden und niedrigem Mangan-Gehalt der Futterpflanzen muß mit dem Auftreten von Mangelfolgen bei den Kälbern gerechnet werden (Torf- und Sandböden Hollands, Englands und der

USA). **S.** und **D.:** Frühgeburten oder lebensschwache Kälber ohne oder mit Gliedmaßendeformationen. Solche bestehen in Verkrümmung der Extremitäten und der Wirbelsäule. Überköten, Steifheit und allgemeine Schwäche, gelegentlich Muskelzittern und Zungenschlagen. Differentialdiagnostisch sind erbliche und andere ernährungsbedingte Skelettveränderungen zu berücksichtigen (myodysplastische Arthrogrypose, Rachitis). **T.** und **P.:** 0,5 g Mangansulfat per os täglich, erwachsene Rinder 2 bis 4 g.

SELENMANGEL

Neben der ausschlaggebenden Rolle der ungenügenden Zufuhr von Vitamin E (Tokopherol) spielt in der Ätiologie der Muskeldystrophie des Kalbes die unzureichende Versorgung mit Selen eine Rolle. Wegen der engen und bisher erst teilweise geklärten Wechselbeziehungen beider Stoffe im Krankheitsgeschehen dieses Leidens lassen sich die Auswirkungen des Selenmangels kaum von der E-Hypovitaminose abgrenzen (siehe auch S. 10).

MANGEL AN VITAMIN A*)

Im Grünfutter einschließlich Rübenblatt und in einigen Wurzelfrüchten (besonders in Mohrrüben) steht den Rindern das Vitamin A in Form seiner Vorstufe, dem β-Karotin (Provitamin A) reichlich zur Verfügung. **V.** und **Ä.:** Verregnetes, ausgebleichtes Heu sowie alle Kraftfuttermittel und Industrieabfälle sind dagegen arm an β-Karotin oder frei davon, falls dieses ihnen nicht zugesetzt wurde. Nur bei schlechten Ernährungsverhältnissen der Muttertiere im Winter treten auf: 1. Vitamin-A-Mangel der Feten während der *intrauterinen* Entwicklung. **S.** und **D.:** Aborte und die Geburt von augenlosen Kälbern oder solchen mit Mikrophthalmie oder Keratomalazie. 2. Vitamin-A-Mangel *bei Kälbern.* **S.** und **D.:** Xerophthalmie, allgemeine Körperschwäche, auffällige Bereitschaft für Infektionen, insbesondere mit Escherichia coli. Bei der erblich bedingten Hornhauttrübung fehlen Allgemeinstörungen. **Ä.:** Mangel an Vitamin A in der Muttermilch. **T.** und **P.:** Vitamin-A-reiche Ernährung der *Muttertiere* (Weide, Grünfutter, gutes Heu oder künstlich getrocknetes Grünfutter, rote oder gelbe Futterrüben, Möhren, Futterkohl, gute Silage). Für die Kälber vom 1. Lebenstag an 5 bis 10 ml Lebertran täglich oder Zugabe eines stabilisierten Vitamin-A-Präparates zur Milch, z. B. Rovimix-Hofmann La Roche (300 000 bis 500 000 I.E. pro Kalb und Tag) oder noch besser Rovimix-Carotin (β-Karotin 10 %, gelatinestabilisiert) oder Stoßtherapie in Form von parenteraler Zufuhr synthetischer Vitamin-A-Präparate, z. B. Vogan-Bayer oder auch zusammen mit den Vitaminen D und E. Solche Kombinationspräparate stehen von mehreren Herstellern zur Verfügung.

MANGEL AN VITAMINEN DES B-KOMPLEXES
(Hirnrindennekrose)

Da die Vitamine des B-Komplexes in der Milch enthalten sind und bei älteren Kälbern von der Magen-Darmflora in ausreichender Menge syntheti-

---

*) Vitamin-Mangel bei älteren Rindern siehe Seiten 86 bis 87.

siert werden, ist ein Mangel an diesen Vitaminen bei Aufzuchtkälbern selten, zumal den Milchaustauschern im allgemeinen genügende Mengen zugesetzt sind. **V.** und **Ä.:** Wenn, wie in bestimmten Gebieten (z. B. Schwarzwald und schleswig-holsteinische Geest), zur Bildung des Vitamin B_{12} das nötige Kobalt fehlt, treten bei älteren Kälbern und bei Jungrindern Mangelerscheinungen auf, die als „Hinsch" (Hinfälligkeit), „Semper" (wählerisches Benehmen) oder auch als Lecksucht bezeichnet werden (S. 81).

In zunehmendem Maße wird bei jüngeren Mastkälbern von der 8. Lebenswoche an und bei jungen Mastrindern, nur ausnahmsweise bei über 2 Jahre alten Tieren, *Hirnrindennekrose* (Cerebrocorticalnekrose [CCN] oder Polioencephalomalacie) beobachtet. **Ä.:** Noch nicht endgültig geklärte Faktoren der Fütterung und modernen Haltung. Da während der Krankheit der Thiamin-(Aneurin-, Vitamin-B_1-)Gehalt im Gehirn- und Lebergewebe stark herabgesetzt ist – vermutlich verursacht durch die Anwesenheit von Thiaminasen im Pansen – und mit der frühzeitigen Verabreichung von Vitamin B_1 gute Heilerfolge erzielt werden, wird vermutet, daß ein sekundärer Thiaminmangel die Ursache für dieses als Stoffwechselkrankheit aufzufassende Leiden ist. **S.** und **D.:** Zu unterscheiden ist zwischen einer schweren perakut bis akut und einer leichteren, mehr protrahiert verlaufenden Form. Bei der ersteren treten Muskelzittern, Beeinträchtigung des Sehvermögens, mitunter auch Schielen, starke Benommenheit, gestreckte bis opisthotonische Kopfhaltung, ataktisch-stolpernder Gang und baldiges Festliegen auf. Die Herzfrequenz kann deutlich vermindert sein, die Körpertemperatur ist in der Regel nicht erhöht. Der Tod tritt meist innerhalb von 2 bis 3 Tagen ein (ohne Behandlung 90 % Letalität). Die Erscheinungen der leichteren Form ähneln den genannten, sind aber weniger stark ausgeprägt, so daß die Tiere nicht oder erst später zum Festliegen kommen. Das tödliche Ende oder auch eine Besserung stellt sich hier nach 8 bis 14 Tagen oder noch später ein (in unbehandelten Fällen etwa 50 % Letalität). **T.:** So früh wie möglich Vitamin B_1 (für Kälber 0,4 g, für Rinder 1 bis 2 g Thiamin als Hydrochlorid in 10%iger Lösung, je zur Hälfte intravenös und intramuskulär), nach Bedarf täglich wiederholen. Auch Vitamin-B-Komplex- oder Multivitamin-Präparate eignen sich zur Behandlung, zum Beispiel B-Neuron (Chassot), Crescin (Friesoythe), Duphar-B-Komplex (Veterinaria), Neurotrat (Nordmark), Crescovit (Rentschler).

MANGEL AN VITAMIN C

Vitamin C (l-Askorbinsäure) ist in Grünfutter, Kartoffeln, Kohl- und Stoppelrüben vorhanden und wird von den Nutztieren außerdem in Eigensynthese in Leber und Nieren in ausreichendem Maße gebildet. Nur Kälber bis zur 4. Lebenswoche sind zu solcher Eigensynthese noch nicht befähigt; daher sind sie auf die Versorgung mit der vitaminhaltigen Kolostralmilch angewiesen. **V.** und **Ä.:** Nach weitverbreiteter Ansicht kommt aus diesen Gründen unter normalen Ernährungsverhältnissen ein Mangel an Vitamin C mit einem spezifischen Krankheitsbild (Skorbut) beim Rind nicht vor. Da jedoch bei der Trocknung der Grünpflanzen sowie bei längerer Lagerung der Futtermittel ihr Vitamin-C-Gehalt abnimmt, und gewisse Situationcn (Krankhcitcn, insbesondere Darmerkrankungen, Verabreichung bestimmter Pharmaka, extreme Stoffwechselbelastungen, Streßfaktoren wie Kälte, Hitze, Verletzungen, Infektionen, Vergiftungen) zu einer Vitamin-C-Verarmung des Körpers führen, ist in solchen Fällen die vorsorgliche Applikation von Vitamin C an Kälber stets angezeigt. **T.** und **P.:** Vollmilchgaben, „Sicherungszusätze" von Vitamin-C-Präparaten zu Milchaustauschern. Dosierung für Kälber 250 bis 500 mg pro Tier und Tag per os bis zur 3. Woche oder einmalig 0,5 bis 1 g parenteral (z. B. Cebion®, Cantan® oder l-Askorbinsäure auf 20 bis 30 ml Aqua dest. langsam intravenös) (siehe auch S. 87).

MANGEL AN VITAMIN D (Rachitis)

Das Vitamin D hat im Körper die Aufgabe, die Resorption von Kalzium und Phosphor im Dünndarm und die Mineralisierung der Knochen zu fördern, wobei dem Vitamin eine ausgleichende Wirkung bei extremen Kalzium/Phosphor-Verhältnissen der Ration zukommt. **V.** und **Ä.:** Wegen der Fähigkeit zur Eigenbildung unter dem Einfluß des Sonnenlichtes tritt ein Mangel an Vitamin D nur unter besonderen Fütterungs- und Haltungsbedingungen auf (dauernde lichtlose Stallhaltung). **S.** und **D.:** Schwerfälliges Aufstehen, gespannter Gang, Verdickungen an den Gelenken, anomale Gliedmaßenstellungen, Rückgang im Nährzustand, struppiges Haarkleid, Neigung zu Durchfällen, mitunter lecksuchtartige Erscheinungen. **T.:** Intramuskuläre Injektion von 50 000 bis 250 000 I. E. Vitamin D_3 als Stoßtherapie. Die alleinige Behandlung mit Vitamin D ist jedoch nur in solchen Fällen ausreichend, bei denen die Rachitis lediglich die Folge dunkler Stallhaltung ist. In allen anderen Fällen kommt der Regelung der Kalzium- und Phosphorversorgung größere Bedeutung zu (Berechnung nach den Bedarfs- und Futterwerttabellen der DLG). **P.:** Der laufende Bedarf von 5 bis 10 I. E. an Vitamin D pro kg Körpergewicht kann durch vitaminisiertes Kraftfutter gedeckt werden. Helle luftige Stallungen, regelmäßiger Auslauf im Freien; im Winter Fütterung unter Zugabe von sonnengetrocknetem, gut eingebrachten Heu.

MANGEL AN VITAMIN E (Enzootische Muskeldystrophie)

Das in allen Körperzellen enthaltene antidystrophische Vitamin E (Tokopherol) ist für den Aufbau und die Erhaltung von Struktur und Funktion der Muskulatur von Bedeutung. Auch ist es für die Funktion der Leber, sowie der Hypophyse und der Nebennierenrinde, wichtig. Seine Wirkungen stehen in enger Beziehung zu denen des Selens. **V.:** Unter gewissen Haltungsbedingungen (wenn den Müttern während der Trächtigkeit oder der Säugeperiode eine bezüglich Vitamin E mangelhafte Nahrung verabreicht worden ist [nur Rüben, schlechtes Heu oder Stroh, Futter von Rieselfeldern] und/oder die Böden selenarm sind [Selengehalt unter 0,5 ppm]) erkranken die Kälber entweder noch während der Milchernährung (besonders anfällig ist die Altersstufe von 4 bis 6 Wochen) oder die Jungrinder bald nach dem Weideauftrieb, besonders bei kaltem Wetter an „Enzootischer Muskeldystrophie", auch „Weißmuskelkrankheit" oder „Fischfleischigkeit" genannt. Die in Finnland, Österreich und im süddeutschen Raum einige Tage nach dem Austrieb auf die Weide nach stärkerer Abkühlung und bei schwankenden Frühjahrstemperaturen vorkommende „Paralytische Myoglobinurie" der Jungrinder scheint mit der „Enzootischen Muskeldystrophie der Kälber" ätiologisch eng verwandt, wenn nicht sogar identisch zu sein. **Ä.:** Außer dem Vitamin-E-Mangel ist in bestimmten Gebieten der USA, Finnlands u. a. Selenmangel als ursächlich mitverantwortlich nachgewiesen worden. **S.** und **D.:** Allmählich oder plötzlich eintretende Steifheit, Muskelschwäche, aufgekrümmter Rücken, Schluckbeschwerden, mitunter hochgradige Atemnot, schnelle Todesfälle. Bei der Zerlegung sehen die erkrankten Muskelpartien hell, wie gekochtes Fleisch, aus und fühlen sich „holzig" an. Bei der „Paralytischen Myoglobinurie der Jungrinder" ist der Verlauf im allgemeinen langsamer und leichter; zusätzlich roter klarer Harn; hier bei entsprechender Behandlung und Aufstallung meist Heilung. **P.** und **T.:** Vitamin-E-(Tokopherol)-reiche Fütterung der tragenden Muttertiere (Kraftfutterzugaben, Grünfutter, gute Silage, Getreideöle oder -keimlinge). Eine vorbeugende Dosis von 1 g α-Tokopherolazetat und Zufütterung von 50 bis 100 g einer 0,1 bis 0,3 ppm Selen enthaltenden Mineralsalzmischung pro Tag an Kühe und von 150 mg α-Tokopherolazetat und 0,25 mg Selen an Kälber kann das Auftreten der Weißmuskelkrankheit in gefährdeten Betrieben verhindern. Den gleichen Zweck erfüllt ein parenteraler Vitamin-E-Stoß an die Kälber in Form von je 1000 I.E. und außerdem 3 mg Selen am 2. Lebenstag und Wiederholung in der 2. und 4. Woche. Kranke Kälber und Jungrinder sollen gleichzeitig subkutan oder intramuskulär 3 mg Selen und 150 I.E. Vitamin E pro 50 kg Körpergewicht erhalten. Auch können pro Tier 3 bis 4 Tage lang je 750 bis 1000 I.E. Vitamin E in wasserlöslicher Form per os oder in öliger Suspension intramuskulär verabreicht werden.

Infektiöse Kälberkrankheiten

ALLGEMEINES

Während ursprünglich Bakterien und Viren grundsätzlich als selbständige primäre Krankheitserreger angesehen wurden, sind durch die Fortschritte der mikrobiologischen Forschung eine Reihe infektiöser Agenzien bekannt geworden, die im allgemeinen allein im Organismus keine Erkrankungen verursachen. Es handelt sich hierbei um weit verbreitete Bakterien, Viren, Chlamydien, Mykoplasmen, Kryptosporidien, die erst krankmachend wirken, wenn der Organismus durch andere, nicht immer bekannte Einflüsse oder Faktoren primär geschädigt ist, zum Beispiel durch klimatische Faktoren*), mangelhafte Hygiene oder Ernährung, insbesondere unzureichende

---

*) Der Stall für die neugeborenen Kälber soll hell, trocken, zugfrei und möglichst keimarm sein und genügend Wärmedämmung (Einstreu) aufweisen, die Temperatur bei etwa 18° C liegen und nur um wenige Grade schwanken, und die relative Luftfeuchtigkeit nicht mehr als 80 % betragen. Die Luftverunreinigung mit schädlichen Gasen darf folgende Grenzwerte nicht überschreiten: Kohlendioxid 3500 ppm, Schwefelwasserstoff 20 ppm und Ammoniak 100 ppm.

Zufuhr von Vitaminen, Mineralstoffen, Spurenelementen – daher werden diese Erkrankungen als *Faktorenkrankheiten* oder *Faktorenseuchen* bezeichnet. Während über Erkrankungen solcher Art, bei denen Bakterien im Spiel sind (zum Beispiel Koliruhr, Salmonellose, Pasteurellose), schon relativ gute Kenntnisse vorliegen, steht die Wissenschaft auf dem Gebiet der durch Viren, Chlamydien, Mykoplasmen, Kryptosporidien bedingten Faktorenerkrankungen noch am Anfang. In zunehmendem Maße werden aus Organen völlig gesunder Individuen Viren der verschiedensten Art über Zellkulturen isoliert, zum Beispiel Viren der Herpesgruppe, der Myxogruppe, besonders das Parainfluenza 3-Virus, Adenoviren, REO-Viren, Rhinoviren und schließlich die große Gruppe der Enteroviren. Der Körper setzt sich mit ihnen auseinander, reagiert aber nur mit Antikörperbildung. In anderen Fällen werden die gleichen Viren auch aus kranken Organismen isoliert, bei denen durch ein Zusammentreffen verschiedener Keime bakterieller, pilzlicher und viraler Natur mit den genannten nicht mikrobiellen Umweltfaktoren die humoralen und zellulären Abwehrmachanismen des Wirtes geschädigt werden, was dann letzten Endes zu einer erhöhten Anfälligkeit und zur Erkrankung führt.

Es ist somit zwischen den *echten Infektionskrankheiten* im früheren Sinne und den *Faktorenseuchen* zu unterscheiden, wobei allerdings eine scharfe Grenze nicht in allen Fällen zu ziehen ist.

Gegenüber dem erwachsenen Organismus mit seiner im allgemeinen weitgehend ausgebildeten Widerstandskraft ist das Neugeborene naturgemäß durch die genannten Faktoren in seiner Gesundheit stärker gefährdet. Es wird nur dann dem nach der Geburt beginnenden Ansturm der verschiedensten obligat und fakultativ pathogenen Keimen gewachsen sein, wenn seine genetisch bedingte Resistenz nicht durch schädliche äußere Einflüsse geschwächt ist. Den ersten erworbenen Schutz erhält das Neugeborene durch die Kolostralmilch mit ihrem Gehalt an Gammaglobulinen, welche die Träger unspezifischer und spezifischer Antikörper sind. Die Kolostralmilch ist daher der beste „Mutterimpfstoff". Weitgehende Vermeidung von Haltungs- und Fütterungsfehlern bei den Müttern, Fernhaltung von Keimen bei und während der ersten Stunden und Tage nach der Geburt und möglichst frühzeitige Verabreichung von Kolostralmilch muß daher oberstes Gesetz bei der Prophylaxe der infektiösen Kälbererkrankungen und Faktorenseuchen sein.

Folgende Grundregeln sind zu beachten: Peinliche Geburts- und Aufzuchthygiene; saubere Einzelboxen für Kälber bis zu 6 Wochen. Getrennte Melkeimer oder regelmäßige Desinfektion der Tränkgefäße als Schutz vor Kontaktinfektionen. Die wichtigsten Tränkeregeln: *Sauber, frisch, warm, nicht zu viel,* an den ersten Tagen mindestens dreimal in gleichmäßigen Abständen. Die erste Kolostralmilch möglichst innerhalb der ersten 2 Lebensstunden geben. Sie ist reich an zuträglichen Nährstoffen, Vitaminen, insbesondere an Vitamin A und Mineralien und enthält, wie erwähnt, vor allem im Gammaglobulin die nötigen Abwehrstoffe gegen Infektionen. Die Resorption der Gammaglobuline vom Darm in die Körpersäfte erfolgt nur während der ersten 12 Stunden gut, schnell und vollständig. Das Kalb soll innerhalb der ersten 12 Lebensstunden in 2- bis 3stündigen Abständen in gleichen Mengen insgesamt 1 bis $1^1/_2$ l Kolostralmilch erhalten. Danach ist eine Tränkepause von 12 bis 18 Stunden angebracht. Die Gefahr der Milchüberfütterung der Tränkekälber während der ersten Lebenstage ist außerordentlich groß. Oft ist die Überfütterung ein wesentlicher Ursachenfaktor für die Entstehung der Kolibazillose. Die Tagesmengen an Muttermilch sollen betragen: am 2. bis 5. Tag von 1,5 l sich steigernd auf 4 l pro Tag. Vom 6. bis 12. Tag etwa 12 % des Körpergewichts täglich, danach bis zur Sättigung. Kranke und kränkelnde Kälber stets zuletzt aus besonderen Gefäßen tränken; Milchreste niemals den gesunden Kälbern verabreichen.

Das seit Ende der siebziger Jahre zum Teil angewendete arbeitsparende *Kalttränke-Verfahren* ist charakterisiert durch ad-libitum-Fütterung einer Tränke, deren Temperatur der des Stalles entspricht (etwa 18 bis 20°C). Da die Kalttränke für mehrere Tage im voraus angerührt wird, muß ein Konservierungsmittel zugesetzt werden. Dazu finden organische Säuren, z. B. Ameisensäure, Propionsäure oder Fumarsäure in einer Konzentration von rund 0,3 % der Tränke Verwendung. Sie bewirken eine Azidität der Tränke von pH 4,6 und darunter. Die Zusammensetzung von Milchaustauschern für Kalttränke weicht außerdem von den bisherigen Produkten für die Aufzucht nicht unwesentlich ab. So ist zum Beispiel der Anteil des Proteins aus Magermilchpulver im allgemeinen weitgehend oder auch vollständig durch andere Proteine ersetzt (z. B. durch Sojaprotein, Molkenprotein u. a.). Die Bedenken, welche gegen dieses Verfahren von tierärztlicher Seite vorgebracht werden könnten, weil es den alten Grundsätzen der Kälbertränkung in wesentlichen Punkten widerspricht (kalte Darreichungstemperatur, Möglichkeit der Magenüberladung u. a.), scheinen durch die praktischen Erfahrungen zerstreut zu werden, wenn die bisherigen Berichte auch nicht ohne Widersprüche sind.

Im Kampf gegen die Erreger bringen die Mutterschutzimpfungen 5 bis 6 Wochen vor der Geburt mit Vakzinen und die Impfungen der neugeborenen Kälber mit Antiseren nicht immer den erhofften Erfolg. Dies ist aus der Tatsache zu erklären, daß die Impfstoffe oft nicht den gerade im Bestand herrschenden Erregerstämmen oder -typen entsprechen, also nicht spezifisch genug sind. Dabei ist zu bedenken, daß weniger die Virulenz als die Antigene einzelner Erregertypen große Unterschiede aufweisen (Escherichia coli, Salmonellen und andere).

Auf Grund neuer Erkenntnisse der Infektionsmedizin und gewisser praktischer Anfangserfolge besteht die Hoffnung, daß Säuglingsinfektionen künftig erfolgreicher als bisher bekämpft werden können, und zwar durch Schutzimpfung mit Kombinationsvakzinen, lokale Immunisierung (oral und nasal), Medikation mit immunregulatorisch wirksamen Substanzen (einschließlich passiver Interferonisierung) und Paramunisierung (einschließlich aktiver Interferonisierung).

Die kausale Behandlung mit Sulfonamiden und Antibiotika kann befriedigende Erfolge nur bringen, wenn ihre Anwendung in den ersten Stadien der

Erkrankung oder in gefährdeten Beständen mit vorherrschenden Früherkrankungen vorbeugend erfolgt und keine Resistenz der Erreger besteht (Antibiogramm). Falls bei den kranken Tieren bereits organische Zerstörungen eingetreten sein sollten, was gerade bei den Säuglingsinfektionen außerordentlich rasch geschieht, können auch diese Mittel nicht mehr helfen. Bei allen mit Magendarmstörungen einhergehenden Säuglingsinfektionen sollte 1 bis 2 Tage keine Milch, sondern schwarzer-, Kamillen- oder Fencheltee verabreicht und danach die Milchmenge nur allmählich wieder erhöht werden. An Stelle der Milch bewähren sich auch sogenannte „Kälbernährmittel", z. B. Floracid-Diät von Albrecht, Aulendorf, Antidehydratisierungspulver-Diamond/Byk Gulden o. a. Bei starken Durchfällen mit Exsikkose, ganz gleich welcher Ätiologie, ist zusätzlich die Flüssigkeits- und Elektrolyttherapie sowie auch die Verabreichung von Spasmolytika angezeigt (S. 4).

In *Kälbermastbetrieben,* insbesondere in solchen, in denen Kälber aus vielen Betrieben meist über Händler zusammengekauft werden, stellen die infektiösen Kälberkrankheiten oft ein besonders schwer zu lösendes Problem dar. Grundsätzlich sollen die Neugeborenen in der ersten Lebenswoche nur Muttermilch erhalten. Von der 2. Woche an bekommen sie handelsübliche Milchaustauschfuttermittel, die aus Trockenmagermilch und verschiedenen Zusätzen an Fett, Kohlenhydraten, Mineralien einschließlich Spurenelementen sowie Vitaminen und Antibiotika in nutritiven Dosen bestehen und genau nach den Vorschriften des Tränkeplans der Herstellerfirmen anzuwenden sind. Als Beispiel sei die Zusammensetzung je einer solchen Futtermischung zur Mast und Aufzucht von Kälbern angeführt (gelten nicht für das „Kalttränke-Verfahren", siehe oben!).

Milchaustauschfutter für die Kälbermast (Mischfutter)

Fette bis 30 v. H.
Buttermilchpulver bis 20 v. H.
Süßmolkenpulver bis 20 v. H.
Futterkasein
Milchzucker
Fischpreßsaft, getr., bis 5 v. H.
Ölkuchen aus Leinsaat und Sojabohnen bis 10 v. H.
Leinsamenmehl und/oder Sojabohnenmehl bis 10 v. H.
Getreideflocken
Hafer, geschält, geschrotet oder Hafermehl
Weizenkeime
Bruch von Feinbackwaren
aufgeschlossene Stärketräger
verzuckerte Getreidestärke (Dextrose, Glukose)
Maiskleber
Hefen
organische Träger für Wirkstoffzusätze
mineralische Gemengteile bis 2 v. H.

Gehalt an wertbestimmenden Bestandteilen

    min. 23 v. H. Rohprotein
    min. 15 v. H. Rohfett
    max. 1,5 v. H. Rohfaser

Gehalt an Wirkstoffen

Spurenelemente

Zink	25	−40	mg/kg
Mangan	15	−20	mg/kg
Eisen	15	−20	mg/kg
Kupfer	10	−12	mg/kg
Jod	0,2−	0,5	mg/kg
Kobalt	0,2−	0,4	mg/kg

Vitamine

min. 16 000 I. E. Vit. A/kg
min. 2 000 I. E. Vit. D/kg
min.   20 mg Vit. E/kg

außerdem

Vitamin B_2
Pantothensäure
Vitamin B_{12}
Nikotinsäure
Folsäure
Cholin
Biotin
Vitamin C
Vitamin B_1
Vitamin B_6

Antibiotika

60−120 mg Oxy- oder Chlortetrazyklin, Zinkbazitrazin/kg.
Je Liter Tränke mindestens 125 g auflösen.

Milchaustauschfutter für die Kälberaufzucht (Mischfutter)

    Fette bis 15 v. H.
    Buttermilchpulver bis 20 v. H.
    Süßmolkenpulver bis 20 v. H.
    Futterkasein
    Milchzucker
    Fischpreßsaft, getr., bis 5 v. H.
    Ölkuchen aus Leinsaat und Sojabohnen bis 10 v. H.
    Leinsamenmehl und/oder Sojabohnenmehl bis 10 v. H.
    Getreideflocken
    Hafer, geschält, geschrotet oder Hafermehl
    Weizenkeime
    Bruch von Feinbackwaren
    aufgeschlossene Stärketräger
    verzuckerte Getreidestärke (Dextrose, Glukose)
    Maiskleber
    Hefen
    organische Träger für Wirkstoffzusätze
    mineralische Gemengteile bis 2 v. H.

Gehalt an wertbestimmenden Bestandteilen

> min. 23 v. H. Rohprotein
> min. 5 v. H. Rohfett
> max. 3 v. H. Rohfaser

Gehalt an Vitaminen und Antibiotika wie bei dem Futter zur Kälbermast

Spurenelemente

Eisen	100 –150	mg/kg	Kupfer	10 – 12	mg/kg
Zink	25 – 40	mg/kg	Jod	0,2– 0,5	mg/kg
Mangan	15 – 20	mg/kg	Kobalt	0,2– 0,4	mg/kg

Je Liter Tränke mindestens 125 g auflösen!

In Beständen mit kleinen Tierzahlen kann wie in Aufzuchtbeständen die Einzelbehandlung durch orale oder parenterale Applikation der Medikamente nach den bei der Besprechung der verschiedenen Infektionen gegebenen Vorschlägen erfolgen. Dagegen ist in Großbeständen bei der sogenannten Massentierhaltung bei vermehrt auftretenden Erkrankungen die Verabreichung von Arzneimitteln zusammen mit dem Futter üblich. Als Trägerstoff ist das industriell hergestellte Milchaustauschfutter geeignet. Die für die Zulassung des sogenannten Medizinalfutters erlassenen Vorschriften sind genau zu beachten.

An Arzneimitteln für solche Medizinalfutter haben sich bewährt: Breitspektrumantibiotika, Furazolidon und leicht resorbierbare Sulfonamide. Hiervon sind im allgemeinen angezeigt die Breitspektrumantibiotika und Furazolidon gegen Enteritiden, Breitspektrumantibiotika und Sulfonamide mehr gegen Pneumonien. Zur Unterstützung beider Therapien empfehlen sich Vitamin A und Vitamin C. Bei Vorliegen beider Erkrankungsformen ist die gleichzeitige Verabreichung aller 5 genannten Stoffe ratsam.

Kranke Kälber müssen sowohl eine geringere Menge als auch eine weniger gehaltsreiche Tränke erhalten, und zwar empfiehlt sich nur etwa die Hälfte des Milchaustauschfutters im Vergleich zu gesunden Tieren. Bei gesunden aber gefährdeten Mastkälbern sollte zu den reduzierten Milchaustauschfuttermengen (Medizinalfutter) noch etwa die gleiche Menge normales Milchaustauschfutter (ohne Arzneimittelzusätze) gegeben werden, um den erwünschten Gewichtszuwachs nicht zu stören.

Bei der Behandlung mit den Medizinalfuttern ist eine Mindestbehandlungszeit von 3 Tagen einzuhalten und eine Maximalbehandlungszeit bei sulfonamidhaltigen Medizinalfuttern von 3 Tagen, bei den anderen dürfen 6 Tage nicht überschritten werden.

INFEKTION MIT ESCHERICHIA COLI
(Kolibazillose, Koliruhr, Koliseptikämie)

Ä.: Außer verschiedenen besonders pathogenen Stämmen von Erregern der E.-coli-Gruppe sind wesentliche Voraussetzungen für die Entstehung: Mängel in der Geburts- und Tränkehygiene, Vitamin-Mangel (besonders an

Vitamin A), Vorenthaltung oder zu späte 1. Gabe der Kolostralmilch, Milchüberfütterung, A- oder Hypogammaglobinämie bei einzelnen Kälbern, deren ursächlichen Zusammenhänge nicht genügend geklärt sind. **S.** und **D.:** *Koliseptikämie* (perakut, plötzliche Todesfälle); *akute Koliruhr* (akute Durchfälle), *chronische Koliruhr* mit gelegentlichen Pneumonien und Gelenkmetastasen, *leichte* und *latente* Formen. Auftreten der Erkrankungen während der 1. Woche vom 2. Lebenstag an. **P.:** 1. Fütterung der Muttertiere mindestens 2 bis 6 Wochen vor der Geburt unter Zuteilung von naturalen Futtermitteln (Heu, Trockengrün, Getreidekleien oder -schroten, Wurzelfrüchten, Grünfutter, Weide usw.), ausreichende Mineralstoffversorgung. 2. In Problembeständen Impfung der tragenden Kühe und Färsen 5 bis 6 Wochen vor der Geburt mit Koli-Mutterimpfstoff (Vakzine, möglichst hergestellt aus stallspezifischen Koli-Stämmen) zur Anreicherung der Kolostralmilch mit spezifischen Antikörpern. Peinliche Geburtshygiene. Übertragung von 50 bis 100 ml Mutterblut auf die Kälber bald nach der Geburt. Zufuhr von Kolostrum innerhalb der ersten 2 Stunden, um einer Infektion zuvorzukommen. Dem gleichen Zweck kann die intravenöse Verabreichung von Sulfonamidpräparaten an die Muttertiere kurz vor oder auch noch während der Geburt dienen (z. B. Sulfamethazin, Trimethoprim in einer Dosierung von 120 mg/kg Körpergewicht), wodurch bei den Kälbern therapeutisch wirksame Blutspiegel für die ersten 18 bis 24 Lebensstunden erreicht werden – „diaplazentare Prophylaxe". Auch orale Gaben von möglichst stallspezifischen Koli-Vakzinen mit der Milch werden empfohlen (Schluckimpfung). Stoßbehandlung der Kälber mit den Vitaminen A, D und E, baldmöglichst nach der Geburt. Alsbaldige parenterale Verabreichung von Gammaglobulin nach der Geburt. Sorgsame Tränkung der Kälber (S.12). Wie zur Therapie finden Antibiotika auch zur Vorbeuge der Kolibazillose nützliche Anwendung. Die 1. parenterale Verabreichung eines bewährten Antibiotikums (z. B. Neomyzin, Polymyxin B, Colistin) ist bei gefährdeten Kälbern möglichst unmittelbar nach der Geburt in Dosen von 5 bis 10 mg bzw. 10000 bis 20000 I.E./kg Körpergewicht durchzuführen. Diese Behandlung ist 3 Tage lang fortzusetzen, wobei am 1. Tag neben der parenteralen Dosis die gleiche Menge auch oral, am 2. und 3. Tag dagegen nur oral gegeben wird. **T.:** Schwarzer Kamillen- oder Fencheltee mit 3 % Traubenzucker anstelle von Milch oder halb und halb mit Milch (250 ml 3- bis 5mal täglich). Mit diesen Flüssigkeiten leicht resorbierbare Sulfonamide geben, z. B. Sulfamethazin, oder eines der unter **P.** genannten Antibiotika; von letzteren die Tagesdosis je zur Hälfte morgens und abends.

Auch bewähren sich spezielle „Kälber-Nährmittel" anstatt der Milch, z. B. Floracid-Diät/Albrecht, Aulendorf, Dehydratisierungspulver-Diamond/Byk Gulden u. a. m. Bei Kolibazillose und Darmerkrankungen unterschiedlicher Genese empfiehlt sich auch Furazolidon oral in Tagesdosen von 4 mg/kg Körpergewicht, 3 bis 5 Tage hintereinander. Die vielfach angebotenen Kombinationspräparate („Jungtiersuspensionen" oder -konzentrate") enthalten neben Antibiotika und Chemotherapeutika noch Antihistaminika, Glukokortikoide, Antipyretika, proteolytische Fermente, Vitamine (A, B-Komplex und C) sowie Mineralstoffe und stellen durchaus eine Bereicherung der chemotherapeutischen Möglichkeiten dar. Bei hochgradig gestörtem Allgemeinbefinden (Exsikkose, Azidose) kann die Elektrolyt-Therapie (S. 4) lebensrettend sein. Auch Spasmentral (S. 4) ist angezeigt.

INFEKTION MIT KLEBSIELLEN (Klebsiellose)

Klebsiellen, die wie E. coli und die Salmonellen zur Familie der Enterobacteriaceae gehören, kommen ubiquitär vor und können als Saprophyten die Schleimhäute besiedeln. Mitunter spielen sie aber eine ursächliche Rolle bei Magendarmentzündungen des Kalbes in den ersten Lebenstagen oder auch später. Das ist insbesondere im Verlauf oder im Anschluß an eine gegen andere primäre Enteritiden gerichtete Antibiotika-Therapie der Fall, wobei die Tiere oft unter Erscheinungen wie bei der Kolibazillose erkranken (fieberhafte Durchfälle, mitunter Septikämie). **Ä.:** Solche Klebsiellen-Infektionen werden mit dem Wirkungsspektrum der verabreichten Antibiotika in Zusammenhang gebracht (nach Eliminierung der anfälligen Keime aus dem Darmkanal kann gleichzeitig eine ungehemmte Vermehrung resistenter Bakterien – hier der Klebsiellen – eintreten, die zu einer endogenen Infektion führt). **S.** und **D.:** Wegen der weitgehenden Übereinstimmung der klinischen Erscheinungen ist differentialdiagnostisch in erster Linie an die Kolibazillose zu denken, ferner an die Rotavirus-Infektion (S. 20). Zur ätiologischen Diagnose ist der mikrobiologische Nachweis der Klebsiellen aus dem Kot, bei toten Tieren auch aus den Organen, unentbehrlich. **P.** und **T.:** Zur Behandlung können Gentamyzin oder Polymyxin B empfohlen werden. Diätetische Maßnahmen sowie Flüssigkeits- und Elektrolyttherapie wie bei der Kolibazillose (S. 17).

Zur Verhütung von Klebsiellen-Infektionen Neugeborener sind konsequente Desinfektionsmaßnahmen der Tränkegefäße und Unterkünfte erforderlich (Desinfektionsmittellisten der DVG).

INFEKTION MIT SALMONELLEN (Salmonellose)

Die Salmonellose ist anzeigepflichtig und wird veterinärbehördlich bekämpft (S. 46 f.).

Ä.: Bei Kälbern spielen für eine Infektion mit Salmonellen Umweltfaktoren nicht die gleichgroße Rolle wie bei älteren Rindern. Die Erreger, meist Salmonella dublin, seltener Salmonella typhimurium oder auch andere Typen, stammen in der Regel von „Dauerausscheidern" unter den älteren Rindern des Bestandes; in Kälbermastbestände werden sie von zugekauften Tieren eingeschleppt. In Laufställen verbreitet sich die Infektion von Tier zu Tier über den Kot oft sehr schnell, in Betrieben mit Einzelboxenhaltung langsamer. **S.:** Im Gegensatz zu der meist schon in den ersten Lebenstagen einsetzenden Kolibazillose befällt die Salmonellose Kälber in der Regel erst im Alter von 2 bis 6 Wochen. Nach einer Inkubationszeit von 2 bis 8 Tagen treten Fieber, Inappetenz, Durchfall, der oft durch blutige und fibrinöse Beimengungen gekennzeichnet ist, und Hinfälligkeit auf, mitunter werden auch angestrengte Atmung und Husten beobachtet. Der weitere Verlauf kann verschieden sein und ist bei Infektionen mit S. dublin meist schwerer als mit S. typhimurium. Besonders gefürchtet ist die septikämische Krankheitsform, die nach 1 bis 2 Tagen, nicht selten unter zentralnervösen Symptomen tödlich endet. Andere Tiere erkranken mehr schleppend mit weniger schweren Allgemeinstörungen und neigen zu metastatischen Gelenk- und Lungenentzündungen. Bei der S.-typhimurium-Infektion tritt meist nur die Darmform auf mit fieberhaften Enteritiden. Auch werden leichtere Fälle beobachtet, die mit mäßigem Fieber, geringer Störung des Kreislaufs, aber fast stets erhöhter Atmung und nur geringgradigem Durchfall einhergehen und bei denen nach 4 bis 8 Tagen Genesung eintritt. Solche Tiere können auch salmonellenfrei werden (sogenannte „durchlaufende Infektionen"). Die Letalität bei der Kälbersalmonellose beträgt bis zu 30 %, beim Hinzutreten anderer Infektionen kann sie auch höher sein. **D.:** Das Leiden läßt sich durch das spätere Auftreten meist von der Kolibazillose einigermaßen sicher abgrenzen.

Bei der Sektion liegen außer Erscheinungen der Labmagen- und Darmentzündung auch vielfach entzündliche Veränderungen der Gallenblase und ein hyperplastischer Milztumor vor. Meist finden sich in der Leber, mitunter auch in Milz und Nieren, typische, multipel-miliare grauweiße oder gelbliche Nekroseherdchen. In Zweifelsfällen sind vor der Behandlung bakteriologische Kotuntersuchungen auf Salmonellen zu veranlassen. **T.:** Für septikämisch erkrankte Kälber kommt meist jede Behandlung zu spät. Alle anderen Fälle sind mit hohen Dosen Antibiotika (Tetrazyklin, Neomyzin oder Chloramphenikol) oder auch mit Furazolidon oder Sulfonamiden (z. B. Sulfamethazin) mindestens 3 Tage lang zu behandeln (am besten die Gesamtdosis – S. 17 – je zur Hälfte oral und parenteral applizieren). Diätetische Maßnahmen, die Verabreichung von Benzetimid, Flüssigkeits- und Elektrolyttherapie sind in allen schwereren Fällen angezeigt (S. 4). Zu bedenken ist, daß klinisch geheilte Tiere noch längere Zeit oder dauernd Ausscheider bleiben können. Die nachgeborenen Kälber sind so lange an anderer, seuchenfreier Stelle unterzubringen und getrennt zu versorgen, bis bei wiederholten Kotuntersuchungen keine Ausscheider im Bestand mehr nachzuweisen sind und eine abschließende Reinigung und Desinfektion der Stallungen und Gerätschaften erfolgt ist. **P.:** Vorbeugend kann den Neugeborenen bald nach der Geburt mit Wiederholung nach 8 bis 10 Tagen Formolvakzine in Dosen von je 10 ml subkutan verabreicht werden (möglichst aus stallspezifischen Salmonellenkulturen hergestellt). Auch über erfolgreiche mehrmalige orale Vakzination zur Erzeugung zellulärer Antikörper im Verdauungstrakt bald nach der Geburt sowie über gute Ergebnisse der subkutanen Muttertierimpfung mit Salmonella-Adsorbatvakzine zur Bekämpfung der Kälbersalmonellose ist berichtet worden.

INFEKTION MIT CLOSTRIDIUM PERFRINGENS (Enterotoxämie)

Ä.: Toxine von Clostridium perfringens (welchii). Nach ihren Toxinen werden 6 Erregertypen A bis F unterschieden, wovon beim Rind regionalweise verschieden die Typen B bis D, seltener A und E vorkommen. Die Keime finden sich weit verbreitet im Boden, in Handelsfuttermitteln und auch im Verdauungskanal gesunder Tiere. Krankheitsauslösend wirken übermäßige

Gaben von Milch oder eiweißreichem Futter, plötzlicher Futterwechsel sowie schlechte Haltungsbedingungen und Erkältungen (Streßfaktoren). **S.** und **D.:** Die Enterotoxämie tritt vereinzelt oder enzootisch auf und ist nicht kontagiös. Sie ist durch perakut und tödlich verlaufende Erkrankungen mit Darmentzündungen (oft blutig) gekennzeichnet mit geringen Unterschieden der Symptome bei den einzelnen Typen. Der Nachweis der Toxine im Darminhalt gelingt nur innerhalb 1 Stunde nach dem Exitus. Hierzu werden mindestens 40 ml Darminhalt oder ein 2 bis 4 Meter langes Stück Dünndarm unmittelbar hinter dem Labmagen (an beiden Enden abgebunden) sowie je 1 Stück Leber und Niere benötigt. **T.:** Kommt meist zu spät. **P.:** Die unter **Ä.** genannten auslösenden Ursachen sind zu vermeiden. Nach Typenfeststellung kann bei wiederholtem Auftreten im Bestand mit gutem Erfolg die Vakzinierung der übrigen Kälber mit typenspezifischem Toxoid angewendet werden. 2 Injektionen in 4wöchigem Abstand, dann jährlich 1 Wiederholungsimpfung. Eine 2 bis 3 Monate vor dem Kalben erfolgende Vakzinierung der tragenden Muttertiere führt über die Kolostralmilch zu einem 3- bis 5wöchigen Schutz ihrer neugeborenen Kälber.

INFEKTIONEN MIT ROTA- UND CORONAVIREN
(Neugeborenen-Diarrhoe; englisch: Neontal Calf Diarrhea, NCD)

Bei diarrhoekranken Kälbern sind verschiedene Virusarten und auch Chlamydien isoliert worden, mit denen es unter bestimmten Bedingungen gelang, entsprechende Krankheitsbilder, wenn auch nicht regelmäßig, und oft nur in abgeschwächter Form, hervorzurufen. Dazu gehören Entero-, REO-, Parvo-, Adeno-, Rota- und Coronaviren. Eine größere klinische Bedeutung scheint jedoch nur den 3 letztgenannten Arten zuzukommen. Adenoviren verursachen respiratorisch-enterale Symptome. Da die respiratorischen Erscheinungen überwiegen, ist diese Infektion bei der „Enzootischen Bronchopneumonie" mit berücksichtigt (S. 21).

Die *Rotavirus*-Infektion ist eine Erkrankung der ersten Lebenstage. Sie pflegt in den Beständen Jahr für Jahr aufzutreten. **S.** und **D.:** Nach einer Inkubationszeit von nur 12 bis 24 Stunden setzen Depression und Appetitlosigkeit ein, gefolgt von wäßrig-gelbem Durchfall. Treten keine Sekundärinfektionen, insbesondere durch E. coli hinzu, hört die Diarrhoe bereits nach 5 bis 8 Stunden wieder auf, und die Kälber verhalten sich nach 2 Tagen wieder normal. In den Beständen erreicht die Morbidität bis 100 %, die Letalität schwankt je nach Komplikationen zwischen 1 und 50 %. Der Nachweis der Rotavirus-Partikel im Kot kann mit dem Elektronenmikroskop, mit Hilfe der Immunofluoreszenztechnik und durch Anzüchtung in Zellkulturen erfolgen. **T.:** Als diätetische Maßnahme ist zunächst 1 bis 2 Tage lang das Absetzen der Milchnahrung und Ersatz durch schwarzen Fenchel- oder Kamillentee zu empfehlen. Danach sind einige Tage „Kälbernährmittel" (z. B. Floracid-Diät von Albrecht, Aulendorf) an Stelle von Milch zu verabreichen. Bei Fällen mit starker Dehydratation ist Flüssigkeits- und Elektrolyttherapie (S. 4) angezeigt.

Zur Vorbeuge gegen Sekundärinfektionen oder, wenn diese bereits eingetreten sein sollten, sind die gleichen Antibiotika wie bei der Kolibazillose anzuwenden (Neomyzin, Polymyxin B oder Colistin). **P.:** Gute Geburts-, Tränke- und Stallhygiene; Desinfektionsmaßnahmen. Zur Vorbeuge stehen in den USA attenuierte kombinierte Lebendvakzinen gegen Rota- und Coronaviren zur Verfügung. Sie werden den Neugeborenen sofort nach der Geburt oral appliziert und verleihen ihnen innerhalb weniger Stunden eine gute lokale Gewebeimmunität, wodurch die Erkrankungsrate wesentlich herabgesetzt wird.

Bei der *Coronavirus*-Infektion treten die Erkrankungen gewöhnlich erst in der 2. bis 3. Lebenswoche oder später auf und verlaufen im allgemeinen langsamer und schwerer als die nach Rotavirus-Infektionen. **S.:** Die Inkubationszeit beträgt ebenfalls nur 12 bis 24 Stunden. Anfangs ist der Kot wäßrig, der Durchfall dauert aber mehrere Tage an; dabei sind den Ausscheidungen mehr Schleim und Fibrin beigemischt. Gleichzeitige Infektionen mit Rota- und Coronavirus sind möglich, ebenso Komplikationen durch bakterielle Sekundärerreger. Die Morbidität ist hoch, die Letalität beträgt etwa 25 %. Coronavirus-Infektionen sollen nach Erfahrungen in den USA in den gleichen Beständen nicht jedes Jahr, sondern mit 2- bis 3jährigen Unterbrechungen auftreten. **D.:** Für die Erkennung von Coronavirus-Infektionen sind außer mit Hilfe des Elektronenmikroskops verläßliche Methoden bisher nicht bekannt. **T.** und **P.:** Wie bei der Rotavirus-Infektion (siehe oben!).

INFEKTION DES RESPIRATIONSAPPARATS MIT VERSCHIEDENEN VIREN, CHLAMYDIEN UND MYKOPLASMEN
(Enzootische Bronchopneumonie)

Unter dem Sammelbegriff „Enzootische Bronchopneumonie" sind die ansteckenden, meist enzootisch auftretenden Lungenentzündungen des Jungtieralters in Aufzucht- und Mastbeständen zu verstehen, die bezüglich des Krankheitsbildes und -verlaufes viele Gemeinsamkeiten aufweisen, deren Ätiologie aber sehr mannigfaltig und erst teilweise geklärt ist. Auftreten der seuchenhaften, in Mastbeständen oft verlustreichen Krankheitsfälle vorwiegend im Alter von 2 Wochen bis 4 Monaten. Aus epizootologischer Sicht lassen sich 2 Formen unterscheiden: 1. die saisonal an die kalte Jahreszeit gebundene Form und 2. die unabhängig von der Jahreszeit in direktem zeitlichen Zusammenhang mit dem Zusammenbringen von Kälbern aus verschiedenen Beständen („Crowding") auftretende Form (auch als „Crowding disease" bezeichnet). **Ä.:** Komplex: Streßeinwirkungen der verschiedensten Art, Virusinfektion, z. B. durch Adenoviren, REO-Viren, Myxovirus parainfluenza 3, Rhinoviren, Echo-Viren oder das Respiratorische Synzytial-Virus, oder auch Infektion mit Chlamydien oder Mykoplasmen; dazu treten stets bakterielle Sekundärkeime (Corynebakterium pyogenes, Streptokokken, Salmonellen u. a.). Die genannten Viren und andere Keime können mitunter auch aus dem Respirationstrakt gesunder Rinder isoliert werden (Faktorenseuche). **S.:** Zu Beginn der Erkrankung Niedergeschlagenheit, oft Fieber bis 41°C, Freßunlust sowie erhöhte Atem- und Herzfrequenz, in späteren Stadien Dyspnoe und Husten, deutliche Nebengeräusche, gelegentlich auch gleichzeitig Durchfall. Weiterer

Verlauf und Ausgang hängen wesentlich von Art und Grad der Sekundärinfektionen ab. **D.:** Bestandsweise gehäuftes Auftreten von Kälberbron-
chopneumonien mit Bevorzugung der Altersgruppen von 2 Wochen bis
4 Monaten weist mit einer gewissen Wahrscheinlichkeit auf eine primäre
Virus-, Chlamydien- oder Mykoplasmeninfektion hin. Die oben genannten
Mikroben können dann zu Beginn des Leidens (spätestens bis zum 10.
Krankheitstag) aus Nasen- oder Luftröhrenabstrichen sowie Lungenge-
webesuspensionen kulturell nachgewiesen werden. Da sie aber auch bei
gesunden Tieren vorkommen, bedeutet ihr Vorhandensein allein noch nicht
die Krankheitsursache, ebenso nicht ein einmaliges positives serologisches
Untersuchungsergebnis. Aussagekräftiger ist die Untersuchung jeweils
zweier, von mehreren typisch erkrankten Tieren unmittelbar zu Beginn der
Bronchopneumonie und 10 bis 14 Tage später gewonnener Serumproben
auf spezifische Antikörper. Der Nachweis einer Infektion durch ein be-
stimmtes Virus gilt als erbracht, wenn die zuerst entnommenen Proben ein
negatives, die später gewonnenen dagegen ein positives Resultat erbringen;
gleiches gilt, wenn von der 1. zur 2. Untersuchung ein Titeranstieg um mindestens das Vierfache des Ausgangswertes zu verzeichnen ist. **T.:** Abstellung von möglichen Streßfaktoren. Zur Abwehr oder Bekämpfung bakterieller Sekundärerreger in Großbetrieben möglichst frühzeitige, 3 bis 6 Tage
lange Behandlung aller Tiere mit leichtlöslichen Sulfonamiden und/oder
Breitspektrumantibiotika (z. B. Präparate auf Trimethoprim-Sulfonamid-
Basis, eventuell in Verbindung mit Chloramphenikol) oral über die Tränke.
In kleineren Beständen, ebenso wie bei Patienten, die keine Nahrung mehr
aufnehmen, besser Einzelbehandlung durch parenterale Applikation. Notimpfungen können mit IBR/IPV- oder Parainfluenza-3-Vakzinen zur lokalen Immunisierung (Besprühung der Nasenschleimhaut) durchgeführt werden, z. B. Imuresp®-p (Smith Kline, Göttingen). Hierdurch werden neben
den spezifischen Abwehrmechanismen auch schnelle paraspezifische Reaktionen ausgelöst, die eine breite Skala unterschiedlicher Erreger erfassen.

Dem gleichen Zweck dienen Paramunitätsinducer, welche die Phagozytose
aktivieren, die Lymphozyten stimulieren und die Bildung von Interferon
induzieren. **P.:** Peinliche Stallhygiene, insbesondere auch hinsichtlich der
Temperatur, Luftfeuchtigkeit und -verunreinigungen. Schutzimpfung gefährdeter Betriebe mit Parainfluenza-3-Lebendimpfstoff als Nasenspray
(Hersteller Iffa-Merieux, Laupheim und Smith Kline, Göttingen) oder mit
Kombinationsvakzinen aus inaktivierten Erregern (z. B. von den Behring-
werken Marburg oder der Hydro-Chemie, München), mit denen die wichtigsten beteiligten viralen Erreger abgedeckt werden sollen; in Aufzucht-
betrieben zweimalige Impfung aller über 2 Wochen alten Kälber im Abstand von etwa 4 Wochen während der Herbstmonate. In Kälbermastbetrieben sofortige Impfung aller neueingestellten Kälber mit Paramunitätsindu-
cern unabhängig von der Jahreszeit. Auch die vorbeugende Behandlung mit
nutritiven oder therapeutischen Sulfonamid- oder Antibiotika-Dosen über
die Milch oder Milchaustauscher wird viel angewendet. Wenn bei der
komplexen Ätiologie der Enzootischen Bronchopneumonie mit diesen
Maßnahmen Erkrankungen auch nicht völlig zu verhindern sind, so wird

doch über eine Reduzierung der Krankheitshäufigkeit und der Letalität berichtet.

INFEKTION MIT PASTEURELLEN
(Sekundäre Pasteurellose)

Unter dem Begriff der „Hämorrhagischen Septikämie", die früher als Wild- und Rinderseuche bezeichnet worden ist, werden jetzt nur noch Infektionen mit Pasteurella multocida-Typ I Roberts verstanden, wie sie als echte Tierseuchen in tropischen und subtropischen Breiten vorkommen (primäre Pasteurellosen). Davon zu trennen sind die Pasteurella-Infektionen durch andere Typen von P. multocida und/oder P. haemolytica, welche sekundär und ubiquitär, insbesondere in Verbindung mit Virus-, Chlamydien- und Mykoplasmen-Infektionen, bei gleichzeitiger Einwirkung von Streßfaktoren (Transporte, Stallwechsel u. a.), bei Kälbern vorkommen – sekundäre Pasteurellose. **S.:** Die Krankheit kann bei Kälbern sporadisch als Stallenzootie auftreten. Beim Einzeltier tritt sie als fibrinöse Pleuropneumonie mit hochfieberhaftem (bis 42° C) perakuten septikämischen, akuten oder chronischen Verlauf auf. Durch ihren fibrinös-nekrotisierenden Charakter hebt sie sich hinsichtlich ihrer klinischen und pathologisch-anatomischen Erscheinungen deutlich von der Enzootischen Bronchopneumonie ab. **D.:** Neben den schweren klinischen Erscheinungen einer hochfieberhaften, fibrinösen Pleuropneumonie, Nachweis der Pasteurellen im Trachealschleim oder im veränderten Lungengewebe. **T.:** Bei perakuten, septikämischen Fällen kommt jede Behandlung zu spät. Sonst sind Sulfonamid- oder Antibiotikagaben gut wirksam (Streptomyzin, Chloramphenikol oder Tetrazykline).

P.: Etwa 10tägige getrennte Aufstallung neu zugekaufter Kälber. In gefährdeten Beständen Mutterschutzimpfungen mit Pasteurella-Vakzine. Fernhalten resistenzmindernder Faktoren (schonende Transporte, optimales Stallklima und Fütterung, regelmäßige Stall- und Gerätedesinfektion).

INFEKTION MIT STREPTOCOCCUS PNEUMONIAE
(Pneumokokkose)

Ä.: Die Infektion der Kälber erfolgt meist ausgehend von Pflegepersonen, deren Atmungswege mit Streptococcus pneumoniae besiedelt sind (Anthropozoonose). Echte Infektionskrankheit – keine Faktorenseuche. **S. und D.:** Vereinzelte akute Enzootien. Perakute, plötzliche Todesfälle, akute pyämische Form mit Bronchopneumonien, Gelenkmetastasen und Durchfall meist in der zweiten Lebenswoche auftretend. Bei der Sektion werden ausgeprägte Lungenveränderungen oft vermißt; dagegen meist typische „Gummimilz" vorhanden (Vergrößerung, gummiartige Konsistenz, Pulpa schwarz-rot, nicht hervorquellend). Für die Diagnose entscheidend ist der bakteriologische Befund. **T.:** Heilversuche sind wegen des raschen Krankheitsverlaufs fast aussichtslos. Sulfonamid- oder Antibiotika-Therapie kann versucht werden. **P.:** Ermittlung und Fernhaltung der erregerausscheidenden Personen. Getrennte Unterbringung der zugeborenen Kälber. Impfung der hochtragenden Muttertiere mit spezifischer Formolvakzine oder intrazisternale Verabreichung von spezifischen Erreger-Polysacchariden in das trockenstehende Euter. Verabrcichung der antikörperhaltigen Kolostralmilch währen der ersten 2 Lebensstunden.

INFEKTION MIT SPHAEROPHORUS NECROPHORUS
(Kälberdiphtheroid)

Kälberdiphtheroid ist eine vorwiegend bei Saugkälbern auftretende und bösartig verlaufende infektiöse Krankheit, bei der umschriebene Nekrosen der Maulhöhlen- und/oder Rachenschleimhaut kennzeichnend sind. Das Leiden ist infolge der besseren Aufzuchthygiene gegenüber früher seltener geworden. **Ä.:** Erreger ist das Nekrosebakterium Sphaerophorus necrophorus (syn. Fusobacterium necrophorum), das von Nekrobazillose-Fällen bei erwachsenen Rindern (Leber, Gebärmutter, Klauen) stammen kann (S. 60). **S. und D.:** Am Zahnfleisch, Zungenrücken und -rändern, Schleimhaut der Backen oder des Rachens, mitunter auch des Kehlkopfs, graugrünliche bröckelige bis schmierige Beläge von meist 1 bis 2 cm Durchmesser, die von einem entzündlichen Hof umgeben sind und einen eigenartigen stechenden Geruch aufweisen. Das Allgemeinbefinden ist meist stark beeinträchtigt. Körpertemperatur 40 bis 41° C. Speicheln. Mitunter Verschleppung der Erreger auf andere Organe (Luftröhre, Lunge, Darm, Milz, Leber, Herz oder Gehirn). Meist Tod nach 4 bis 5 Tagen, mitunter aber auch erst nach 2 bis 3 Wochen. Differentialdiagnostisch können eitrig-ulzeröse Prozesse anderer Genese (S. 25) durch das Fehlen der typischen Schleimhautbeläge und ein weniger oder gar nicht gestörtes Allgemeinbefinden ausgeschlossen werden. **T.:** Gründliche Entfernung der Schleimhautbeläge und täglich 1- bis 2malige Bepinselung der Nekroseherde mit desinfizierenden Mitteln (Wasserstoffsuperoxid 3%ig, Lugol'sche Lösung, Jodtinktur oder Kaliumpermanganatlösung 2%ig); zusätzliche parenterale Sulfonamid- oder Antibiotikabehandlung, insbesondere mit Chloramphenikol. **P.:** Isolierung der gesunden, insbesondere auch der neugeborenen von den kranken Kälbern. Getrennte Tränkeeimer. Etwaige bei den erwachsenen Rindern vorliegende Nekrobazillosefälle gleichfalls behandeln und Tiere ebenfalls abtrennen. Wiederholte Stall- und Gerätedesinfektion (Chlorkalk).

INFEKTION MIT EITERERREGERN (Nabelentzündung,
geschwürige Maulschleimhautentzündung, eitrige Lungenentzündung)

Ä.: Eindringen von Streptokokken, Staphylokokken oder Corynebacterium pyogenes u. a. vom Nabel, oral vom Rachenring aus oder durch Aspiration beim Tränken. Die Eiterbakterien können allein, aber auch zusammen oder gemischt mit anderen Keimen auftreten. Corynebacterium pyogenes spielt die Hauptrolle. **S.:** Das Krankheitsbild ist, den verschiedenen Eintrittspforten der Erreger entsprechend, recht unterschiedlich. Ausbildung erst gegen Ende der 1. oder Anfang der 2. Woche; meist langsamer, subakuter bis chronischer, pyämischer Verlauf.

Nach Infektionen des Nabels entsteht die *Nabelentzündung.* **S. und D.:** Fingerdicker Nabel, feucht, braun-schwarz und übelriechend. Bei Omphalophlebitis zieht der derbe Strang nach kraniodorsal, bei Infektion der Arterien oder des Urachus dagegen nach kaudodorsal. Im weiteren Verlauf kann es zu Nabelabszessen oder Eiterfisteln kommen, auch Verschleppung der Eitererreger über die Vena umbilicalis in die Leber und von dort über den Kreislauf in die Gelenke (Polyarthritis), Lunge und andere Organe kommt vor. **T.:** Am liegenden Tier gründliche Reinigung und Desinfektion der Nabelöffnung und ihrer Umgebung. Entfernung des nekrotischen Gewebes, erforderlichenfalls Spaltung der Hautnabelöffnung und Entfernung der erreichbaren Thromben in den Gefäßen mit einem kleinen stumpfen Löffel. Abschließend Auffüllung der so entstandenen Höhle mit antibiotischen Mitteln. Etwaige Abszesse werden gespalten, ausgespült und drainiert. Bei weit in die Bauchhöhle vorgedrungenen Prozessen kann nur eine Laparotomie in Rückenlage mit Unterbindung der veränderten Gefäße (Vene, Arterie oder Urachus) oberhalb der Entzündungsgrenze und Entfernen aller krankhaften Teile zur Heilung führen (hohe extradurale und lokale Anästhesie oder Sedierung mit Rompun®/Bayer 0,25 mg/kg Körpergewicht intravenös oder 0,5 mg intramuskulär). Gute Blutstillung und ein sicherer Verschluß der Bauchwunde mit doppelter Matratzennaht sind erforderlich. **P.:** Strengste Einhaltung der Geburts- und Säuglingshygiene, insbesondere Desinfektion des Nabels und seiner Umgebung nach der Geburt, saubere trockene Einstreu.

Eitrige Infektionen in der Maul- oder Rachenhöhle erfolgen offenbar von kleinen Schleimhautverletzungen aus. Träger der Keime ist hier die Milch oder das Milchaustauschfutter. **S.:** Oberflächliche oder tiefe eitrig-ulzeröse Prozesse; oft Speicheln und gestörte Kaubewegungen, manchmal auch Schluckbeschwerden und Schnarchen. Als Folgen können später die bekannten „Backenabszesse der Kälber und Jungrinder" entstehen. **T.:** Lokale Behandlung der Geschwüre durch Säuberung und öfteres Betupfen mit desinfizierenden Mitteln (siehe Kälberdiphtheroid, S. 24). Spaltung der Abszesse, Ausspülung und Drainage. **P.:** Unsauberkeiten beim Tränken vermeiden, getrennte Aufstallung gesunder und kranker Kälber, getrennte Tränkeeimer, keine Milchreste von maul-, rachen- oder lungenkranken an gesunde Kälber verabreichen.

Eitrige Lungenentzündung. **Ä.:** Aspiration von eiterbakterienhaltiger Milch oder Milchaustauschern oder von Erregern aus ulzerösen Prozessen in der Maulhöhle. **S.:** Die Tiere sind matt, liegen viel mit ausgestrecktem Kopf, zeigen Husten, eitrigen Nasenausfluß und meist deutliche Nebengeräusche; subakuter bis chronischer Verlauf mit wechselndem mittelgradigen Fieber, Abmagerung und oft ungünstigem Ausgang. **T.:** Sulfonamid- oder Antibiotikabehandlung kann einige Tage versucht werden; bei Ausbleiben einer deutlichen Besserung sollte baldige Verwertung erfolgen, da Pyogenes-Infektionen medikamentös nicht zu beeinflussen sind. **P.:** Siehe oben bei Infektionen der Maul- und Rachenhöhle.

INFEKTION MIT PILZEN (Enteromykosen)

Unter bestimmten, nicht immer geklärten Bedingungen, können Pilze die Ursache von Infektionen des Verdauungsapparates der Kälber sein. Solche

Enteromykosen sind aber nicht kontagiös. Die Pilze entstammen schimme-
ligem Milchaustauschfutter, Streu, Staub, feuchtwarmen Stallungen. Da
oral aufgenommene Pilze üblicherweise den Magendarmkanal passieren,
ohne Krankheitserscheinungen hervorzurufen, vermag ihr Nachweis im Kot
allein noch nichts über das Vorliegen einer Mykose auszusagen. Dazu gehören Krankheitserscheinungen und pathologisch-anatomische Veränderungen oder der Nachweis von Pilzen in Organen toter Tiere (Darm- oder Lab-
magenwand, Leber u. a.).

Die *Mykose der Maulschleimhaut* durch *Candida albicans* („Soor"), die in
vielen Lehrbüchern beschrieben ist, scheint beim Kalb keine Rolle mehr zu
spielen. Ausnahmsweise können aber Hefepilze, z. B. Candida krusei, zum
Teil tödlich verlaufende *Enteritiden* erzeugen, nachdem solche Kälber zuvor
mit nutritiven oder therapeutischen Dosen von Antibiotika behandelt worden sind. Vermutlich verschafft die Ausschaltung der Pilzantagonisten
Escherichia coli und Laktobazillen den ubiquitär verbreiteten fakultativ
pathogenen Candida-Arten die Möglichkeit, sich massenhaft zu vermehren.
T.: Wiederholte Pansensaftgaben und Diätmaßnahmen.

Auch *Mucorarten* können bei Kälbern und Jungrindern fieberhafte Diarrhoe hervorrufen. Pathologisch-anatomisch werden Labmagengeschwüre
und zum Teil nekrotisierende Veränderungen der Darmwand, mitunter mit
Lebermetastasen gefunden. Solche Erkrankungen kommen manchmal gehäuft in Mastbeständen vor, in denen einseitig große Mengen von Eiweiß-
konzentraten verfüttert werden. **T.** und **P.:** Eine erfolgversprechende Behandlung ist nicht bekannt. Zwecks Vorbeuge ist die Fütterung zuträglich
zu gestalten und eine gute Umwelthygiene anzustreben.

INFEKTION MIT PARASITEN
(Strongyloidose, Askaridose, Kokzidiose)

Die *Strongyloidose (Zwergfadenwurmkrankheit)* ist gebietsweise sehr unterschiedlich verbreitet. Obgleich der Erreger, Strongyloides papillosus, für
das Kalb wenig pathogen ist, kann starker Befall, wie er bei Stall- und Aus-
laufhaltung mit ungenügender Kotentfernung auftritt, zur Entwicklungshemmung der Tiere sowie zu Atmungs- und Verdauungsstörungen führen
(näheres S. 73).

Die *Askaridose (Spulwurmkrankheit)* der Kälber kommt vorwiegend in
einigen subtropischen und tropischen Gebieten vor und kann dort bei Massenbefall gehäufte Todesfälle verursachen. In den europäischen Ländern
gibt es sie nur in wenigen Gegenden, und zwar bestandsweise im Voralpengebiet und an der nordwestdeutschen Küste. Eine größere Bedeutung
kommt ihr hier nicht zu. **Ä.:** Toxocara vitulorum (früherer Name: Neoas-
caris vitulorum). Die Eier des nur bei Kälbern bis zu etwa 3 Monaten im
Dünndarm parasitierenden 15 bis 25 cm langen Spulwurms gelangen mit
dem Kot ins Freie; dort entwickeln sich in ihnen innerhalb 2 Wochen die
infektionstüchtigen Larven. Die Infektion mit solchen Eiern geschieht oral.
Die im Dünndarm freiwerdenden Larven entwickeln sich hier nur zum Teil
zu geschlechtsreifen Würmern, der andere Teil kommt mit dem Blut über

Leber und Herz zu verschiedenen Organen wie Leber, Lungen, Nieren und Lymphknoten, wo die Larven einen langen Ruhezustand verbringen. Erst wenn die Tiere hochtragend sind, werden die Larven aktiviert und gelangen zum Euter. Zu dieser Zeit von den tragenden Tieren oral aufgenommene Larven kommen ebenfalls zum Euter; sie werden dann nach der Geburt mit der Milch ausgeschieden und führen so zur galaktogenen Infektion der Saugkälber. Bei ihnen entwickeln sich die Larven nun ohne weitere Körperwanderung im Dünndarm zur Geschlechtsreife. Die Eiausscheidung bei den Kälbern beginnt um den 20. Lebenstag und hält etwa bis Ende des 3. Monats an. **S. und D.:** Nur bei stärkerem Befall kommt es zu Freßlustmangel und Abmagerung, vereinzelt Kolik und Durchfall der Kälber. Mitunter werden mit dem Kot abgehende Spulwürmer beobachtet. Befallenen Kälbern haftet ein mehr oder weniger deutlicher buttersäureartiger Geruch an. Sonst Nachweis der Eier durch Kotuntersuchung (Flotationsverfahren). Bei älteren Tieren ist während der Ruhephase der Larven der Spulwurmbefall durch die Kotuntersuchung nicht zu erkennen.

Bekämpfung: Obgleich die reifen Würmer nach mehreren Wochen von selbst abgehen, sollte die Behandlung der befallenen und infektionsverdächtigen Kälber möglichst ab dem 15. Lebenstag durch 2malige Verabreichung von Piperazinadipat oder -zitrat (z. B. von Friesoythe) oder einem Breitbandanthelminthikum, wie z. B. Benzimidazole, Pyranteltartrat-Banminth (Pfizer) sowie Levamisol-Citarin L (Bayer) erfolgen. Wiederholte Reinigung des Stalles und der Geräte und anschließende Vernichtung der recht widerstandsfähigen Eier mit Wasserdampf oder schwefelkohlenstoffhaltigen Desinfektionsmitteln (siehe bei Kokzidiose, S. 68).

Die *Kokzidiose („rote Ruhr")* ist zwar in erster Linie eine Erkrankung älterer Kälber und Jungrinder auf der Weide; sie kann aber auch schon bei wenigen Wochen alten Kälbern im Stall oder in Ausläufen auftreten (mehr darüber S. 68).

VERSCHIEDENE ANDERE INFEKTIONEN
(Bovine Virus-Diarrhoe, Infektiöse Rhinotracheitis, Listeriose, Toxoplasmose, Tetanus, Polyarthritis durch Chlamydien und Mykoplasmen)

Bei Kälbern gibt es nicht nur besondere Erkrankungen durch selbständige Virusinfektionen (z. B. mit den Rota- und Coronaviren, Adenoviren, REO-Viren, Myxovirus parainfluenza 3, Rhinoviren und anderen), sondern auch solche im Rahmen von Virusinfektionen allgemeiner Natur.

So können neugeborene Kälber, die bereits plazentar mit dem Erreger der *Bovinen Virus-Diarrhoe* (BVD) infiziert worden sind, bereits an den ersten Lebenstagen erkranken und ohne die Ausbildung typischer Symptome gezeigt zu haben, unter zunehmender Schwäche sterben. Andere bleiben je nach Immunitätslage gesund, wieder andere zeigen die von älteren Rindern bekannten Symptome (S. 53).

Weiter können neugeborene und Säuglingskälber an der Infektion mit dem Virus der *Infektiösen Rhinotracheitis* (IBR/IPV) erkranken. **S.:** Beim Kalb wird zwischen einer respiratorischen Form (wie sie bei älteren Rindern

üblich ist, S. 57), und einer meningoenzephalitischen Verlaufsform unterschieden. Etwa 75 % der erkrankten Kälber sterben nach wenigen Tagen.
Bei älteren Kälbern verläuft die Krankheit langsamer und die Letalitätszif-
fer sinkt, beträgt aber doch mitunter noch bis zu 50 %. **D.:** In Zweifelsfällen
kann die Diagnose durch Erregernachweis im Nasen- oder Augensekret
frisch erkrankter Tiere geklärt werden. **T.:** Eine spezifische Therapie ist
nicht bekannt. Jedoch wird versucht, durch Interferon-Inducer den Ablauf
der Erkrankung zu mildern. Gegen Sekundärerreger bei mit Bronchopneumonie einhergehenden Fällen Sulfonamid- oder Antibiotika-Therapie. In
größeren Beständen vermögen möglichst frühzeitige Notimpfungen mit
Lebendvakzine einen Teil der noch nicht erkrankten Tiere zu schützen.
P.: Eine Immunprophylaxe in gesunden, aber gefährdeten Beständen ist
sowohl über die Muttertiervakzination als auch über die aktive Immunisierung der Kälber möglich. Auch können beide Maßnahmen kombiniert werden (mehr S. 57).

An *Listeriose* können Kälber in den ersten Lebenstagen septikämisch
erkranken (äußerst selten). Infektion bereits im Mutterleib, plötzliche hochfieberhafte Erkrankung am 3. bis 7. Tag an unstillbarem Durchfall, Konjunktivitis und Polyarthritis. Tod nach 3 bis 9 Tagen. In Verdachtsfällen
muß die Diagnose durch den kulturellen Nachweis der Erreger gesichert
werden (Listeriose der älteren Rinder, S. 59 f.).

Erkrankungen an *Toxoplasmose* können gelegentlich bei Kühen im Puerperium und perinatal bei Kälbern auftreten (sehr selten). Plazentar infizierte Kälber werden abortiert oder lebensschwach geboren. Andere
erkranken erst während der ersten Lebenstage oder -wochen unter respiratorischen und zentralnervösen Symptomen. Tod meist nach 2 bis 6 Tagen.
Eine sichere Diagnose kann nur durch den Nachweis der Toxoplasmen im
Gehirn und Lunge durch die histologische Untersuchung oder im Mäuse-
infektionsversuch erhalten werden. Besonderes Augenmerk ist auf die Verhütung menschlicher Ansteckungen zu richten.

Vom Nabel ausgehend können neugeborene Kälber von *Starrkrampf* (Tetanus neonatorum) befallen werden. **S.:** Die Krankheit breitet sich schnell
auf alle Körperteile aus und bringt die Tiere im tonischen Krampf zum Liegen; Ohren und Schwanz steif. **T.:** Eine Heilungsaussicht besteht nicht. **P.:**
Äußerste Geburts- und Aufzuchthygiene, Nabeldesinfektion unmittelbar
nach der Geburt, saubere trockene Einstreu.

Eine *Polyarthritis* bei *Kälbern durch Chlamydien* wurde bisher nur in den
USA beschrieben, spielt aber möglicherweise auch in europäischen Ländern
eine Rolle, ohne daß bisher der Erregernachweis gelungen ist. Die betroffenen Kälber sind von Geburt an schwach und bewegungsunlustig; zum Teil
bestehen Fieber und Durchfall. Gelenke und Sehnenscheiden sind verdickt.
2 bis 10 Tage nach dem ersten Auftreten der Krankheitserscheinungen tritt
der Tod ein.

Auch *Mykoplasmen* sind als Ursache von *Polyarthritiden* bei jungen Kälbern nachgewiesen worden, und zwar in den USA, Australien und Italien,

zum Teil in Verbindung mit Diarrhoe und Pneumonie. Die Tiere erkranken im Alter zwischen 1 und 12 Wochen. Die ersten Anzeichen sind Seitenlage mit ausgestreckten Gliedmaßen und steife Bewegungen, fieberhafte Temperaturen, Nasen- und Augenausfluß. Die Gelenksynovia ist vermehrt, und es bestehen periartikuläre Ödeme. Das Leiden verläuft chronisch und ist nicht heilbar.

ANZEIGEPFLICHTIGE SEUCHEN

Von H. Glässer

Die nachstehenden bei Rindern vorkommenden Infektionskrankheiten gehören zu den Seuchen, die in der Bundesrepublik nach § 10 Viehseuchengesetz (VG) der Anzeigepflicht unterliegen. Die Verpflichtung zur Anzeige erstreckt sich auf Seuchenausbrüche und Seuchenverdachtsfälle und soll deren frühzeitige Erkennung ermöglichen. Dies ist die Voraussetzung für eine wirkungsvolle staatliche Bekämpfung einer Seuche; nur hierdurch kann erreicht werden, daß die vorgeschriebenen Maßnahmen durch die zuständige Behörde rechtzeitig und damit genügend wirksam durchgeführt werden.

Die Anzeigepflicht obliegt nach § 9 VG dem Besitzer der Tiere, dessen Stellvertreter, ferner Personen, die an deren Stelle zeitweilig Aufsicht über die Tiere führen und solchen, die berufsmäßig mit Tieren zu tun haben. Bei der Salmonellose sind nur Tierärzte, bei den Deckinfektionen des Rindes nur Tierärzte und Besamungswarte zur Anzeige verpflichtet.

Das Verfahren bei der Bekämpfung der anzeigepflichtigen Seuchen ist bundeseinheitlich durch das Viehseuchengesetz (VG) und die dazu ergangenen Ausführungsvorschriften (BAVG/VAVG) geregelt. Dazu sind für fast alle Rinderseuchen in den letzten Jahren spezielle und weitergehende Schutzverordnungen in Kraft getreten, die nach Abstimmung mit den für das Veterinärwesen zuständigen obersten Landesbehörden teilweise mit zusätzlichen Ausführungshinweisen versehen worden sind. Mit diesen Vorschriften wurde dem heutigen Wissensstand und den dadurch gegebenen Möglichkeiten der Tierseuchenbekämpfung Rechnung getragen. Eine Anpassung an neuere wissenschaftliche Erkenntnisse ist möglich und kann auch in Zukunft jederzeit durch Änderung der Verordnungen vollzogen werden.

Da auf Einzelfragen im Rahmen dieses Abschnittes nicht näher eingegangen werden kann, sei auf folgende Verordnungen verwiesen: Tollwut-Verordnung vom 11. März 1977 (BGBl. I, 444); Maul- und Klauenseuche-Verordnung vom 4. April 1966 (BGBl. I, 205), dazu Dritte Verordnung vom 29. Januar 1971 (BGBl. I, 74); Rinderpest-Verordnung vom 15. Juni 1966 (BGBl. I, 381); Tuberkulose-Verordnung vom 16. Juni 1972 (BGBl. I, 915); Brucellose-Verordnung vom 26. Juni 1972 (BGBl. I, 1046); Leukose-Verordnung-Rinder vom 13. August 1976 (BGBl. I, 2100), dazu: Erste Verordnung zur Änderung der Leukose-VO vom 24. November 1978 (BGBl. I, 1825); Deckinfektionen-Verordnung-Rinder vom 3. Juni 1975 (BGBl. I, 1307); Rinder-Salmonellose-Verordnung vom 6. Januar 1972 (BGBl. I, 7).

Nach amtlicher Feststellung der im VG genannter Seuchen werden für durch diese entstandenen Tierverluste von den Tierseuchenkassen der Länder Entschädigungen geleistet. Das gleiche gilt für Einzeltiere oder Tierbestände, die auf amtliche Anordnung getötet werden. Beihilfen werden in bestimmten Fällen bei der Leukose- und Salmonellosebekämpfung gewährt. Im übrigen haben die Länder oder deren Tierseuchenkassen auch die Kosten für die jährliche Flächenschutzimpfung der Rinder gegen die MKS sowie für die regelmäßigen diagnostischen Reihenbestandsuntersuchungen auf Tuberkulose, Brucellose und Leukose der Rinder übernommen.

MILZBRAND

V. u. Ä.: Milzbrand tritt fast immer sporadisch auf. Die Mehrzahl der Milzbrandfälle ist auf importierte Futtermittel und Tierprodukte oder auf von früher her noch mit Milzbrandsporen verunreinigtes Erdreich zurückzuführen, aus dem diese bei Umbrucharbeiten, Ansteigen des Grundwasserspiegels oder anderen Anlässen an die Erdoberfläche gelangen. Infolge der verschärften Einfuhrbestimmungen und Überwachung ausländischer Futtermittel und tierischer Erzeugnisse sowie auf Grund der Fortschritte bei der Bodenkultivierung, Abwasser- und Tierkörperbeseitigung hat der Milzbrand an Bedeutung stark verloren. In der Bundesrepublik werden gegenwärtig nur noch weniger als 30 Seuchenausbrüche jährlich registriert. Sehr empfänglich für Milzbrand sind Wiederkäuer, etwas weniger die anderen Tierarten. Milzbrand gefährdet als Zoonose auch Personenkreise, die mit Tieren oder tierischen Produkten Kontakt haben.

Ursache der Erkrankung ist der Bacillus anthracis, ein wenig widerstandsfähiges, aerobes, unbewegliches, grampositives, sporenbildendes Stäbchen von typischer Bambusform. Mit zunehmender Fäulnis gehen die Milzbrandbazillen schnell zugrunde, bilden aber außerhalb des Tierkörpers und bei Sauerstoffgegenwart jahrzehntelang infektionsfähig bleibende Sporen. Die Ansteckung der Tiere erfolgt meistens alimentär durch Aufnahme solcher Sporen oder Futter, das durch Abgänge milzbrandkranker Tiere infiziert ist.

S. u. D.: Bei Rindern nimmt die Erkrankung nach meist kurzer Inkubationszeit (zwei bis drei Tage) fast immer einen perakuten oder akuten Verlauf. Hohes Fieber (40° bis 42°), Muskelzittern, Mattigkeit, manchmal fleckweise Haut- und Unterhautoedeme, Kolikanfälle, blutiger Ausfluß aus allen Körperöffnungen. Rascher Kräfteverfall und Tod nach einigen Stunden oder nach ein- bis zweitägiger Krankheitsdauer, oft auch apoplektisch ohne erkennbare Vorboten. Der Zerlegungsbefund (oder Fleischbeschaubefund nach bereits erfolgten Notschlachtungen) ist gekennzeichnet durch das Bild der Septikaemie, dazu abschnittsweise oder ausgedehnte blutige Darm- und Darmlymphknotenentzündung, starker hämorrhagischer Milztumor mit Abfließen der Pulpa von der Schnittfläche als schwarzroter dünner Brei. Petechien an den Serosen sowie blutige Infiltration des subserösen und subkutanen Bindegewebes. Blut teerartig und nicht oder nur schlecht geronnen. Oft rasche Fäulnis der Kadaver und fehlende Totenstarre. Bei perakutem Verlauf und Notschlachtungen können die genannten Veränderungen auch fehlen. Sicherung der Diagnose durch Erregernachweis im Blut, in dem diese allerdings erst etwa 16 bis 18 Stunden vor dem Tode nachweisbar sind. Bei Färbung mit Methylenblau-Fuchsin (KLETT) und nach GIEMSA: Milzbrandbazillen blau, Kapsel rot. Einsendung von Organmaterial (Milz, Lymphknoten), dazu wegen der schnell einsetzenden Fäulnis ein an der Schnittfläche abgebundenes Ohr oder Röhrenknochen, möglichst auch Objektträgerausstriche von bluthaltigen Organen (dick, lufttrocken, nicht fixiert) an das zuständige Vet.-Untersuchungsamt in den dafür gesetzlich vorgeschriebenen Fällen. Labordiagnose mittels Kultur- oder Tierversuch sowie auf serodiagnostischem Wege möglich.

T.: Bereits erkrankte Tiere möglichst frühzeitig mit hohen Dosen von Penicillin (mehrere Tage lang bis zum Temperaturrückgang je ein- oder zweimal 5 Mill. I.E.) oder Tetracycline (mehrere Tage lang 5 g oder mehr, fraktioniert, i.v., i.p. oder i.m.) behandeln. Ferner analeptische Mittel zur Kreislaufunterstützung.

P.: In verseuchten Beständen zweimal täglich Temperaturmessung vornehmen, bei etwaigem fieberhaften Ansteigen sofort die Behandlung der fraglichen Tiere einleiten. Fieberfreie, ansteckungsverdächtige Rinder können umgehend einer Notimpfung (20 ml Milzbrandimmunserum, subkutan) unterzogen werden. Impfschutz hält 14 Tage an, aktive Immunisierung dann anschließen. Für gesunde und fieberfreie, nach der Seuchenlage aber gefährdete Tiere ist die aktive Schutzimpfung anzuwenden: Milzbrand-Adsorbat-Vakzine, 1 ml subkutan hinter dem Schulterblatt. Der Impfschutz ist zwei bis drei Wochen p.v. belastungsfähig, Immunitätsdauer etwa ein Jahr, örtliche Impfreaktionen sind möglich. Die Milch der geimpften Kühe darf in den folgenden neun Tagen nicht in den Verkehr gebracht werden. Einschränkend muß darauf hingewiesen werden, daß wegen der Seltenheit der Milzbrandfälle und der antibiotischen Behandlungsmöglichkeiten Milzbrandimpfstoffe (Serum und Vakzinen) im Arzneimittelhandel der Bundesrepublik z.Z. nicht geführt werden und daher kurzfristig kaum erhältlich sind.

Der Vorbeuge und Ausschaltung von Infektionsquellen dienen im übrigen die nach §§ 32–34 VG und §§ 94–107 BAVG vorgeschriebenen Bekämpfungsmaßnahmen, wie Absonderung der milzbrandkranken und verdächtigen Tiere, Stallsperre, Schlachtverbot sowie Verbot jeder mit einer Blutentziehung verbundenen Tötung, Beschränkung von Heilversuchen auf Tierärzte, Abhäuteverbot, Belehrung der Tierbesitzer, rasche unschädliche Beseitigung der gefallenen Tiere und deren Teile sowie verunreinigte Futtermittel und Gerätschaften, gründliche Entseuchung von Standplätzen, Ställen, Geräten und Transportmitteln. Bei Milzbrand auf Weiden Weidewechsel und Tiere in Zukunft von infizierten Weiden fernhalten.

RAUSCHBRAND

V. u. Ä.: Die durch den Rauschbrandbazillus (Clostridium feseri) hervorgerufene Erkrankung befällt vorwiegend Jungrinder im Alter von 4 Monaten bis zu 2 Jahren. Zumeist sporadisches Auftreten auf sporenhaltigen feuchten Gebirgsweiden, in Flußniederungen und an der Küste (Rauschbranddistrikte). Der im Boden befindliche Erreger gelangt besonders während der Weidezeit mit dem Futter in den Tierkörper; als Eintrittspforten werden vor allem zahnwechselbedingte Verletzungen der Maulschleimhaut angesehen. Mit den Fortschritten bei der Bodenkultivierung und ordnungsmäßigen Beseitigung gefallener Tierkörper ist die Zahl der Rauschbrandfälle in der Bundesrepublik in der letzten Zeit auf 50 bis 100 jährlich zurückgegangen.

D.: Stürmischer, in der Regel innerhalb von ein bis zwei Tagen tödlich endender Krankheitsverlauf; oft werden infizierte Tiere in der Agonie oder schon tot auf der Weide aufgefunden. Die Symptome bestehen in subkutanen und intramuskulären schwammigen, gashaltigen, sich knisternd anfühlenden Anschwellungen, vorwiegend an den stärker bemuskelten Körperpartien. Dadurch kommt es oft zu frühzeitigem Lahmgehen oder Lähmungserscheinungen. Bei der Zerlegung finden sich ziegel- bis schwarzrote, lückige, von Gasen durchsetzte Herde mit buttersäureartigem Geruch in der Unterhaut und Muskulatur. Letztere erscheint an den erkrankten Stellen trübe, morsch und brandig. Häufig liegt eine fibrinöse Pleuritis und Pericarditis vor, dazu bis walnußgroße, gelbe, trockene, meist gashaltige Herde in der Leber, seltener auch in den Nieren, sowie Blutungen in verschiedenen Organen.

Mikroskopisch sind im frischen Material schlanke, grampositive Stäbchen nachweisbar, einzeln oder in kurzen Verbänden, niemals Ketten oder Fäden. In älterem Material Kochlöffel- oder Wetzsteinformen mit Sporen, dazu meist auch schwach gefärbte Blähformen: rund, oval, spindel- oder hantelförmig. In den aus Entschädigungsgründen gesetzlich vorgeschriebenen Fällen Einsendung von Material (Organausstriche, Organteile und ein Stück aus der veränderten Muskulatur aus einem möglichst von der Bauchhöhle entfernt gelegenen Körperteil) an das zuständige Vet.-Untersuchungsamt, Labordiagnose mittels Kultur- und Tierversuch möglich.

T.: Örtliche Behandlungen durch Exzisionen der veränderten oder Inzisionen mit anschließenden Spülungen mit antiseptischen oder stark sauerstoffabspaltenden Lösungen bei freigelegten Gewebepartien, auch verbunden mit gleichzeitigen Gaben von Rauschbrandserum, Sulfonamiden und Antibiotika haben, selbst bei frühzeitiger Anwendung, bisher nur unsichere Erfolge gebracht.

P.: Für den Rauschbrand gelten im wesentlichen die für den Milzbrand genannten Bestimmungen und § 108 BAVG, die auf eine Keimvernichtung am Tötungs- oder Fallort erkrankter Tiere abzielen. Neben wasser- und bodenwirtschaftlichen Maßnahmen, die auf die Dauer einen Rückgang in der Versporung von Weideflächen erwarten lassen, hat sich in gefährdeten Bezirken die Schutzimpfung aller Rinder der anfälligen Altersgruppen mit Formolvakzine (5 ml, subkutan) vor dem Weideauftrieb bewährt, die einen sicheren halbjährigen Impfschutz verleiht. Auf passive Immunisierungen zu Beginn von Seuchenausbrüchen mit Rauschbrandserum (40–100 ml) sollte die aktive Immunisierung folgen. Wie beim Milzbrand sind wegen der seltenen Rauschbrandfälle die genannten Impfstoffe in der Bundesrepublik z. Z. nicht im Handel und kurzfristig schwer erhältlich.

TOLLWUT

V. u. Ä.: Die Tollwut hat sich in ihrer silvatischen Form in den Nachkriegsjahren langsam von Ost nach West über das gesamte Bundesgebiet ausgebreitet und ist hier seit etwa 1965, von örtlichen und zeitlichen Schwankungen abgesehen, zu einer stationären Seuche geworden. Der Fuchsbestand stellt heute das eigentliche Erregerreservoir und eine ständige Infektionsquelle dar, der Weidetiere in besonderem Maße ausgesetzt sind. Rinder werden praktisch ausschließlich vom Fuchs infiziert und sind Endglieder einer Infektionskette. Übertragung vornehmlich durch Biß wutkranker Tiere, bei dem virushaltiger Speichel in die Wunde gelangt. Alle Haus- und Wildtiere sowie der Mensch sind empfänglich. Ob es zu einer Infektion kommt, hängt von der Virulenz des Virus, seiner Quantität und der Empfänglichkeit des Wirtes ab. Der zunehmenden Ausbreitung der Tollwut folgend, ist auch die Zahl der Erkrankungen beim Rind immer mehr angestiegen und beläuft sich nach den Seuchenstatistiken in der Bundesrepublik gegenwärtig auf jährlich 300 bis 500 Fälle.

S. u. D.: Nach der Inkubationszeit, die stark schwanken und zwischen zwei Wochen und drei Monaten, in Einzelfällen sogar noch länger dauern kann, ist das Erscheinungsbild der Tollwut bei Rindern anfangs oft undeutlich: Symptome der Indigestion, leichte Unruhe, wechselnd mit apathischen Zuständen, Absondern der Tiere von der Herde, ungewohnte Neugierde und Belecken oder Scheuern bestimmter Körperteile. Da die eigentliche Infektion meistens unbekannt bleibt, besteht bei Beginn der Erkrankung oft kein Tollwutverdacht. Die nervösen Erscheinungen nehmen aber in der Regel bald zu, steigern sich zu aggressivem Benehmen, anhaltendem oder unterbrochenem Brüllen, oft mit veränderter heiserer, klagender und durchdringender Stimme, und im Stall oft zum rasenden Toben gegen Kette und Anbindung, wobei es sogar zum Abbrechen der Hörner und anderen groben Verletzungen kommen kann. Übererregbarkeit, starker Juckreiz und auffallendes Drängen auf Harn- und Kotentleerung. Im Verlauf nehmen Lähmungserscheinungen, vielfach von der Hinterhand ausgehend, zu und äußern sich in schwankendem oder torkelndem Gang, Manegebewegungen, krampfhafter Kopf- und Halshaltung und Schlundkopflähmung mit übermäßigem Speicheln. In manchen Fällen stehen diese Lähmungserscheinungen von Anbeginn an im Vordergrund des Erscheinungsbildes, führen zum Festliegen, wobei die Futter- und Getränkeaufnahme entweder schon frühzeitig unmöglich oder aber auch bis zum Tode fast ungehindert sein kann. Die Hautsensibilität ist vielfach herabgesetzt. Neben den Fällen, in denen die Zusammenfassung aller Krankheitsmerkmale die Diagnosestellung beim Rind schon frühzeitig ermöglicht, macht die Erkennung selbst bei sicherem Ausschluß anderer, mit ähnlichen Symptomen einhergehender Erkrankungszustände (Weidetetanie, Intoxikationen, Fremdkörper, Botulismus, Aufregung durch Schmerzen anderer Ursache) manchmal Schwierigkeiten, weil das klinische Bild nicht eindeutig ist, nur Einzelsymptome vorliegen und typische Reizerscheinungen ganz zurücktreten. Hier kann die Anamnese helfen, wobei die Tollwutverseuchung der betreffenden Gegend und der Kontakt mit verdächtigen oder gar kranken Tieren im Vordergrund stehen. Nach Sichtbarwerden der ersten Symptome führt die Tollwut innerhalb von zwei bis fünf Tagen, selten länger, zum Tode. Der makroskopische Zerlegungsbefund ist negativ und kann tollwutnachweisende Ergebnisse nicht erbringen. Deshalb in allen Verdachtsfällen Einsendung der vorschriftsmäßig in Versandbehältern verpackten Köpfe durch die beamteten Tierärzte an die zuständigen Vet.-Untersuchungsämter. Nachweismethode: Feststellung von Virus-Antigen in Gehirn-Gefrierschnitten mittels der Immunofluoreszenzmethode.

P. u. T.: Da Behandlungsversuche nicht nur aussichtslos sind, sondern auch eine erhebliche Gefährdung der damit beschäftigten Personen darstellen, sind diese abzubrechen, sobald amtlich Tollwut oder Tollwutverdacht festgestellt ist. Für die Bekämpfung gelten die Vorschriften der §§ 36−41 VG und der Tollwut-Verordnung mit Ausführungshinweisen von 1977. Danach sind als tollwutkrank befundene Rinder auf amtliche Anordnung zu töten, seuchenverdächtige bis zur Klärung einzusperren und ansteckungsverdächtige für 6 Monate zu beobachten. Das Schlachten und Abhäuten wutkranker oder der Seuche verdächtiger Tiere sowie Heilversuche sind verboten, Zerlegungen Tierärzten vorbehalten. Verendete oder getötete Tiere müssen sofort unschädlich beseitigt und die Standplätze und Gerätschaften, die mit solchen Tieren in Berührung gekommen sind, desinfiziert werden.

Schutzimpfungen kommen für Weiderinder in gefährdeten Bezirken in Betracht. Hierfür dürfen nur inaktivierte Impfstoffe verwendet werden, die bei einmaliger Vakzinierung für eine Weideperiode Schutz verleihen. Verboten sind Impfungen von tollwutkranken, seuchenverdächtigen und ansteckungsverdächtigen Tieren.

MAUL- UND KLAUENSEUCHE

V. u. Ä.: Panzootisch auftretend, wechselten früher Seuchenzüge, die sich innerhalb von zwei bis sechs Jahren über den ganzen europäischen Kontinent ausbreiteten und unter den Rindern zu verheerenden Verlusten führten, gewöhnlich mit mehrjährigen seuchenfreien Zeiträumen ab. Mit Einführung der neuzeitlichen Bekämpfungsmaßnahmen (amtlich angeordnete Tötungen von infizierten oder seuchenverdächtigen Tieren und Tierbeständen bei Neuausbrüchen in seuchenfreien Ländern oder sporadischen Einzelausbrüchen in Ländern mit Impfung) und durch den vermehrten Einsatz von polyvalenten Impfstoffen zu regelmäßigen, großräumigen Schutzimpfungen (Landesimpfungen) ist die Seuchendichte und Seuchenverbreitung in Europa gegenüber früher bedeutend zurückgegangen. Die Regelmäßigkeit in der Abwechslung der Seuchenzüge und seuchenfreien Zeiträume ist daher heute kaum noch gegeben. Trotzdem gehört die MKS nach wie vor zu den Viruskrankheiten, die ihren Seuchencharakter im klassischen Sinne beibehalten haben. Schon wegen der modernen Verkehrsverhältnisse, des regen Personenverkehrs und des zunehmenden internationalen Handels mit Tieren, Fleisch und Schlachtprodukten ist die Gefahr einer Einschleppung und Verbreitung der Seuche stets gegeben. Am häufigsten werden Rinder, Schweine, Schafe und Ziegen von der MKS befallen, sehr selten andere Tierarten und der Mensch. Die Seuche wird unmittelbar durch die Sekrete und Exkrete der kranken Tiere und mittelbar über tierische Produkte, Tier- oder Personenverkehr übertragen.

In der Bundesrepublik sind in den letzten Jahren nur noch einzelne MKS-Ausbrüche registriert worden, die vorwiegend Schweinebestände betrafen. Demgegenüber traten Neuausbrüche oder Miterkrankungen von Rindern zahlenmäßig stark zurück.

Eine prominente Eigenschaft des MKS-Virus ist seine Pluralität, d. h. sein Vorkommen in verschiedenen serologischen Typen (O, A, C, SAT 1, SAT 2, SAT 3, Asia 1) mit Subtypen (Varianten z. B. O_1, O_2 usw.). Bedeutungsvoll ist die Kenntnis der an einem MKS-Ausbruch beteiligten Typen und Subtypen für die Immunitätsentwicklung und prophylaktische Impfung. Besondere Beachtung verlangen die in Deutschland bislang nicht aufgetretenen exotischen Typen bzw. Subtypen, gegen die die einheimischen Wirtstiere keine Immunität besitzen. Die Typen- und Variantenbestimmung bei MKS-Ausbrüchen ist deshalb wichtig, obwohl sie nicht unbedingt sichere Auskunft über die immunisatorische Breite eines Virusstammes geben kann.

S. u. D.: Nach einer Inkubationszeit von 2 bis 7 Tagen läuft die MKS als zyklische Infektionskrankheit ab. Primäre Virusvermehrung an der Eintrittstelle, die meist in der kutanen Schleimhaut des Nasen-Rachen-Raumes liegt. Dort können Primäraphthen entstehen, die häufig klinisch nicht erkennbar sind. Es folgt die erste Virämie, die bis zu 5 Tagen dauern kann und zu einem vorübergehenden Temperaturanstieg auf 41° C mit starken Allgemeinstörungen führt. Nach Ausbildung der Sekundäraphthen wird die Temperatur wieder normal, und es zeigt sich das spezifische Symptombild: Nachlassen des Appetites, verzögertes Wiederkauen, Schmatzgeräusche, starker Speichelfluß, Hin- und Hertreten und Lahmheiten. Bildung von erbsen- bis walnußgroßen Blasen am Zahnfleisch, besonders am zahnlosen Rand des Oberkiefers, an der Zunge, der übrigen Maulschleimhaut, am Flotzmaul, in der Haut der Klauenkrone, in der Klauenspalte, am Ballen sowie an den Zitzen des Euters. Die Milchleistung geht stark zurück. Es folgt eine zweite Virämie. Die durch Abhebung der Epidermis entstandenen Blasen platzen und hinterlassen flache, hochgerötete und schmerzhafte Schleimhautdefekte (Erosionen), die sich bald von noch anhaftenden Epithelfetzen reinigen, abblassen und sich rasch wieder überhäuten. Gewöhnlich ist sieben bis acht Tage nach der Blasenbildung bereits wieder die Heilung durch eine Epitheldecke eingetreten. Manchmal ist die Blasenbildung weniger deutlich, wird die Oberhaut lediglich gelockert und als trockener Schorf abgestoßen. Solche Verschorfungen zeigen sich besonders an den Pansenpfeilern, bisweilen auch auf dem hinteren Teil der Zunge. Bei gewöhnlichem Verlauf beträgt die Mortalität 2−3 %, die Heilung ist nach

3–4 Wochen abgeschlossen. Bei dem bösartigen Verlauf der MKS verenden die Tiere oft schon innerhalb des Fieberstadiums. Dann finden sich in der Herz- und eventuell auch in der Skelettmuskulatur degenerative Prozesse, teilweise mit Bildung grauer, gelblicher und morscher Herde (Tigerherz). Besonders Kälber und Jungrinder sowie schwere und fette Tiere sind solchen Herzerkrankungen mit oft apoplektischem Tode ausgesetzt. Durch die MKS direkt bedingte Leiden sind ein bei spezifischer Miterkrankung der Klauenlederhaut eintretendes Ausschuhen, während oder kurz nach der Infektion, sowie ein spezifisches zurückbleibendes, chronisches Herzleiden, das zur Dämpfigkeit, Abmagerung und struppigem Haarkleid führt. Nachkrankheiten bakterieller Natur sind Euterentzündungen und Panaritien.

Bei einem ausgeprägten Symptombild ergeben sich im allgemeinen keine diagnostischen Schwierigkeiten; in Zweifelsfällen oder bei Erstausbrüchen ist die Entnahme von Aphthenmaterial durch den beamteten Tierarzt und Einsendung in 50%igem Glyzerin-Phosphatpuffer an die Bundesforschungsanstalt für Viruskrankheiten der Tiere in Tübingen zur Typenfeststellung vorgeschrieben.

P. u. T.: Spezifische medikamentöse Behandlungsverfahren der Maul- und Klauenseuche sind nicht bekannt. Sie erstreckten sich früher auf symptomatisch-palliative Pflegemaßnahmen, um sekundären bakteriellen Infektionen vorzubeugen und den Heilungsverlauf abzukürzen. Dazu wurden verseuchte Rinderbestände zwecks besserer Beobachtung und medikamenteller Behandlung nach Möglichkeit aufgestallt, zunächst knapp mit weichem Futter gefüttert und reichlich mit kurzgeschnittener weicher Stroheinstreu versehen, die Wunden im Maul, an den Klauen und Zitzen nach den Regeln der Wundbehandlung schonend gereinigt und bei erheblicher Erosionsbildung mit schwacher essigsaurer Tonerdelösung gespült bzw. mit milden Salben oder MP-Puder unter Verband gestellt. Für die Behandlung hinzutretender Komplikationen wie Mastitiden, Panaritien oder Herzstörungen galten die für diese Krankheiten üblichen Regeln.

Bei der heutigen Seuchensituation wird die Bekämpfung der MKS nach den Vorschriften der §§ 47 und 48 VG sowie 154–158 und 160–176 BAVG und der MKS-VO von 1966 und 1971 durchgeführt, i.d.R. die frühzeitige Tötung der infizierten und seuchenverdächtigen Tiere und Bestände amtlich angeordnet. Dies wird mit Beschränkungen für den Personen- und Viehverkehr sowie für die Verwertung von Erzeugnissen und vorgeschriebenen Desinfektionsverfahren verbunden. In Ländern mit enzootischer Verseuchung oder in Gebieten, die wegen ihrer geographischen Lage oder ihrer epidemiologischen Verhältnisse ständig von der MKS bedroht sind, hat sich in den letzten Jahren die Erfahrung bestätigt, daß die aktive Immunisierung der Rinder, Schafe und Ziegen mit wirksamen Impfstoffen aus inaktiviertem Erreger den besten Schutz gegen die MKS darstellt und daß die Impfung auch nach Ausbruch eines größeren Seuchenzuges, zusammen mit den genannten tierseuchenrechtlichen Maßnahmen, die derzeit wirkungsvollste Bekämpfungsmethode ist.

Zu beachten bleibt dabei die große immunologische Variabilität des MKS-Virus, die eine gezielte Impfprophylaxe erschwert und die Impfstoffwerke zwingt, die neu auftretenden Feldvirusstämme ständig im Vergleich zu den Vakzinestämmen zu überwachen.

Nach vielen anderen Ländern ist auch die Bundesrepublik seit 1967 dazu übergegangen, sämtliche über vier Monate alten Rinder in jährlichem Abstand mit einer trivalenten Vakzine (Typ O, A, C) gegen die Maul- und Klauenseuche zu impfen. Bei den hierfür zugelassenen Impfstoffen handelt es sich um 1. die Natur-Konzentrat-Vakzine, 2. die Gewebe-Vakzine (nach FRENKEL), 3. die Kultur-Vakzine auf der Basis echter Zellkulturen und 4. die Natur-Kultur-Mischvakzine. Diese Vakzinen unterliegen einer staatlichen Prüfung auf Reinheit, Unschädlichkeit und Wirksamkeit.

Die Impfung wird streng subkutan vorgenommen, die Impfstelle liegt beim Rind am Triel, etwa 10−15 cm kopfwärts von der Brustbeinspitze oder seitlich am Hals. Impfdosis, soweit nicht ausdrücklich anders angegeben, für Rinder aller Gewichtsklassen einschließlich Kälber 5 ml. Die Immunität entwickelt sich zwischen dem 5. und 14. Tag und erreicht ihren Höhepunkt in der dritten Woche. Nach alljährlich durchgeführter Vakzinierung kann bei Anwendung trivalenter Impfstoffe mit einer Schutzwirkung von 9 Monaten und länger gerechnet werden.

LUNGENSEUCHE

V. u. Ä.: Die Lungenseuche wurde 1918 aus Polen nach Deutschland eingeschleppt und konnte erst 1926 nach Ausmerzung aller befallenen Bestände getilgt werden. Seither ist diese Seuche, die in weiten Teilen Afrikas und Asiens, vereinzelt auch in Australien und Südamerika vorkommt, hier nicht mehr aufgetreten. Wegen der weltweiten Verbindungen im Tierhandel, des zunehmenden Verkehrs mit Tieren und Erzeugnissen ist jedoch eine Neueinschleppung jederzeit denkbar und möglich.

Die Lungenseuche wird durch einen den Bakterien zugerechneten, unbeweglichen, aerob wachsenden Mikroorganismus (Mycoplasma mycoides) hervorgerufen. Nach ihm ist die Gruppe der PPLO (Pleuro-Pneumonia Like Organisms) benannt. Der Erreger der Lungenseuche wird von kranken Tieren oder solchen, die die Krankheit überstanden haben, von den Luftwegen aus durch beim Husten ausgeworfenes Bronchialsekret übertragen, Ausscheidung auch durch Milch, Harn, Fruchtwasser.

S. u. D.: Nach einer Inkubationszeit von 3−6 Wochen, in der es schon zur Erregerausscheidung kommt, nimmt die Lungenseuche meist einen subakuten bis chronischen Verlauf. Anfangs trockener Husten, Freßunlust, mäßige Temperaturerhöhung, nach 2−3 Wochen Zunahme der Atem- und Allgemeinbeschwerden, Husten feucht, Nachlassen der Hautelastizität führt zu rauhem, glanzlosen Haarkleid. Manche Tiere zeigen schleimig-serösen Nasenausfluß. Ansteigen der Körpertemperatur bis 42° C, hohe Pulsfrequenzen, bronchiales Atmen mit pleuritischem Reiben, Wechsel von Verstopfung und Durchfall, geringe Harnausscheidung von dunkler Farbe.

Mortalität 50–80 %. Die path. anat. Veränderungen sind gekennzeichnet durch ausgedehnte Ödeme des interlobulären und alveolären Lungengewebes sowie serofibrinöse Pleuritis. Die Lungenseuche ist heimtückisch, weil sie klinisch kaum mit Sicherheit diagnostiziert werden kann, besonders im chronischen Ausgangsstadium. Nicht selten bleiben chronisch infizierte Rinder lange Zeit Ausscheider des Erregers und können andere Tiere des Bestandes nach und nach infizieren. Eine Diagnose läßt sich erst mit einiger Sicherheit nach dem Sektionsbefund stellen. In Afrika sind Versuche mit einer allergischen Reaktion zur in-vivo-Diagnose besonders zur Erkennung klinisch gesunder Erregerausscheider angestellt worden. Der Erregernachweis bei gefallenen Tieren kann kulturell aus Lungensaft geführt werden.

T. u. P.: Spezifische Behandlungsmethoden sind nicht bekannt. Die Bekämpfungsmaßnahmen nach den §§ 50, 51 VG und 177–200 BAVG sehen die Tötung aller kranken, seuchenverdächtigen und erforderlichenfalls auch der ansteckungsverdächtigen Tiere vor, weiterhin Bestandssperren und Nutzungsbeschränkungen.

RINDERPEST

V. u. Ä.: Die Rinderpest ist seit 1881 in Deutschland nicht mehr aufgetreten. Es besteht aber nach wie vor die Gefahr einer Neueinschleppung vor allem durch Tierimporte aus notorischen Seuchengebieten Asiens und Afrikas. Seuchenausbrüche in Belgien (1920) durch Importrinder aus Indien sowie im Zoologischen Garten in Rom (1948) nach Einfuhr von Antilopen aus Somaliland unterstreichen die Notwendigkeit strenger tierseuchenrechtlicher Maßnahmen zur Abwehr der Einschleppung aus dem Ausland. Besonderer Erwähnung bedarf das differential-diagnostische Problem. Während des vergangenen Jahrzehnts sind verschiedene ätiologisch selbständige Viruskrankheiten bekannt geworden, denen gewisse klinische Ähnlichkeiten mit der Rinderpest anhaften (Virusdiarrhoe-Mucosal Disease; Bösartiges Katarrhalfieber; Infektiöse Rhinotracheitis u. a.). Allen diesen Krankheiten sind Schleimhautveränderungen am Verdauungs- und/oder Atmungsapparat gemeinsam. Eine diagnostische Fehldeutung klinischer Symptome bei einer Neueinschleppung der Rinderpest kann sehr verhängnisvoll sein. In Belgien (1920) bildeten sich innerhalb von zwei Monaten 220 Seuchenherde infolge mangelhafter Untersuchung und dadurch verzögerter Seuchenerkennung.

Das Virus der Rinderpest ist sehr empfindlich gegen Austrocknung, aber relativ stabil in dem pH-Bereich 5,0 bis 10,0. Bei Kühlraumtemperatur (4° C) sinkt die Infektiosität nur langsam innerhalb von Wochen ab.

Als empfänglich für das Rinderpestvirus müssen alle Paarzeher angesehen werden, insbesondere Rinder, Schweine, Ziegen, Schafe, aber auch Wildtiere der Ordnung Artiodactyla. Die enzootische Seuchensituation in Afrika und Asien hat zur Entwicklung von Virusstämmen unterschiedlicher Virulenz geführt. Immunologische Unterschiede (Pluralität) scheinen zwischen den verschiedenen Virusstämmen nicht zu bestehen. Virulenzunterschiede können nur an einer Tierart festgestellt werden, d. h. schwache Virulenz in einer Tierart besagt nicht, daß der gleiche Virusstamm auch schwache Virulenz für eine andere Tierart besitzt. Es bestehen erhebliche Resistenzunterschiede zwischen den verschiedenen Wirtstierarten. Das europäische Rind besitzt eine sehr geringe Resistenz. Daher die hohe Sterblichkeit bei einer Rinderpesteinschleppung.

Das Rinderpestvirus wird mit Sekreten und Exkreten in bestimmten Infektionsstadien in großen Mengen ausgeschieden. Die Infektion erfolgt durch direkten oder indirekten Kontakt und kann trotz Luftverbindung über eine dichte Trennwand ziemlich sicher vermieden werden.

S. u. D.: Rinderpest ist eine akut bis subakut verlaufende fieberhafte Infektionskrankheit mit hoher Kontagiosität und Sterblichkeit unter Rindern. Entzündliche nekrotische und hämorrhagische Veränderungen an den Schleimhäuten kennzeichnen das klinische Bild. Erosionen der Schleimhautepithelien sind fast immer zu beobachten, ausgeprägte Pseudomembranbildungen und Diapedesisblutungen in das Darmlumen hingegen häufig nur bei tödlichem Krankheitsverlauf. Diarrhoe entwickelt sich nicht in allen Fällen und nach vorausgegangener Obstipation erst im späteren Infektionsstadium. Nach einer Inkubationszeit von acht bis vierzehn Tagen setzt beim Rind Fieber ein, das an den folgenden Tagen auf 41° C ansteigen kann. Bereits einen Tag vor Fieberbeginn sind bis zu 75 % der Tiere virämisch und scheiden das Virus mit dem Nasensekret aus. Nach zwei bis drei Tagen (Prodromalphase) zeigen sich die ersten Veränderungen an den Schleimhäuten (erhöhte Sekretion, Entzündung, miliare Nekrosen) und bei einzelnen Tieren beginnt Diarrhoe. In dieser Phase läßt sich das Rinderpestvirus bei einem hohen Prozentsatz der Tiere im Blut und Nasensekret, sehr viel seltener hingegen im Kot und Urin nachweisen (Höhepunkt der Virusausscheidung zwei bis sieben Tage nach Fieberbeginn). Vom siebten Tag an mehren sich die Todesfälle bis etwa zum zwölften Tag nach Fieberbeginn. Danach bestehen vom sechsten Tag an bei mehr als 50 % der Rinder nachweisbare neutralisierende Antikörper und hohe Überlebenschancen, sofern nicht sekundäre Komplikationen zu einem späteren Zeitpunkt den Tod herbeiführen. Schwierigkeiten bei der klinischen Differentialdiagnose verlangen eine Laboratoriumsdiagnose, die im Verdachtsfall vom zuständigen Veterinärbeamten einzuleiten ist. Bundeseinheitlich ist von den Länderregierungen Art und Entnahme von Untersuchungsmaterial durch Erlaß geregelt worden. Für die Untersuchung ist die Bundesforschungsanstalt für Viruskrankheiten der Tiere in Tübingen zuständig. Neuere Untersuchungsergebnisse machen eine Überarbeitung der Bestimmungen erforderlich. Insbesondere bietet das in geeigneter Form entnommene Blut in der virämischen Phase die günstigsten Aussichten für erfolgreiche Virusisolierungen in Zellkulturen, und zwar zwischen dem letzten Tag der Inkubationsphase und dem siebten Tag nach Fieberbeginn. Da die Infektiosität ausschließlich an die Leukozytenfraktion des Blutes gebunden ist, muß das Vollblut in einem Antikoagulans steril aus der V. jugularis aufgefangen werden. Als Antikoagulans eignet sich Heparin oder besser eine 1,5%ige EDTA-(Titriplex III ,Merck') Lösung mit 0,7 % NaCl und 300 I. E. Penicillin/0,3 mg Streptomycin je ml der Lösung. In einem Schraubkappenröhrchen mit einem Teil der sterilisierten Lösung werden zwei Teile Blut steril aufgefangen und nach sorgfältigem luftdichtem Verschluß kühl im Thermosgefäß zum Versand gebracht.

P.: Die Bekämpfungsmaßnahmen richten sich nach § 60 VG und der Rinderpest-Verordnung von 1966. Sie zielen auf eine frühzeitige Erkennung und Ausmerzung aller infizierten, seuchen- und ansteckungsverdächtigen Rinder nebst anderen empfänglichen Tierarten und deren unschädliche Beseitigung hin. Impfungen und Heilversuche sind verboten. Weiterhin gelten strenge Sperr- und Desinfektionsmaßnahmen, weiträumige Sperr- und Beobachtungsbezirke sind zu bilden.

TUBERKULOSE

V. u. Ä.: Die Tuberkulose des Rindes ist in der Bundesrepublik seit vielen Jahren getilgt. Während 1952 noch etwa 60 % der vorhandenen Rinderbestände und fast 40 % aller Rinder tuberkuloseverseucht waren, konnten mit Abschluß des staatlichen Tuberkulosebekämpfungsverfahrens im Jahre 1962 99,8 % aller Rinderbestände und 99,9 % aller Rinder amtlich als tuberkulosefrei anerkannt werden. An diesen Zahlen hat sich bis heute nichts mehr geändert, in der Zwischenzeit aufgetretene Reinfektionen haben ein nennenswertes Ausmaß nicht mehr überschritten, so daß gegenwärtig nur noch mit einem sporadischen Vorkommen zu rechnen ist. Ursache der Erkrankung ist das Mycobacterium bovis. Für die sogenannte Reaktionstuberkulose des Rindes (Auftreten einer positiven Hautreaktion beim Rind nach einer Tuberkulinisierung mit staatlich geprüftem Einheitstuberkulin) kommen auch Mycobacterium tuberculosis und Mycobacterium avium in Betracht. Soweit echte Infektionen bei Rindern auftreten, erfolgt die Ansteckung gewöhnlich durch Inhalation tuberkelbakterienhaltigen, ausgehusteten Lungenschleims oder Stallstaubes, eventuell auch ausgehend von an M.-bovis-Infektionen erkrankten Menschen, bei Kälbern durch infizierte Milch, manchmal auch intrauterin durch den infizierten Blutkreislauf des Muttertieres.

S. u. D.: Die Rindertuberkulose entwickelt sich in der Regel sehr langsam und schleichend, bis zum Auftreten der ersten sichtbaren Erscheinungen können Monate vergehen. Das Krankheitsbild ist je nach der Lokalisation verschieden, bei Lungentuberkulose Husten, Rasselgeräusche und Atembeschleunigung, bei Darmtuberkulose chronischer Durchfall und Verstopfung, bei Gebärmuttertuberkulose eitriger Scheidenausfluß mit Knoten und Verhärtungen in den Wänden der Geburtswege, bei Eutertuberkulose allmähliche Vergrößerung und höckerige Verhärtung einer oder mehrerer Euterviertel oder harter Knotenbildung im Innern. Schließlich Abmagerung und Entkräftung. Bei der Zerlegung findet sich an den inneren Organen oft nur ein Primärkomplex in der Lunge und den Lungenlymphknoten, bei eingetretener Generalisation Knoten und käsige Herde in verschiedenen Organen, auch an den Serosen und Schleimhäuten.

Die Feststellung der Tuberkulose beim Rind kann mittels klinischer, allergischer, bakteriologischer und pathologisch-anatomischer Untersuchungsverfahren erfolgen. Als allergisches Untersuchungsverfahren gilt die intrakutane Tuberkulinprobe. Die Tuberkulinisierung hat durch eine intrakutane Injektion entweder am Hals oder an der Schulter des Rindes zu erfolgen. Die zu injizierende Tuberkulindosis beträgt 0,1 ml mit einem Gehalt von 5000 I. E. an synthetischem Tuberkulin. Die Reaktion darf nicht früher als 72 und nicht später als 96 Stunden nach der Injektion abgelesen und beurteilt werden. Sie gilt als positiv, wenn eine Schwellung der Hautfalte von mehr als 2 mm und klinische Erscheinungen (Schmerz, teigige Konsistenz, Exsudation, Nekrosen usw.) bestehen, als zweifelhaft, wenn zwar Schwellung aber sonst keine Erscheinungen vorhanden sind. Zweifelhafte Ergebnisse unterliegen einer amtlichen Nachuntersuchung mit Rinder- und Geflügeltuberkulin.

P.: Die Rindertuberkulose wird heute ausschließlich mit staatlichen Mitteln bundeseinheitlich nach der Tuberkulose-Verordnung von 1972 bekämpft. Impfungen gegen die Tuberkulose und Heilversuche sind verboten. Für infiziert befundene und ggf. auch für verdächtige Rinder, soweit dies für die Verhütung der Verbreitung der Tuberkulose erforderlich erscheint, ist die Tötung amtlich anzuordnen. Tuberkulosefreie Bestände werden von der zuständigen Behörde amtlich anerkannt. Rinder aus nicht anerkannten Beständen dürfen nur zur Schlachtung abgegeben und nicht auf Weiden, öffentlichen Wegen usw. getrieben werden. Zur Sicherung der Tuberkulosefreiheit werden in allen anerkannten Rinderbeständen im Abstand von drei Jahren Wiederholungsuntersuchungen mittels intrakutaner Tuberkulinprobe durchgeführt.

BRUCELLOSE

V. u. Ä.: Nachdem im Jahre 1957 noch 5 % aller im Bundesgebiet vorhandenen Rinderbestände und demzufolge stellenweise bis zu 20 % der Betriebe brucelloseinfiziert waren, ist diese Seuche mit Hilfe staatlich gelenkter Bekämpfungsmaßnahmen innerhalb von zehn Jahren nahezu getilgt worden. Die Zahl der Neuausbrüche ist unbedeutend und beläuft sich in der Bundesrepublik gegenwärtig auf weniger als hundert Fälle im Jahr.

Ursache der Erkrankung: Brucella abortus; kleine, gramnegative, unbewegliche, ellipsoide Kurzstäbchen. Zu den anderen Brucellenarten (Brucella melitensis, Brucella suis) bestehen nur unbedeutende serologische und kulturbiologische Unterschiede, die Pathogenität erstreckt sich wie bei diesen auf verschiedene andere Tierarten und den Menschen. Die Ansteckung erfolgt in der Regel durch alimentäre Aufnahme von Erregern, die von den infizierten Tieren mit den Eihäuten, dem Fruchtwasser und der Frucht sowie mit Lochien, Harn und Milch bei und nach dem Abort oder der Geburt massenhaft und mit der Milch auch anhaltend ausgeschieden werden. Übertragung auch ausgehend von erkrankten Bullen und in seltenen Fällen von infizierten Kälbern und über Zwischenträger möglich.

S. u. D.: Nach meist symptomlos verlaufender Inkubationszeit von unterschiedlicher Dauer (14–180 Tage) kommt es bei tragenden Rindern gewöhnlich im fünften bis siebten Trächtigkeitsmonat zum Verkalben, häufig verbunden mit Nichtabgang der Fruchthüllen und fieberhafter Endometritis mit eitrig-fibrinösem Ausfluß und nekrotischen Veränderungen an den Karunkeln. Danach oft Sterilität. Soweit der Fetus nicht schon tot geboren wird, manchmal mumifiziert, sind die Frühgeburten oder auch völlig ausgetragenen Früchte lebensschwach und verenden im allgemeinen innerhalb von drei Tagen an einer Gastroenteritis oder Septikaemie. Infizierte Bullen zeigen schmerzhafte Hoden-, Nebenhoden- und Samenstrangentzündungen, die gewöhnlich mit einer starken Schwellung, Verhärtung und Nekrose des Gewebes einhergehen und Störungen des Allgemeinbefindens und schließlich Abmagerung und Deckunfähigkeit verursachen.

Bei Seuchenverdacht ist zur Klärung der Diagnose die Einsendung von Untersuchungsmaterial an das zuständige Vet.-Untersuchungsamt erforderlich. Für den mikroskopischen, kulturellen oder tierexperimentellen Erregernachweis eignen sich Nachgeburtsteile mit veränderten Karunkeln und der sorgfältig abgebundene Labmagen des Fetus, für serologische Untersuchungen Blut-, Milch- und Samenproben, die erforderlichenfalls in zeitlichen Abständen zu entnehmen sind, weil eine Erhöhung des Agglutinationstiters bei frischen Infektionen erst einige Tage nach dem Abort eintreten kann. Serologische Untersuchungen kommen außerdem für Bestands- und Herdenuntersuchungen in verdächtigen Gebieten in Frage, turnusmäßig müssen entweder Blutproben im Abstand von 12 Monaten oder Milchproben im Abstand von 6 Monaten zur Aufrechterhaltung der Anerkennung in brucellosefreien Beständen untersucht werden.

P.: Die Bekämpfung der Rinderbrucellose wird dem derzeitigen Seuchenstand entsprechend bundeseinheitlich ausschließlich nach den Vorschriften der Brucellose-Verordnung von 1972 durchgeführt. Die Tötung von seuchenkranken Rindern ist amtlich anzuordnen, ggf. auch der verdächtigen, soweit dies zur Verhütung der Verbreitung der Brucellose notwendig ist. Brucellosefreie Bestände, die die Voraussetzungen (6 Monate keine klinischen Erscheinungen, zweimal Bestandsblut- und -milchproben im Abstand von 3 Monaten negativ) erfüllen, werden von der zuständigen Behörde amtlich anerkannt. Rinder aus verseuchten und verdächtigen Beständen sind aufzustallen, abzusondern, Milch aufkochen oder in gekennzeichneten Behältern an Sammelmolkereien, Verkehrsbeschränkungen, Abgabe nur zum Schlachten. Impfungen gegen die Brucellose und Heilversuche sind verboten.

LEUKOSE

V. u. Ä.: Ätiologisch muß zwischen der enzootischen Leukose des Rindes (früher auch als Lymphadenose, Lymphosarkomatose bezeichnet), die in der Bundesrepublik anzeigepflichtig ist und staatlich bekämpft wird, und der nur in seltenen Einzelfällen vorkommenden sogen. sporadischen Leukose – Jungtierleukose, Hautleukose, Thymusleukose – unterschieden werden. Die letztgenannten Formen gelten nach heutiger wissenschaftlicher Auffassung als nicht übertragbar und bleiben hier unberücksichtigt.

Die enzootische Leukose des Rindes kommt im gesamten Bundesgebiet in unterschiedlichem Umfang vor. Nach den amtlichen Seuchenstatistiken sind mehrere tausend Rinderbestände leukoseverseucht. Die Zahl der tumorösen Erkrankungsfälle ist infolge der Bekämpfungsmaßnahmen in den letzten 15 Jahren von über 2000 jährlich auf etwa 600 zurückgegangen. Die enzootische Leukose des Rindes ist übertragbar. Als Ursache ist ein Virus vom C-Typ nachgewiesen. Neben der vertikalen Übertragung über die Milch und Placenta ist insbesondere die horizontale von erheblicher Bedeutung. Sie kann nicht nur durch Kontakt, sondern auch durch Blutentnahmen, Injektionen und blutsaugende Parasiten erfolgen. Für das Auftreten klinischer Erscheinungen und Tumoren ist eine erbliche Disposition wahrscheinlich. Hinweise auf eine Übertragung durch die künstliche Besamung oder für Zusammenhänge zwischen Rinderleukose und der Leukämie des Menschen gibt es nicht. Auch kommen beim Schwein offenbar keine Infektionen mit diesem Virus vor.

S. u. D.: Dem im allgemeinen zweiphasischen Verlauf der Leukose geht ein zum Teil sehr langes Toleranzstadium voraus, in dem jedoch infizierte Tiere durch den Nachweis spezifischer Antikörper im Blut erkannt werden können. Das tumorfreie Vorstadium der enzootischen Leukose wird lediglich durch eine Erhöhung der Leukozytengesamtzahl pro mm^2 und des Lymphozytenanteils gekennzeichnet, die, abgesehen von mäßigen Schwankungen, meistens anhaltend ist. Es verursacht keine anderweitigen Symptome und beeinträchtigt nicht das Allgemeinbefinden der Tiere. Auch nach Übergang in das tumoröse Stadium können Krankheitserscheinungen zunächst ausbleiben, bis die wachsenden leukotischen Geschwülste schließlich zu deutlichen Funktionsstörungen führen. Da diese je nach Lokalisation der Tumoren die verschiedensten Organsysteme (Labmagen, Herz, Leber, Milz, Nieren, Gebärmutter, Rückenmarkshäute, Muskulatur u. a.) betreffen können, sind die klinischen Erscheinungen von Fall zu Fall verschieden. Außer der klinischen Diagnose werden für die Erkennung, namentlich der Vorstadien, haematologische Untersuchungsverfahren angewandt. Der Beurteilungsschlüssel stützt sich unter Berücksichtigung des Alters der Tiere auf die Leukozytengesamtzahl pro mm^3 Blut und des %-Anteils an lymphytischen Zellen. Wegen gewisser Unsicherheiten der haematologischen Frühdiagnose wurde neuerdings ein Immunodiffusionstest zur Sichtbarmachung spezifischer Antigen-Antikörperreaktionen als Basis für die Seuchenbekämpfung eingeführt. Nach künstlichen Infektionen ließen sich mit diesem Test bereits nach 14 Tagen bis 12 Wochen die ersten Reaktionen erkennen. Die serologische Verzugsphase nach Infektionen unter natürlichen Bedingungen ist nicht sicher bekannt. Auch bei Tumoren leukotischer Art läßt sich mittels einer Antigen-Antikörperreaktion differenzieren, ob es sich ursächlich um die enzootische oder sporadische Form der Leukose handelt.

T. u. P.: Die Leukose ist unheilbar. Impfungen und Heilversuche an Rindern gegen die Leukose sind deshalb aussichtslos und verboten. Die Bekämpfung der Leukose wird heute bundeseinheitlich nach den Vorschriften der 1978 geänderten Leukose-Verordnung durchgeführt. Danach gilt ein Bestand als leukoseunverdächtig, wenn zwei serologische oder zwei hämatologische Bestandsuntersuchungen in den letzten 12 Monaten mit negativem Ergebnis bzw. mit normalen Blutwerten abgeschlossen wurden und in den letzten zwei Jahren keine Verdachtsfälle aufgetreten sind. Zur Aufrechterhaltung der Leukoseunverdächtigkeit sind in jährlichen Abständen Bestandsblutuntersuchungen durchzuführen. Bei der Blutentnahme ist für jedes Tier eine sterile Nadel zu verwenden. Rinder dürfen nur mit amtstierärztlichen Bescheinigungen gehandelt werden. Leukose liegt in einem Rinderbestand vor, wenn bei einem über 6 Monate alten Rind serologisch ein positiver Befund ermittelt wird oder bei einem über 2 Jahre alten Rind zweimal hämatologisch stark erhöhte Blutwerte oder in den letzten 2 Jahren bei einem Rind leukotische Tumoren und außerdem im Bestand ein stark erhöhter Blutwert festgestellt worden sind. Nach Feststellung der Leukose kann die Tötung von Rindern mit leukotischen Tumoren oder mit positiven oder wiederholt zweifelhaften serologischen Ergebnissen sowie mit stark oder wiederholt mäßig erhöhten Blutwerten amtlich angeordnet werden. Für die Leukosebestände gelten im übrigen Sperrmaßnahmen und Nutzungsbeschränkungen sowie Desinfektion der Standplätze nach Entfernung der erkrankten Tiere.

SALMONELLOSE

V. u. Ä.: Salmonellen kommen als Darmbewohner bei klinisch gesunden Rindern nicht allzu selten vor, sie führen aber erst zu Erkrankungen, wenn sie infolge ursächlich sehr verschiedenartiger resistenz- oder konditionsschwächender Einflüsse (Futterumstellungen, Schutzimpfungen, Erkrankungen aller Art usw.) in die Blutbahn eindringen, sich dort vermehren und ihre Toxinwirkung entfalten. Die Verbreitung ist örtlich und zeitlich schwankend, in Norddeutschland sind stellenweise schon 1 bis 5 % der Rinder als Dauerträger von Salmonellen ermittelt worden. Die Erreger halten sich auch längere Zeit in der Außenwelt: im Kot, in verschmutzten Gewässern, Viehtränken, Sumpfstellen sowie auch in tierischen Produkten.

Ursache der Salmonellose des Rindes sind Salmonellen verschiedener Arten und Typen, beim Rind insbesondere S. dublin, seltener S. typhimurium oder auch andere. Die Erreger sind gramnegative, bewegliche, geißeltragende Stäbchen mit unterschiedlichen biochemischen und antigenen Eigenschaften, pathogen auch für Menschen.

S. u. D.: In den seltenen Fällen, in denen es zu akuten, seuchenartigen Enteritiserkrankungen bei erwachsenen Rindern kommt, verlaufen diese gewöhnlich mit schweren, fieberhaften Indigestionserscheinungen und führen unter starker Beeinträchtigung des Allgemeinbefindens, insbesondere Atemnot und zunehmendem Kräfteverfall rasch zum Tode. Von Anbeginn kann auch eine akute Enteritis bestehen mit blutigen Entleerungen, denen Schleim und krupöse Fetzen beigemischt sind. Seltener sind gangränöse Mastitiden, Abortfälle und chronische Verlaufsformen mit Übergang in

Kachexie. In leichten Fällen sind die Krankheitserscheinungen weniger deutlich, tritt bald Heilung ein und es kommt nach dem Überstehen häufig zur Ausscheidung von Salmonellen mit Kot, Harn und Milch, dauernd oder auch nur in unregelmäßigen Zeiträumen. Bei der Zerlegung oder Notschlachtung erkrankter Tiere finden sich hyperaemische oder hyperplastische Milzschwellungen, Blutungen unter den serösen Häuten, am Herzen und den Organen sowie parenchymatöse Degenerationen, in langsam verlaufenden Fällen auch miliare Nekrosen in der Leber und Niere. Manchmal stehen die vorgefundenen Veränderungen nicht im Einklang zu der Schwere der Erkrankung oder fehlen, wie bei Dauerausscheidern überhaupt. Klärung der Diagnose in allen Verdachtsfällen durch die bakteriologische Untersuchung, die für Notschlachtungen ohnehin vorgeschrieben ist.

T. u. P.: Für septikaemisch erkrankte Rinder kommt meist jede Therapie zu spät. In anderen Fällen sind Behandlungsversuche, für die sich hohe Dosen von Tetracyclin, Neomycin, Chloramphenicol, auch Sulfonamide, mindestens 7 Tage per os und/oder parenteral, eignen, grundsätzlich möglich. Bei Vorliegen klinischer Erscheinungen führen sie jedoch im allgemeinen nur zur Beseitigung der erkennbaren Symptome, eine völlige Eliminierung des Erregers aus dem Organismus ist nicht zu erwarten. Im übrigen besteht die Gefahr der Zunahme resistenter Salmonella-Stämme und des latenten Keimträgertums. Kotproben dürfen in diesen Fällen frühestens 5 Tage nach der Beendigung der Behandlung entnommen werden.

Die Bekämpfung der Salmonellose des Rindes geschieht heute bundeseinheitlich nach den Vorschriften der Rinder-Salmonellose-Verordnung von 1972. Danach gilt die Krankheit bei Rindern als festgestellt, wenn im Abstand von etwa einer Woche Kotproben entnommen und unabhängig von der Reihenfolge der Untersuchungsergebnisse in mindestens drei dieser Proben durch bakteriologische Untersuchungsverfahren Salmonellen ermittelt worden sind, oder durch klinische oder pathologisch-anatomische Untersuchungsverfahren spezifische Krankheitserscheinungen und durch bakteriologische Untersuchungsverfahren Salmonellen nachgewiesen worden sind. Die Tötung von Rindern mit nachgewiesener Salmonellose ist stets anzuordnen, weil diese Tiere in der Regel einen dauernden Infektionsherd darstellen. Auch in Verdachtsfällen ist eine solche Anordnung gerechtfertigt, wenn eine Ausbreitung der Salmonellose befürchtet werden muß. Nach Feststellung der Salmonellose ist die Untersuchung aller Rinder des Bestandes, ggf. auch die Durchführung von Verfolgs- und Umgebungsuntersuchungen amtlich anzuordnen, ferner Sperrmaßnahmen für das verseuchte oder verdächtige Gehöft sowie Beschränkungen in der Nutzung und Haltung der Tiere und Desinfektionsmaßnahmen.

Über die Klinik der Salmonellose der Kälber, siehe S. 18.

DECKINFEKTIONEN

Deckinfektionen des Rindes, insbesondere die Trichomonadenseuche, die Vibrionenseuche und die Infektiöse Pustulöse Vulvovaginitis des Rindes sind für Tierärzte und Besamungswarte anzeigepflichtig. Für die Trichomonaden- und Vibrionenseuche sind nach den Vorschriften der Deckinfektionen-Verordnung-Rinder von 1975 Schutzmaßregeln (Untersuchung aller Bestandsrinder, Gehöftsperre, in diesen nur k. B. durch Tierärzte, Behandlungspflicht, Desinfektion) anzuordnen. Impfungen von Rindern gegen die IPV und IBR mit Impfstoffen aus vermehrungsfähigen Erregern sind, von bestimmten Ausnahmen abgesehen, verboten.

Die Beschreibung der Deckinfektionen des Rindes erfolgt im Abschnitt Fruchtbarkeitsstörungen beim Rind (siehe S. 184 ff.).

NICHTANZEIGEPFLICHTIGE INFEKTIONS-KRANKHEITEN

Von G. Rosenberger

ANSTECKENDE BLÄSCHENFÖRMIGE MAULSCHLEIMHAUT-ENTZÜNDUNG (Stomatitis vesicularis)

V.: Die Krankheit ist hochkantigiös und kommt bei Rindern, Pferden und Schweinen vor, besonders in Mittel- und Südamerika, gelegentlich auch in den USA und Kanada; für Europa ist sie zur Zeit ohne Bedeutung. **Ä.:** Ein Rhabdovirus, das durch direkten Kontakt oder über Insekten übertragen wird (sprunghaftes Auftreten von Erkrankungen nur im Sommer und Herbst). **S.** und **D.:** Nach einer Inkubationszeit von nur 24 Stunden Fieber und Inappetenz, dann Primärbläschen an der Eintrittspforte (Maulschleimhaut). Sekundärblasen etwa 72 Stunden nach der Infektion an der Maulschleimhaut, besonders an der Zunge, gelegentlich aber auch am Euter und an den Klauen. Speicheln, Schmatzen, Apathie. Die Blasen sind nicht von denen der Maul- und Klauenseuche zu unterscheiden. In der Schwierigkeit der Abgrenzung gegenüber der MKS liegt die eigentliche Bedeutung dieser Krankheit. Falls im gleichen Bestand auch Pferde erkranken, kann die MKS schon klinisch ausgeschlossen werden. Der Verlauf ist leichter und schneller als bei der MKS. In der Regel genesen kranke Rinder innerhalb 3 bis 5 Tagen. Die Differenzierung von der MKS kann durch die Komplementbindungsreaktion geführt werden. Auch ist der Virusnachweis in Blasenmaterial elektronenmikroskopisch möglich. Tiere, die eine Infektion überstanden haben, sind $^1/_2$ bis 1 Jahr lang immun. **T.** und **P.:** Wegen des gutartigen Verlaufs sind Behandlungsmaßnahmen nicht üblich. Infizierte Bestände sollten unter Quarantäne gestellt werden, bis die Krankheitserscheinungen bei allen Tieren erloschen und eine abschließende Reinigung und Desinfektion des Stalles und der Gerätschaften vorgenommen worden sind. Schutzimpfungsverfahren sind nicht bekannt. Vorbeugende Insektenbekämpfung im Stall ist anzuraten.

ANSTECKENDE KNÖTCHENFÖRMIGE MAULSCHLEIMHAUT-ENTZÜNDUNG (Stomatitis papulosa)

V.: Die Stomatitis papulosa ist eine weit verbreitete, gutartig und in der Regel fieberlos verlaufende kontagiöse Erkrankung, die nur beim Rind, und zwar vorwiegend im Alter von 2 Wochen bis 2 Jahren auftritt. Wegen ihres leichten klinischen Verlaufs findet sie im allgemeinen wenig Beachtung. **Ä.:** Ein Parapockenvirus (Parapoxvirus bovis 1), das mit dem Euterpocken-, Melkerknotenvirus (Parapoxvirus bovis 2) sehr eng verwandt oder gar identisch ist (verschiedene Stämme?). Übertragung durch Kontakt von Tier zu Tier oder durch Aufnahme infizierten Futters. Die früher wegen ihrer abweichenden lokalen Veränderungen als besondere ansteckende Erkrankungen angesehenen Stomatitis ulcerosa und Stomatitis proliferativa werden nach neueren Erkenntnissen vom gleichen Parapockenvirus verursacht; die Ulzerationen bzw. Proliferationen werden lediglich auf unterschiedliche individuelle Gewebereaktionen der Tiere zurückgeführt. **S.** und **D.:** Nach einer Inkubationszeit von 2 bis 4 Tagen zunächst linsen- bis pfenniggroße scharf umschriebene hyperämische Flecke, vor allem an Ober- und Unterlippe, Zungenunterfläche, Gaumenstaffeln und am Flotzmaul, auf denen sich kleine, etwa 1 mm hohe gelblichgraue bis braune Knötchen mit gelblichweißem Zentrum und rotem Hof entwickeln, die sich deutlich von der Umgebung absetzen. Später werden diese Erhebungen höher und größer; danach Einschmelzung und schließlich Abstoßung des entarteten und abgestorbenen Epithels. Keine Störung des Allgemeinbefindens. Abheilung im allgemeinen innerhalb 3 bis 6 Wochen. Neben der Erkrankung gibt es auch klinische inapparente Infektionen, die durch Resistenzminderung, z. B. durch Chlornaphtalinvergiftung, aktiviert werden können. **T.** und **P.:** Keine besonderen Behandlungs- und Vorbeugemaßnahmen.

AKTINOMYKOSE UND AKTINOBAZILLOSE
(„Strahlenpilzerkrankung")

Aktinomykose und Aktinobazillose sind chronisch verlaufende, nichtkontagiöse Infektionskrankheiten, die mit spezifisch granulierenden Bindegewebswucherungen („Infektiöse Granulome") und darin eitrigen Einschmelzungen mit typischen kleinen Körnchen, sogenannten Drusen, einhergehen; letztere sind bei den beiden Krankheiten nicht völlig gleich, aber doch ähnlich. Beide Erkrankungen waren lange Zeit unter dem einheitlichen Begriff Aktinomykose bekannt. Wegen unterschiedlicher Erreger ist die Aufteilung dieser zu den infektiösen Granulomen zählenden Prozesse erforderlich.

Ä. und **S.:** Die Aktinomykose wird durch Actinomyces bovis hervorgerufen und befällt gewöhnlich das Knochengewebe des Unter- und Oberkiefers. Seltener sind auch die Maul- oder Rachenschleimhaut, Zunge, Lymphknoten, Speicheldrüsen, Kehlkopf, Lungen, Netzmagen, Euter oder andere Weichteile betroffen. Die Aktinobazillose wird verursacht durch den Actinobacillus lignièresi und spielt sich vorwiegend an den Lymphknoten, der Zunge („Holzzunge"), Muskulatur und Haut sowie anderen Weichgeweben ab. Ihr Erreger ist dagegen nur selten, allein oder zusammen mit Actinomyces bovis, in Knochenveränderungen zu finden. Die früher außerdem als „Strahlenpilz"-Ursache angesehenen Bakterien werden jetzt nur noch als sekundäre Begleitkeime aufgefaßt. **D.:** Charakteristisch sind für beide Erkrankungen meist umschriebene derbe Umfangsvermehrungen an den genannten Körperstellen, wobei die beteiligten Gewebearten nicht mehr gegeneinander verschiebbar sind. **T.:** Am sichersten ist bei beiden Erkrankungen die dreimal hintereinander erfolgende (am 5. und 12. Tag zu wiederholende) *intravenöse Jodtherapie* (Trijodid) (0,2 g Jod, 2,4 g Jodkalium, 3,6 g Jodnatrium, 30 bis 50 Aqua dest. auf 100 kg Körpergewicht) oder Viscojod (Marienfelde), kombiniert mit einem dreitägigen Sulfonamidstoß oder einer entsprechenden Antibiotikabehandlung. Die Sulfonamid- oder Antibiotikatherapie ist vor allem auch dann zusätzlich zu empfehlen, wenn sekundäre Eiterinfektionen das Krankheitsbild komplizieren.

Örtliche Behandlung: Soweit möglich, chirurgische Entfernung des veränderten Gewebes, sonst ergiebige Spaltung der Weichteil- und Öffnung der
Knochenkavernen; Tamponade oder Pinselung mit Jodtinktur oder
10%iger Kupfersulfatlösung empfiehlt sich stets, wo angängig, gleichzeitig
mit der allgemeinen Therapie.

AUJESZKY'SCHE KRANKHEIT (Pseudowut, Juckpest)

Ä.: Der Erreger gehört zur Gruppe der Herpesviren; kurze Inkubationszeit von 3 bis 6 Tagen. Nicht auf den Menschen übertragbar. **V.:** Sehr selten.
Wenn vorkommend, dann meist 2 bis 4 Tiere kurz nacheinander betroffen.
Rinder infizieren sich meist durch den Kontakt mit Schweinen, die dabei
selbst vielfach nur subklinisch erkrankt sind (Virusreservoir), gelegentlich
aber auch durch Hunde, Katzen oder Ratten. **D.:** Schwerste Störung des
Allgemeinbefindens. Schlinglähmung, starke anfallsweise Unruhe, Zähneknirschen, nervöse Zuckungen, Stampfen mit den Hinterbeinen, unstillbarer Juckreiz; Tiere belecken sich und benagen sich an den verschiedensten
Körperstellen, Innenschenkel, Schwanzwurzel, Vorarm. Niemals Angriffslust. Eintritt des Todes in der Regel 2 Tage nach Ausbruch der Krankheitserscheinungen. **T.:** Unbekannt; daher frühzeitige Schlachtung angebracht.
Fleischbeschauliche Beurteilung aus seuchenhygienischen Gründen „bedingt tauglich". Desinfektion der Standplätze und der Stallgeräte mit
2%iger Natronlauge. Keine veterinärbehördliche Bekämpfung, aber
Meldepflicht für Tierärzte.

BAKTERIELLE NIERENBECKEN- UND NIERENENTZÜNDUNG (Pyelonephritis bacteritica bovis)

Spezifische Nieren- und Harnweginfektion der Kühe, die durch meist langsamen, mit schubweisen Fieber- und Kolikperioden einhergehendem Verlauf sowie durch eitrig und/oder blutig veränderten Harn gekennzeichnet
ist.

Ä.: Corynebacterium renale, zu dem sich meist andere Corynebakterien
und Escherichia coli als Sekundärerreger gesellen. C. renale ist ein fakultativ pathogener Keim, der auf der Scheiden- und Penisschleimhaut gesunder Rinder relativ häufig vorkommt. Der Zusammenhang der Krankheit
mit einem vorangegangenen Abort, einer Schwergeburt oder einer Puerperalinfektion ist bei einem großen Teil der Fälle nachweisbar. Die Infektion kann außer urogen auch hämatogen oder lymphogen erfolgen. **S.** und
D.: Schleichender Beginn mit zunächst geringgradigen Veränderungen der
Harnbeschaffenheit. Trotz noch guter Futteraufnahme Rückgang des Nährzustandes und der Milchleistung. Später flockig getrübter, mitunter blutiger
Harn (Hämaturie), Harnabsatzbeschwerden. Die rektale Untersuchung
ergibt meist eine mehr oder weniger starke Vergrößerung und Schmerzhaftigkeit einer oder beider Nieren; auch die Harnleiter können verdickt und

schmerzempfindlich sein. Erregernachweis im Harn. Nach Wochen oder Monaten Tod infolge Urämie und Sepsis. **T.:** In fortgeschrittenen Fällen meist keine Heilung möglich. Sonst kann längere parenterale Antibiotika-behandlung erfolgreich sein (Penizillin-Streptomyzin-Präparate, mindestens 10 Millionen I.E. täglich, 10 Tage lang, oder Chloramphenikol 5 bis 10 g täglich 6 bis 12 Tage lang). **P.:** Größte Sauberkeit bei der Geburtshilfe und beim Katheterisieren der Harnblase.

BÖSARTIGES KATARRHALFIEBER, BKF
(Coryza gangraenosa bovum)

Ä.: Der Erreger wird den Herpesviren zugeordnet. Schafe sind, ohne selbst sichtbar zu erkranken, die Überträger des Ansteckungsstoffes. Keine natürliche Direktübertragung von Rind zu Rind. Die Inkubationszeit unter natürlichen Verhältnissen beträgt 2 Wochen bis 10 Monate. Die Letalität ist hoch. **D.:** 1. *Perakute Allgemeinform* (selten; ohne Augenveränderungen, mit Entzündung der Schleimhäute der Körperausgänge, hohes Fieber, Tod im Verlauf von 1- bis 3mal 24 Stunden). 2. *Akute Darmform,* ebenfalls selten (meist zunächst ohne Augenerscheinungen), Entzündung der Schleimhäute der Körperausgänge, anfänglich hohes Fieber, unblutiger oder blutiger Durchfall, Tod im Verlauf von 1 bis 8 Tagen, Heilung selten. 3. *Kopf-Augenform* (häufigste Form). Keratitis, Konjunktivitis, stets gleichmäßig an beiden Augen, Entzündung der Schleimhäute der Körperausgänge, hohes Fieber, Tod nach 5 bis 14 Tagen, in leichteren Fällen Heilung. 4. *Hautform,* Papeln an den Zitzen, der Haut des Euters, den Schenkelinnenflächen, selten an der gesamten äußeren Decke mit subakutem und chronischem Verlauf oder 5. *Gehirnform,* selten: Streckung des Kopfes, Exzitationserscheinungen, Ohnmachtsanfälle, Taumeln. **T.:** Spezifische Heilmittel sind nicht bekannt. Deshalb in prognostisch ungünstigen Fällen (1, 2, 5) sofortige Verwertung. Bei der Kopf-Augenform sowie der Hautform symptomatische Behandlung in Gestalt von Flüssigkeits- und Elektrolytzufuhr (S. 4), Maul- und Nasenspülungen. Die Verabreichung von 100 bis 200 I.E. Depot-ACTH oder eines Nebennierenrindenhormones (Prednisolon o. a.) bewirkt Entzündungshemmung und Temperaturrückgang. Tiere, die den 10. bis 12. Krankheitstag erreichen, gesunden im allgemeinen. Meldepflicht für Tierärzte. **P.:** Eine Immunprophylaxe ist nicht bekannt. Getrennte Haltung von Schafen und Rindern.

BOTULISMUS
(Toxische Bulbärparalyse, „Wasenmeisterkrankheit")

Ä.: Toxine des Clostridium botulinum, die mit dem Futter aufgenommen werden, welches durch Kadaver (Katzen, Hühner, Ratten, Mäuse u. a.) oder Abdeckereiabwässer verunreinigt worden ist. Erkrankungen bei Rindern werden durch die Toxin-Typen C und D verursacht. **S. und D.:** Die Krankheitserscheinungen beginnen 12 bis 48 Stunden nach Aufnahme des Giftes. Völlige oder teilweise Lähmung des Schlundkopfes, später Übergreifen der Lähmung auf die gesamte Körpermuskulatur, bei schwer gestörtem Allgemeinbefinden. Differentialdiagnostisch Tollwut beachten! – verläuft schneller! Wegen Behinderung der Nahrungs- und Getränkeaufnahme Verfall der Kräfte im Laufe von 6 bis 12 Tagen. Tödlicher Ausgang. **T.:** Aussichtslos, die Anwendung von Botulismusserum ist unsicher im Erfolg und außerdem sehr kostspielig. **P.:** Nachforschung nach Kadavern und Beseitigung derselben. Bei Ratten- und Mäusebekämpfung alle toten Tiere aus Stallungen und Futtervorratsräumen entfernen und möglichst auch sonst keine Tierleichen in Tränken, auf Boden und in Silos gelangen lassen.

BOVINE-VIRUS-DIARRHOE, BVD
(Virus-Diarrhoe/Mucosal-Disease-VD/MD)

Nachdem die Einheitlichkeit des Erregers der zunächst als 2 verschiedene Erkrankungen angesehenen Virus-Diarrhoe und Mucosal-Disease nachgewiesen worden ist, werden diese beiden klinischen Erscheinungsformen als eine Krankheit aufgefaßt und als „Bovine Virus-Diarrhoe (BVD) bezeichnet. **V.:** Das Leiden ist weltweit verbreitet und tritt sporadisch enzootisch auf. **Ä.:** Der Erreger ist ein Togavirus und mit dem Schweinepestvirus verwandt. Sein Infektionsspektrum umfaßt neben Rindern auch Schafe und wildlebende Wiederkäuer (Hirsche und Rehe). Die Infektion erfolgt hauptsächlich oral durch direkten Kontakt von Tier zu Tier über Nasen-, Augensekret, Speichel, Kot oder indirekt über Futter, Wasser, Fahrzeuge und Stallpersonal; auch die intrauterine Infektion ist möglich. Da klinisch inapparente Verläufe häufig sind, kann das Virus durch völlig gesund erscheinende Tiere in Bestände neu eingeschleppt werden. **S.** und **D.:** Die Inkubationszeit beträgt 2 bis 14, meist 7 bis 9 Tage. Mitunter (vor allem bei älteren Rindern) bestehen die Krankheitszeichen nur in leichtem Fieber (3 bis 5 Tage lang), Apathie, Anorexie, Nasenausfluß und Diarrhoe, nach denen sich die Tiere rasch erholen. Hohe Erkrankungsziffer, geringe Letalität. Bei schweren Fällen, die mehr Jungrinder betreffen, werden mittelgradiges Fieber, profuser Durchfall und typische Erosionen und Ulzerationen an den Lippen, der Zunge, am Zahnfleisch, am harten Gaumen an der Vulva, manchmal auch am Kronsaum und im Zwischenklauenspalt, bei Bullen auch an der Vorhaut beobachtet. Der Kot kann mit Blut und Fibrin vermischt sein. Als Folge des unstillbaren Durchfalles kommt es zu Abmagerung und Exsikkose. Diese Form der Krankheit endet innerhalb von 8 bis 14 Tagen tödlich. Geringe Erkrankungsziffer, aber hohe Letalität. Selten soll auch eine leichtere chronische Form vorkommen. Erkrankungen bei Kälbern S. 27. Differentialdiagnostisch ist vor allem das bösartige Katarrhalfieber zu berücksichtigen. Die Absicherung der Diagnose kann durch den Virusnachweis in Blut, Nasentupferproben und Konjunktivalabstrichen, am toten Tier am Ösophagus, Labmagen, der Milz oder den Darmlymphknoten erfolgen. Auch die serologische Untersuchung von Blutproben auf Antikörper ist möglich. Da Antikörper auch bei gesunden Rindern weit verbreitet vorkommen, sind von mehreren Tieren des Bestandes je 2 Proben, und zwar die eine zu Anfang der Erkrankung und die andere 2 bis 3 Wochen später zu untersuchen. Nur wenn die zweiten Proben gegenüber den ersten einen deutlichen Titeranstieg zeigen, gilt die BVD als nachgewiesen.

T. und **P.**: Eine spezifische Therapie ist nicht bekannt. In leichteren Fällen kann eine symptomatische Behandlung (Flüssigkeits- und Elektrolyttherapie, S. 4) angezeigt sein. Schwere Fälle sind meist unheilbar; solche Tiere daher alsbald zu verwerten. In größeren Beständen können die noch gesunden Tiere notgeimpft werden mit einem Lebendimpfstoff aus attenuiertem Zellkulturvirus (2 bis 5 ml parenteral). Immunität tritt nach 7 bis 14 Tagen ein. Der gleiche Impfstoff eignet sich auch zur Schutzimpfung in gesunden, aber gefährdeten Betrieben. Vereinzelt bilden Tiere gegen das BVD-Virus unter natürlichen Verhältnissen keine Antikörper. Es ist denkbar, daß in solchen Fällen sich das gleiche bei der Impfung ereignet („Impfversager"). Die Krankheit ist für Tierärzte meldepflichtig, wird aber veterinärbehördlich nicht bekämpft.

DERMATITIS NODOSA (Skin lesions)

Eine mit Knotenbildung einhergehende infektiöse Krankheit der Haut und Unterhaut, welche unspezifische Tuberkulinreaktionen verursacht, sonst aber kaum Bedeutung hat. **Ä.**: Mykobakterien, die morphologisch zwischen Tuberkulose- und Paratuberkulosebakterien stehen. **S.** und **D.**: Charakteristisch sind hanfkorn- bis haselnußgroße, schmerzlose, höckerige Knoten, die vorzugsweise den Lymphgefäßen der Vordergliedmaßen entlang verteilt auftreten und im Innern dicken krümeligen Eiter enthalten. Andere Lokalisationen (Hinterbeine, Euter, Rumpf, Kopf, Hals) sind möglich. Die Knoten bleiben monatelang bestehen und können gelegentlich aufbrechen – bis zu fünfmarkstückgroße Ulzerationen mit schlechter Heiltendenz. Allgemeinbefinden nie gestört. Im Frühstadium der Erkrankung sprechen etwa 90 % der Tiere eines solchen Bestandes auf Rindertuberkulin an (davon 58 % positiv und 32 % zweifelhaft), auf Geflügeltuberkulin dagegen 76 % (darunter 47 % positiv und 29 % zweifelhaft). Auch nicht mit Knoten behaftete Tiere können reagieren. Wenn bei wiederholten Simultan-Tuberkulinisierungen mit Rinder- und Geflügeltuberkulin die dabei festzustellenden Reagenten im Reaktionstyp von bovin nach aviär wechseln (oder umgekehrt), können die ermittelten Reaktionen als harmloser Natur angesehen werden. **T.**: Eine wirksame Behandlung ist nicht bekannt und wird von den Tierbesitzern auch kaum verlangt. Wegen der anhaltenden Störung der Tuberkulinprobenbeurteilung ist die Ausmerzung solcher Tiere anzuraten.

DERMATOPHILOSE (Streptotrichose)

Ä. und **V.**: Eine durch Dermatophilus congolensis hervorgerufene entzündlich-exsudative Hautveränderung, die vorwiegend in tropischen und subtropischen Gebieten,zuweilen seuchenhaft, auftritt. In europäischen Ländern wird die Dermatophilose nur selten und dann immer nur als Einzelerkrankung beobachtet (früher auch als Nocardiose, Streptotrichose oder Senkobo disease bezeichnet). **S.** und **D.**: Die Krankheit beginnt bei ungestörtem Allgemeinbefinden mit dem Aufrichten kleiner pinselförmiger Haarbüschel und der Bildung etwa pfennigstückgroßer Borken, die ähnlich wie bei der Trichophytie (S. 56 f.) aus eingetrocknetem Exsudat bestehen. Befallen werden Hals, Rücken, Rumpf, Kruppe, Euterspiegel und Gliedmaßen. Später bilden sich größere feste, graugelbe bis graubraune, mit Haaren durchsetzte und zerklüftete runde Krusten, die im Endstadium zu harten haarlosen, warzenähnlichen, runden, 5 bis 30 mm hohen und nur schwer entfernbaren Auflagerungen werden. Kein Juckreiz. Bei geringer Ausbildung kann die Dermatophilose in Heilung übergehen. In den warmen Ländern magern die Tiere bei größerer Ausdehnung ab und können in fortschreitender Kachexie oder infolge bakterieller Sekundärinfektionen sterben. **T.:** Prokain-Penizillin (30 Millionen I.E. = 60 000 I.E./kg Körpergewicht) und gleichzeitig Dihydrostreptomyzin (30 g = 60 mg/kg Körpergewicht) intramuskulär täglich an 3 aufeinanderfolgenden Tagen. Gute Erfolge.

ENTEROTOXÄMIE (Clostridiose)

V.: Die Krankheit kommt bei Jungrindern selten und bei erwachsenen Rindern kaum vor. Ursache, Erscheinungen, Verlauf und Bekämpfungsmaßnahmen entsprechen denen bei Kälbern (S. 19 f.).

ENZOOTISCHE BRONCHOPNEUMONIE ÄLTERER RINDER
(sogenannte „Viruspneumonie")

V. und Ä.: Diese Krankheit tritt vorzugsweise bei älteren Rindern und jungen Kühen in der kalten Jahreszeit auf und hat primär katarrhalischen Charakter; ihr Verlauf wird durch etwaige Komplikationen (interstitielles Emphysem, bakterielle Sekundärinfektionen) wesentlich mitbestimmt. Außer dem klinischen Bild weist auch die Ätiologie Ähnlichkeit mit der „Enzootischen Bronchopneumonie der Kälber und Jungrinder" auf (S. 21). Als auslösende Faktoren spielen hier Handelsverkehr („Händlerhusten"), Transporte, Kälte und Einstellung von Zukauftieren die Hauptrolle. **T. und P.** entsprechen den Maßnahmen wie bei der „Enzootischen Bronchopneumonie der Jungtiere" (S. 21). Zukaufstiere vor Übernahme in den gemeinsamen Stall 10 bis 14 Tage getrennt halten.

GASÖDEME UND GASPHLEGMONEN

Der *Rauschbrand* (verursacht durch Clostridium feseri) ist eine veterinärbehördlich zu bekämpfende Infektionskrankheit (S. 33 ff.).

1. Die übrigen *malignen Gasödeme* sind nichtkontagiöse Wundinfektionen und puerperale Infektionen mit *pathogenen* Anaerobiern (Cl. septicum, Cl. novyi, Cl. perfringens, Cl. gigas) und Mischinfektionen. **D.:** Die *malignen* Gasödeme bestehen in vermehrt warmen, schmerzhaften diffusen örtlichen Anschwellungen, die beim Darüberstreichen knistern; sie gehen mit schweren Allgemeinstörungen einher und enden in der Regel innerhalb 2 bis 5 Tagen nach Krankheitsbeginn tödlich. Unterscheidung von Rauschbrand, der nur in bestimmten Distrikten vorkommt, durch bakteriologische Untersuchung. **T.:** Die Behandlung ist meist aussichtslos. Versuchsweise tiefe Hautschnitte, Ausräumung des veränderten Gewebes, soweit möglich, und Spülungen mit sauerstoffabspaltenden Lösungen (Wasserstoffsuperoxid 3%ig, Chloramin 3%ig oder Kaliumpermanganat 3- bis 5%ig); da-

nach Behandlung der Wunden mit Marfanil-Prontalbin-Puder. Parenteral hohe Dosen von Sulfonamiden oder Antibiotika morgens und abends mindestens 3 Tage hintereinander. Auch die Behandlung mit multivalentem Gasödemserum (100 ml intravenös) ist angezeigt, aber sehr teuer. **P.**: Jede Wunde antiseptisch behandeln und zerstörtes Gewebe möglichst weitgehend entfernen; äußerste Sauberkeit bei der Geburtshilfe. In Beständen, in denen Gasödemfälle vorgekommen sind, nach tieferen, verunreinigten Verletzungen, Operationen (Bullenkastrationen, Hämatome u. a.) und vor Schwergeburten 30 bis 40 ml Gasödemserum intravenös. An malignen Ödemen gestorbene Tiere unschädlich beseitigen (Tierkörperverwertungsanstalt) und Plätze sowie alle mit infektiösem Material in Berührung gekommenen Geräte reinigen und desinfizieren, weil die Erreger (Sporen) sehr resistent sind.

2. *Benigne Gasödeme* treten vorwiegend im lockeren Gewebe am Unterkopf und Hals auf. Sie gehen meist von tieferen Verletzungen der Maulschleimhaut aus und werden hervorgerufen durch Mischinfektionen von Eitererregern mit nicht pathogenen Gasbildnern (Bacillus putrificus verrucosus, Bacterium proteus), die keine allgemein wirksame Toxine bilden können. **D.**: Unterscheidung vom malignen Gasödem: Neben dem manchmal erheblichen örtlichen Gasödem keine so bedrohlichen Allgemeinerscheinungen. Harmlose Wundemphyseme durch Eindringen von Luft in die Unterhaut unterscheiden sich durch das Fehlen des Ödems. **T.**: Ergiebige Spaltung und Freilegung des Infektionsherdes und der Infektionsstraßen, sobald Erweichungsherde palpierbar sind; Spülung mit sauerstoffabspaltenden Lösungen (siehe oben). Drainage und Bestreichung mit Marfanil-Prontalbin-Kupferpaste. Parenteral Sulfonamid- oder Antibiotika-Behandlung. Meist heilbar.

GLATZFLECHTE (Trichophytie, Herpes tonsurans)

Ä.: Trichophyton verrucosum, selten andere Formen dieser Pilzgattung. Infektion durch Kontakt, infizierte Stallungen, Putzzeug. Als Sporenüberträger kommen auch Läuse, Haarlinge, Fliegen in Frage. Auf den Menschen übertragbar – Zooanthroponose. **S.** und **D.**: Bestandsweises Auftreten, besonders während der kalten Jahreszeit in feuchtwarmen Ställen. Kreisrunde, mitunter konfluierende haarlose Stellen verschiedener Größe, die mit asbestartigen Borken bedeckt sind. Juckreiz fehlt. In seltenen Fällen können ausgedehnte Körperpartien befallen werden, ohne daß die runden Herde noch zu erkennen sind. Mikroskopischer Nachweis der Pilze. **T.**: Lokalbehandlung durch wiederholtes Auftragen von Salben oder öligen Emulsionen (zum Beispiel Antifungus H 115-Salbe Grünenthal, Defungit-Hoechst, Neguvon 6%ig in Öl) Gummihandschuhe! Wasch- und Ganzkörperspraybehandlung sind ebenfalls möglich und in Großbeständen aus wirtschaftlichen Gründen vorzuziehen. Auch die orale Behandlung mit Griseofulvin (Likuden-Hoechst oder andere Präparate, zum Beispiel Griseofulvin-Supplement-ICI) über mehrere Wochen kommt in Betracht. Vollwertige Ernährung und zusätzliche Vitamin-A-Gaben sowie Licht und Sonne fördern die klinische Heilung. Stalldesinfektion mit Chlorkalk 1%ig, alkalischer Formalinlösung (2%igem Formalin und 1%iger Natronlauge) oder Ampholytseifen (z. B. Tego-Goldschmidt). **P.:** Vor der Einstellung neue Tiere gründlich untersuchen. Vorbeuge durch künstliche Immunisierung soll nach ausländischen Berichten möglich sein.

INFEKTIÖSE BOVINE RHINOTRACHEITIS, IBR
(Ansteckende Nasenluftröhrenentzündung)

V. und Ä.: Die IBR ist eine kontagiöse, akut verlaufende fieberhafte Allgemeinerkrankung des Rindes, die mit respiratorischen Symptomen einhergeht; auch können Konjunktivitiden, Aborte, bei Kälbern auch Meningoenzephalitiden vorkommen (S. 28). Sie tritt enzootisch auf und ist weltweit verbreitet. Ursache ist ein zur Herpesgruppe gehörendes Virus, welches eng verwandt oder identisch ist mit dem Virus des infektiösen Bläschenkatarrhs (Infektiöse pustulöse Vaginitis – IPV – S. 184). Meist erkranken über 6 Monate alte Rinder und auch Kühe in Großbeständen; in den Mastbetrieben (Feedlots) der USA sehr verbreitet, in Europa vereinzelt. Erkrankungsformen bei Kälbern (S. 27). **S. und D.:** Inkubationszeit 2 bis 6 Tage. Innerhalb 1 bis 2 Tagen Temperaturanstieg auf 40 bis 42°C; Nasenschleimhäute gerötet, schleimig-eitriger Nasenausfluß, auch häufig Konjunktivitis, Husten, Atmung beschleunigt, Appetit schwindet, Milchrückgang, Abmagerung, Abheilung im allgemeinen innerhalb 14 Tagen. Schwere der Erkrankungen und Verlauf sehr unterschiedlich, durch bakterielle Sekundärinfektion mitbedingt – Pneumonien. Morbidität zwischen 10 und 100 %, Letalität 5 bis 50 %. **T.:** Eine spezifische Chemotherapie ist nicht bekannt, beim Auftreten von Sekundärinfektionen ist Behandlung mit Antibiotika nützlich. Es entsteht eine gute natürliche Immunität. **P.:** Zur Impfprophylaxe eignen sich am besten Lebendvakzinen, die auf der Basis zellkultur-attenuierter Virusstämme hergestellt werden. Ihre Verwendung ist jedoch umstritten, weil noch nicht endgültig geklärt ist, welche Rolle das Impfvirus hinsichtlich Kontagiosität, Virulenzsteigerung und persistierender Infektionen spielen kann.

INFEKTIÖSE KERATOKONJUNKTIVITIS
(sogenannte Weidekeratitis)

D. und Ä.: Enzootien meist auf der Weide, vorzugsweise in Jahren mit sonnenreichen trockenen Sommermonaten. Beide Augen sind meist ungleichmäßig verändert. Während früher Rickettsien als Erreger angesehen wurden, wird nunmehr Moraxella bovis (diplokokkenähnlich aussehendes Bakterium) verantwortlich gemacht. Auch Chlamydien sollen als Ursache der ansteckenden Horn- und Bindehautentzündung in Frage kommen. In jedem Fall sind Insekten die Zwischenträger. Auch Stallinfektionen sind möglich. **T. und P.:** Aufstallen der erkrankten Tiere, Insektentilgung im Stall. Falls das Aufstallen nicht möglich ist, wiederholtes Besprühen der gesunden und kranken Tiere und Weidehütten mit Insektenschutzmitteln. Tägliches Einstäuben von MP-Puder in den Konjunktivalsack und auf die Kornea oder täglich wiederholtes Einträufeln von Penizillin-Augensalbe, Aureomyzinsalbe, Terramyzin oder Chloromyzetin. Die antibiotischen Salben sind besonders wirksam, wenn sie einen Zusatz von Kortison oder Prednisolon oder eines anderen Nebennierenrindenhormons enthalten, z. B. Combisonum-Augensalbe-Hoechst. In komplizierten Fällen (Ulcus corneae, Pannus u. a.) sind kortikosteroidhaltige Mittel wegen der Gefahr des Übertrittes bakterieller Erreger in Blut und Lymphe kontraindiziert.

INFEKTIÖSE SEPTIKÄMISCH-THROMBOSIERENDE MENINGOENZEPHALITIS (Sleeper syndrom)

V.: Diese Krankheit kommt vor allem in den USA in den großen Mastrinderbeständen (Feedlots) vor und tritt bei Tieren beiderlei Geschlechts, vorzugsweise solchen von 350 bis 450 kg Körpergewicht, meist im Herbst und Winter auf; auch in Westdeutschland ist sie beobachtet worden. **Ä.:** Hämophilus somnus in Verbindung mit besonderen Belastungen (Streß) der Tiere (z. B. Transporte, respiratorische Erkrankungen) wodurch der ubiquitäre Keim unter den Bedingungen der Mastrinderhaltung plötzlich pathogen wird („Faktorenseuche"). **S.** und **D.:** Die ersten Anzeichen der thrombosierenden Meningoenzephalitis bestehen in allgemeiner Steifheit und Schläfrigkeit („Sleeper"). Zunächst hohes Fieber (bis auf 42° C während der Bakteriämie), später Abfallen auf normale oder subnormale Werte. Auf der Höhe der Erkrankung verschiedene zentralnervöse Störungen, wie Opisthotonus, Augenrollen, Schielen, Blindheit, Ataxien, Inkoordinationen, Niederstürzen, Lähmungen, die schließlich in komatöses Festliegen übergehen. Verlauf bis zum tödlichen Ausgang nur wenige Stunden bis einige Tage, gelegentlich aber auch 1 bis 3 Wochen. Die Morbidität erreicht gewöhnlich nicht mehr als 10 %, dagegen liegt die Letalität bei 95 %. Die Sektion ergibt in allen Teilen des Gehirns hämorrhagische Infarkte von hellroter bis brauner Farbe, die bis zu 4 cm Durchmesser aufweisen können. Hierdurch läßt sich dieses Leiden von anderen mit zentralnervösen Symptomen einhergehenden Krankheiten unterscheiden. **T.** und **P.:** Während die meisten Antibiotika keinen Erfolg bringen, kann in einem Teil der Fälle, wenn in einem sehr frühen Stadium der Erkrankung während der Bakteriämie behandelt wird, mit Ampizillin (Binotal-Bayer 3- bis 5mal 10 g pro Tier ~ 30 mg/kg Körpergewicht intravenös in Abständen von 12 Stunden) klinische Besserung oder Heilung erzielt werden. Betroffene Herden in kleine Gruppen aufteilen, ihre Ernährung umstellen (Erhöhung des Rauhfutteranteils) oder auf die Weide bringen. Stallungen oder Ausläufe reinigen und desinfizieren.

KUHPOCKEN UND „FALSCHE" POCKEN ODER EUTERPOCKEN

V.: Die *Kuh- oder Rinderpocken* gehen mit einem charakteristischen papulös-vesikulären Exanthem am Euter oder Hodensack, mitunter aber auch am ganzen Körper einher. Endemisches Auftreten; gegenüber früher kommen nur noch selten Ausbrüche vor (S. 121). **Ä.:** Entweder das Vaccinevirus (Orthopoxvirus commune) oder das originäre Kuhpockenvirus (Orthopoxvirus bovis). **S.** und **D.:** Nach einer Inkubationszeit von 4 bis 7 Tagen entwickelt sich bei geringgradigen Störungen des Allgemeinbefindens und Temperatursteigerung von 0,5 bis 1° C am Euter oder Hodensack der kennzeichnende Pockenausschlag: zuerst umschriebene Rötungen und Schwellungen; 2 bis 3 Tage danach an diesen Stellen linsen- bis bohnengroße, derbe Knötchen, die sich bald in Bläschen umwandeln (rötlich oder bläulichweiß gefärbt, perlmutterartig glänzend, mit 1 bis 2 mm breitem hyperämischen Saum); Inhalt anfangs klar, später trüb, dann zentrale Delle. Am 8. bis 12. Tag reife Pockenpusteln mit eitrigem Inhalt, die bald zu einer rotbraunen, festhaftenden Kruste eintrocknen. Nach deren Abstoßung bleibt zunächst eine rote Stelle, später eine blasse Narbe übrig. Pro Tier selten mehr als 20 bis 30 Pocken. Gesamter Verlauf ungefähr 20 Tage und im allgemeinen mild. Bei etwaiger Generalisation (sehr selten) schwere Allgemeinstörungen mit hohem Fieber. **T.** und **P.:** Zur Vermeidung von Sekundärinfektionen symptomatische Behandlung der Pockenherde und peinliche Melkhygiene. Notimpfung der noch nicht erkrankten Tiere mit dem gleichen Impfstoff wie er beim Menschen verwendet wird. (Intrakutane Verabreichung von 0,2 ml an 2 Stellen.) Immunität tritt nach 8 bis 10 Tagen ein. Die Erkrankung hinterläßt eine gute, jahrelange Immunität.

Die *„falschen Kuh- oder Euterpocken"* (Windpocken, Steinpocken) unterscheiden sich von den Kuhpocken in mehrfacher Hinsicht. **Ä.:** Parapockenvirus (Parapoxvirus bovis 2), das mit dem Stomatitis-papulosa-Virus und dem Melkerknotenvirus des Menschen sehr eng verwandt oder identisch ist; Euterpocken werden durch Einstellung eines infizierten Tieres eingeschleppt und durch das Melken von Tier zu Tier übertragen. **S.** und **D.:** Nach einer Inkubationszeit von 6 Tagen entsteht zunächst eine leichte lokale Rötung, aus der sich innerhalb 48 Stunden Papeln entwickeln, dann Eintrocknung und Abstoßung nach 4 bis 6 Wochen. Keine Bildung von Bläschen und Pusteln, keine typischen Dellen und keine Narben wie bei den Kuhpocken. Milder, fieberloser Verlauf. Durch das Melken oder durch Sekundärinfektionen kann sich die Heilung stark verzögern. **T.** und **P.:** Gute Euterpflege (Antibiotische oder andere Salben, z. B. Zinklebertransalbe) soll hauptsächlich ein schonendes Melken ermöglichen und Sekundärinfektionen verhindern. Desinfektion der Hände oder Melkbecher nach jeder Kuh. Keine Immunitätsbildung. Weder Kuh- noch „falsche" Pocken unterliegen staatlichen Bekämpfungsmaßnahmen. Der Mensch kann sich beim Melken sowohl mit dem Pockenvirus als auch mit dem Parapockenvirus infizieren. Die besonders an den Händen auftretenden knotenförmigen Hautveränderungen werden als Melkerknoten bezeichnet.

LISTERIOSE

Vereinzelt, gelegentlich auch enzootisch auftretende bakterielle Infektionskrankheit, die sich in zentralnervösen Erscheinungen (Absondern von der Herde, Anlehnen gegen Zäune oder andere feste Gegenstände, Kreisbewegungen oder anderes), in Aborten, Tod- oder Frühgeburten, Mastitis oder Konjunktivitis oder aber auch als Septikämie (letzteres vorwiegend bei Kälbern, S. 28) äußern kann. **Ä.:** Listeria monocytogenes, auch auf andere Tierarten und den Menschen übertragbar, erzeugt bei letzterem eine Meningoenzephalitis, die zu etwa 70 % tödlich verläuft. Zur Infektion der Rinder, die vorwiegend oral geschieht, bedarf es zuvor einer Verminderung der Widerstandskraft (Ernährungsmängel, wie besonders einseitige Silagefütterung, Kälte, Transporte) sowie einer Anreicherung der Listerien. Letztere kann in den Randzonen von Mais-, Gras- oder Leguminosensilage erfolgen – „Silagekrankheit". **D.:** Die obengenannten Symptome können allenfalls zum Verdacht auf das Vorliegen einer Listerien-Infektion führen. Für die sichere Diagnose ist der Nachweis des Erregers erforderlich, der im allgemeinen erst nach dem Tod gelingt. Einzusenden sind in gekühltem Zustand nach zentralnervösen Erscheinungen Gehirn und verlängertes Rückenmark, bei Abort Fetus oder dessen Labmagen, Nachgeburtsteile, bei Mastitis Euter samt Lymphknoten, bei Septikämie Herz, Leber, Milz und Niere. Die Blutuntersuchung (Agglutination) läßt nur Schlüsse auf das Vorliegen einer frischen Infektion zu, wenn bei wiederholt entnommenen Proben ansteigende Titer festgestellt werden (ab 1:600 positiv). **T. und P.:** Sulfonamide und Tetrazykline. Abtrennung der kranken Tiere von der Herde. Desinfektionsmaßnahmen. Vorsicht beim Umgang mit den kranken Tieren, um menschliche Infektionen zu vermeiden! Die Listeriose ist für Tierärzte meldepflichtig.

NEKROBAZILLOSE

V. und Ä.: Unter diesem Begriff werden verschiedene Krankheitsbilder zusammengefaßt, die durch das Nekrosebakterium Sphaerophorus necrophorus (syn. Fusobacterium necrophorum) ohne oder zusammen mit anderen Erregern verursacht werden und durch mehr oder weniger tiefgreifende eitrig-nekrotisierende Veränderungen an den primär oder sekundär betroffenen Organen oder Körperteilen gekennzeichnet sind.

Außer dem Kälberdiphtheroid (S. 24) werden unterschieden: Nekrobazillose der Klauen, der Leber, der Lungen, die puerperale Nekrobazillose (Befall der Gebärmutter und/oder des Geburtsweges im Anschluß an Verletzungen bei Schwergeburten, S. 310), Ruminitis necroticans und die nekrotisierende Anovulvitis der Mastrinder (bei gemeinsamem Weidegang mit Schweinen). Davon können die nekrobazillären Infektionen der Klauen und/oder des Genitale nicht nur sporadisch und leicht, sondern gehäuft und bösartig auftreten, insbesondere bei unhygienischen Verhältnissen und Massenhaltung auf engem Raum im Stall und auf der Weide. **S. und D.:** An den der Besichtigung zugänglichen Stellen der Haut, Schleimhäute oder Klauen scharf umschriebene, fetzig-zerklüftete, geschwürige Defekte mit festsitzenden schmierig-bröckeligen, graugelben Belägen, die einen üblen stechenden Geruch zeigen. An den inneren Organen (Leber, Lunge, Pansen) außer Funktionsstörungen auch, je nach Ausdehnung der Prozesse, leichtere bis schwerste Störung des Allgemeinbefindens. Eine zutreffende Diagnose kann hier oft erst nach dem Tode gestellt werden. **T.:** Bei frischen, von außen erreichbaren Nekroseherden wiederholte gründliche Reinigung der Defekte, vorsichtige chirurgische Entfernung absterbender Teile, Spülung mit milden Desinfizienzien, lokale und parenterale Behandlung mit Sulfonamiden oder Antibiotika. Klauen unter Verband legen (S. 109). Die im Körperinneren befindlichen, meist metastatischen Nekroseherde sprechen selbst auf hohe Dosen von Antibiotika oder Sulfonamiden kaum an. Rigorose Abtrennung der gesunden von den kranken Tieren, regelmäßig zu wiederholende Reinigung und Desinfektion der Stallungen und Gerätschaften (10%ige Chlorkalkmilch oder 2%ige Natronlauge). **P.:** In gefährdeten Beständen etwaige Verletzungen (Klauen, Genitale) stets unverzüglich sachgemäß versorgen. Getrennte Haltung von Mastrindern und -schweinen. Peinliche Sauberkeit bei Geburten, insbesondere bei der Geburtshilfe, Abkalben in besonderer Box, nach jeder Geburt gründliche Reinigung und Desinfektion.

PAPILLOMATOSE

Ä.: Virus der Papova-Gruppe mit mehreren immunologisch unterscheidbaren Typen; Kontaktübertragung durch Insekten, Putzzeug und durch Streu. **D.:** Große *pilzförmige* Papillome bei Jungrindern an der Körperoberfläche, besonders Unterbauch, Euter. *Bürstenförmige* Papillome an den Zitzen bei jungen und älteren Kühen (S. 122). Kleine *flache* Papillome an den Zitzen sind belanglos. Auch an Schleimhäuten (z. B. Penis, Schlundkopf, Vormägen) kommen Papillome vor. **T.:** Pilzförmige Papillome am niedergelegten Tier nach gründlicher Reinigung und Desinfektion mit 1%iger Natronlauge abdrehen oder im gesunden Gewebe ausschneiden, Blutstillung, Marfanil-Prontalbin-Kupfersulfat-Puder oder -Paste. Bürstenförmige Zitzenwarzen: Einsalben und Erweichen mit Sulfonamid-Lebertransalbe. Nach einigen Tagen Abtragen durch Abzupfen (tief) oder Abschneiden mit der gebogenen Schere (tief). Euterpflege nach der Behandlung (S. 123). Zitzenverband mit MP-Paste, Behandlung am besten am trockenstehenden Tier. Die Vakzination mit Papillomextrakten zu Heilzwecken ist unsicher und verkürzt bestenfalls den natürlichen Krankheitsverlauf um 1 bis 2 Monate. **P.:** Saubere Streu, Insektentilgung, Absonderung der kranken Tiere, diese zuletzt melken. Vorbeugende Vakzination mit 10 bis 20 ml einer Formolvakzine oder 50%iger Glycerinvakzine aus jungen Papillomen subkutan ist wirksam und für wiederkehrend befallene Bestände im Herbst bis Anfang des Winters zu empfehlen.

PARATUBERKULOSE (Johne'sche Krankheit)

Ä.: Mycobacterium paratuberculosis bovis. Ansteckung erfolgt schon in früher Jugend bis zu 6 Monaten, wahrscheinlich durch die kotverunreinigte Milch. Erkrankung meist erst nach dem 1. oder 2. Kalben, oft noch später. **S. und D.:** Wechselnde oder anhaltende subchronische Durchfälle (oft schaumig) mit fortschreitendem Rückgang im Nährzustand bei verhältnismäßig wenig gestörtem Allgemeinbefinden. Heraussuchen der kranken und verdächtigen Tiere durch klinische, bakteriologische Kot- und allergische Untersuchungen (Intrakutanprobe mit 0,1 ml Paratuberkulin oder Geflügeltuberkulin). Die allergischen Reaktionen – insbesondere die negativen Ergebnisse – sind nicht so sicher wie bei Tuberkulose. Verdächtig sind alle Tiere, die auf Geflügeltuberkulin *positiv*, aber auf Säugertuberkulin *negativ* oder auf Geflügeltuberkulin *stärker* als auf Säugertuberkulin antworten, sofern Infektionen mit Geflügeltuberkulosebakterien ausgeschlossen werden können (Abwesenheit von Geflügel). Komplementbindungsreaktion modifiziert nach HOLE. Wegen Überkreuzreaktionen kann sie jedoch nur in tuberkulosefreien Beständen Anwendung finden. **T.** und **P.**: Abstoßung der Kranken und Verdächtigen, keine Losställe, häufige Desinfektion, seuchenfreie Aufzucht durch Abtrennung des Nachwuchses von Geburt an. Behandlung führt allenfalls zu vorübergehenden Besserungen, aber nicht zu Heilungen. Tägliche Gaben von 25 bis 50 g Superphosphat bewirken bei kranken Tieren deutliche Gewichtszunahmen. Inversal bringt klinische Besserung, aber keine Bakterienfreiheit. Aus Gründen der Seuchenbekämpfung sollte daher von einer Therapie abgesehen und die alsbaldige Ausmerzung eingeleitet werden. Danach Desinfektion des Standplatzes. Paratuberkulose des Rindes ist für Tierärzte meldepflichtig; Entschädigung bei Verenden oder Schlachtung, Bestätigung des amtstierärztlichen Sektionsbefundes durch Erregernachweis vor oder nach der Schlachtung ist erforderlich.

PASTEURELLOSE
(Sekundäre Pasteurelleninfektion)

Abtrennung der sekundären von der primären Pasteurellose siehe „Infektion mit Pasteurellen bei Kälbern" (S. 23). Bei erwachsenen Rindern spielen in gemäßigtem Klima primäre Pasteurellose-Erkrankungen (Hämorrhagische Septikämie, frühere Bezeichnung „Wild- und Rinderseuche") keine Rolle mehr. Pasteurellen-Infektionen sind hier sekundärer Natur und betreffen in der Regel Einzeltiere nach vorausgegangener Resistenzschwächung durch besondere Belastungen (in erster Linie Transporte, starker Zug, aber auch nach Futterumstellungen u. a.). Faktorenkrankheit. Keine Ausbreitungstendenz im Bestand. Als primäre Ursachen spielen wie beim Kalb Viren, Chlamydien oder Mykoplasmen eine Rolle. **S.** und **D.**: Perakute oder akute, hochfieberhafte (bis 42° C) Pleuropneumonien, die mit Schmerzen einhergehen (große Empfindlichkeit der Brustwand bei Schmerzperkussion). Kultureller Erregernachweis aus Trachealschleimtupfern oder Lungengewebe von toten Tieren. **T.**: Die parenterale Sulfonamidbehandlung (z. B. mit Bayrena®-Bayer oder Bela-Sulfamethazin®-Belapharm) und die Antibiotikatherapie (z. B. mit Chloramphenikol oder Tetrazyklinen) oder die Verabreichung von Kombinationspräparaten, wie Borgal/Hoechst, Duoprim-Friesoythe, ist gut wirksam. Nach Heilung oder Entfernung der kranken Tiere Reinigung und Desinfektion des Stalles und der Gerätschaften. **P.**: Möglichst Vermeidung der genannten Belastungsfaktoren. Für erwachsene Rinder sind Schutzimpfungen nicht angezeigt (siehe jedoch Mutterschutzimpfungen als Vorbeuge gegen die sekundäre Pasteurellose der Kälber (S. 23). Regelmäßige Reinigung und Desinfektion der Transportfahrzeuge.

PNEUMONOMYKOSEN (Lungenverpilzung)

V.: Gelegentlich treten beim Rind sporadisch oder enzootisch Lungenmykosen auf; sie sind nicht kontagiös von Tier zu Tier, sondern beruhen auf der Inhalation von pilzsporenhaltigem Staub vom Erdboden oder aus verschimmeltem Heu oder Stroh. Die meisten Lungenmykosen entwickeln sich schleichend und nehmen einen chronischen Verlauf. **Ä.:** Aspergillus-Arten (Aspergillus fumigatus), Mucorarten (Absidia corumbifera), Candidaarten (Candida albicans), Vertreter der Gattung Kokzidioides (Coccidioides immitis) und der Gattung Histoplasma (Histoplasma capsulatum). **S.** und **D.:** Pneumonische Erscheinungen, meist fieberloser Verlauf. Die Lungenveränderungen bestehen in multiplen, hirsekorngroßen und größeren Knötchen mit nekrotischem Zentrum, die tuberkulösen Veränderungen ähnlich sind; auch die mediastinalen Lymphknoten können betroffen sein. Bei der Candidiasis erweist sich die Lunge als auffallend fest; die entzündeten Partien sind von kleinen verkästen Abszessen durchsetzt. Die Kokzidioidomykose befällt meist die Lymphknoten, und nur selten die Lungen selbst. Eine ätiologische Diagnose ist nur durch den Nachweis der Pilze im veränderten Gewebe der Lunge oder der Mediastinallymphknoten möglich. **T.:** Als candidawirksames Mittel gilt Nystatin (in Deutschland als Moronal im Handel). Für eine Behandlung von Histoplasmose kommt Amphotericin B in Frage. Die übrigen Pneumonomykosen sind therapieresistent. Eine baldmögliche Verwertung der erkrankten Tiere ist angezeigt.

Q-FIEBER

Das Query (Fragezeichen)-Fieber verläuft bei Rindern überwiegend subklinisch und verursacht nur selten Aborte und katarrhalische Lungen- oder Euterentzündungen. Der Erkrankung kommt als Zoonose große Bedeutung zu. Betroffene Menschen erkranken grippeähnlich, mitunter an schweren Pneumonien. Die Krankheit ist über die ganze Welt verbreitet. **Ä.:** Coxiella burnetii (eine Rickettsie), die in fast allen Haustieren, zahlreichen wildlebenden Säugern und Vögeln sowie in vielen Gliederfüßlern, insbesondere in Zecken, lebens- und vermehrungsfähig ist. Coxiella burnetii hat eine ungewöhnliche Resistenz gegenüber Austrocknung. Für die Verbreitung der Infektion wird in erster Linie der rickettsienhaltige Zeckenkot verantwortlich gemacht, der in staubförmigem Zustand auf aerogenem Weg in die Rinder gelangt. Nach Zukauf infizierter Tiere wurden aber auch gehäufte Ansteckungen von Rind zu Rind beobachtet. Der Mensch ist durch direkten Kontakt mit coxiellenausscheidenden Tieren und deren Abgängen (einschließlich der Streu; Staubinhalation) sowie durch Genuß roher Milch solcher Kühe gefährdet. **D.:** Beim Rind wird eine anfängliche Fieberreaktion meist nicht bemerkt. Verdächtig sind Aborte mit Nachgeburtszurückhaltung und Mastitiden. Im allgemeinen sind erste gehäufte menschliche Erkrankungen der Anlaß zur näheren Untersuchung der Rinder. Erregernachweis in Nachgeburtsteilen oder Milch oder Nachweis von Antikörpern im Blutserum (KBR) und in der Milch (Kapillaragglutination). **T.:** Beim Menschen wirksame Antibiotika, wie Tetrazykline, haben auf die beim Rind entscheidend wichtige Beseitigung der Ausscheidung des Erregers keinen Einfluß. Daher kommt eine Behandlung nicht in Frage. Hygienische Belange erfordern die alsbaldige Ausmerzung erregerausscheidender Tiere.

PARASITÄRE KRANKHEITEN

Von G. ROSENBERGER

AUGENWURMBEFALL (Thelaziose)

Ä.: Verschiedene Thelazia-Arten (haardünne Rundwürmer von 6 bis 14 mm Länge), die im Konjunktivalsack, den Tränendrüsengängen oder im Tränennasenkanal leben, und deren Larven durch Fliegen der Gattung Musca als Zwischenwirte übertragen werden. **S.** und **D.:** In der Mehrzahl der Fälle treten keine klinischen Erscheinungen auf. Mitunter sieht man jedoch in den Sommermonaten verstärkten Tränenfluß ein- oder beidseitig, schleimig-eitrigen Augenausfluß, manchmal auch Keratokonjunktivitis mit Trübung oder Geschwürbildung an der Hornhaut. Komplikationen, insbesondere Erblindungen, bilden die Ausnahme. Die Erkrankungen dauern 4 bis 8 Wochen. Die reifen Würmer sind in der Tränen- oder Spülflüssigkeit aus dem Bindehautsack oder Tränennasenkanal mit bloßem Auge zu erkennen. Für den Larvennachweis ist die mikroskopische Untersuchung erforderlich. **T.:** Wiederholte Spülung des Konjunktivalsackes oder besser des Tränennasenkanals (mittels Knopfkanüle von der medial am Naseneingang gelegenen Kanalöffnung aus) mit milden Desinfizienzien (z. B. mit 3%iger Borsäurelösung, 0,5%iger *Lugol*-Lösung) oder antiparasitären Mitteln, wie 1%igem Trichlorphon (Neguvon®-Bayer). **P.:** Zur Vorbeuge ist die Fliegenbekämpfung zu empfehlen.

BABESIOSE (Weidehämoglobinurie, europäische Rinderpiroplasmose)

Ä.: Babesia divergens; lebt in den Erythrozyten und zerstört sie – Hämolyse. Überträger ist die Zecke Ixodes ricinus („Holzbock"). Alle Entwicklungsstadien dieser dreiwirtigen Zecke (Larven, Nymphen und Imagines) können den Erreger übertragen. **S. u. D.:** Erkrankung auf Waldweiden oder Weiden mit Gestrüpp. Bei Kälbern in der Regel milder Verlauf, bei Jungrindern und erwachsenen Rindern nach einer Inkubationszeit von 7 bis 10 Tagen schwer gestörtes Allgemeinbefinden, Fieber zwischen 41° und 42° C, Schwäche, Mattigkeit, Schwanken, schneller Kräfteverfall, rot bis schwarzrot gefärbter, klarer Harn (Hämoglobinurie), blasse Schleimhäute mitunter mit Stich ins Gelbe, Zecken an der Haut (Lieblingsstellen Vorbrust, Bauch, Innenschenkel, Euter). Vereinzelt plötzliche Todesfälle infolge Milzruptur. **T.:** Kranke Tiere aufstallen (fahren!); Zecken entfernen durch Ablesen oder Besprühen mit Kontaktinsektiziden (siehe unten!). Acaprin-Bayer 2 ml auf 100 kg Körpergewicht subkutan am Triel oder Berenil-Hoechst 3,5 mg je kg Körpergewicht intramuskulär. Letzteres wird auch kombiniert angewandt mit dem Antibiotikum Reverin-Hoechst im Verhältnis 1:2. In schweren Fällen Traubenzucker und Kreislaufmittel, Bluttransfusion (siehe alimentäre Hämoglobinurien S. 79), ferner stärkende und verdauungsfördernde Gaben von 3 bis 5 l Pansensaft und ebensoviel Leinsamenschleim, erforderlichenfalls wiederholen. Bei Leberschädigung Leberschutztherapie siehe bei Azetonämie S. 77. **P.:** In gefährdeten Gebieten Schutzimpfung der Tiere einige Wochen vor dem Austrieb mit Vakzine (Kälberblut mit durch mehrere Impfpassagen geschwächten Babesien, wird in Westdeutschland zur Zeit nicht hergestellt), oder Präimmunisierung mit Erregern (3 bis 5 ml Blut) von genesenen Tieren und Applikation eines der genannten Chemotherapeutika 2 bis 3 Tage danach, spätestens bei Auftreten der ersten Krankheitssymptome (Ansteigen der Körpertemperatur), vorbeugende Besprühung der gefährdeten Rinder mit länger haftenden Kontaktinsektiziden alle 8 bis 14 Tage (Asuntol 0,5 %, herzustellen aus der Asuntol-Emulsion 16%ig). Eine Bekämpfung der Babesiose durch Ausrottung der Zecken erscheint deshalb unmöglich, weil auch wildlebende Tiere Babesien- und Zeckenträger sein können (Rehe, Hirsche, Mufflon).

BANDWURMKRANKHEIT (Monieziose)

V.: In allen Erdteilen, beim Rind in größerer Häufigkeit aber nur gebietsweise, wobei hauptsächlich Jungtiere im 1. Lebensjahr nach Beweiden vermooster Weiden betroffen werden.

Ä.: Moniezia-Arten; Entwicklung über freilebende Moos-Milben als Zwischenwirte. **D.:** Bandwurmglieder im Kot oder mikroskopischer Nachweis der Eier. Nur bei starkem Befall klinische Erscheinungen (Verdauungsstörungen, Abmagerung). **T.:** Mansonil-Bayer, Terenol-Hoechst, Cambenzole-Sharp und Dohme, Therapogenwerk. **P.:** Eine wirksame Abtötung der Zwischenwirte mit Hilfe von Pestiziden oder Mineraldünger gelingt nicht.

DASSELBEFALL (Hypodermosis)

V.: Der Dassellarvenbefall ist besonders in Gegenden mit intensiver und langer Weidewirtschaft weit verbreitet. **Ä.:** Larven der großen und kleinen Dasselfliege (Hypoderma bovis bzw. Hypoderma lineatum). Beide Arten hinterlassen im wesentlichen gleichartige Schäden. Die Weibchen der Dasselfliegen legen in den wärmeren Monaten ihre Eier zu Hunderten an den Haaren des Unterbauches und der Beine der Weiderinder ab, aus denen sich in etwa vier Tagen Larven entwickeln, die direkt in den Tierkörper eindringen und dann entlang der Nervenstränge zum Wirbelkanal (H. bovis) oder – seltener – zum Schlund oder Zwerchfell (H. lineatum) weiterwandern, wo sie in den Wintermonaten angetroffen werden und gelegentlich zu Rückenmarkslähmungen bzw. Schluckbeschwerden Anlaß geben können. Von dort gelangen die Larven in die Unterhaut des Rückens, kapseln sich in bindegewebigen Höhlen ein, aus denen sie kleine Atmungsöffnungen bohren und schließlich nach sechs bis acht Wochen ins Freie kriechen, um sich auf der Weide zu verpuppen. Drei bis sechs Wochen später schlüpfen die Dasselfliegen aus, die nur eine Woche am Leben bleiben. In Westdeutschland spielt die kleine Dasselfliege kaum noch eine Rolle. **S. u. D.:** Abgesehen von der gelegentlich auftretenden Beunruhigung der Rinder durch das Schwärmen der Dasselfliegen im Sommer, wobei Erregungszustände (sogenanntes „Biesen") bisweilen auf die ganze Herde übergreifen können, macht sich die Erkrankung durch Dasselbeulen bemerkbar, die sich gewöhnlich im Februar-März, manchmal auch später (Nachschublarven), als anfangs stecknadelkopf-, später walnuß- bis hühnereigroße Knoten in der Rücken-, Lenden- und Kreuzgegend bilden. Diese Beulen weisen an ihrer Kuppe ein kreisrundes Loch auf, aus dem ein seröszelliges bis eitriges Sekret heraustritt. Starker Dassellarvenbefall hat eine Dauerentwertung der Haut zur Folge; außerdem kann es zu Ernährungsstörungen, Abmagerung, Nachlassen und Minderung der Milchleistung und des Fleischansatzes kommen. **T.:** Nachdem wirksame Mittel (organische Phosphorsäureester) gegen die im Körper des Rindes wandernden Larven (1. Stadium) der Dasselfliegen zur Verfügung stehen (erstmals seit 1956 bekannt), wurde die früher übliche Dasselbekämpfung in Form von Rückenwaschungen mit Derriswurzelpräparaten und der Einzelbeulenbehandlung im Frühjahr vor dem Weideauftrieb gegen die unter der Rückenhaut befindlichen Larven des 2. und 3. Stadiums aufgegeben. Die neuen systemisch wirkenden Stoffe haben den Vorteil, daß sie, ganz gleich zu welcher Jahreszeit sie angewandt werden, alle Larvenstadien gleichzeitig erfassen und dadurch das Auftreten der früher den Bekämpfungserfolg zunichtemachenden Nachschublarven weitgehend verhindern. Wenn die Behandlung im Herbst erfolgt, treten zudem die bekannten Dasselschäden (schlechte Entwicklung der Jungtiere, Abmagerung, schlechtere Milchleistung, Häuteschäden im Hinblick auf die Lederherstellung) gar nicht mehr auf. Solche Präparate sind Neguvon, Tiguvon u. a. Sie können in Form der Rückenwaschbehandlung, des Sprüh-, Aufgieß- oder Spot-on-Verfahrens verabreicht werden. Um eine zuverlässige Wirkung zu erzielen und Unverträglichkeitserscheinungen zu vermeiden, sind die Anwendungsvorschriften der Präparate genau zu beachten! Bei Phosphorsäureester-Vergiftungen ist Atropin (5 bis 10 ml der handelsüblichen 1%igen Lösung subkutan) zu injizieren. Als weitere Gegenmittel werden **P**yridin-**A**ldoxin-**M**ethyljodid (PAM) oder Toxogonin-Merck empfohlen. Die systemisch wirkenden Mittel sollten nicht zwischen dem 15. Dezember und 15. März angewandt werden, um Rückenmarkslähmungen durch in dieser Zeit im Wirbelkanal befindliche und dort abgetötete Larven zu vermeiden.

Am 6. Mai 1976 wurde ein neues Gesetz zur Bekämpfung der Dasselfliegen erlassen, das den neuzeitlichen therapeutischen Möglichkeiten Rechnung trägt. Danach ist grundsätzlich der Besitzer verpflichtet, seinen Bestand zu behandeln, und zwar mit einem systemisch wirksamen Mittel, wenn ein dasselbefallenes Tier festgestellt wird. Darüber hinaus ist den Landesregierungen die Ermächtigung erteilt worden, durch Rechtsverordnung die Behandlung in einem bestimmten Gebiet anzuordnen, hierfür bestimmte Zeiten, Mittel und Verfahren vorzuschreiben und die Behandlung durch bestellte Personen durchführen zu lassen. Eine solche Behandlung kann sowohl im Frühjahr, wie auch im Herbst als „Frühbehandlung" angeordnet werden und auf bestimmte Gruppen von Rindern beschränkt sein, sich aber auch auf sämtliche Rinder erstrecken.

FILARIOSE (Erkrankung durch Gewebewürmer – „Sommerwunden")

V.: Nordwestdeutschland und Altmark während der Sommermonate bei Weiderindern.

Ä.: Stephanofilarien. Von den in Koriumzysten parasitierenden Weibchen werden etwa 2oo bis 400 µ lange Mikrofilarien abgesetzt, die direkt oder über den Lymph- oder Blutweg zur Hautoberfläche wandern und dort während der Weidezeit rezidivierende, chronische Dermatitiden erzeugen. **S. u. D.:** Leuchtend rote, 1 bis 2 mm erhabene granulierende Wundflächen am Unterbauch, Euter, Kniefalte, zuweilen auch an anderen Stellen, die den Sommer über bestehen bleiben und im Herbst von selbst abheilen. **T.:** Wiederholte lokale und allgemeine Behandlung mit Trichlorphos (Neguvon); örtlich in 6%iger öliger Emulsion, zur oralen Behandlung eignet sich eine Dosis von 60 mg/kg Körpergewicht, 2mal im Abstand von 1 Woche. Nach einer solchen Anwendung darf die Milch 5 Tage lang nicht in den Verkehr gebracht werden (als Tierfutter ohne weiteres aber zu verwenden).

KOKZIDIOSE („Rote Ruhr")

V.: In Europa in den Alpenländern (Schweiz, Österreich, Italien) und in Deutschland hauptsächlich im Allgäu, Eifel und Westerwald, aber auch in Schleswig-Holstein und der Lüneburger Heide.

Ä.: Eimeria zürni; E. ellipsoidalis; E. bovis. **S. u. D.:** Enzootisches Auftreten besonders unter Jungtieren als Weideinfektion (im Spätsommer und Herbst); auch Stallinfektionen sind möglich (siehe auch S. 27). Dünnbreiiger bis wäßriger Kot mit Schleim- und Fibrinbeimengungen, später blutiger Kot, Abmagerung, träges apathisches Verhalten, Kotdrang, After und Schwanzbereich mit blutigem Kot verschmutzt; in schweren Fällen ausgeprägte Anämie, hochgradige Schwäche, mitunter nervöse Erscheinungen (tonisch-klonische Krämpfe, Opisthotonus). Der Oozystennachweis im Kot (Flotationsverfahren) sichert die Diagnose. **T.:** Die wichtigste therapeutische Maßnahme ist die Unterbrechung des Infektionskreislaufes durch Verhinderung der weiteren Aufnahme sporulierter Oozysten; daher sofortige Aufstallung mit Anbinden, schnelle Kotbeseitigung, saubere Einstreu. Gute Trockenfütterung fördert das Überstehen der Infektion und die Entwicklung der Immunität. Chemotherapie: 4-Tage-Kur mit Sulfamethazin (am 1. Tag 200 mg/kg Körpergewicht, am 2., 3. und 4. Tag je 100 mg/kg Körpergewicht oral) oder Amprolium (10 bis 20 mg/kg Körpergewicht an 5 aufeinanderfolgenden Tagen in das Futter gemischt). Zusätzliche Gaben von einhüllenden Mitteln (Leinsamenschleim) und kleine Bluttransfusionen (0,5 l) sowie intravenöse Zufuhr von Elektrolytlösungen (S. 4) sind in schweren Fällen angezeigt). **P.:** Gute eiweißreiche Fütterung der Jungtiere. Entwässerung und Planierung der Weiden, Schaffung einwandfreier Tränke- und Futtereinrichtungen im Stall und auf der Weide. Futter vor Beschmutzung durch Kot schützen. Desinfektion mit Lysococ-flüssig 4%ig, Schülke & Mayr, Norderstedt, oder Dekaseptol-Marienfelde 6%ig.

KRIEBELMÜCKENERKRANKUNG (Simuliotoxikose)

Ä.: Intoxikation durch Simulidenstiche, in Deutschland meist durch Boophthora erythrocephala. **V.:** Örtlich begrenzt im Frühjahr bei Weiderindern an einigen Flußläufen, z. B. Donau, Leine, Aller. **S. u. D.:** Hochakuter Verlauf, Mattigkeit, Schwanken, mitunter Ödem im Kehlgang und an den tieferen Körperteilen, an den Stichstellen kleinste Blutungen, Tod durch Herzlähmung. **T.:** Meist aussichtslos. Zu versuchen sind: sofortige Beseitigung der ansitzenden Mücken, möglichst noch vor dem Auftreten der Krankheitserscheinungen (Ohren, Euter, Hodensack, Afterschwanzfalten); Betupfen der Stichstellen mit 0,25%iger Karbolsäurelösung oder Salmiakgeist; Kreislaufmittel intravenös, Antihistaminika, Traubenzucker. **P.:** Während der gefährlichen Zeit (Mitte April bis Anfang Juni) nur Nachtweide. Eventuell subkutane Immunisierung mit Mückenextrakt: Immunität erst nach 9 bis 14 Tagen. Bei frühem Austrieb werden die Tiere durch einzelne Mückenstiche bis zum Auftreten größerer Schwärme immun. Besprühen der Tiere mit gut haftenden insektiziden Mitteln, z. B. Asuntol (0,5%ig, herzustellen aus der Asuntol-Emulsion 16%ig) vor dem Austrieb und während der Gefahrenzeit in 8- bis 10tägigen Abständen ist aussichtsreicher.

LÄUSE- UND HAARLINGSBEFALL

Ä.: In Europa beim Rind 3 Arten von Läusen, vorwiegend Haematopinus eurysternus sowie der Haarling Bovicola bovis. **S. u. D.:** Befallen werden vor allem Hals, Schulter, Rücken und Flanken; Läuse und Haarlinge kommen oft gemeinsam vor, oft Massenbefall im Winter; besonders bei Jungrindern, haarlose Stellen, Juckreiz. Nachweis der Parasiten und ihrer Eier („Nissen") mit bloßem Auge. Läuse etwa 3 mm groß, meist dunkelgrau bis schwarz, auf der Haut; Haarlinge halb so groß, heller, bräunlich, an den Haaren. **T.:** Je nach Zahl der erkrankten Tiere und Stärke des Befalles Bestäuben, Waschen oder Einsprühen mit Kontaktinsektiziden oder Phosphorsäureesterpräparaten (z. B. Neguvon, Asuntol-Emulsion 16% – Bayer). Empfohlen wird auch Alugan-Hoechst. Wiederholung der Behandlung nach 8 bis 14 Tagen. Gleichzeitig mit der Behandlung der Tiere Stall- und Geräte-Reinigung und -Desinfektion mit den genannten Mitteln. **P.:** Neu einzustellende Tiere nötigenfalls vorher entlausen.

LEBEREGELKRANKHEIT (Fasziolose und Dikrozöliose)

Fasziolose

V.: Weltweite Verbreitung, in Westdeutschland vor allem in den norddeutschen Niederungsgebieten, aber auch im Süden. Große Verluste durch verminderte Fleisch- und Milchleistung, insbesondere aber auch durch die fleischbeschauliche Beanstandung der Lebern bei einem hohen Prozentsatz der Schlachtrinder.

Ä.: Fasciola hepatica, der sogenannte große Leberegel. Entwicklung über Schlammschnecken als Zwischenwirte, Infektion auf der Weide, aber auch im Stall durch Gras und Heu möglich; in Silage sind nach 21 Tagen keine ansteckungsfähigen Metazerkarien mehr vorhanden.

S. u. D.: Erkrankung während der Präpatenz (akute Fasziolose) nur bei Masseninvasionen durch die durch die Bauchhöhle zur Leber wandernden jungen Leberegel im Spätsommer oder Herbst: Fieberhafte Allgemeinerkrankungen, Verdauungsstörungen, Bauchfellreizung, Leberperkussionsfeld verbreitert und schmerzhaft, mitunter Ikterus. Kot noch leberegeleier-negativ. Chronische Fasziolose durch die reifen Leberegel in den Gallengängen mit Cholangitis und Pericholangitis chronica während des Herbstes und Winters bei im vorhergehenden Sommer geweideten Rindern: Entwicklungs- und Leistungsrückgang, Abmagerung, rauhes Haarkleid, verminderte Futteraufnahme und zeitweiliger Durchfall. Nachweis der großen Leberegeleier im Kot durch Sedimentierungsverfahren. **T.:** In Leberegelbeständen und -gegenden systematische Bekämpfung durch 2malige Behandlung der Bestände im November und März. Abgemagerte schwerkranke leberkranke Tiere schlachten. Chemotherapie: Menichlopholan = Bilevon R (Bayer), Oxydozanid = Diplin (Boehringer, Ingelheim) oder Zanil (I.C.I.). **P.:** Drainage oder anderweitige Entwässerung nasser Weiden. Planierung oder Auszäunung von Tümpeln, Wasserlöchern, Gräben. Befestigung der Tränkestellen, Benutzung von Wasserwagen, Weidepumpen u. a.; Bekämpfung der Leberegelschnecken durch Behandlung der Weiden mit Molluskiziden (Pentachlorphenolnatrium oder Frescon-N Tritylmorpholin) im Frühjahr vor dem Austrieb.

Dikrozöliose

V.: Weltweit, aber stets nur in umschriebenen Gebieten, außer beim Rind vor allem auch beim Schaf, aber auch beim Schalenwild und Wildkaninchen, in Europa in der Schweiz, Österreich, den Balkanländern, Frankreich, Norwegen, Schweden und Polen, in Westdeutschland in Bayern, Schwäbische Alb, Oberpfalz und Vorharz. **Ä.:** Dicrocoelium dentriticum, der sogenannte kleine Leberegel oder Lanzettegel. Entwicklung über 2 Zwischenwirte: 1. gehäusetragende Landlungenschnecken, 2. Ameisen, die trockene, sonnige Flächen auf meist kalkreichen Böden bevorzugen. **S. u. D.:** Entwicklungsstörungen und Leistungsminderung nur bei Massenbefall bei jüngeren Tieren. Infizierte Lebern müssen in jedem Fall als untauglich zum menschlichen Genuß beurteilt werden. Kotuntersuchung ist nicht so zuverlässig wie beim Befall mit dem großen Leberegel. Oft wird die Diagnose erst gelegentlich der Fleischbeschau gestellt. **T.:** Das gut wirksame Hetolin-Hoechst ist nicht mehr im Handel. An seiner Stelle können Thiabendazol (100 bis 200 mg/kg Körpergewicht) oder Cambendazole (20 bis 30 mg/kg Körpergewicht) Verwendung finden.

Eine Verminderung des Lanzettegelbefalls ist nur durch regelmäßige, 1- bis 2malig zu wiederholende chemotherapeutische Behandlung der Rinder, am besten Ende Juni bis Mitte Juli und zu Beginn der Aufstallung, zu erwarten. **P.:** Vorbeugemaßnahmen sind nicht bekannt. Bei dem weitverbreiteten Vorkommen und der großen Widerstandsfähigkeit der beiden Zwischenwirte erscheint ihre Bekämpfung aussichtslos.

LUNGENWURMKRANKHEIT
(Diktyokaulose, Bronchopneumonia verminosa)

V.: Lungenwurmbefall tritt bei Weidetieren gebietsweise häufig und zum Teil verlustreich auf, oft vergesellschaftet mit Magendarmrundwurmbefall.

Am meisten und schwersten betroffen werden Jungrinder während der ersten Weideperiode. **Ä.:** Dictyocaulus viviparus, der außer beim Rind auch beim Reh, Rot- und Damwild, Gemsen und Muffelwild vorkommt. Die geschlechtsreifen Würmer, die in der Trachea und den Bronchien leben, sind nähfadenstark und 3,5 bis 8 cm lang. Lungenwurmlarven können unter den klimatischen Bedingungen des norddeutschen Küstenlandes und wahrscheinlich auch in anderen Gebieten auf den Weiden überwintern und zu Infektionen im Frühjahr führen. Durch vorübergehende Entwicklungshemmung (Hypobiose, Diapause) von im kühlen Spätherbst aufgenommenen Larven bleiben Rinder während des Winters Lungenwurmträger und werden im Frühjahr auf der Weide zu Ausscheidern; dadurch geben auch sie Anlaß zu zeitigen Neuinfektionen. **S. u. D.:** Bei massiver erstmaliger Infektion erkranken die Rinder bereits in der Präpatenz (etwa 3 Wochen) an Lungenödemen, -emphysemen und fieberhaften Pneumonien mit schwerer Dyspnoe und Husten und können sterben, noch bevor die Würmer geschlechtsreif geworden und Larven im Kot vorhanden sind. In solchen Fällen kann die Diagnose nur am toten Tier durch den mikroskopischen Larvennachweis in der Ödemflüssigkeit der Lunge gestellt werden. Bei den späteren Erkrankungen stehen gehäufter kräftiger Husten und leichte bis schwere Erscheinungen von Bronchopneumonien mit Abmagerung im Vordergrund. Bakterielle Sekundärinfektionen sind häufig. Diagnose jetzt durch Larvennachweis im Kot (Auswanderverfahren). Nach dem Grad der Erkrankung lassen sich beim Einzelrind leichte, mittel- und hochgradige Fälle unterscheiden. **T.:** Kachektische Tiere alsbald verwerten. Die anderen kranken Tiere aufstallen und anbinden, nährstoffreiche Trockenfütterung.

In Los- und Tiefställen wären Neuinfektionen möglich. Chemotherapie mit Levamisol in Form von Concurat-L (Bayer) 10%ig, 7,5 g/kg Körpergewicht als Drench oder mit Kraftfutter vermischt, Citarin-L (Bayer) 10%ig, 5 ml/100 kg Körpergewicht subkutan oder intramuskulär, Citarin-L Spot on (Bayer) 10 ml/100 kg Körpergewicht (maximal 40 ml) auf den Rücken gießen oder Cambendazole-Cambenzole (Sharp und Dohme – Therapogenwerk) 20 ml/kg Körpergewicht als Drench oder Fenbendazol-Panacur (Hoechst) 10%ig, 3 ml/40 kg Körpergewicht als Drench. Alle 3 Breitbandanthelminthika haben gleichzeitig eine gute Wirksamkeit gegen die verschiedenen Magendarmrundwürmer (S. 72). Zur Behandlung begleitender bakterieller Sekundärinfektionen empfiehlt sich die Verabreichung von Sulfonamiden oder Antibiotika. **P.:** Weidehygienische Maßnahmen (getrennte Kälberweiden, Trinkwasserversorgung durch Brunnen oder Tränkewagen), Zwischenbeweidung mit nicht anfälligen Tieren (Kühen oder Pferden) oder Mähweidenutzung vermindern die Larvenaufnahme. Zweimalige orale Schutzimpfung der Kälber etwa 8 und 4 Wochen vor dem Austrieb mit einer aus röntgenbestrahlten Larven bestehenden Vakzine (Philips-Duphar). Entwurmung aller Rinder der 2. Weideperiode unmittelbar vor dem Austrieb.

MAGEN- UND DARMRUNDWURMKRANKHEIT
(Trichostrongylidose und Strongylidose, Gastroenteritis verminosa)

Unter diesem Begriff werden Erkrankungen durch im Labmagen und Darm parasitierende Rundwürmer verschiedener Gattungen zusammengefaßt, die bei Weide- aber auch bei Haltung in Ausläufen und in Losställen in der Regel als Mischinfektionen auftreten und deren Unterscheidung auf Grund des Krankheitsbildes und durch einfache Kotuntersuchung allein weitgehend nicht möglich ist. **V.:** In allen Erdteilen bei intensiver Rinderhaltung weit verbreitet, wobei die feuchten Weidegebiete der gemäßigten Klimazonen (in Deutschland die Küsten-, Niederungs- und Voralpengebiete) besonders betroffen sind. **Ä.:** Große (Haemonchus placei) und kleine Trichostrongyliden (Ostertagia ostertagi, Trichostrongylus axei, Cooperia- und Nematodirusarten) sowie Strongyliden (Oesophagostomum radiatum) und Ancylostomatiden (Bunostomum phlebotomum). **S. u. D.:** Geringer Wurmbefall verläuft ohne klinische Erscheinungen und ist bei Weidetieren die Regel. Leichte bis mittelgradige (Magen-Darmkatarrh, Abmagerung) oder schwere Erkrankungen (allgemeine Kachexie) treten vorwiegend bei mangelhaft ernährten Kälbern nach dem Absetzen und bei zu früh ausschließlich auf Weideernährung angewiesenen Jungrindern, seltener bei erwachsenen Rindern mit primärer oder sekundärer Unterernährung auf. Eiernachweis im Kot (Flotationsverfahren). Mitunter unvermittelte Todesfälle unter den Jungtieren, die bei der Sektion blaß, wie ausgeblutet, aussehen. In solchen Fällen Labmagen und Dünndarm sorgfältig auf die sehr kleinen Würmer (haardünn und nur 3 bis 10 mm lang) untersuchen; am einfachsten die Schleimhaut mit einer Nadel abstreifen und die Spitze gegen das Licht halten. **T.:** Die bei der Therapie der Lungenwurmkrankheit genannten Breitbandanthelminthika (S. 71) sind auch gegen die meisten der Magendarmrundwürmer gut wirksam. Zu nennen wäre auch noch Pyranteltartrat = Banminth (Pfizer) 12,5 bis 20 mg je kg Körpergewicht. Bei ungenügender Wirkung Präparat wechseln. **P.:** Prophylaktische Therapie in gefährdeten Beständen bei den erstgeweideten Jungrindern mit einem der genannten Präparate Ende Juli/Anfang August und 3 bis 4 Wochen nach dem Aufstallen. Zur vorbeugenden Behandlung auf der Weide bewährt sich auch die Coumaphos-Formulierung-Baymix-Preßlinge; sie werden 6 Tage hintereinander, am besten 2mal, und zwar im 2. oder 3. Monat nach Austrieb und 4 bis 5 Wochen später, allein oder mit etwas Trockenfutter verabreicht, außerdem wenn die ersten klinischen Anzeichen einer Magen-Darmwurm-Invasion bemerkt werden. Weidehygienische Maßnahmen wie beim Lungenwurmbefall (S. 71). Jungtiere sollten möglichst nicht im Alter unter 6 Monaten auf die Weide gebracht werden oder, wenn früher, dann auf der Weide bis zum Alter von 6 Monaten Kraftfutterzulagen erhalten.

RÄUDE

*Sarcoptes*räude ist die wirtschaftlich bedeutungsvollste Räude des Rindes.

Sie ist in einigen Ländern anzeigepflichtig. Die saugende *Psoroptes*milbe parasitiert am Horngrund, Hals, Widerrist und an der Schwanzwurzel. Sie tritt vermehrt in Mastbullenbeständen auf und ist beim Rind viel seltener als die schuppenfressende *Chorioptes*milbe, welche vor allem Extremitäten und Schwanzwurzel befällt – „Schwanzräude"; letztere ist eine Herdenerkrankung besonders in Milchkuhbeständen. In den mit Räude befallenen Bereichen treten Juckreiz, haarlose, zum Teil wundgescheuerte Stellen und später mit Borken bedeckte Hautverdickungen auf. Die in einigen Gegenden Süddeutschlands vorkommende *Demodex*milbe (Demodex bovis) findet sich in kleinen Knötchen, meist am Hals und Schulter bei sonst unveränderter Haut. Diese Räude wird am lebenden Tier kaum diagnostiziert; sie spielt eine gewisse Rolle als Lederschaden. **D.:** Durch die meist typischen Erscheinungen; Sicherung der Diagnose durch Milbennachweis in einem Hautgeschabsel. **T.:** Die früheren zahlreichen mehr oder weniger gut wirksamen Mittel und zum Teil aufwendigen Verfahren (SO$_2$-Begasung, Bäder) sind verdrängt durch die Kontaktinsektizide, insbesondere durch die gleichzeitig systemisch wirksamen Phosphorsäureester-Präparate Neguvon, Asuntol-Emulsion 16 % – (Bayer) u. a., die bei richtiger Anwendung als Waschung oder Besprühung gute Erfolge gewährleisten. Wiederholung nach 1 Woche. (Genaue Beachtung der Gebrauchsanweisung zur Vermeidung von Unverträglichkeit. Außerdem sind die Wartezeiten hinsichtlich des Verbrauches der Milch und des Fleisches zu beachten.) Empfohlen wird auch Alugan (Hoechst). Gleichzeitige Behandlung des Putzzeugs und aller Stallgeräte sowie Entseuchung des Stalles mit den gleichen Mitteln. Dabei ist gute Belüftung für mehrere Tage notwendig und Wiederbesetzung erst, nachdem Wände, Decke und Boden abgetrocknet sind.

SPULWURMKRANKHEIT (Askaridose)
Da Spulwürmer nur Kälber befallen, ist die Krankheit bei den „Infektiösen Kälberkrankheiten" abgehandelt (S. 26).

ZWERGFADENWURMKRANKHEIT (Strongyloidose)
Ä.: Strongyloides papillosus. Die aus den mit dem Kot ausgeschiedenen embryonierten Eiern sich entwickelnden Larven dringen durch die Haut und Schleimhäute in den Körper ein und gelangen über das Blut, die Lunge, Luftröhre und den Schlund in den Dünndarm, wo die reifen Stadien im Epithel parasitieren. Auch galaktogene Infektionen kommen vor. **S. u. D.:** Bei Masseninvasionen bei unter 6 Monate alten Kälbern Erscheinungen der katarrhalischen Lungenschädigung, die Ursache für den Ausbruch latenter viraler oder bakterieller Pneumonien sein können, ferner intermittierende Durchfälle mit Schleim- und Blutbeimengungen (S. 26). Kotuntersuchung (Flotationsverfahren) ergibt Eier mit U-förmigem Embryo. Bei der Sektion sind Dünndarmschleimhautgeschabsel auf Wurmvorkommen zu prüfen. **T.:** Zur Behandlung eignen sich die neuzeitlichen Breitbandanthelminthika, wie Benzimidazole, Pyranteltartrat-Banminth (Pfizer) sowie Levamisol-Citarin (Bayer). **P.:** Neubefall läßt sich durch Anbinden der Tiere und sorgfältige tägliche Kotentfernung weitgehend verhindern.

STOFFWECHSELSTÖRUNGEN, MANGELKRANKHEITEN, FUTTERSCHÄDLICHKEITEN, ALLERGOSEN

Von G. ROSENBERGER

ALLERGOSEN (Nesselfieber)

Ä.: Überempfindlichkeit gegenüber fremdem Eiweiß oder eiweißgebundenen sowie auch anderen Stoffen. *Dasselallergie* nach Abdasselung (seit Einführung der systemischen Mittel zur Dasselbekämpfung sehr selten geworden), *Serumallergie* bei Zweitimpfungen mit demselben artfremden Serum. Allergische Zustände vermutlich auch durch bestimmte pflanzliche Stoffe auf der Weide. Allergischer Eiweißschock nach parenteraler Ersteinverleibung von eiweißhaltigen Medikamenten und Impfstoffen. Auch nach antibiotischen Präparaten können Allergien auftreten. **S.:** In typischen Fällen entstehen Quaddelausschläge, Ödeme, Glottisödem, Lungenemphysem und -ödem, Erstickungsgefahr, Kreislaufstörungen. Besondere Allergieformen gibt es bei wiederholten Impfungen mit MKS-Vakzinen aus Gewebekulturen: Verkalbungen und Spätschäden an der Haut. **P.:** Artfremdes Eiweiß möglichst nicht anwenden. Zweitimpfungen mit artfremdem Serum nur innerhalb von 8 Tagen nach der Erstimpfung, später gefährlich! **T.:** Kalzium-Magnesiumchlorid intravenös in mittlerer Dosis, Kalziumboroglukonat intravenös oder subkutan, Herzmittel, Adrenalin, Ephedralin, Antihistaminpräparate wie Soventol, Avil oder andere.

AZETONÄMIE (Ketose)

Ä.: Störungen des Kohlenhydrat- und Fettstoffwechsels infolge im Tier selbst liegender Ursachenfaktoren (erbliche Disposition, hormonal-enzymatische Stoffwechseldysregulation in der Hochlaktation), wie auch durch äußere, in erster Linie Ernährung und Verdauung betreffende Mängel. Für die bestandsweise gehäuft auftretende, zum Teil subklinisch bleibende Azetonurie sind vorwiegend Fütterungsfehler verantwortlich. Im nachstehenden Schema nach DIRKSEN und KAUFMANN sind die bisher bekannten Möglichkeiten des ursächlichen Zusammenhanges zwischen Fütterung und Azetonurie zusammengefaßt (siehe Tabelle S. 76).

D.: Indigestion, Rückgang der Milchleistung 2 bis 6 Wochen nach der Geburt. Mitunter nervöse Erscheinungen (Überköten, schwankender Gang, Erregungszustände, Lecksucht, Ohnmacht, Somnolenz), schnelle Abmagerung, Ausscheidung von Azetonkörpern durch Atmungsluft, Hautausdünstung, Harn und Milch.

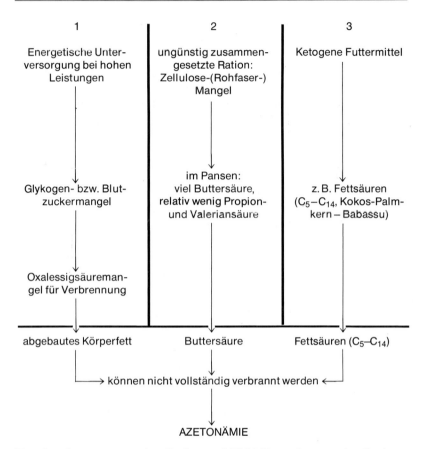

1	2	3
Energetische Unterversorgung bei hohen Leistungen	ungünstig zusammengesetzte Ration: Zellulose-(Rohfaser-)Mangel	Ketogene Futtermittel
Glykogen- bzw. Blutzuckermangel	im Pansen: viel Buttersäure, relativ wenig Propion- und Valeriansäure	z. B. Fettsäuren (C_5–C_{14}, Kokos-Palmkern – Babassu)
Oxalessigsäuremangel für Verbrennung		
abgebautes Körperfett	Buttersäure	Fettsäuren (C_5–C_{14})

können nicht vollständig verbrannt werden

AZETONÄMIE

Es erkranken vorzugsweise die besten Milchkühe; mitunter tritt die Azetonämie in Beständen vermehrt auf. Zum Azetonkörpernachweis im Harn werden in der Praxis Trockenreagenzien in Pulver- oder Tablettenform verwendet, zum Beispiel Azetonreagenz-Wirtschaftsgenossenschaft Deutscher Tierärzte, Azetest-Ames-Company, London oder Ketotest-Tabletten-Heilmittelwerke, Wien. **T.:** 1. Regulierung der Fütterung in dem unter **P.** angegebenen Sinne. Zusätzlich 1 bis 2 kg leichtverdaulicher Futtermittel, die den Propionsäureanteil an den Gesamtsäuren im Pansen erhöhen (Zuckerrübenschnitzel, Getreideschrote, Kartoffeln). Besonders gut geeignet sind hierzu aufgeschlossene Futtermittel, wie expandiertes Mais- oder Roggenmehl (1 bis 2 kg), gekochte Kartoffeln (2 bis 3 kg), Roggenbrot (2 bis 3 kg) sowie Leinsamenmehl. 2. Aktivierung der Pansenflora durch ein- oder mehrmalige Übertragung von 2 bis 5 l Pansensaft gesunder Rinder. Vorübergehendes Einstellen des Melkens auf täglich 1mal; etwas Bewegung täglich. 3. Traubenzucker 50 bis 100 g in 20%iger Lösung intravenös mit oder ohne Injektion von 200 E. Insulin, erforderlichenfalls täglich 1mal wiederholen. Zuverlässiger ist die Dauertropfinfusion größerer Traubenzuckermengen über mehrere Tage (3 bis 9 l einer 10%igen Lösung in 24 Stunden). 4. Verabreichung glukoplastischer Substanzen per os in Form von Na- oder Ca-Propionat (täglich 50 g, 5 bis 8 Tage hintereinander) oder

Propylenglykol, Glyzerin, Chloralhydrat. 5. 100 bis 300 Einheiten eines Depot-ACTH-Präparates intramuskulär oder ein bewährtes Glukokortikoid-Präparat, zum Beispiel Hostacortin-H-Hoechst 100 bis 200 mg (Kristallsuspension intramuskulär, Lösung intravenös), Decortin-H-Kristallsuspension (Merck) 100 bis 200 mg intramuskulär, Fortecortin-Lösung (Merck) 20 g intramuskulär, Dexamethason Voren-Boehringer, Ingelheim, 10 bis 15 mg intramuskulär oder Cortexilar-Grüntex 1,5 bis 2,5 mg intramuskulär, wenn nötig Wiederholung je nach Wirkungsdauer der Präparate nach 2 bis 4 Tagen. 6. Falls bereits Leberschädigung besteht, Leberschutztherapie mit 50 bis 70 ml einer 26%igen Acetylmethioninlösung, Aminotylon-Friesoythe oder ähnlichen Präparaten intravenös. Wenn die genannten therapeutischen Maßnahmen nicht binnen einiger Tage zu einer wesentlichen Besserung oder Heilung führen, liegt möglicherweise eine andere primäre Erkrankung (wie Labmagenverlagerung, Fremdkörperperitonitis, Endometritis o. a.) zugrunde, welche die Ursache der Azetonämie (sekundärer Art) darstellt. Daher gründliche Untersuchung aller Organsysteme! In solchen Fällen ist in erster Linie die primäre Krankheit zu behandeln.

P.: 1. Leistungsgerechte Fütterung (Eiweiß- und Stärkeeinheiten) auf Grund der in den Bedarfs- und Futterwerttabellen der Deutschen Landwirtschafts-Gesellschaft niedergelegten Normen. 2. Wiederkäuergerechte Fütterung, das heißt, neben den erforderlichen Mengen an Eiweiß, Stärkeeinheiten, Mineralstoffen muß ein Rohfaseranteil von nicht weniger als 20 % in der Trockensubstanz der Gesamtration enthalten sein; Kompensation des Überangebots an leichtverdaulichen Stoffen, zum Beispiel im jungen Weidegras, frischen Zuckerrübenblatt, hohen Kraftfuttergaben, durch Zulage von Heu und Stroh. 3. Vermeidung ketogener Futterstoffe. Der Fettgehalt im Mischfutter darf 5 bis 6 % nicht überschreiten, insbesondere muß der Anteil von Kokos-, Palmkern- und Babassukuchen niedrig gehalten werden; fehlgegorene, stark buttersäurehaltige Silage nicht an Milchkühe geben. Mit der auf die Bedürfnisse der Hochlaktation ausgerichteten Intensivierung der Fütterung sollte etwa 4 Wochen vor dem Geburtstermin begonnen werden und diese dann allmählich so gesteigert werden, daß das erforderliche Maximum 1 bis 2 Wochen post partum erreicht wird.

FESTLIEGEN

Ä.: Vielseitig: Inanition, meist Osteomalazie (S. 82), hypokalzämische Lähmung (S. 78), Hypophosphorose, Knochenbrüche, Beckenbrüche, Quetschung der Musculi obturatorii, Euterentzündung, Erkrankungen des Gehirns und Rückenmarks und deren Hüllen, zum Beispiel durch Tuberkulose, Leukose, Larven der Hypoderma bovis (Dezember bis Februar). **T.:** Je nach der vermuteten Ursache. Daneben Aufhebeversuche, elektrischer Treibstab. Bei Knochenbrüchen alsbaldige Verwertung, sonst Kalziumboroglukonat subkutan, Phosphorsalze (Dinatriumphosphat 100 g per os); Viral, Biphoscal, Vitakalk, Afarom, 500 000 bis 1 Million I. E. Vitamin D_3 subkutan, intramuskulär oder langsam intravenös.

GEBÄRLÄHMUNG, HYPOKALZÄMISCHE
(„Kalbefieber", Gebärparese, Gebärkoma)

Ä.: Störungen des vegetativen Systems mit dem akuten Symptom der Hypokalzämie kurz vor, während, meist jedoch 24 bis 72 Stunden nach der Geburt (Festliegen in Bewußtlosigkeit). **T.:** Intravenöse Ca-Mg-Behandlung (Calc. chlorat. crist. 6 bis 8 g, Mg. chlorat. crist. 2 bis 3 g, Aqua dest. 60 bis 80 ml, eventuell mit Zusatz von 10 g Glukose oder Dextropur auf 100 kg Körpergewicht). Sicherer Sitz der Nadel, langsame Infusion! Kalziumboroglukonat (Bayer) 300 bis 500 ml subkutan, zusätzlich 300 000 bis 500 000 I.E. Vitamin D_3 intramuskulär oder intravenös, Methioninlösung intravenös in Sonderfällen, ferner 100 bis 300 I.E. Depot-ACTH intramuskulär oder ein bewährtes Glukokortikoid-Präparat (siehe bei Azetonämie, S. 77). Orale Kalziumzufuhr in Form von 1 g Kalziumchlorid pro kg Körpergewicht vermag den Ca-Blutspiegel schnell anzuheben. Phosphorsäuregaben (100 g Dinatriumphosphat per os) und Bluttransfusionen können in hartnäckigen oder rezidivierenden Fällen versucht werden. In zweiter Linie an Stelle der Ca-Mg-Behandlung oder in hartnäckigen Fällen gleichzeitig Luftinsufflation ins Euter: Kranke Viertel unberührt lassen, sauber und prall aufpumpen! Zitzen mit Fadenband auf nicht länger als 2 Stunden abbinden. **P.:** Während der letzten 1 bis 2 Monate vor der Geburt relativ P-reiche Ernährung. Das Ca/P-Verhältnis soll 2 : 1 bis 1 : 1 betragen. Ausgleich durch Mineralsalzmischungen in Tagesmengen von 150 bis 200 g mit einem P-Gehalt von 24 %. P-reiche Futtermittel sind Roggen- und andere Getreideschrote oder -kleien. Einmalige intravenöse oder intramuskuläre Injektion von 5 bis 10 Millionen I.E. kristallinem Vitamin D_3 2 bis 8 Tage vor dem Kalben vermag ebenfalls mit einiger Sicherheit der Gebärlähmung vorzubeugen. Seit mehreren Jahren wird als „Gebärparese-Prophylaktikum" auch das Dexamethasonisonikotinat (Asistar®-Boehringer, Ingelheim) angewandt: 3 bis 4 Tage vor dem zu erwartenden Geburtstermin 30 mg (10 ml des Präparats) intramuskulär.

HAEMATURIA VESICALIS BOVIS CHRONICA
(Blutharnen, Stallrot)

V.: Weltweit in solchen Gebieten, in denen vorher Wald war; in Deutschland stark zurückgegangen, früher im Schwarzwald, Solling, Hunsrück, Reichswald. **Ä.:** Länger (1 bis 2 Jahre) anhaltende Aufnahme von Adlerfarn (Pteridium aquilinum) in nicht zu reichlichen Mengen (etwa 2 bis 4 kg täglich) oder auch mit Unterbrechungen. Bei höheren Adlerfarn-Anteilen im Futter kann mit oder ohne vorausgegangener Haematuria vesicalis eine hochakute fieberhafte hämorrhagische Diathese entstehen, die innerhalb 1 bis 3 Tagen zum Tode führt. **D.:** Rot gefärbter, trüber Harn, wechselnd, später dauernd. Endoskopie der Blase ergibt Blutungen oder kleine Wucherungen in der Schleimhaut, aus denen Blut abgesondert wird. Aufsteigende Infektionen können Komplikationen verursachen. Bei höheren Graden tritt Anämie ein, mitunter Tod infolge Blasentamponade durch Blutgerinnsel.

T.: Blasenspülung mit adstringierenden Lösungen (zum Beispiel Kupfer-

sulfat 1 : 2000 oder Alaun 2%ig), Verbringen der kranken Tiere in adler-
farnfreies Gebiet. **P.:** Möglichst keinen oder nur kurzfristig (einige Wochen) Adlerfarn grün oder als Heu verabreichen. Auch kein Stroh aus
Adlerfarn einstreuen. **P.:** Bekämpfung des Adlerfarnes durch neuzeitliche
Weidewirtschaft (Mähweide). Bei Entfernen der grünen Teile der Pflanze
alle 2 bis 3 Wochen stirbt der Adlerfarn nach 2 bis 3 Jahren aus.

HÄMOGLOBINURIEN, ALIMENTÄRE

1. *Puerperale Hämoglubinurie*, **Ä.** und **D.:** Kurz vor der Geburt und 1 bis
4 Wochen post partum. Rot gefärbter klarer, lackfarbener Harn. Mitunter
plötzliches Auftreten. Einseitige Kohl-, Rübenblatt- oder Luzernefütte-
rung, trockene oder nasse Jahre. Letzte Ursache der Hämolyse nicht bekannt. Ähnliche alimentäre Hämoglobinurien können auch außerhalb des
Puerperiums auftreten. 2. *Kohlanämie.* **Ä.:** Verfütterung von Kohl aller Art
(Markstammkohl, Weißkohl) in zu großen Mengen ohne Beifutter. Anämie
und Hämoglobinurie im Puerperium und außerhalb. **T.:** Sofortige Futterumstellung, Herstellung normaler Nähr- und Mineralstoffverhältnisse.
Für kranke Tiere wiederholte kleine Kalzium- und Traubenzuckergaben
(halbe Dosis wie bei Gebärparese (S. 78), Tonophosphan-Hoechst, Cato-
sal-Bayer, Dinatriumphosphat per os 100 g wiederholt oder 50 bis 100 ml
der 5%igen Lösung subkutan an verschiedenen Stellen; in schweren Fällen
wirkt die *Bluttransfusion* (gesunde Tiere aus normal gefütterten Beständen als Spender) lebensrettend. Kleine Transfusionen von 400 bis 800 ml
Zitratblut (4 bis 6 g Natrium citricum auf 1000 ml Blut); Spender wechseln; 1 g l-Ascorbinsäure auf 20 ml Aqua dest. intravenös. Im Hinblick auf
die meist vorhandene Leberschädigung (Hämolysenekrosen und -infarkte)
empfiehlt sich die Leberschutztherapie mit 50 bis 70 ml einer 26%igen
Azetylmethioninlösung intravenös oder einem anderen, bei der Azetonämie (S. 76 und 77) genannten Präparat.

LEBERKOMA (Leberverfettung)

Ä.: Schwere akute Leberdegeneration bei meist einseitig eiweißreich gefütterten hochtragenden oder frischmilchenden Kühen. **D.:** Akute Indigestion,
Leberschmerzen und -vergrößerung, Ikterus, Somnolenz. **T.** und **P.:** Fütterung vielseitiger und nicht übermäßig gestalten. Behandlung meist aussichtslos. Traubenzucker intravenös. Kalzium nur subkutan! (Kalziumboroglukonat); Leberschutztherapie mit Azetylmethionin oder anderen Präparaten (siehe bei Azetonämie S. 76 und 77).

KALZINOSE

V.: Im bayerischen Voralpengebiet und im alpinen Grünlandgebiet Öster-
reichs; enzootisches Auftreten. Entsprechende Krankheitsbilder gibt es
auch in Argentinien, Brasilien (Enteque seco) und auf Jamaika (Man-
chester wasting disease). **Ä.:** In Bayern und Österreich längere Aufnahne
von Goldhafer (Trisetum flavescens) mit dem Weide- und dem Wiesen-
futter, in Südamerika einer Solanazee (Solanum malacoxylon Sendtner).
S. und **D.:** Zu Beginn Trägheit, allmählicher Rückgang des Nährzustandes

und der Milchleistung, bei kaum oder nur leicht beeinträchtigtem Allgemeinbefinden, keine Erhöhung der Körpertemperatur. Später, mitunter
schon nach 4 bis 8 Wochen, Vorbiegigkeit der Vorderbeine im Karpus
ohne Knochenauftreibungen, ferner Kyphose, Trippeln, Bewegungsunwil-
ligkeit, meist erhöhte Herzfrequenz und verstärkte abdominale Atmung.
Pathologisch-anatomisch: Makroskopisch wahrnehmbare Verkalkungen
unterschiedlichen Ausmaßes im Endokard, vor allem der linken Herzseite,
den Arterien, zum Teil auch in der Lunge, den Nieren und in den digitalen
Beugesehnen. **T.** und **P.**: Eine Behandlung mit Aussicht auf Erfolg ist nicht
bekannt. Zur Linderung der Bestandskalzinose sollen handelsübliche
Mineralsalzmischungen mit und ohne Vitamin-D-Zusatz nicht verabreicht
werden; lediglich Spurenelementmischungen sind angezeigt. Teilweiser
Ersatz des Weidefutters durch Heu. Bekannte „Kalzinoseweiden" durch
Heugewinnung nutzen. Das Umbrechen stark betroffener Weiden und
Neuansaat ohne Goldhafer wäre die erfolgreichste Bekämpfungsmethode.

KOBALTMANGELKRANKHEIT

Ä.: Kobaltmangel im Boden (Sandböden); die per-os-Zufütterung von
Kobalt ist zur Bildung von Vitamin B_{12} nötig. **D.**: Bei Jungrindern (S. 9)
Zurückbleiben im Wachstum, Appetitmangel, struppiges Haar. Trägheit,
geringgradige Skelettveränderungen, mitunter auch Lecksucht. Bei älteren
Tieren Abmagerung, Appetitmangel, Unfruchtbarkeit. Lokale Bezeichnung
der Krankheit im Schwarzwald ,Hinsch' oder ,Semper'. **P.**: Tägliche Zufütterung von 1 bis 2 mg Kobaltchlorid oder -sulfat. Da meist gleichzeitig
auch andere Mineralien fehlen, Verabreichung einer vollständigen Mineralsalzmischung (Viral, Vitakalk oder andere). Seit der weitverbreiteten Einführung solcher Mischungen mit Spurenelementzusätzen wird die Krankheit in Deutschland kaum noch beobachtet.

KUPFERMANGELKRANKHEIT

Ä.: Primärer Kupfermangel auf Weiden mit sehr geringem Cu-Gehalt
(niedriger als 6 mg/kg: Holland, England, Norddeutschland). Auch auf
Weiden mit höherem Cu-Gehalt kann bei Pflanzen und Tieren Cu-Mangel
auftreten (vermutlich durch Bildung von unlöslichen komplexgebundenen
Cu-Verbindungen (Sulfide?) und Störungen des Stoffwechsels durch zuviel
Molybdän und Eisensulfat im Futter). Da das Heu solcher Flächen keine
Gesundheitsstörungen verursacht, muß angenommen werden, daß bei
frischem Weidefutter die Resorption des Kupfers nachteilig beeinflußt wird
(sekundärer Kupfermangel). **D.**: „Weidediarrhoe", besonders im Frühjahr
und Herbst; mangelhafte Entwicklung der Jungtiere, mitunter Skelettveränderungen am Sprung-, Fessel- und Krongelenk, sogenannte „Blockhuf"-
Bildung. Vermehrte Sterilität infolge ovarieller Dysfunktionen. Keine ausgeprägte schwarze und weiße Haarfarbe. Das Schwarz hat einen bräun-
lichen bis braunroten, das Weiß einen grauen Schimmer. Kupfergehalt im
Blut sinkt ab bis zu 20 γ % und niedriger (normal 80 bis 100 γ %). **T.** und **P.**:
Offensichtlich an Cu-Mangel leidende Tiere können 200 mg $CuSO_4$ in
200 ml 10%iger Glukoselösung intravenös erhalten. Im allgemeinen reicht

die orale Verabreichung aus, und zwar 0,5 g $CuSO_4$ je Tier und Tag, auf der Weide an die Kühe mit dem Futter beim Melken, an die Jungtiere durch Auslegen von Cu-Lecksteinen (mit 0,04 % Cu- oder 0,15 % $CuSO_4$-Gehalt) oder angerührt mit Lehm. Auch Besprühung der Weidefläche 2mal im Jahr (Mai und Juli) mit 1 bis 2 kg $CuSO_4$ in Wasser gelöst je ha ist wirksam. Ferner wird Düngung der Weide mit Cu-Schlackenmehl empfohlen. Kupfervergiftung bei Kälbern siehe Seite 5.

LECKSUCHT

Ä.: Mangel an biologisch hochwertigen Eiweißkörpern und Aminosäuren. Allgemeiner Alkalienmangel (K, Na), Überschuß oder Mangel an K oder Na, Störungen des Ca-P-Stoffwechsels, der Versorgung mit Spurenelementen, Kobalt und Vitaminen. **P.** und **T.:** Vollwertige Düngung der Futterpflanzen (Mineral- und Humusdüngung). Falls die Fütterung nicht vollwertig erscheint, kommen Zusätze von Blutmehl, Fleischmehl, Knochenmehl, Fischmehl, Trockenhefe, am besten von Gemischen daraus und ein vollwertiges Mineralsalzfutter (Vitakalk, Viral oder andere) in Frage; Lebertran- und D-Vitamin-Gaben. Bei einfacher mineralischer Störung wie K-Überschuß kann schon eine tägliche Gabe von 30 bis 50 g Kochsalz oder Natriumkarbonat Besserung bringen.

LICHTKRANKHEIT („Sonnenbrand")

Ä.: Photosensibilitätsreaktion, die auf Anwesenheit eines photodynamischen Faktors beruht. Er kann mit dem Futter aufgenommen werden, zum Beispiel das Fagopyrin im Buchweizen oder das Hyperizin im Johanniskraut. Auch Medikante können sensibilisierend wirken, zum Beispiel Phenothiazin (primäre Photosensibilität). Daneben kommt eine Photosensibilität durch verschiedene Lebererkrankungen (hochgradiger Leberegelbefall und Folgezustände, Gallengangsverschluß, schwere Infektionen und Intoxikationen) vor – sekundäre oder hepatogene Photosensibilität. Hier ist das Phylloerythrin, ein normalerweise mit der Galle ausgeschiedenes Abbauprodukt des Chlorophylls, der photodynamische Stoff. **S.** und **D.:** Entzündung nur der weißen Hautstellen, Außenseiten der Zitzen. Beginnt oft mit Unruheerscheinungen (Schwanzwedeln, Schlagen mit den Hinterbeinen, Schmerzempfindlichkeit beim Melken). Später Loslösen der oberen Hautschichten. In hochgradigen Fällen kann infolge des Eiweißabbaues in der geschädigten („verbrannten") Haut Störung des Allgemeinbefindens hinzutreten (Fieber, Schüttelfrost, Albuminurie, mitunter auch Hämoglobinurie). Falls Leberschädigung primäre Ursache, Verbreitung und Schmerzempfindlichkeit des Leberperkussionsfeldes, eventuell Gallenkolik, Gelbsucht. **T.:** Aufstallen; falls Lebererkrankung zugrunde liegt, diese behandeln (Leberegelbehandlung, Leberschutztherapie (siehe bei Azetonämie S. 77). 100 bis 200 I. E. Depot-ACTH intramuskulär oder ein Glukokortikoid. Behandlung der erkrankten Hautstellen mit Lebertran oder lebertranhaltigen Salben; später die sich lösenden Hautteile entfernen, Infektionen mit antibiotischen Salben vorbeugen oder sie behandeln. **P.:** Photosensibilisierende Futtermittel nur im Stall verabreichen; Phenothiazin nur im Stall oder an trüben Tagen anwenden.

LUPINENKRANKHEIT (Lupinose)

Ä.: Giftstoffe in allen Teilen der Pflanzen, auch in den Samen, außer bei Süßlupinen, möglicherweise infolge Pilzbefalls (Mykotoxikose?). **S.** und **D.:** 5 bis 10 Tage nach Beginn der Fütterung Verstopfung, Speicheln, Leberdegeneration, Gelbsucht, Hautausschläge mit schweren Allgemeinstörungen. Oft letaler Ausgang schon 1 bis 3 Tage nach Krankheitsbeginn. Aus Amerika wird eine Lupinenvergiftung mit zentralnervösen Symptomen beschrieben. **T.:** Sofortiges Abstellen der Lupinenfütterung. Wegen der mit dieser Intoxikation verbundenen Photosensibilisierung zunächst Aufstallung der ganzen Herde. An kranke Tiere Laxantien, Leberschutzmittel (siehe bei Azetonämie S. 76 und 77) und Pansensaft gesunder Tiere geben. **P.:** Keine Bitterlupinen füttern, Süßlupinen nur in einwandfreiem Zustand (pilzfrei).

OSTEOMALAZIE (Knochenerweichung)

Ä.: Zu geringe oder einseitig zu hohe Zufuhr von Kalzium oder Phosphor und D-Vitaminmangel (vergleiche auch Rachitis S. 10). **V.:** Seitdem erkannt worden ist, daß bei der üblichen Fütterung meist ein P-Mangel oder ein Mißverhältnis von Ca zu P zugunsten des Ca der Osteomalazie zu Grunde lag und demgemäß mehr P in die Rationen gebracht wurde (durch Mineralstoffmischungen mit P-Gehalten von 18 bis 24 % P) ist die Osteomalazie stark zurückgegangen. **S.** und **D.:** Meist mäßiger Allgemeinzustand. Vielfach Belecken der Krippe, Wände; Fressen von Erde, Streu oder Dung (Allotriophagie). Steifheit, schwerfälliges Aufstehen, mitunter Verharren auf den Karpalgelenken oder auch vorgestellte oder gekreuzte Vorderbeine, vermehrt Knochenbrüche, Festliegen. Bei jüngeren Tieren auch Knochenverkrümmungen und schmerzhafte Knochenauftreibungen, von denen vorwiegend die Gliedmaßen, Rippen und das Becken befallen werden. Bei der Zerlegung erweisen sich die Knochen als weich oder brüchig, nicht selten sogar als schneidbar. **T.:** 500 000 bis 1 000 000 I. E. Vitamin D_3 intramuskulär oder intravenös. Je nach Art des Mangels Kalziumboroglukonat (Bayer) 200 bis 300 ml subkutan, Ca/Mg-Lösung intravenös (siehe unter Gebärlähmung, S. 78) oder Tonophosphan, Dinatriumphosphat (5 %) 30 bis 50 ml subkutan oder 100 ml intravenös oder 100 g per os. Mehrmalige Wiederholung im Abstand von 2 bis 3 Tagen. Mangel in der P-Versorgung durch entsprechende Mineralstoffzulagen ausgleichen (zum Beispiel Mischungen nach den Empfehlungen der Deutschen Landwirtschaftsgesellschaft [DLG] mit 24 % P-Gehalt, oder Knochenmehl mit Kochsalz [3 : 2]). Auch gutes Fischmehl und Lebertran sind von günstiger Wirkung. **P.:** Mineralstoff-Durchrechnung der verabreichten Ration nach den Bedarfs- und Futterwerttabellen der DLG. Ergänzung des Fehlenden und Regelung des Ca : P-Verhältnisses auf 2 : 1 durch Zulage, nötigenfalls Verminderung der Ca- bzw. P-haltigen Futtermittel oder Ausgleich durch Mineralsalzfuttermittel (bei Ca-Mangel Kalziumchlorid, bei P-Mangel Dinatrium- oder Mononatriumphosphat, Ammoniumphosphat, Dikalziumphosphat).

PANSENSÄUERUNG ODER -AZIDOSE

Ä.: Reichliche Aufnahme von Futtermitteln mit hohem Gehalt an leicht verdaulichen Kohlenhydraten wie frisches Zuckerrübenblatt, -schnitzel, Melasse, Mais, Getreideschrot, Äpfel, Brot und Backwarenabfälle. Hierdurch Pansenflorastörung mit starker Vermehrung der milchsäurebildenden Bakterien (Laktobazillen) und hochgradiger Milchsäurebildung, Absinken des pH-Wertes auf 6 bis 4 (Messung mit Indikatorpapier Merck); damit verbunden ist starke Histaminbildung und Rückgang im Vitamin-B_1-Gehalt des Blutes. **S.** und **D.:** *Leichte Fälle:* Kurzdauernde Inappetenz, herabgesetzte Pansentätigkeit und Milchrückgang. *Mittelgradige Fälle:* Schwere, manchmal mit Kolikerscheinungen einhergehende Indigestion, Versiegen der Milch, gelbgrüner, mitunter blutig-schaumiger Kot, Intoxikationserscheinungen, Apathie, Schwanken, mitunter reheartige Lahmheit. *Schwere Fälle:* Komatöser Zustand mit Festliegen ähnlich wie bei hypokalzämischer Gebärlähmung (S. 78), meist tödlicher Ausgang. Am eröffneten Pansen Rötungen der Schleimhaut (Ruminitis), mitunter mit flächenhafter Ablösung der oberflächlichen Schleimhautschichten und Ulzerationen. Der Pansensaft hat bei allen Graden eine milchiggraue Farbe und einen sauren Geruch. **T.:** Absetzen der schädlichen Fütterung. $^1/_2$ bis 1 kg Bäckerhefe oral in lauwarmem Wasser per Nasenschlundsonde, erforderlichenfalls nach 1 Tag wiederholen, 2 bis 4 g Thiaminhydrochlorid (Vitamin B_1-Aneurin) in 20 ml Wasser halb intramuskulär und halb intravenös, Injektion eines Antihistaminikums (z. B. Avil oder Soventol) und eines Glukokortikoids (siehe bei Azetonämie S. 77) in mittlerer Dosis. In Fällen mit Intoxikationserscheinungen kann die Ruminotomie mit Entleerung des gesamten Panseninhaltes und Ersatz durch 2 Eimer frischen Pansensaft und Leinsamenschleim lebensrettend sein. **P.:** Allmähliche Gewöhnung an das kohlenhydratreiche Futter und Begrenzung der Ration.

PANSENALKALOSE

Ä.: Extrem hohe eiweißreiche Kraftfuttergaben und damit verbundene vermehrte NH_3-Bildung. **S.** und **D.:** Indigestionserscheinungen unterschiedlichen Grades, mitunter zusätzliche Pareseerscheinungen (infolge niedriger Ionisierung und Resorption von Ca und Mg durch Alkalose), pH-Wert des Pansensaftes über 7,2, ohne Fäulnis. **P.** und **T.:** Einschränkung des Kraftfutters und Erhöhung des Anteils an Gras oder Heu. Zur Regulierung des pH-Wertes 50 bis 70 ml Milchsäure in 8 bis 10 l Wasser oder besser in Hafer- oder Leinsamenschleimsuppe per Nasenschlundsonde. 3 bis 5 l frischer Pansensaft.

PANSENFÄULE

Ä.: Verdorbenes oder verschmutztes Futter (schlecht geerntetes oder gelagertes Heu, Getreide, Silage, angefaulte Rüben oder Kartoffeln, fauliges Tränkewasser), welches größere Mengen von Bakterien des Coli-Proteus-Typs enthält. Diese Keime überwuchern die normale Pansenflora. **S.** und **D.:** Indigestionserscheinungen mit schweren Störungen des Allgemeinbefindens, Durchfälle, mitunter Paresezustände. Pansensaft von grünschwarzer Farbe mit widerlich fauligem Geruch und einem pH-Wert von 7,2 bis 8,5. **T.:** Orale Gabe von 2 bis 3 g Streptomycin; Kreislaufmittel, 50 bis 70 ml Milchsäure in 8 bis 10 l Wasser oder Leinsamenschleim, oder 10 ml verdünnte Salzsäure in 2 bis 3 l Wasser per Nasenschlundsonde zur Regulierung des pH-Wertes. In hochgradigen akuten oder auch subakuten Fällen Ruminotomie mit Totalausräumung des Pansens, Pansenspülung mit lauwarmem Wasser und Einfüllen von Panseninhalt normaler Kühe (2 bis 3 Eimer). Bei Rezidiv-Gefahr kann für einige Tage eine Pansenfistel angelegt werden, S. 100. **P.:** Aufnahme des oben genannten verdorbenen oder verschmutzten Futters vermeiden.

SCHLEMPE-EXANTHEM

Ä.: Längere Verfütterung von Kartoffelschlempe (oft kalt und verdorben) oder gekeimten grünen oder faulen Kartoffeln, grünem Kartoffelkraut, Küchenabfällen. **S.** und **D.:** Vor allem distal an den Hintergliedmaßen, vom Kronsaum bis zum Fesselgelenk und höher, in schweren Fällen auch an den Schenkelinnenflächen sowie Euter und Unterbauch Anschwellungen der Haut, vermehrte Wärme, Rötung, dann nässendes Exanthem mit gelben bis braunen Krusten und Zerklüftungen der Haut. An diesen Stellen Neigung zu Blutungen und Infektionen mit Eiter oder Nekrosebakterien. Wenn die Ursache nicht abgestellt wird, kann es zu Panaritium und komplizierenden Infektionen von Sehnenscheiden oder Gelenken kommen. Die charakteristischen Hautläsionen werden in manchen Beständen gehäuft beobachtet und führen bei Überprüfung der Fütterung zur Klärung. **T.:** Kranke Tiere aus der Schlempefütterung herausnehmen, vielseitig und natural füttern, täglich 20 bis 30 ml Lebertran per os auf 8 bis 10 Tage; saubere Streu, örtliche Behandlung durch Reinigung, Lebertran, Paraffinöl, nötigenfalls Behandlung des Panaritiums und Klauenverbände, Klauensalbenverbände. **P.:** Nur mäßige Schlempefütterung, noch warm und unverdorben, Zufütterung Vitamin-A-haltiger Futtermittel, Heu, Grünfutter, Futtermöhren, Lebertran, gute Mineralsalzmischungen (DLG).

SÜSSKLEEKRANKHEIT

Ä.: Dikumarin, das sich unter dem Einfluß von Pilzen aus dem normalerweise ungefährlichen Kumaringlykosiden des gelben Stein- oder Honigklees (Melilotus officinalis) und des weißen Steinklees (Melilotus albus) entwickelt. Dikumarin dient unter anderem zur Rattenbekämpfung und wird auch in der Humanmedizin als Antithrombotikum verwendet. **S.** und **D.:** 2 bis 3 Wochen, mitunter auch erst 2 Monate nach Beginn der laufenden Verabreichung solchen Klees tritt Blutungsneigung an allen Schleimhäuten und in der Unterhaut und Muskulatur auf. Die Blutgerinnungszeit ist erheblich verlängert. Junge Rinder sind empfindlicher als ältere. Blasse Schleimhäute mit kleinen oder größeren Blutungen, erhöhte Herz- und Atemfrequenz. Wenn die schadhafte Fütterung nicht alsbald abgestellt wird, sterben die Tiere unter zunehmender Anämie und Kreislaufschwäche an innerer Verblutung innerhalb weniger Tage. **T.:** Sofortige Abstellung der Kleefütterung. Übertragung von gesundem Spenderblut (500 bis 1000 ml,

S. 79) an alle krank erscheinenden Tiere. Zusätzlich intravenöse Gaben von Vitamin K₁ (1 bis 2 g). **P.:** Verdorbenen Süßklee meiden oder nur an ältere Rinder und jeweils nicht länger als 2 Wochen verfüttern. Der pilzbefallene Klee kann auch im Verhältnis 1:5 bis 10 zusammen mit anderen Futtermitteln verbraucht werden.

TETANIEN WÄHREND DER TRÄCHTIGKEIT UND DER LAKTATION (Weidetetanie, Stalltetanie, Transporttetanie)

Ä.: Störung des vegetativen Systems mit dem akuten Symptom der Hypomagnesämie und Exzitation des Nerven-Muskelapparates. Die Hypomagnesämie entsteht durch eine geringere Verwertbarkeit des mit dem jungen, schnell gewachsenen, sehr eiweißreichen Gras zugeführten Magnesiums im Vergleich zu dem bei Trockenfütterung im Stall aufgenommenen. Auf Weiden mit einem hohen Anteil an Klee und Kräutern ist Hypomagnesämie seltener. Da bei erwachsenen Tieren eine Mobilisierung des im Knochen enthaltenen Mg's nicht oder nur sehr langsam möglich ist, kann es auf der jungen Frühjahrsweide oder auch, wenn nach Kälteperioden im Herbst noch einmal warme Witterung eintritt, sehr schnell zu einer Verarmung des Blutes an Mg kommen (Frühjahrs- bzw. Herbsttetanie). Mit der durch die Düngung angestrebten höheren Produktion der Weiden, ganz gleich ob mit naturalem oder Mineraldünger, wird auch ein schnelleres Wachstum des Weidefutters erzeugt. Insofern kann auch eine reichliche Düngung indirekt zur Entstehung von Weidetetaniefällen beitragen. In seltenen Fällen von extrem Mg-armer Fütterung kann es auch während der kalten Jahreszeit zu Tetanien kommen (Stalltetanie). Wenn hochtragende Kühe von der Weide weg länger transportiert werden, kann es schon während des Transports oder an den ersten Tagen im neuen Stall zu Tetanien kommen (Transporttetanie). **S.** und **D.:** *Leichte Form* – latente Tetanie: Appetit und Milchleistung nehmen ab. Bewegungsvorgänge gehemmt, ängstlicher Blick, Schreckhaftigkeit, Krampfbereitschaft, Zähneknirschen. In diesem krampfigen Zustand können die Tiere mehrere Tage verharren, wenn sie unbehandelt bleiben. *Schwere Form* – klinisch manifeste Tetanie: Diese Form beginnt mit dem Erregungs- oder Krampfstadium (Hervortreten der Augen, feuchtes Maul, Muskelzittern entweder am ganzen Körper oder nur an den Gliedmaßen, später Krämpfe, anfallsweise oder dauernd. Dieses Stadium kann eine oder mehrere Stunden anhalten und geht dann in das Stadium der Depression (Somnolenz, Koma) mit Festliegen über. **T.:** Tieren mit heftigen Krämpfen verabreicht man zweckmäßig zur Beruhigung zunächst ein Barbiturat, zum Beispiel Xenotet (WDT) oder ein Phenothiazinderivat, zum Beispiel Combelen (Bayer) oder das Neuroanaleptikum Xylazin (Rompun) oder auch die Tipendylverbindung Dominal (Boehringer, Ingelheim). Zur Wiederherstellung des gestörten Ionengleichgewichts langsame intravenöse Infusion von 6 bis 8 g Kalziumchlorid, 3 bis 4 g Magnesiumchlorid und 10 g Traubenzucker in 100 bis 200 ml Wasser pro 100 kg Körpergewicht. Auch Magnesium gluconicum (WDT) 400 ml je zur Hälfte intravenös und subkutan, ist gut wirksam. Bei sehr stark geschwächtem Kreislauf oder zu großer Unruhe können auch Kalziumboroglukonat

(200 ml) und Magnesium gluconicum oder -sulfuricum (von letzterem 200 ml der 25%igen Lösung) subkutan an 2 oder 3 verschiedenen Stellen verabreicht werden. Zur Verhinderung von Rezidiven magnesiumhaltige Mineralsalzmischungen und 50 bis 75 g MgO täglich für mehrere Tage zufüttern. **P.:** Mäßige Volldungung mit Mineral- und Humusdünger; später Austrieb. Zufütterung von Stroh und Kohlenhydratfuttermitteln (Rübenschnitzel) auf Weiden mit jungem, schnell gewachsenem eiweißreichen Gras. Die letzten Wochen vor und die ersten Wochen nach Weideaustrieb täglich je Tier 50 g Magnesiumoxid zufüttern („Weidebriketts") oder Mg-Granulat. Tragende Weidekühe vor dem Transport aufstallen und einige Tage trocken füttern.

VITAMIN-A-MANGEL

Erblindungen bei Jungbullen und weiblichen Tieren im Alter von 6 bis 15 Monaten nach Karotin(Provitamin)-armer aber kraftfutterreicher Fütterung. **D.:** Beide Augen zeigen gleichmäßig extrem weite Pupillen (Mydriasis), die sich auch bei stärkstem Lichteinfall nicht verengen. Oft leichter Exophthalmus und grünlichbläulicher Schimmer in den Augen. Keine sonstigen Veränderungen an den Augen – Schönblindheit. **T.:** Heilung nicht möglich, da Ganglienzellen in der Netzhaut geschwunden. **P.:** Grünfutter, Silage, Trockengrün, Mohrrüben, Lebertran, *gutes* Wiesenheu.

Störungen der Fruchtbarkeit bei Kühen und Bullen. **P.:** Grünfutter, gutes junggemähtes Heu, Fischmehl, Lebertran, Rovimix-Carotin (Hofmann-La Roche). Siehe auch Vitamin-A-Mangel bei Kälbern S. 8.

VITAMIN-B-KOMPLEX-MANGEL

Ä.: Rinder sind normalerweise in der Lage, im Pansen und im Darm bei Anwesenheit von Kobalt durch die Mikroflora die Vitamine des B-Komplexes selbst zu synthetisieren. Störungen dieses Vorganges bei Abwesenheit von Kobalt (siehe Kobaltmangelkrankheit S. 80 und Lecksucht S. 81) bei einseitiger Verabreichung von industriellen, eiweißreichen oder gehaltlosen Futtermitteln. **D.:** Mangelhafte Entwicklung der Jungrinder – Rückgang im Nährzustand bei älteren Rindern, nervöse Erscheinungen, Lecksucht, Hautschäden, Abmagerung, Leistungsrückgang. **T.:** Änderung der Ration (naturale Futtermittel); Futtersalzmischung mit Spurenelementen (Viral); Kobaltnitrat 0,1 bis 0,5 mg je Tag zum Futter; Hefepräparate und wäßrige Fischextrakte, welche die hauptsächlichsten Träger des Vitamin-B-Komplexes sind. (Siehe auch Mangel an Vitaminen des B-Komplexes – Hirnrindennekrose S. 9).

VITAMIN-C-MANGEL

Ä.: Möglicherweise durch mangelhafte Winterernährung nach trockenen oder nassen Jahren. Neigung zu Blutungen (Darmblutungen, Hämatomkrankheit, Nasenblutungen) bei vorwiegender Strohfütterung der Jungrinder, der Mastochsen oder -bullen. Bei Färsen, Kühen und Bullen Störungen der Fortpflanzung (Anaphrodisie, Hemmung des Follikelwachstums und der Spermiogenese?). Diese Zusammenhänge sind noch nicht genügend geklärt. **T.:** Sofortige naturale Vervollständigung der Fütterung (ungekochte Kartoffeln, Wurzelfrüchte, Grünfutter, Silage). Verabreichung von Vitamin-C-Präparaten: Cebion, Cantan, 1-Ascorbinsäure 1,0 bis 1,5 g auf 20 bis 30 ml Aqua dest. langsam intravenös.

VITAMIN-D-MANGEL

Siehe Osteomalazie (S. 82) und Rachitis (S. 10).

VITAMIN-E-MANGEL

Bei einigermaßen normaler Fütterung kaum möglich. **D.:** Umrindern ohne erkennbare Ursache, embryonale Frühaborte oder embryonale Resorption. Umrindern nach 6 bis 9 Wochen. **T.:** Fütterung regeln: Gutes Heu, Grünfutter, Silage, Getreideabfälle, Vitamin-E-Präparate (Evion, Enoulan, Weizenkeimöl) subkutan oder intramuskulär. Die Bedeutung des Vitamin-E-Mangels als Ursache für die Sterilität des Rindes ist eine Zeitlang überschätzt worden. Enzootische Muskeldystrophie bei Kälbern und Jungrindern siehe unter Mangel an Vitamin E S. 10.

AUS DER RINDERCHIRURGIE

Von G. Rosenberger

Lokalanästhesie, Sedation und Narkose

LOKALANÄSTHESIE

Die dem Rind eigene Duldsamkeit erlaubt es, fast alle in der Praxis vorkommenden operativen Eingriffe in Lokalanästhesie, also bei erhaltenem
Bewußtsein, meist sogar am stehenden Tier durchzuführen.

Zur örtlichen Betäubung der Schleimhäute und des Gekröses findet vor
allem Pantocain (0,5- bis 2%ig) als **Oberflächenanästhetikum** Anwendung.

Von den injizierbaren Lokalanästhetika für die **Infiltrations-, Leitungs-** und
Epiduralanästhesie sind beim Rind neben Novocain-Hoechst und den
ihm verwandten Präparaten (wie Neocain-WDT, Dorecain-Iffa-Merieux),
vor allem Hostacain-Hoechst und Xylocain-Astra-Chemicals im Gebrauch,
von denen die letzteren beiden einen besonders raschen Wirkungseintritt
gewährleisten. Durch Zusatz sogenannter „Sperrkörper" wie Adrenalin
oder besser Noradrenalin (Arterenol-Hoechst) in einer Menge von 1 ml der
1‰igen Lösung auf 100 ml Lokalanästhetikum kann dessen Resorption
verlangsamt und damit die Dauer der Betäubung erhöht werden.

Konzentration einiger beim Rind gebräuchlicher Lokalanästhetika

Anästhetikum	Infiltrations-anästhesie	Leitungs-anästhesie	Epidural-anästhesie
Novocain	1 −2 %	3−6 %	2 −4 %
Hostacain	0,5−1 %	1−2 %	0,5−2 %
Xylocain	0,5−1 %	1−2 %	1 −2 %

Wo eine **Infiltration** im Operationsbereich nicht möglich oder unzureichend
ist, wird die **Leitungsanästhesie** angewandt. Eine solche Leitungsanästhesie
wird zum Beispiel gebraucht zur Klauenamputation oder Resektion des
Klauensesambeins (sogenannte Zirkuläranästhesie zwecks Ausschaltung
der Zehennerven (S. 111), zur Enthornung (Ausschaltung des N. cornualis
(S. 114), bei den Laparotomien (Ausschaltung der ventralen Äste des letzten Brustnerven und der ersten zwei bis drei Lendennerven-Paravertebral-
anästhesie) und seltener bei Eingriffen am Penis (Ausschaltung des N. dor-
salis penis).

Die **epidurale Applikation** von Lokalanästhetika zur Ausschaltung der
Spinalnerven ist beim Rind von der Brustwirbelsäule bis zum Schwanzansatz möglich. Der anästhesierte Bezirk ist vom Injektionsort und von der
eingespritzten Flüssigkeitsmenge abhängig, dagegen wird die Dauer der

erzielten Betäubung in erster Linie von der Art und Konzentration des angewandten Mittels beeinflußt. Für die Praxis am wichtigsten ist die **Sakralanästhesie** (Injektion zwischen letztem Kreuzbein- und erstem Schwanzwirbel oder zwischen erstem und zweitem Schwanzwirbel). Eine Sakralanästhesie, die so dosiert ist, daß die Standsicherheit des Tieres erhalten bleibt, wird als **kaudale** (auch hintere oder kleine), eine zum Verlust des Stehvermögens führende dagegen als **kraniale** (auch vordere, hohe oder große) **Sakralanästhesie** bezeichnet. Je nach Größe des Tieres werden für eine kaudale Sakralanästhesie 6 bis 10 ml Anästhetikum injiziert, für eine kraniale werden je nach Größe 20 bis 100 ml benötigt, wobei bei den größeren Mengen die Konzentration von 0,25 % bis maximal 0,5 % betragen sollte. Die kaudale Sakralanästhesie eignet sich für Eingriffe im Bereich von Schwanz, After, Mastdarm, Damm, Scheide, Eierstöcken sowie der Harnblase am stehenden Tier. Für Operationen an den Hintergliedmaßen, am Euter, an den männlichen Geschlechtsorganen und für Laparotomien am liegenden Tier ist dagegen die kraniale Sakralanästhesie erforderlich, durch die auch das Niederlegen bewirkt wird.

SEDATION – ALLGEMEINE RUHIGSTELLUNG

Die Beruhigung ängstlicher, widersetzlicher oder bösartiger Rinder kann durch Anwendung der sogenannten „Tranquilizer" erfolgen (Neuroplegika, Neuroleptika, Ataraktika). Sie bewirken eine zentrale psychomotorische Hemmung ohne wesentliche Trübung des Bewußtseins oder Herabsetzung der Schmerzempfindung. Hierdurch sind alle dem Tier ungewohnten Eingriffe erleichtert oder sie werden überhaupt erst möglich. Die Beruhigung wird von einer Entspannung der Muskulatur begleitet; bei Bullen erschlafft der Penis, so daß er entweder von selbst vorfällt oder leicht vorgelagert und am stehenden Tier untersucht und behandelt werden kann. Da keine wesentliche Schmerzminderung oder gar -ausschaltung erfolgt, ist bei schmerzhaften Eingriffen trotz der Verabreichung eines solchen Präparats mit Abwehrreaktionen zu rechnen. Die für Operationen zusätzliche örtliche oder allgemeine Betäubung läßt sich aber an den auf diese Weise vorbehandelten Tieren einfacher vornehmen als ohne Prämedikation.

Im Gebrauch sind vor allem Combelen-Bayer (Propionylpromazin) und Dominal-Boehringer, Ingelheim (Prothipendyl). Die Anwendung kann intramuskulär oder intravenös (schnellerer Wirkungseintritt) geschehen. Die intravenöse Injektion soll langsam innerhalb von 5 bis 10 Sekunden erfolgen. Für ein 500 kg schweres Rind beträgt die Dosis 100 bis 150 mg Combelen oder 300 bis 800 mg Dominal. Jungrinder erhalten die Hälfte, Kälber ein Viertel dieser Dosen, während schwere Bullen oder Ochsen die anderthalbfache Menge benötigen. Die Wirkung tritt bei intramuskulärer Injektion nach 15 bis 30 Minuten, bei intravenöser Injektion nach 5 bis 10 Minuten ein und hält etwa 2 bis 6 Stunden an.

Bei Tieren mit Erkrankung von Herz, Atmungsapparat oder Leber können nach Anwendung der Tranquilizer Unverträglichkeitserscheinungen auftreten (leeres Kauen, Festliegen, mitunter schwere Kreislaufbelastung mit

Kollaps). Bei solchen Patienten sollte man daher diese Mittel meiden. Falls einmal Schädigungen beobachtet werden, sind als Gegenmittel zur Unterstützung des Kreislaufs nur Noradrenalin (wie Arterenol-Hoechst) oder Vasopressin und Coffein geeignet.

Erhöhte Unruhe und Agressivität (sogenannte „paradoxe Reaktionen") nach Tranquilizer-Gaben sind beim Rind im Gegensatz zu Pferd und Schwein äußerst selten.

Einen weiteren Fortschritt für die Sedation von Rindern bedeutete die Einführung des Xylazin-Präparates **Rompun**-Bayer, das starke analgetische, hypnotische und zentralmuskelrelaxierende Wirkung besitzt („Neuroleptanalgetikum"). Durch die ausgeprägte hypnotische Wirkung erzeugt es einen von der Dosis abhängigen Schlafzustand, der jedoch keine echte Narkose ist. Erregungszustände fehlen. Bei guter örtlicher und allgemeiner Verträglichkeit erweist sich das Präparat zur Beruhigung widersetzlicher Tiere bei Untersuchungen oder Verladungen sowie bei der Durchführung zahlreicher Operationen allein oder in Kombinatoon mit Lokalanästhetika als gut geeignet. Die handelsübliche 2-prozentige Lösung wird intramuskulär oder intravenös verabreicht. Bei der intravenösen Applikation ist jeweils nur die Hälfte bis ein Drittel der im folgenden für die intramuskuläre Injektion genannten Dosis erforderlich. Mit einer Dosis von 0,05 mg/kg Körpergewicht = 1,5 ml der 2%igen Lösung für eine 600 kg schwere Kuh wird nach wenigen Minuten eine gute Sedierung, jedoch nur eine geringe Analgesie erreicht. Das Standvermögen bleibt bei dieser Dosis erhalten. Für Operationen am stehenden Rind (Laparotomien oder Kastrationen weiblicher Tiere) ist daher die Lokalanästhesie nicht zu entbehren. Bei Dosen von 0,1 bis 0,25 mg/kg Körpergewicht, gleich 3 bis 7,5 ml der 2%igen Lösung, werden bei einer gleich schweren Kuh eine gute Sedation, Analgesie und Relaxation erzielt, aber das Stehvermögen nimmt bei gewissen individuellen Unterschieden mit zunehmender Dosis ab. Bei Dosen bis zu 0,2 mg/kg Körpergewicht tritt die für Operationen erwünschte analgetische Wirkung nach etwa 10 Minuten ein und hält rund 15 bis 20 Minuten vor. Bei höheren Dosen verlängert sich das Optimum der Wirkung auf 30 bis 40 Minuten. Solche Dosen eignen sich für alle Arten von Wundbehandlungen und Operationen im Hautmuskelbcreich (wie Wundnähte, kutanes Brennen, Zitzenoperationen, Entfernung von Papillomen, Aktinobazillomen), ferner in der Maulhöhle und am Flotzmaul, bei Schlundverstopfung, zum Enthornen und zur Frakturbehandlung.

Bei noch höheren Dosen (0,3 bis 0,5 mg/kg Körpergewicht = 9 bis 15 ml der 2%igen Lösung intramuskulär für eine Kuh von 600 kg Körpergewicht) kommen die Tiere stets zum Liegen. Diese Dosierung ist daher nur für Eingriffe am liegenden Tier geeignet (zum Beispiel Nabelbruchoperationen). Für Operationen an den Klauen (Amputation, Sesambeinresektion) ist die Wirkung von Rompun trotz hoher Dosen (maximal bis 0,5 mg/kg Körpergewicht vertretbar) nicht immer ausreichend, so daß hier zusätzliche Lokalanästhesie angezeigt ist. Im letzten Monat der Trächtigkeit sollte die Anwendung von Rompun im Hinblick auf die Verursachung von möglichen

Frühgeburten oder Nachgeburtszurückhaltungen unterbleiben. Bei Umgebungstemperaturen um den Gefrierpunkt wurden bei unter Rompun-Wirkung stehenden Rindern Unverträglichkeitserscheinungen beobachtet, wie Abfall der Körpertemperatur um 1 bis 2° C, Tympanie, 12 bis 24 Stunden lange Diarrhoe mit wäßrigem übelriechenden Kot, mehrstündiges Festliegen. In der kalten Jahreszeit ist daher die Rompun-Anwendung im Freien zu vermeiden.

NARKOSE

Beim Rind ist eine allgemeine Betäubung mit vorübergehender Ausschaltung des Bewußtseins und der Motorik nur selten erforderlich, da sich fast alle vorkommenden Operationen in Lokalanästhesie, erforderlichenfalls nach vorheriger Gabe eines Tranquilizers, oder unter Rompun-Neuroleptanalgesie durchführen lassen. Nur für größere Eingriffe am Kopf (zum Beispiel Entfernung umfangreicher aktinomykotischer Granulome), am Vorderkörper oder am Rumpf (Abnehmen zahlreicher Papillome, Operation von Nabelbrüchen) ist es angebracht, eine allgemeine Betäubung vorzunehmen. Dabei ist zu bedenken, daß jede längerdauernde reflexlose Narkose beim Wiederkäuer, bedingt durch die ihm eigenen anatomischen und physiologischen Besonderheiten im Bereich der Vormägen, Komplikationen mit sich bringen kann, die rasch lebensgefährlich werden (Regurgitieren von Mageninhalt, Aufblähen des Pansens mit Behinderung der Atmung, Aspirationspneumonie). Die zur Vermeidung dieser Schwierigkeiten entwickelten Spezialsonden mit aufblasbarer Manschette zur Abdichtung der Speiseröhre gegen den Pansen oder der Luftröhre gegen den Rachenraum erfordern eine geschulte Assistenz und Überwachung und haben daher noch keine breite Anwendung gefunden. Bei jeder allgemeinen Betäubung eines Rindes muß man bestrebt sein, die erwähnten Gefahren zu mindern, indem die Narkose möglichst kurz und nicht allzu tief gestaltet und das Tier in eine geeignete Lage verbracht wird. Wenn es die Umstände nicht anders erfordern, wird man bei der Narkose – im Gegensatz zur sonstigen Gepflogenheit – die rechte Seitenlage vorziehen; dann ist der Pansen nicht dem Druck der sonstigen Eingeweide ausgesetzt, wodurch die Gefahr des Ausfließens von Vormageninhalt herabgesetzt wird. Außerdem ist er beim Auftreten einer Tympanie für die Trokarierung zugänglich. Um störende Abwehrbewegungen auszuschalten, wird der Patient gefesselt und während des Eingriffes von je einem Helfer an Kopf und Becken unter Kontrolle gehalten. Die Unterlage muß so beschaffen sein, daß Vorderkörper und Hals des Tieres erhöht, der Kopf aber zum Flotzmaul hin abfallend gelagert werden kann (Unterschieben von festen Strohbündeln unter Schulter und Hals), so daß die Rachengegend am höchsten liegt.

Zur Beseitigung einer bedrohlichen Tympanie ist ein Trokar bereitzuhalten. Wenn es die Operation gestattet, sollte man das Tier aber besser vorübergehend in Brustlage bringen und so den Pansenstich umgehen. Falls das Schwinden des Lidreflexes oder flache, aussetzende Atmung sowie hochfrequente unregelmäßig und schwächer werdende Herztätigkeit darauf schließen lassen, daß das Narkotikum zu hoch dosiert wurde, sind umgehend zentral angreifende Analeptika (zum Beispiel Cardiazol-Knoll, Cardiovet-Hydrochemie) und zur Beseitigung des Kollapses peripher wirkende Kreislaufmittel (wie Veritol-Knoll, Effortil-Boehringer, Ingelheim oder Pregazol-Hoechst) oder auch Kombinationspräparate (Analeptol-Friesoythe, Cardiaphren-Alvetra, Cardiovet-Hydrochemie) intravenös zu verabreichen.

Die **Inhalationsnarkose** mit Äther, Chloroform oder Bromchlortrifluoräthan (Fluothane-I.C.I. oder Halothan-Hoechst) ist beim Rind zwar möglich, hat sich aber in der Praxis wegen der erforderlichen zusätzlichen Apparaturen und notwendigen fachmännischen Überwachung nicht eingeführt.

Die „orale" **Narkoseform** (per Nasenschlundsonde) mit Alkohol (1 bis 2 l eines 40- bis 50%igen Schnapses je nach Gewicht des Tieres) oder mit Chloralhydrat (8 g auf 50 kg Körpergewicht in 2 bis 3 l Wasser) sowie die „rektale" **Narkose** mit Chloralhydrat in gleicher Dosierung wie bei der oralen Verabreichung werden nur noch selten angewandt.

Zur **Injektionsnarkose** wird beim Rind noch immer **Chloralhydrat** gebraucht, das in einer Dosierung von 4 bis 5 g je 50 kg Körpergewicht in 5- bis 10%iger Lösung intravenös einen ausreichend tiefen Rausch von 30 bis 45 Minuten bewirkt. Zubereitung in lauwarmem Wasser, streng intravenöse Verabreichung! Die Wiedererholung dauert meist 2 bis 3 Stunden. Die Chloralhydratnarkose ist weitgehend durch die Neuroleptanalgesie mit Xylazin-Rompun zu ersetzen (S. 91). Auch folgende Mischungen von Chloralhydrat mit anderen Narkotika sind empfohlen worden:

1. 60 g Chloralhydrat, 30 g Magnesiumsulfat, Aqua dest. ad 350 ml, 100 ml Äthylalkohol und 50 ml Pentobarbital (Nembutal-Abbott); davon werden 50 ml auf 50 kg Körpergewicht langsam nach Wirkung infundiert.

2. 10 g Chloralhydrat und 10 g Pentobarbital (Narcoren-Iffa-Merieux) in 100 ml Wasser gelöst; hiervon sind auf 50 kg Körpergewicht 10 bis 15 ml zu verabreichen.

Weiterhin kann **Alkohol** zur intravenösen Injektionsnarkose Verwendung finden. Mit 2 bis 4 ml pro kg Körpergewicht einer Mischung von einem Teil Äthylalkohol auf drei Teile einer 20%igen Traubenzuckerlösung wird ein für viele Eingriffe ausreichend tiefer Schlaf erzielt.

Für tiefe Narkosen von relativ kurzer Dauer eignen sich verschiedene **Barbiturate.**

Methitural (Thiogenal-Merck) ist relativ viel im Gebrauch. Die benötigte Menge 0,6 bis 1,0 g pro 50 kg Körpergewicht wird in 50 ml Wasser gelöst und am besten nach vorheriger Tranquilizergabe innerhalb 10 bis 20 Sekunden gleichmäßig intravenös injiziert. Die Narkose dauert etwa 10 Minuten und kann durch Nachinjizieren eines Drittels der ursprünglichen Dosis um die gleiche Zeit verlängert werden. Die Erholung benötigt etwa eine halbe Stunde.

Pentobarbital (Narcoren-Iffa-Merieux, Nembutal-Abbott) ergibt zwar in

Dosen von 1 bis 1,5 g auf 50 kg Körpergewicht bei sehr langsamer Injektion (4 Minuten) eine brauchbare Betäubung von bis zu 30 Minuten, doch ist der Nachschlaf sehr lang (etwa $1^1/_2$ bis 3 Stunden); auch wurden gelegentlich Kreislaufschäden beobachtet. Das Mittel scheint sich beim Rind besser in Kombination mit Chloralhydrat zu eignen (siehe oben!).

Chirurgische Eingriffe

ENTFERNUNG VON FREMDKÖRPERN AUS DEM SCHLUND
(bei Obstructio oesophagi)

Ä.: Kartoffeln, Äpfel, Rübenstücke, Rübenköpfe, angestaute Futterbissen setzen sich an einem der drei Engpässe hinter dem Schlundkopf, vor der Brustapertur, vor dem Durchtritt des Oesophagus durch das Zwerchfell oder auch an anderen Stellen fest. **S. u. D.:** Plötzliche Erkrankung, Würgebewegungen, Speichelfluß, Schlundkrampf, Schmerzlaute, Wiederkauen und Ruktus fehlen, Tympanie mit dorsaler Gasblase. Bei Verstopfungen im Halsteil: Fühlbare schmerzhafte Verdickung, THIRO-Sonde stößt im Halsteil auf Widerstand. Bei Verstopfung im Brustteil: Keine Verdickung im Halsteil, THIRO-Sonde stößt erst im Brustteil des Schlundes auf Widerstand. Prognose bei nicht länger als 1 bis 2 Stunden bestehender Obstructio vorsichtig, später ungünstiger (Druckanämien, Drucknekrosen, spontane Perforation); aussichtslos bei Perforation des Schlundes: Phlegmonöse Schwellung am Hals, Gasbildung (Nachweis durch streichende Palpation [Knistern] und Perkussion), Sepsis. **T.:** Abstellen des Schlundkrampfes durch Novalgin (Hoechst) 20 bis 40 ml intravenös oder besser durch ein Neuroplegikum wie Combelen (Bayer) 0,1 bis 0,3 mg/kg Körpergewicht intravenös oder intramuskulär, oder Dominal (Boehringer,Ingelheim) 10 bis 20 ml subkutan, intramuskulär oder intravenös. Auch Rompun (Bayer) ist in Dosen von 0,1 bis 0,2 mg/kg Körpergewicht gut geeignet. Durch die Krampflösung gleitet in manchen Fällen der Fremdkörper spontan magenwärts ab. Besser ist das Hinabschieben mit der THIRO-Sonde zur Zeit der Krampflösung oder -milderung. Bewährt hat sich auch das Schlundrohr mit Extraktor nach THYGESEN. Der abschraubbare Bügel muß fest aufgesetzt werden, damit er sich nicht losdreht und abgeschluckt wird! Das Instrument wird so tief eingeführt, daß der löffelartig geformte Extraktor am Fremdkörper vorbeigleitet. Beim Zurückziehen unter leichter Drehung des Instruments soll der Fremdkörper umfaßt und maulwärts gezogen werden. Manchmal gelangt er bis ins Maul, wo er zerkaut wird. Meist wird der Fremdkörper nur auf eine kurze Strecke oralwärts bewegt, gleitet dann wieder vom Instrument ab und rutscht in die Vormägen. Beide Instrumente sind ungefährlich. Sie können bei guter Fixierung des Kopfes und vorsichtigem Vorgehen auch ohne ein krampflösendes Mittel gebraucht werden. Wenn jedoch bei den Versuchen, den Fremdkörper ohne vorherige Arzneimittelgabe zu entfernen, erkannt wird, daß Schwierigkeiten auftreten, ist unbedingt ein krampflösendes Mittel zu injizieren (Haftpflicht!). Trokarieren nur bei Lebensgefahr und nachdem alle anderen Versuche zur Entfernung des Fremdkörpers ergebnislos verlaufen sind (Gefahr einer Trokarierungsperitonitis). In Sonderfällen Ruminotomie und Entfernung des Fremdkörpers von der Kardia aus möglich.

RUMINOTOMIE

Nur der Flankenschnitt links wird noch angewendet.

Technik (zwei Möglichkeiten):

1. Ruminotomie mit extraperitonealer Pansenversorgung nach Götze ohne Assistenz

1. Wenn möglich, das Tier einen Tag hungern lassen. 2. Scheren, Reinigung, Jodanstrich der Operationsstelle hinter der letzten linken Rippe. Sorgfältige Sterilisation der Instrumente, der Abdeckmanschette usw. Einlegen in Rivanollösung 1:1000. 3. Örtliche Betäubung: Infiltrationsanästhesie mit einem bewährten Lokalanästhetikum wie 50 bis 60 ml 1%iges Hostacain oder auch paravertebrale Leitungsanästhesie. 4. Der Operateur bedient sich am besten sterilisierter Gummihandschuhe, Haut-, Muskel-Bauchfellschnitt, zweifingerbreit hinter der letzten Rippe, parallel zu ihr. Sorgfältige Blutstillung nach dem Muskelschnitt. 5. Anheften der Ränder des eröffneten Bauchfelles und der inneren Bauchwandfaszie auf den uneröffneten Pansen mit fortlaufender Naht mit Katgut-Nr. 6 oder einem synthetischen Nähmaterial (etwa Filovet extrastark-WDT), wobei die Pansenwand bei jedem Stich etwas hervorgezogen wird, so daß das extraperitoneal freizulegende Pansenstück locker entspannt ist. Die Pansenschleimhaut darf dabei nicht durchstochen werden. Ein je nach der Dicke des Armes des Operateurs berechnetes, reichlich oder knapp handgroßes, ovales Feld der Pansenoberfläche liegt dann frei. Die Bauchhöhle ist abgeschlossen. Beim Anlegen dieser Naht bedient man sich zweckmäßig eines Wundöffners und zweier Pansenfaßzangen mit Häkchen, mit denen diese Instrumente an der äußeren Haut fixiert werden; sie ersetzen den Assistenten. 6. Der Pansen wird in der Mittellinie des freiliegenden Feldes extraperitoneal eröffnet. Vorher ist ein mit Rivanollösung getränkter Wattebausch zum Schutz vor Verschmutzung in den unteren Winkel der Hautmuskelwunde einzulegen. Nach Stillung blutender Pansenwandgefäße legt man eine sterilisierte Abdeckungsmanschette aus dünnem Gummi oder aus undurchlässigem Stoff so in das Lumen des Pansens ein, daß nach Ausbreitung der Außenteile der Manschette das gesamte Wund- und Operationsgebiet abgedeckt ist. 7. Fester überflüssiger Panseninhalt wird (nach Ablegen des Gummihandschuhes) mit der Hand entfernt, flüssiger Inhalt mit einem weitlumigen Gummischlauch abgehebert. Nunmehr können Hand und Arm in die Vormägen zur Vornahme der gewünschten Eingriffe (siehe unten) eingeführt werden. 8. Nach erfolgtem Eingriff und Reinigung der Hände wird der inzwischen sterilisierte Gummihandschuh wieder angelegt und zunächst noch unter dem Schutz der dorsal zurückgeschlagenen Manschette von ventral her die Pansenwunde mit rückläufiger Lembert-Matratzennaht (Filovet extrastark-WDT oder Seide) geschlossen. Die letzten Hefte setzt man nach Entfernung der Manschette. Die Bauchfell-Pansennaht (Zirkulärnaht)

bleibt liegen. Zum Schluß wird die Hautmuskelwunde durch 3 bis 4 starke Seidenhefte mit doppelter Durchstechung der Haut und seitlicher Knüpfung geschlossen und ein Gaze-Klebeverband mit Kontaktkleber Greenit-Dunlop-Ltd. England, Vertrieb in Westdeutschland Uhu G.m.b.H. Bühl, oder mit einer wäßrigen Paste (0,3 % Formalinlösung) aus Bolus alba oder Koniferen-Holzteer angelegt. Der Klebstoff oder Teer ist nur in der Umgebung der Wunde – nicht auf die Wunde – aufzutragen. Vor dem Knüpfen der Hautmuskelnaht Versorgung des gesamten Wundgebietes (Pansennaht, Bauchfell-Pansennaht, Muskel- und Hautwunde) mit einer dünnen Schicht Supronalsuspension (Bayer) oder Tardomyocel-L-Salbe (Bayer) zur Sicherung der Perprimam-Heilung. Zur Verhütung postoperativer Peritonitiden hat sich die vorbeugende intraabdominale Verabreichung von 40 bis 100 ml Supronal-Suspension oder Tardomyocel-L-Suspension (Bayer) sofort nach Eröffnung der Bauchhöhle recht gut bewährt.

2. Ruminotomie mit Versenkung des genähten Pansens in die Bauchhöhle

Eine Reihe von Tierärzten ist von der extraperitonealen Panseneröffnung wieder abgegangen und operiert mit Versenkung des nahtverschlossenen Pansens in die Bauchhöhle, wie es vor einem Jahrhundert schon OBICH getan hat. Die Vorbereitungen sind die gleichen wie bei der Operationsmethode unter 1. Nach Eröffnung des Bauchfelles wird die Pansenwand uneröffnet aus der Bauchwunde hervorgezogen und teils vor, teils im Zuge der Eröffnung mit Zangen festgehalten (WRIGHT) an die äußere Haut geheftet (BLENDINGER), an einem die Operationswunde umgebenden Metallring (WEINGART, STENGEL, DIERNHOFER) oder an einem kranial von der Operationswunde befestigten Metallstab (ANDRES) durch Häkchen und Klemmen fixiert und auseinandergehalten. Nach Beendigung des Eingriffs schließt man den Pansen durch rückläufige fortlaufende Lembert-Matratzennaht und versenkt ihn in die Bauchhöhle. Peritoneum, Muskeln und Haut werden gesondert mit Catgut, Filovet extrastark oder Seide genäht. Deckverband. Beide Methoden haben ihre Vorzüge und Nachteile; deshalb wird der geübte Operateur je nach Lage des Falles vielleicht die eine oder die andere vorziehen.

Letzten Endes ist jedoch nicht die Technik, sondern das Vermeiden einer Infektion entscheidend für den Erfolg.

Die Operation mit extraperitonealer Pansenversorgung bedarf nur weniger Instrumente und ist bei unruhigen Tieren sicherer. Sie wurde eingeführt, weil bei der Versenkung des genähten Pansens in die Bauchhöhle ausgebreitete, teils tödliche Bauchfellentzündungen und Abszedierungen aufgetreten sind. Die extraperitoneale Pansenversorgung hat weiter den Vorteil, daß sie auch bei fester oder flüssiger Überladung des Pansens unschwer durchführbar ist und das Zurücklassen einer Fistel gestattet, wenn dies erwünscht ist (flüssige Überladung, Tympanie mit Durchmischung des Gases und der Futtermassen).

Bei richtiger und sauberer Durchführung ist die Pansennaht außerhalb der Bauchhöhle gesichert und abgegrenzt. Etwaige Undichtigkeiten, wie sie sich je nach Übung und Sorgfalt des Operateurs gelegentlich ereignen können, öffnen sich nach außen und nicht in die Bauchhöhle. Die Anheftung des Pansens bringt, wie sich bei insgesamt etwa 14 000 Operationen in der Rinderklinik Hannover gezeigt hat, keine Nachteile. Verklebungen entstehen bei Versenkung des genähten Pansens nicht selten in gleichem oder größerem Umfang.

Demgegenüber ist die verbesserte OBICH'sche Operation nach BLENDINGER, WEINGART, ANDRES in nicht komplizierten Fällen wegen des Wegfallens der extraperitonealen Pansenversorgung etwas schneller durchführbar. Durch die Haubenwand in die Bauchhöhle gelangte Fremdkörper können nach Verschluß des Pansens durch Einführen der Hand in die Bauchhöhle entfernt werden. Bei Anwendung der extraperitonealen Pansenversorgung wäre erst die Zirkulärnaht wieder zu lösen. Extraretikulär liegende Fremdkörper sind zwar keine Seltenheit; doch können sie nur sehr selten sicher und ohne Schaden entfernt werden, weil sie meist abgekapselt oder in Fibrinmassen eingebettet sind, und weil nach allzu eifrigem Suchen und Arbeiten in der Bauchhöhle mehr Schaden als Nutzen entsteht. Reaktionslos verkapselte Fremdkörper läßt man am besten in Ruhe, weil sie ungefährlich sind. Wenn auch nach objektiven Beobachtungen erkennbar sein mag, daß der Nachschmerz nach einer wohlgelungenen Operation mit Versenkung des genähten Pansens in die Bauchhöhle etwas geringer ist als bei einer ebensolchen mit extraperitonealer Pansenversorgung, so bleibt doch die Tatsache bestehen, das aseptisches Operieren beim Rind trotz aller Sorgfalt nur in einem Teil der Fälle gelingt und von den Gegebenheiten und vom Zufall abhängig ist. Eines ist dann aber sicher: Infektionen wirken sich zum mindesten in einem Teil der Fälle nach extraperitonealer Pansenversorgung weniger ungünstig aus als nach Versenkung des genähten Pansens in die Bauchhöhle. In der von Zeit zu Zeit empfohlenen horizontalen Schnittführung kann ein wesentlicher Vorteil nicht erblickt werden.

a) Anwendung der Ruminotomie zur Entfernung von Fremdkörpern aus der Haube

Voraussetzung für den Erfolg dieser Operation ist die *richtige Diagnose*. Diese stützt sich auf folgende Feststellungen: Auf das Vorhandensein einer primären Indigestion, das heißt einer Vormagenerkrankung, die nicht sekundär durch ein anderes Leiden bedingt ist, wie zum Beispiel durch Pneumonie, Pleuritis, Lungenemphysen, Fasziolose oder andere Lebererkrankungen, Darm-, Harnblasen-, Gebärmuttererkrankungen, Sonnenbrand, Azetonurie usw. Alle diese und andere Erkrankungen sind differentialdiagnostisch durch sorgfältige Untersuchung möglichst auszuschließen.

Durch den positiven Ausfall der *Schmerzproben* (Rückengriff, Stabprobe, Schmerzperkussion, Head'sche Zone) oder schon durch spontane sichtbare und hörbare Schmerzäußerungen (Aufkrümmung des Rückens, Außenstellung der Rippen, Bauchdeckenspannung, Stöhnen) wird offensichtlich, daß es sich mit hoher Wahrscheinlichkeit um eine traumatische Indigestion handelt.

Durch die Anwendung des *Metall-Suchgerätes* wird festgestellt: 1. ob ein auf diese Weise feststellbarer Fremdkörper vorhanden ist, 2. wo er ungefähr liegt: Haube, Pansen, Labmagen. – Wenn auch das Suchgerät Messing und Kupfer nicht oder nicht so deutlich anzeigt wie Eisen, und wenn es auch nicht darüber entscheiden kann, ob ein Fremdkörper harmlos oder krankmachend ist, so bleibt es trotzdem sehr wertvoll; denn der sorgfältige Diagnostiker wird sich niemals auf ein einziges diagnostisches Hilfsmittel verlassen, sondern die gesamte Symptomatik zu erfassen suchen. Während der Operation zeigt das Suchgerät an, ob alle Fremdkörper entfernt worden sind.

Besonders sorgfältig ist der *Kreislauf* zu untersuchen; denn es empfiehlt sich beim Vorliegen von *primären* Kreislaufstörungen (unscharfe Abtrennung der Herztöne, Geräusche, Venenstauung) nicht zu operieren. Auch bei vermutlich *sekundären* Kreislaufstörungen (erhöhte Frequenz und Intensität ohne Störungen des Rhythmus, der Abgrenzung und ohne Geräusche) ist Vorsicht geboten. Bei aller Würdigung der Tatsache, daß die rechtzeitige operative Entfernung der Fremdkörper aus der Haube als wirkungsvollste kausale Therapie der Reticuloperitonitis anzusehen ist, müssen wir, wie die Erfahrung lehrt, noch immer damit rechnen, daß Mißerfolge auftreten. Sie sind hauptsächlich durch Unzulänglichkeiten der Diagnose und durch Infektion des Bauchfelles oder des Wundgebiets bedingt. Die Häufigkeit der Mißerfolge hängt von der Sorgfalt bei der Diagnose und bei der Operation ab. Oft entscheidet die Person des Diagnostikers oder des Operateurs über das Schicksal des Tieres und nicht die Methode. Man sollte daher den Entschluß zur Operation nicht allzu leicht fassen.

Trotz aller Sorgfalt und trotz Heranziehung aller bekannten diagnostischen Methoden wissen wir *vor* der Einführung der untersuchenden Hand in die Haube nicht, welche Veränderungen wir dort nach Art, Grad und Sitz vorfinden, ob die Fremdkörper erreichbar sind und ob Heilung und Wiederherstellung der Wirtschaftlichkeit des Tieres erwartet werden können. Ohne auf Einzelheiten einzugehen, schätzen wir nach unserem Klinikmaterial die infolge diagnostischer Unzulänglichkeiten auf operativem Wege nicht zu heilenden und nicht geheilten Abgänge auf 5 bis 10 %.

Dazu treten die Verluste durch Infektionen, die bei der Operation gesetzt werden. Sie sind unangenehmer, weil sie auch bei sonst guten Heilaussichten eintreten können. Die althergebrachte Annahme, daß das Bauchfell der Rinder unempfindlich sei, entspricht nicht den Tatsachen. Das Peritoneum wie auch die Operationswunden der Rinder lassen sich mit gewissen Keimen, zum Beispiel mit dem Corynebakterium pyogenes, aber auch mit anderen Eitererregern und mit Anaerobiern ohne weiteres infizieren. Richtig ist nur, daß manche Keime, die für andere Tierarten gefährlich sind, dem Rinde weniger schaden. Es *kommt also auf die Art der Keime* an. Wir haben feststellen müssen, daß Rinder nach einer Ruminotomie (namentlich bei Versenkung des genähten Pansens) an schweren akuten und chronischen generalisierten Bauchfellentzündungen oder an umfangreichen, mehr örtlichen Abszedierugen erkrankten und deshalb zur Schlachtung kamen.

Nicht selten stellen wir bei objektiver Beurteilung nach Ruminotomie auf diese oder jene Art *lokale Peritonitiden* im Gebiet der Operationswunde fest, die glücklicherweise meist in Heilung übergehen. Alles in allem ist nach den Klinikbeobachtungen die bisherige Verlustquote durch Infektionen (Notschlachtungen und Schlachtungen wegen entstandener Unwirtschaftlichkeit) auf 3 bis 5 % einzuschätzen.

Rechnen wir beide Verlustquellen – die diagnostische Unzulänglichkeit und die Infektionsgefahr – zusammen, so kommen wir auf einen Gesamtverlust von 8 bis 15 % und dementsprechend auf eine Heilziffer von 85 bis 92 %. Dieser noch günstige Erfolg wird jedoch nur durch ein hohes Maß von Sorgfalt und Sauberkeit erzielt. Die weiteren Ziele müssen heißen: 1. Vervollständigung der Diagnostik; 2. Fernhaltung der Mikroorganismen durch Asepsis (sterile Gummihandschuhe, sterile Instrumente, sterile Wundabdeckung, sterile Wundversorgung); 3. Vernichtung der Keime im Wundgebiet durch wirksame gewebsunschädliche Sulfonamide oder antibiotische Mittel.

Dem unter 1 genannten Ziel kommen wir durch Anwendung des elektrischen Suchgeräts neben der sonstigen klinischen Untersuchung näher. Das unter 3 angeführte Ziel ist durch die Einführung der prophylaktischen intraabdominalen Verabreichung von Supronal-Suspension oder Tardomyocel-L-Suspension in der oben genannten Dosierung als fast erreicht anzusehen. Die Gefahr der postoperativen Peritonitis ist dadurch stark herabgedrückt worden.

Die Anwendung von *Magnetsonden* zur Entfernung perforierender Fremdkörper aus der Haube hat sich nicht bewährt. Dagegen ist das Einführen von *Verweilmagneten* (zum Beispiel Käfigmagnet Modell Rinderklinik, Hannover; Hersteller Gummi-Bertram, Hannover, Rathenaustr. 15) *zur Vorbeuge* der Fremdkörpererkrankungen zu empfehlen.

b) Anwendung der Ruminotomie bei akuter, hochgradiger Tympanie mit Durchmischung des Gases und des Vormageninhalts (schaumige Gärung)

S.: Bedrohlich wachsender Leibesumfang; Tympanie auch bei Perkussion der ventralen Partien des Leibes; nach Trokarieren oder Einführung der Nasen-Magensonde keine Entleerung der Gasmassen, sondern nur einzelner Gasblasen im schaumigen Futterbrei; bedrohlicher Zwerchfellhochstand und dadurch Einengung von Herz und Lunge. Auftreten nach Aufnahme leicht gärender Nahrung (Stoppelklee, Monokulturenklee, Luzerne oder anderem Junggrünfutter, gärender Rübenpresse oder Schlempe, rohen Kartoffeln bei Nachlese der Kartoffeläcker durch Rinder, Küchenabfälle, überstarker Mehlfütterung usw.).

Die schnell beschlossene, sofortige Operation kann in höhergradigen Fällen lebensrettend sein. Es folgen der Reihe nach: 1. Ruminotomie, möglichst mit extraperitonealer Pansenversorgung. Bei stark unter Druck stehendem Pansen kann das Annähen des Bauchfells auf den Pansen unmöglich sein. Der durch die Bauchwunde hervortretende Pansen muß dann sogleich geöffnet werden; der erste Inhalt entleert sich unter Druck am hervorgezogenen Pansen. Sobald dies geschehen ist, holt man die extraperitoneale Pansenversorgung unter Verwendung von Supronal-Suspension oder Tardomyocel-L-Suspension nach.

2. Entfernung des Inhalts bis auf $^1/_3$ mit der Hand. Dabei wird die Haube auf das Vorhandensein von Fremdkörpern kontrolliert.

3. Einbringung eines Antizymotikums, wie Formalin 20 ml oder phenolvergällten Alkohol 500 bis 1000 ml auf 3 l Leinsamenschleim.

4. Verschluß der Pansenwunde und der Hautmuskelwunde unter Verwendung von Tardomyocel-L-Salbe. Nötigenfalls legt man im oberen Drittel der Pansenwunde einen hartwandigen Gummischlauch von 15 bis 20 cm Länge und 8 bis 10 mm lichter Weite senkrecht durch die zu vernähende Wunde in den Pansen ein, um eine erneute Gasansammlung zu verhindern. Die nach Herausnahme dieses Drains entstehende kleine Pansenfistel heilt in der Regel spontan ab.

c) Anwendung der Ruminotomie zur Beseitigung von Pansenüberladungen

Hochgradige Pansenüberladung entsteht durch übermäßige Aufnahme von Grünfutter, Rübenblatt, Getreidekörnern, Roggen-, Weizen-, Gerstenschrot oder anderen Futtermitteln. Der Eingriff ist besonders dann angezeigt, wenn infolge Zersetzung dieser Futtermittel im Pansen die Gefahr einer *Intoxikation* besteht (siehe auch Pansenazidose und Pansenfäule S. 83). Die mechanische Überfüllung der Vormägen ist meist weniger lebensgefährlich als die Resorption toxischer Produkte aus den sich zersetzenden, meist eiweiß- und kohlenhydratreichen Futtermitteln (Leberschädigungen, Verschlechterung des Kreislaufes, schmutzigrote Verfärbung der Konjunktiven, Somnolenz usw.). Die rechtzeitige Ruminotomie – *vor dem Einsetzen der Intoxikationserscheinungen* – kann lebensrettend sein. Es folgen der Reihe nach: 1. Ruminotomie; 2. Entfernung des Futters bis auf $^1/_3$ des Inhaltes. Dabei Kontrolle der Haube auf Fremdkörper; 3. Einbringung von Leinsamenschleim 3 l, Kohle- oder Eichenrindenpulver 100 g in den Pansen, oder auch von frischem Pansensaft von einer gesunden Kuh; 4. Verschluß der Pansen- oder Hautmuskelwunde.

Beim Vorliegen einer Überladung des Pansens mit *flüssigen, graugrünen* oder *dunkelgrünen Futtermassen* ist die Pansendrainage (siehe unter b) nötig, doch ist die Prognose dieser ätiologisch verschiedenen, meist subakuten oder chronischen Erkrankung (Leukose des Pylorus, vordere funktionelle Stenose, starke Verwachsungen) nicht günstig.

d) Anwendung der Ruminotomie bei Psalterlähmung, Psalterverstopfung

Man findet bei dieser Erkrankung ein ähnliches Symptombild wie bei der Reticuloperitonitis traumatica, jedoch braucht das Suchgerät nicht positiv zu reagieren. Das Perkussionsfeld des Psalters (rechts) ist vergrößert. Die Sicherung der Diagnose ergibt sich erst nach der Ruminotomie: Vom

Inneren des Pansens aus fühlt man den stark vergrößerten, fußballartigen, harten Psalter. Es folgen der Reihe nach: 1. Ruminotomie; 2. *Massage des Psalters vom Pansen her;* 3. Verschluß der Pansen- und Hautmuskelwunde. In schweren Fällen von Psalteratonie kann das klinische Bild an Darmverschluß erinnern (Unruhe, kein Kotabgang). Hier empfiehlt sich die Laparotomie von der rechten Flanke aus.

Die Massage hat in der Regel eine ausgezeichnete Wirkung, die durch kleine Kalziumgaben (100 bis 150 ml Kalziumboroglukonat subkutan, oder auch Lentin 4 ml subkutan) unterstützt werden kann.

e) Anwendung der Ruminotomie als diagnostische Operation

Nicht immer ist trotz sorgfältigster Untersuchung, namentlich in subakuten und chronischen Fällen, die unter den Erscheinungen einer traumatischen Indigestion verlaufen, eine sichere Entscheidung zu fällen. Sie kann durch die Ruminotomie dadurch herbeigeführt werden, daß eine Abtastung der Organe vom Inneren des Pansens her möglich ist. Beim Vorliegen von Haubennekrosen, schweren Veränderungen der Leber (Fasziolose, Echinokokkose, Leberabszesse), Milzschwellungen, Milzknickungen, schweren Labmagen-, Darm- oder Bauchfellveränderungen usw. ist die sofortige Verwertung des Tieres nach Verschluß der Pansenwunde angebracht. In anderen Fällen ist nach Entfernen der Fremdkörper die Heilung zu versuchen. Mit der Haube verwachsene Abszesse in der Bauchhöhle, die bis zu Fußballgröße erreichen können, spaltet man von der Haube aus im Verwachsungsbereich. Einlegen von Sulfonamidstäben in die Abszeßhöhle. *Die Operation brachte Klarheit.* Das Einverständnis des Besitzers und dessen Unterrichtung über den Sinn einer solchen diagnostischen Operation müssen vorher herbeigeführt werden.

OPERATION DER LINKSSEITIGEN LABMAGENVERLAGERUNG
(Dislocatio abomasi sinistra)

Ä.: Hypotonie des Labmagens mit Dilatation und Gasansammlung infolge besonderer Stoffwechselbelastungen („Leistungskrankheit") und anschließende teilweise oder vollständige Verlagerung des Organs zwischen Pansen und linke Bauchwand. **S.** und **D.:** Subakut bis chronisch verlaufende, nicht selten mit Azetonurie einhergehende Verdauungsstörungen, meist einige Wochen vor bis einige Wochen nach der Geburt. Absatz von kleinen Mengen eines schwarzgrünen schmierigen Kotes, mehr oder weniger deutliche Bauchdeckenspannung und unabhängig von der Pansentätigkeit an der linken Bauchseite (Hungergrube und davor) wahrnehmbare hellklingende Labmagengeräusche. Diese Geräusche können mittels „Schwingauskultation" ausgelöst werden; dabei setzt die Faust während der Auskultation die linke Bauchwand in Bewegung, etwa so, wie bei der Trächtigkeitsprüfung rechts. Beim Beklopfen mit dem Fingerrücken oder dem Stiel eines Perkussionshammers wird ein dröhnender Ton hörbar („Steelband-Effekt").
T.: Von den verschiedenen Behandlungsmethoden bewährt sich folgendes Vorgehen am besten: Laparotomie in rechter Flanke durch 12 bis 15 cm

langen von kaudodorsal nach kranioventral gerichteten Schnitt. Wundabdeckung durch Ringmanschette nach GÖTZE. Einführen einer Kanüle mit Schlauchansatz von kaudal her über den Pansen hinweg und Einstechen in die Kuppe des verlagerten Labmagens. Nach Ablassen des Gases wird der Labmagen mit der hohlen Hand unter dem Pansen hindurch zur rechten Seite gedrückt. Dann folgt die Fixation des großen Netzes nahe dem Pylorus durch eine perforierende Naht mit synthetischem Nahtmaterial („Filovet extrastark" WDT) an der rechten Bauchwand oberhalb der Kniefalte. An dieser Stelle wird zuvor die Haut eröffnet, um die Fäden hier versenkt verknoten zu können; danach wird die Hautwunde wieder geschlossen. Um ein Ausreißen der Fäden und damit Rezidive zu vermeiden, werden Perlonscheiben von innen gegen das Netz und von außen subkutan in die Omentopexie-Naht eingeschlossen.

OPERATION DER BLINDDARMERWEITERUNG
UND -DREHUNG (Dilatatio et torsio caeci)

Ä.: Atonie des Blinddarms, Füllung mit flüssigem Inhalt und Gas, Erweiterung und Drehung nach links oder rechts je nach Grad mit Ödematisierung und Inkarzeration; wahrscheinlich sind besondere Stoffwechselbelastungen die tieferen Ursachen. **S.** u. **D.:** Akute Inappetenz, meist Kolikerscheinungen, fehlender Kotabsatz, bald Störungen des Allgemeinbefindens als Folge von Intoxikation; rektal gespannter etwa doppeltarmstarker Ballon (wie Autoschlauch) im rechten dorsalen Quadranten der Bauchhöhle; mitunter ist die Blinddarmspitze auch selbst zu fühlen. Je nach Grad der Drehung in 3 bis 5 Tagen erhebliche Erkrankung, selten von längerer Dauer. **T.:** Laparotomie von rechts (Schnittführung und Einlegen der Manschette wie bei der Operation der linksseitigen Labmagenverlagerung S. 101). Vorlagerung des Blinddarms, Eröffnung der Spitze durch einen kurzen Einschnitt, Entleerung und Verschluß durch fortlaufende doppelte Lembert-Matratzen-Naht, Rücklagerung in die Bauchhöhle. Eine besondere Retorsion ist nicht erforderlich, da der entleerte und dadurch verkleinerte Blinddarm von selbst in die richtige Lage zurückfällt. Supronal-Suspension oder Tardomyocel-L-Suspension in die Bauchhöhle. Erforderlichenfalls Kreislauf stützen, Strophantin, Cardiovet neu-Hydrochemie o. a., Bluttransfusion sowie ein bewährtes Glukokortikoidpräparat wie Voren-Boehringer, Ingelheim, Cortexilar-Grüntex, Dexa-Tomanol-Byk Gulden o. a.

STERILISIERUNG JUNGER BULLEN DURCH RESEKTION DER NEBENHODENSCHWÄNZE MIT 3-FACHER SICHERUNG DES ERFOLGS

Bei der Sterilisierung zur Ausschaltung der Fruchtbarkeit wird lediglich das samenableitende Gangsystem des männlichen Genitale unterbrochen, während die Hoden, im Gegensatz zur Kastration, erhalten und funktionsfähig bleiben. Bei einem mit Erfolg sterilisierten Bullen sind daher auch Geschlechtstrieb und Deckfähigkeit erhalten geblieben; er kann nur nicht befruchten. Die Sterilisierung wird ausgeführt, um Such- oder Probierbullen zu haben zum Herausfinden brünstiger weiblicher Tiere, damit diese zum richtigen Zeitpunkt besamt werden können; ferner für die Mast, da sterilisierte Bullen ihre Frohwüchsigkeit behalten und weniger stark fetthaltiges Fleisch liefern als Ochsen, ohne daß die Gefahr unerwünschter Befruchtung der mit solchen Bullen im Losstall oder auf der Weide gemeinsam laufenden weiblichen Rinder besteht.

Im Tierschutzgesetz von 1972 ist die Sterilisierung nicht unter den Eingriffen genannt, bei denen eine Betäubung nicht erforderlich ist. Die Art der Betäubung bleibt dem Tierarzt überlassen (Infiltrationsanästhesie, epidurale Anästhesie oder Neuroleptanalgesie mit Rompun-Bayer in Dosen, bei denen die Standfähigkeit erhalten bleibt S. 91).

Am stehenden Tier werden nach Reinigung und Desinfektion des Hodensackendes jederseits, unmittelbar neben und senkrecht zur Raphe, etwa $1^1/_2$ bis 2 cm lange Schnitte durch die Haut und die gemeinsame Scheidenhaut des Skrotumpoles angelegt. Dabei ist es zweckmäßig, die Haut durch Herabdrücken des Hodens der zu operierenden Seite über dem sich hierdurch plastisch vorwölbenden Nebenhodenschwanz anzuspannen. Dieser tritt dann nach dem Durchtrennen der Tunica vaginalis communis nach außen hervor. Von jetzt ab muß ein Gehilfe das Herabdrücken des Hodens übernehmen. Dann wird das Gewebe ungefähr auf der Mitte zwischen Nebenhodenkörper und Samenleiter mit einer feinen gebogenen Nadel durchstochen, die einen etwa 60 cm langen Perlonfaden (z. B. Filovet extrastark – Wirtschaftsgenossenschaft deutscher Tierärzte) trägt; dieser ist zuvor so einzufädeln, daß seine beiden Enden gleich lang sind. Nach dem Durchstechen des Nebenhodenschwanzes wird der Faden nahe der Nadel durchschnitten und so in 2 gleichlange Teile getrennt. Nunmehr wird die eine der beiden Fadenhälften nach medial, die andere nach lateral um den proximalen Abschnitt des Nebenhodenschwanzes herumgeführt und stramm verknotet. Hierdurch wird sowohl das zuführende als auch das abführende Kanalsystem abgeschnürt (= 1. und 2. Sicherung). Abschließend wird wenig distal der Ligaturen noch die Kuppe des Nebenhodenschwanzes durch einen Scherenschlag reseziert (= 3. Sicherung). Aufbringen eines desinfizierenden Wundpuders (z. B. Marfanil-Prontalbin-Bayer oder Furacin-Streusol-Byk-Gulden) oder einer antibiotischen Salbe (z. B. Tardomyocel-Leukomycin-Salbe) auf den verbleibenden Nebenhodenteil beschließt die Operation. Eine Verschlußnaht der Wunde ist nicht erforderlich.

Seit Einführung dieses Verfahrens sind Mißerfolge im Sinne einer erhaltengebliebenen oder wiedererlangten Befruchtungsfähigkeit nicht bekannt geworden.

KASTRATION VON BULLEN

Nach dem Tierschutzgesetz von 1972 ist bei allen Kastrationsverfahren bei männlichen Rindern im Alter von über 2 Monaten eine Betäubung erforderlich (Samenstranganästhesie, epidurale Anästhesie, Neuroleptanalgesie mit Rompun-Bayer o. a.).

1. Verfahren zur unblutigen Kastration

a) Kastration mit der Burdizzo-Zange

Der Eingriff erfolgt am stehenden, von einer kräftigen Person am Kopf gut fixierten Tier, dessen Schwanz entweder ausgebunden oder von einem Gehilfen zur Seite gehalten wird. Der Operateur erfaßt sodann von hinten her den Hodensackhals und drückt den jeweils zu quetschenden Samenstrang nach lateral gegen die Wand des Skrotums. Nun wird mit der anderen Hand die geöffnete Burdizzo-Zange mit ihren Quetschbacken unmittelbar unterhalb der den Samenstrang festhaltenden Finger von der Seite her über den Hodensackhals geschoben und mit Hilfe des Kniebügels vollständig geschlossen; dabei ist darauf zu achten, daß der Samenstrang während des etwa 1 Minute dauernden Quetschvorganges zwischen den Backen des Instruments verbleibt. Anschließend wird mit dem Samenstrang der anderen Seite ebenso verfahren. Bei der Kastration mit einer Zange ohne Kniebügel ist diese am besten von einer Hilfskraft zusammenzudrücken, während der Tierarzt die Fixation der Samenstränge übernimmt. Die Zuverlässigkeit des Verfahrens kann zwar durch nochmaliges Ansetzen der Zange jederseits etwa 1 fingerbreit distal der ersten Kompressionsstellen erhöht werden. Im allgemeinen gilt sein Erfolg aber als sichergestellt, wenn bei der abschließenden Palpation der Samenstränge jederseits eine deutliche Quetschfurche zu fühlen ist. Obgleich nach erfolgreicher Kastration bereits nach wenigen Tagen im Ejakulat solcher Tiere keine lebenden Spermien mehr vorhanden sind, empfiehlt es sich, die Kastraten noch so lange von weiblichen Rindern getrennt zu halten, bis eine deutliche Schrumpfung und Verhärtung der Hoden eingetreten ist (Kontrollpalpation nach 4 bis 6 Wochen).

b) Kastration mit dem Universalkastrator nach BLENDINGER

Am stehenden Tier wird das geöffnete Instrument mit zurückgedrehter Spindel und geöffnetem Seitenschenkel von der Seite her über den Hodensackhals gelegt, der Seitenschenkel geschlossen und der Quetschbalken durch Andrehen der Spindel so lange auf den kunststofftragenden Teil des Rahmens gedrückt, bis das zwischen beiden liegende Gewebe nicht mehr nachgibt. Sobald stärkerer Widerstand spürbar wird, empfiehlt es sich, beim Drehen eine kleine Pause einzulegen, und erst danach die Quetschung zu vervollständigen. Ein Herausgleiten der Samenstränge aus den Backen dieses Instruments wird durch die Seitenteile des Rahmens verhindert; zu starker Druck, der zu Nekrosen führen könnte, wird durch die elastische Kunststoffeinlage verhütet. Das Instrument ist nach 1-bis 2minütigem kräftigen Quetschen abzunehmen. Bezüglich seiner Wirkung und der Nachkontrolle der Kastraten gilt dasselbe wie für die Kastration mit der Burdizzo-Zange.

2. Verfahren zur blutigen Kastration

Nach scharfer Durchtrennung der zuvor gründlich gereinigten und desinfizierten Haut des Hodensackes werden die Hoden samt Nebenhoden unter Zuhilfenahme bestimmter Instrumente entweder zusammen mit der sie bedeckenden uneröffneten Scheidenhaut oder nach Eröffnung ohne diese („unbedeckt") entfernt. Der Eingriff geschieht in der Regel am stehenden und gut fixierten Tier.

a) Kastration mit Emaskulatoren

Bei Anwendung von Emaskulatoren wird zuerst ein 2 bis 3 fingerbreites Hautstück des Hodensackpoles, welches mit 2 Fingern erfaßt und nach distal gezogen wird, durch einen quer zur Skrotumachse verlaufenden raschen Schnitt mit einem Skalpell oder einer Schere entfernt. Danach treten die von der Tunica vaginalis communis bedeckten Hoden von selbst mehr oder weniger weit aus der Wunde hervor. Für die Verfahren ohne Eröffnung der Scheidenhaut wird die Haut des Skrotums dann nacheinander über den einen und den anderen Hoden so weit in Richtung auf den Hodensackhals zurückgeschoben, bis die von der gemeinsamen Scheidenhaut bedeckt bleibenden Samenstränge zugänglich werden. Sie sind dann nacheinander proximal der zugehörigen Hoden mit einem Emaskulator abzusetzen. Beim Anlegen des Instruments ist darauf zu achten, daß seine schneidende Seite hodenwärts, die stumpfe Quetschseite bauchwärts zu liegen kommt (dies ist der Fall, wenn das Ende der die beiden Zangenschenkel verbindenden Schraube oder deren Flügelmutter zum Hoden hin gerichtet ist). Da die sehr elastische Arteria testicularis bei Anwendung der gleichzeitig quetschenden und schneidenden Instrumente (z. B. Emaskulator nach HAUSMANN, Kastrierzange nach BERTSCHY, SERRA-Zange) mitunter vorzeitig zurückschnellt und damit der wirksamen Kompression entgeht, können gelegentlich stärkere Nachblutungen eintreten. Daher wird vorgezogen, die SAND'sche Zange zu verwenden, die nur Quetschbacken besitzt. Hierbei wird nach 2- bis 3minütigem starken Quetschen wenig distal der noch aufgesetzt bleibenden Zange der Samenstrang mit einem Skalpell, einer Schere oder mit Hilfe eines zusätzlich angelegten Emaskulators durchtrennt.

Da die Kastration mit bedeckender Scheidenhaut gegenüber derjenigen mit unbedecktem Samenstrang beim Bullen keine Vorteile bietet, Nachblutungen bei ersterer sogar erfahrungsgemäß etwas häufiger sind als nach unmittelbarer Quetschung des durch Spalten der Scheidenhaut freigelegten Samenstranges, wird hier die Kastration mit Eröffnung der Scheidenhaut vielfach bevorzugt. Dabei wird nach Entfernung der Hautkuppe am distalen Ende des Hodensackes (siehe oben) die Tunica vaginalis communis jederseits der Raphe scroti so weit durchtrennt, daß die Hoden hervortreten oder herausgedrückt werden können. Der Hodensack samt Scheidenhaut wird dann so weit bauchwärts geschoben, bis das dünne Mesorchium sichtbar ist. Dieses wird durchstoßen und anschließend das hierdurch isolierte Band des Nebenhodenschwanzes mit der Schere durchschnitten. Nunmehr lassen sich Skrotum und Tunica vaginalis communis noch weiter nach proximal schieben. Ein Emaskulator oder besser die SAND'sche Zange kann hierdurch im dünnen Bereich der Samenstränge angelegt und die beiden Hoden einschließlich Nebenhoden, wie oben beschrieben, nacheinander abgesetzt werden.

b) Kastration mit Kluppen

Kluppen werden stets auf die von der gemeinsamen Scheidenhaut bedeckten Samenstränge aufgesetzt. Hierdurch wird nicht nur Blutungen und Vorfällen, sondern auch Infektionen, und zwar durch die auf der Quetschfläche der beiden Kluppenhälften befindliche antiseptische „Kluppenmasse", bestehend aus Kupfersulfatpulver, Mehl und Essig, mit einem hohen Grad an Sicherheit vorgebeugt. In der Praxis haben sich einfache Holzkluppen bewährt. Für die Kluppenkastration wird zunächst am distalen Pol des Skrotums ein im Abstand von etwa 2 cm parallel zur Raphe verlaufender Hautschnitt angelegt, der nur so groß sein sollte, daß der betreffende Hoden soeben herausgedrückt werden kann.

Hierzu wird die Hodensackhaut durch Aufwärtsschieben (bei gleichzeitigem Abwärtspressen des Hodens) so weit nach proximal von der uneröffnet bleibenden Scheidenhaut gelöst, bis der von ihr bedeckte Samenstrang zugänglich wird. Dann werden 2 schon an einem ihrer Enden miteinander verbundenen und somit am anderen Ende auseinanderklaffende Kluppenhälften von der Seite auf den Samenstrang geschoben, mit Hilfe der Kluppenschraube kräftig zusammengedrückt und mit einem reißfesten Bindfaden verschlossen (Kastrierschlinge). Die Kluppe sollte in Richtung der Medianlinie, nicht quer zu ihr liegen, um Behinderungen beim Laufen zu vermeiden. Der Hoden wird nun etwa fingerbreit unterhalb der Kluppe mittels Skalpells oder Schere abgesetzt, keinesfalls näher an dieser, weil die Kluppe sonst leicht abrutschen würde. Anschließend wird auf der anderen Seite ebenso verfahren.

Bei Verwendung von Holzkluppen ist es zweckmäßig, sie nach 3 oder 4 Tagen durch Zerschneiden ihrer Ligaturen abzunehmen. Das gequetschte, inzwischen pergamentartig eingetrocknete Gewebe demarkiert sich danach von selbst.

Erwähnt sei, daß das Abkluppen der Samenstränge durch 2 schmale Blechstreifen mit der Orbi-Kastrierzange nach SCHECKER (H. Hauptner, Solingen) ein elegantes Verfahren darstellt. Da die Kosten aber wesentlich höher sind als bei der geschilderten Methode mit Holzkluppen, hat es in die Rinderpraxis kaum Eingang gefunden.

KASTRATION WEIBLICHER RINDER

1. Kastration von der Scheide her
(nach REISINGER/RICHTER, VON HÖNE und nach W. BLENDINGER)

Sie kann mit verschiedenen Instrumenten geschehen. Nach gründlicher Reinigung und Desinfektion der Scham und ihrer Umgebung sowie Scheidenspülung mit einem milden Desinfizienz (z. B. Rivanol- oder Entozonlösung) erfolgt die kleine Sakralanästhesie (S. 90). Wenn mit dem Effeminator nach REISINGER/RICHTER oder dem Instrumentarium nach VON HÖNE kastriert werden soll, geht der Operateur mit gründlich desinfizierter und schlüpfrig gemachter Hand in die Scheide ein und kontrolliert hier das mit der anderen Hand erfolgende Ansetzen der ALBRECHTSEN'schen Zange ventral an der Portio vaginalis cervicis. Anschließend vorsichtiges aber zügiges Durchstoßen des Scheidengewölbes (Schleimhaut, Muscularis und peritonealer Überzug) mit dem verdeckten Messer nach GÜNTHER dorsal der Portio in kranialer Richtung. Bei dem Verfahren nach VON HÖNE wird der Zugang zur Bauchhöhle mittels eines Hakenmessers geschaffen. Stumpfe Erweiterung der Bauchhöhlenwunde, so daß etwa 3 Finger passieren können. Aufsuchen des 1. Eierstockes und nach Möglichkeit Verlagerung in die Scheide. Wenn dies nicht gelingt, muß das Absetzen oder Abschnüren der Ovarien unter Kontrolle der Hand in der Bauchhöhle erfolgen.

Bei Verwendung des Effeminators nach REISINGER/RICHTER wird das geschlossene Instrument bis an den Eierstock herangeschoben, hier durch Drehen seiner Bedienungsschraube geöffnet, und das manuell fixierte Ovar so in sein Maul hineingebracht, daß die Quetschbacken zum Mesovar, die Schneide aber zum Eierstock hin gerichtet ist. Dann wird der Effeminator durch Andrehen der Schraube vollständig geschlossen, 2 bis 3 Minuten so liegen gelassen, dann wieder geöffnet und zusammen mit dem abgesetzten Ovar herausgenommen. Mit dem 2. Ovar wird anschließend in gleicher Weise verfahren. Die Bauchhöhle ist vorsorglich antibiotisch zu versorgen (S. 96). Nur wenn mit der ganzen Hand und dem Instrument in die Bauchhöhle eingegangen werden mußte, ist die verhältnismäßig große Wunde im Scheidengewölbe durch 1 oder 2 Hefte zu vernähen, was sonst nicht nötig ist.

Bei dem Verfahren nach VON HÖNE werden die Eierstöcke nicht entfernt, sondern durch eine am Mesovar anzusetzende elastische Ligatur abgeschnürt, wonach sie atrophisch werden. Hierzu bedient man sich eines Führrohres und eines in dieses einzuschiebenden Ligaturhalters. Er trägt an seinem Vorderende ein Häkchen zur Befestigung des Gummiringes samt Metallplättchen und läuft in eine mehrfach eingekerbte Zugstange aus. Das Führrohr weist am Hinterende eine Rückschlagfeder, welche in die Kerben der Zugstange eingreift, und vorn eine Abschneidevorrichtung für den angespannten Gummiring auf. Nach dem Einführen des entsprechend vorbereiteten Instruments wird zunächst ein Eierstock durch den Gummiring gesteckt und danach die Zugstange fest angezogen, wobei sich der Ring immer weiter durch das sein Rückrutschen blockierende Metallplättchen hindurchzieht und so das Ovar immer straffer umschließt. Schließlich wird der im Führrohr befindliche Teil des Gummiringes durch Druck auf die Abschneidevorrichtung hinter dem Metallplättchen abgesetzt. Anschließend wird das Instrument herausgenommen, mit einem neuen Gummiring versehen und in gleicher Weise zur Ligierung des anderen Ovars verwendet. Im Gegensatz zum Absetzen der Eierstöcke mit einem quetschenden und schneidenden Effeminator sind hier keine Blutungen zu befürchten.

W. BLENDINGER verfolgt mit seinem 1964 herausgebrachten Instrumentarium ebenfalls das Prinzip der Unterbindung der Gefäßversorgung der Ovarien. Er verwendet dazu einen dünnen Draht, welcher unter rektaler Kontrolle mit Hilfe eines durch das Scheidengewölbe einzustechenden Trokars und eines besonderen Ligaturführers um das Eierstocksband gelegt und stramm zusammengedreht wird. Das Verfahren erfordert besondere chirurgische Fertigkeit und Übung. Es besitzt im Vergleich zur Anwendung der Effeminatoren nach REISINGER/RICHTER oder nach VON HÖNE den Vorteil, daß es auch bei Rindern mit enger Scheide oder mit Gebärmutterentzündung anwendbar ist.

2. Kastration von der Flanke

Bei Kühen mit Gebärmutterentzündung (bei Kastration von der Scheide aus würde erhöhte Gefahr der Peritonitis bestehen) und bei Rindern mit enger Scheide muß der Zugang zu den Ovarien durch eine Laparotomiewunde in der rechten Flanke erfolgen. Hierzu wird die Bauchhöhle nach Rasur sowie gründlicher Reinigung und Desinfektion des Operationsfeldes unter örtlicher Betäubung (Infiltrationsanästhesie) durch einen etwa in der Mitte der Hungergrube und $1^1/_2$ handbreit unterhalb der Lendenwirbelquerfortsätze beginnenden Schnitt geöffnet, der entweder senkrecht nach ventral oder leicht nach kranioventral geführt wird. Seine Länge richtet sich nach der Armdicke des Operateurs. Nach Durchtrennung des Bauchfelles werden die Eierstöcke mit der gründlich gereinigten, desinfizierten und mit einer antibiotischen Salbe gleitfähig gemachten Hand aufgesucht. Dabei geht man von der auf dem Beckenboden liegenden Gebärmutter aus und tastet sich an ihren beiden Hörnern entlang bis zum Eileiter und Mesovarium vor. Zum Absetzen der Eierstöcke oder zur Unterbindung ihres Gekröses können die gleichen Instrumente wie für die vaginalen Methoden benutzt werden (Effeminator nach REISINGER/RICHTER bzw. nach VON HÖNE). Hiernach wird die Bauchhöhle antibiotisch versorgt und die Laparotomiewunde durch fortlaufende Bauchfellnaht und 3 bis 4 Hautmuskelhefte mit doppelter Durchstechung und seitlicher Knüpfung verschlossen.

PANARITIUM-BEHANDLUNG

Ä.: Verursacher sind Sphaerophorus necrophorus, Fusiformis nodosus, Corynebakterium pyogenes, Streptokokken, Staphylokokken, Mischinfektionen. Eintrittspforten: Wunden im Zwischenklauenspalt, am Kronsaum, am Ballen, Aphten bei MKS; Verletzungen auf der Weide (Weidepanaritium), Aufweichung der Haut und Infektion bei Stallhaltung (Stallpanaritium). **T.:** Neben der örtlichen Behandlung ist bei Störungen des Allgemeinbefindens (Fieber) die parenterale Sulfonamid- oder antibiotische Therapie erforderlich.

Verschiedene Erscheinungsformen und Grade:

a) Dermatitis superficialis im Klauenspalt

Auf 100 kg Körpergewicht am 1. Tag 15 ml, am 2. und 3. Tag je 10 ml Bayrena (Bayer) intravenös; auch andere Sulfonamidpräparate können verwendet werden, z. B. Panarex-Vemie, Borgal-Hoechst u. a. Saubere Streu; Heilung ohne Verband möglich. Billiger und sicherer ist der Klauenverband.

b) Dermatitis profunda necroticans

D.: Meist nekrotischer Pfropf im Zwischenklauenspalt und leichte Phlegmone des Kronsaumes und der Ballen. **T.:** Bayrena-Behandlung (wie unter a), oft mit gutem Erfolg, besonders bei unruhigen Tieren, schweren Bullen, zu empfehlen. Sonst ist die lokale Behandlung vorzuziehen: Entfernung des nekrotischen Gewebes, Jodtinktur und antibiotische Salbe (Tardomyocel-Leukomycin-Salbe) oder Marfanil-Prontalbin-Kupfersulfat-Paste, Klauenverband (siehe unten!).

c) Subkoronäre Phlegmone ohne Dermatitis necroticans

D.: Stark geschwollener schmerzhafter Klauensaum von verschiedenen, vielfach nicht auffindbaren Infektionspforten ausgehend. Mitunter Durchbrüche nach außen. **T.:** Sulfonamidstoß allein (Bayrena) ist nicht sicher, kann aber zunächst versucht werden, zugleich mit Klauenverband (S. 109). Bei sehr geringer Belastung ist Durchbruch nach dem Klauengelenk oder nach der Beugesehnenscheide (Schwellung, Füllung und Schmerzhaftigkeit) anzunehmen. In solchen Fällen kann nur noch die Amputation der Klaue Rettung bringen (S. 111).

d) Arthritis des Klauengelenks

Ä.: Direkte Verletzung von außen von der Sohle, vom Zwischenklauenspalt, vom Kronsaum her oder Zerstörung der Gelenkkapsel durch eitrige oder nekrotische Einschmelzung. **D.:** Sehr schwere Lahmheit, Belastung fast unmöglich, starke Schmerzen bei Rotation des Klauengelenks. Sondierung des Gelenks oder der freiliegenden Knochen. **T.:** Amputation (S. 111).

e) Nekrose der Ansatzstelle der tiefen Beugesehne

Ä.: Direkte Verletzungen oder Vordringen der nekrotischen oder eitrigen Vorgänge bis an die Sohlenfläche des Klauenbeines und bis zum Sesambein, wo die tiefe Beugesehne ansetzt, meist ausgehend vom sogenannten RUSTERHOLZ'schen Sohlengeschwür. **D.:** Mittelschwere Lahmheit, lange hinziehend, wechselnd. Eitriger fistelartiger Durchbruch nach der Ballenkrone oder nach dem Ballen zu. Schwellung des Ballens. Sondierung in Richtung der Ansatzstelle der tiefen Beugesehne. **T.:** Resektion des Sesambeines und der Ansatzstelle der tiefen Beugesehne oder Amputation der Klaue (S. 112 bzw. 111).

ANLEGEN EINES KLAUENVERBANDES

Von größter Wichtigkeit zur Erzielung schneller Heilungen bei allen Formen des Panaritiums. In leichteren Fällen Klauenverband ohne Amputation, in schweren Fällen Klauenamputation mit Verband. Technik: 1. Reinigung der gesamten Klaue mit Seifen-, Persil- oder Soda-Lösung. 2. Abtrocknung mit sauberem Tuch oder Rohwatte und Jodierung. 3. Salbe (Zinkoxid-Lebertranpaste, Supronalsuspension oder jede andere milde Wundsalbe) in den Zwischenklauenspalt und auf den Kronsaum, bei Amputation auf die Wunde und Supronalsuspension oder besser Tardomyocel-Leukomycin-Salbe auftragen unter leichter Verreibung, besonders nach dem Sehnenstumpf zu. Gut bewährt hat sich die Auftragung und Verreibung der Tardomyocel-Leukomycin-Salbe bei schwerem entzündlichen Panaritium und Klauenamputationen. 4. Auspolsterung des Zwischenklauenspaltes mit ein wenig Watte oder Werg, ebenso Polsterung des Kronsaumes rundherum mit einer dünnen Lage Watte oder Werg. 5. Den Anfang einer Leinen-, Cambric- oder Mullbinde so in den Klauenspalt legen, daß der freie Bindezipfel plantar oder volar etwa 25 cm über die Afterklauen hinausragt. Dann geht man – die Binde abrollend – teils oberhalb, teils unterhalb von diesem Bindezipfel in verschiedenen Windungen um den Saum durch den Zwischenklauenspalt und verknüpft schließlich das Ende mit dem Anfang. Mitunter ist eine zweite Binde erforderlich. Dies ist besonders bei Amputationen nötig, weil es dabei stets zweckmäßig ist, die Beugesehnenscheide zu bandagieren, ganz gleich, ob sie noch gesund oder schon entzündet ist. Dabei müssen jedoch die *Afterklauen frei bleiben*. Wenn diese eingewickelt werden, besteht die Gefahr von Drucknekrosen der Haut. Der Klauenverband wird *von außen her* sorgfältig mit Holzteer imprägniert. Sackverbände sind überflüssig und können mehr schaden als nützen.

OPERATION DES ZWISCHENKLAUENWULSTES (Limax)

Die einseitig, paarweise oder an allen 4 Gliedmaßen verhältnismäßig oft, insbesondere bei Zuchtbullen, vorkommenden Zwischenklauenwülste sind in entzündetem Zustand sehr schmerzhaft (Lahmheit, Deckunvermögen). Konservative Behandlung vermag keine Heilung für längere Zeit zu erzielen; nur die Radikaloperation am niedergelegten Tier ist zu empfehlen. Verabreichung eines Neuroplegikums oder eines Neuroleptanalgetikums (z. B. Xylazin-Rompun-Bayer) ist zweckmäßig. Lokalanästhesie entbehrlich. Esmarch-Schlauch. An der gut fixierten Gliedmaße wird an der Basis des Wulstes von beiden Seiten ein keilförmiger Schnitt ausgeführt und nach Aufbringen eines adstringierenden und keimhemmenden Wundpuders, etwa Furacin-Streusol-Byk-Gulden oder einer Wundsalbe oder -paste (zum Beispiel Marfanil-Prontalbin mit CuSO$_4$-Lösung zu einem Brei angerührt oder Tardomyocel-Leukomycin-Salbe) ein Verband angelegt unter leichtem Druck zwecks Blutstillung. Bei ausgeprägten Spreizklauen empfiehlt sich bis zur Abheilung zwecks Ruhigstellung des Wundgebietes die Klauenfixation mit einem Draht nach PAATSAMA.

BEHANDLUNG DER KLAUENBEINFRAKTUR, DER HOCHGRADIGEN ASEPTISCHEN PODODERMATITIS UND DER KLAUENGELENKSDISTORSION DURCH ERHÖHUNG DER GESUNDEN KLAUE MITTELS „TECHNOVIT"

Für die Heilung der genannten Krankheiten ist die Ruhigstellung der betroffenen Klaue die wichtigste Voraussetzung. Sie wird in ausreichender Weise erreicht durch Erhöhung der gesunden Klaue derselben Gliedmaße. Der hierzu früher verwendete Gipsverband oder auch das Aufschlagen eines Eisens sind abgelöst worden durch das Aufkleben eines Holzklötzchens mittels des Kunststoffpräparates „Technovit" (Hersteller Kulzer & Co, 6380 Bad Homburg v.d.H.). Der Kunststoff besteht aus Pulver und Flüssigkeit. Nach dem Anrühren der beiden Komponenten zu einem Teig läßt sich damit der Holzklotz auf die Sohle aufkleben. Die mit Technovit in Berührung kommenden Flächen der Klaue und des Holzes müssen sauber und trocken sein und eine möglichst rauhe Oberfläche aufweisen. In wenigen Minuten härtet sich die Masse von selbst und besitzt dann eine ausgezeichnete Haltbarkeit. Näheres ist der jeder Packung beiliegenden Gebrauchsanweisung zu entnehmen.

AMPUTATION DER KLAUE

Indikation: Schwere subkoronäre Phlegmonen, Eröffnung des Klauengelenks, Nekrose der tiefen Beugesehne, Nekrose des Klauen- oder Kronbeines. Man prüfe stets genau, ob die *andere* Klaue in Ordnung oder wenigstens so beschaffen ist, daß sie der zusätzlichen Belastung gewachsen ist. Operationstechnik: 1. Niederlegen des Tieres so, daß der Rumpf und auch die Beine festgebunden werden können (Säulen, Ringe im Stall; Bäume im Garten), besser auf dem fahrbaren Operationstisch. Zur Minderung der Angst und Abwehrbewegungen empfiehlt es sich, vor dem Niederlegen ein Neuroplegikum, wie Combelen oder Dominal, zu verabreichen. 2. Ausbinden der betroffenen Gliedmaße. 3. Anlegen eines Esmarch-Schlauches distal des Tarsal- bzw. Karpalgelenks. 4. Anästhesie mit einem bewährten Präparat (z. B. 1 bis 2 % Hostacainlösung). Die Injektionsnadel wird an der gesäuberten lateralen oder medialen Seitenfläche (je nachdem, ob die Außen- oder Innenklaue amputiert werden muß) oberhalb des Fesselgelenks so subkutan eingestochen, daß sie in dorsodistaler Richtung den dorsalen und nach Zurückziehen in plantar- bzw. volar-distaler Richtung dicht oberhalb der Afterklaue den seitlichen Zehennerven trifft. Da man die Nerven verfehlen kann, empfiehlt es sich, ein ringförmig verteiltes Depot des Anästhetikums zu setzen („Zirkuläre Anästhesie"). Bei Operation an den Hintergliedmaßen kann die große *Epiduralanästhesie* mit 30 bis 40 ml der 0,5%igen Hostacainlösung Vorteile bieten: Das Einstechen und Injizieren in verschwollenes Gewebe in der Nähe der Klaue ist oft schwierig, so daß in solchen Fällen die periphere Leitungsanästhesie ungenügend bleibt. Die Epiduralanästhesie hat den Nachteil, daß die Tiere 1 bis $1^1/_2$ Stunden liegen müssen. 5. Nach der Anästhesie gründliche Reinigung des Fußes mit Warmwasser und Seife, Desinfektion. Abtrocknen. 6. Absetzen der Klaue mit einer Drahtsäge dicht unterhalb des Kronsaumes, der nach Möglichkeit erhalten bleiben soll. 7. Mit Hilfe der Knochenzange und einer kräftigen gebogenen Schere oder des Lorbeerblattmessers werden nun der Reihe nach der meist stehengebliebene Processus extensorius des Klauenbeines, das Sesambein und schließlich das Kronbein entfernt. Die Entfernung des Kronbeines geschieht am besten ohne die Spaltung des Kronsaumes, weil dann die Heilung günstiger ist. Die Beugesehnenscheide darf nicht unnötig sondiert werden. Man hält sich möglichst fern von ihr. Alle etwa vorhandenen eitrigen und nekrotischen Teile werden entfernt, der Gelenkknorpel des Fesselbeines mit dem Schleifenmessers oder einem scharfen Löffel abgekratzt. 8. Auftragen von Wundpuder (wie z. B. Furacin-Streusol-Byk-Gulden oder Marfanil-Prontalbin) oder Wundsalbe (wie Tardomyocel-Leukomycin-Salbe oder Supronal-Suspension) und Instillieren von Supronal-Suspension oder Tardomyocel-Leukomycin-Salbe in die Sehnenscheide der durchtrennten Beugeschne. Belegen der Wunde mit Gaze und Tamponade der Wundhöhle mit festem Tampon. 9. Kleiner Verband, wie auf S. 109 geschildert. Drucktamponade. 10. Wurde die Amputation wegen infektiöser, eitriger, nekrotischer Krankheitsprozesse vorgenommen, so sind ein Verbandwechsel und erneute Wundversorgung nach 3 bis 5 Tagen zu empfehlen. Bei Verwendung von Tardomyocel-Leukomycin-Salbe ist in den meisten Fällen der erste Verbandwechsel erst nach 8 bis 10 Tagen erforderlich. Komplikationen (eitrige Tendovaginitis, Pyämie, Metastasen) lassen sich fast vollständig vermeiden. Die Heildauer wird erheblich abgekürzt. Die Mehrzahl der so behandelten Tiere belasten bereits nach wenigen Tagen die operierte Gliedmaße wieder.

RESEKTION DES KLAUENSESAMBEINES UND DER ANSATZSTELLE DER TIEFEN BEUGESEHNE

Indikation: Tiefe Geschwüre und Fisteln in der hinteren Hälfte der Klauensohle, die außer der tiefen Beugesehne auch die Bursa podotrochlearis und den Knochen ergriffen haben. Bei zu übersehenden Prozessen dieser Art bietet die Operation gegenüber der Klauenamputation den Vorteil der Erhaltung der Klaue. Nach Vorbereitung und Anästhesie wie bei der Amputation Umschneiden des Defektes mit dem Lorbeerblattmesser bis auf den Grund des Geschwürs oder der Fistel. Herauslösen des Gewebskegels mittels Pinzette. Dabei wird bereits der überwiegende Teil der veränderten tiefen Beugesehne mit entfernt. Abtrennen des Sesambeines vom Kron- und Klauenbein; hierzu greift das Lorbeerblattmesser in den Spalt zwischen Klauen- und Sesambein und durchschneidet die verschiedenen Bänder mit wiegenden Schnitten. Das Anbeugen der Klaue erleichtert diese Resektion. Das Klauengelenk wird in jedem Falle mit geöffnet. Es folgen Exstirpation der Bursa podotrochlearis, des Sesambeines und von 4 bis 5 cm des distalen Endes der tiefen Beugesehne. Abkratzen der freiliegenden Teile der Gelenkflächen des Klauen- und des Kronbeines und Entfernung aller losen Sehnen- und sonstigen Gewebsteile. Antibiotische Wundversorgung mit Tardomyocel-Leukomycin-Salbe. Hautanstrich mit 30%iger Ichthyolsalbe zur Hyperämisierung. Anlegen eines hohen, über den Fesselbereich hinausgehenden Verbandes (S. 110). Zur Schonung der operierten Klaue und damit Förderung der Heilung kann die gesunde Klaue durch das Aufkleben eines Holzklötzchens mit dem Kunststoffpräparat Technovit erhöht werden (S. 110). Erster Verbandswechsel nach 5 bis 6 Tagen, zweiter nach weiteren 14 Tagen.

ENTHORNUNGSVERFAHREN

Wegen der vermehrten Einführung der Offenstallhaltung auch für Milchkühe wird das Enthornen der Kälber und Rinder in steigendem Maße verlangt. Da die Hornbildung von der Haut ihren Ausgang nimmt, und der

knöcherne Hornzapfen eine Bildung sekundärer Natur ist, kommt es beim
Enthornen der **Kälber** nur darauf an, die Hornanlage in der Haut zu zer-
stören. Hierzu können angewandt werden:

1. das Ätzen,
2. das Brennen,
3. die blutig-chirurgische Entfernung.

Zu 1. Die *Ätzmethode*

stand lange Zeit an erster Stelle. Benutzt wurden Salpetersäure, Trichlor-
essigsäure, Antimontrichlorid, Zinkchlorid in flüssiger Form oder Kollo-
dium gelöst als Ätzpasten. Auch Zubereitungen aus mehreren Mitteln sind
im Gebrauch (z. B. Enthornungsmittel-Wirtschaftsgenossenschaft Deutscher Tierärzte). Im Ausland werden Ätzstifte aus Kalium- oder Natrium-
hydroxyd viel gebraucht. Der wesentlichste Mangel des Ätzverfahrens ist
die unsichere Dosierung der Ätzwirkung (Stummelhornbildung).

Zu 2. Das *Brennen*

ist im Erfolg sicherer. Mit einfachen Brennstäben, die zweckmäßig am vorderen Ende eine kegelförmige Bohrung nach innen haben, wird ein kreis-
förmiges Hautstück von etwa $1^1/_2$ bis 2 cm Durchmesser mit der Hornanlage im Mittelpunkt gründlich ausgebrannt, bis die Oberfläche gelbbraun
erscheint und seröse Flüssigkeit am Randbezirk austritt. Neuerdings werden im In- und Ausland auch elektrische Thermokauter empfohlen, die
sich bei einiger Erfahrung gut bewähren. Ätzen und Brennen sind nur bis
zum Alter von 3 bis 4 Wochen anwendbar.

Zu 3. Für die *blutig-chirurgische Entfernung der Hornanlage*

kann der Enthorner nach ROBERTS empfohlen werden, ein trepanähnliches
Instrument, mit dem es schnell und leicht gelingt, Kälber bis zu 3 Monaten
sicher zu enthornen. Nach dem Abscheren der Haare an den Hornansatz-
stellen und Desinfektion mit Jodtinktur wird das rückwärts in eine Ecke
gestellte und von einer Hilfsperson an Kopf und Hals gut fixierte Tier vom
Operateur mit einer Hand am Ohr gefaßt. Die andere Hand setzt auf der
gleichen Kopfseite das scharfe Ende des Enthorners senkrecht so auf die
Haut, daß die Hornanlage in der Mitte der kreisförmigen Scheide liegt.
Durch einige unter leichtem Druck ausgeführte kurze Hin- und Herdrehun-
gen des Instruments wird nun eine runde Hautscheibe mit der Hornanlage
von der Umgebung abgetrennt. Anschließend wird das nur noch mit dem
Periost in lockerer Verbindung stehende Hautstück mit dem gegenüber vorher um 90° anders gerichteten Instrument herausgeschabt oder mittels
Pinzette und gebogener Schere von seiner Unterlage gelöst. In den USA
wird zur Enthornung von Kälbern und Jungrindern auch der Enthorner
nach BARNES gebraucht, ein zangenartiges Instrument, mit dem durch die
scharfen Kneifbacken die Hornanlage mit einem Schlag entfernt werden
kann. Anästhesie und Blutstillung oder eine besondere Wundbehandlung
sind im allgemeinen nicht nötig. Etwas Marfanil-Prontalbin-Puder oder
-Paste oder Furacin-Streusol-Byk-Gulden zur Fernhaltung von Infektionen

wirkt jedoch heilungsfördernd. Wenn eine Betäubung gewünscht wird, empfiehlt sich Rompun-Bayer (S. 91). Nach dem Tierschutzgesetz von 1972 ist für das Enthornen von unter 4 Monate alten Rindern eine Betäubung nicht erforderlich.

Bei **Jungrindern** im Alter von 3 bis 6 Monaten ist das Enthornen noch immer ein leichter Eingriff, weil die Stirnhöhle nicht eröffnet wird. Wenn Stummelhornbildung vermieden werden soll, ist hier aber bereits, wie bei den älteren Tieren, eine gründliche Entfernung des Hornes einschließlich des knöchernen Hornzapfens und eines $1/2$ bis 1 cm breiten Hautringes an der Hornbasis erforderlich. Grundsätzlich unterscheidet sich daher die Technik in dieser Altersstufe nicht von der bei *erwachsenen Tieren.* Am meisten geübt wird hier das Absetzen der Hörner mittels Drahtsägen aus der Geburtshilfe unter lokaler Anästhesie oder Rompunwirkung.

Bei älteren Jungrindern, etwa bis zu 2 Jahren, läßt sich die Enthornung auch durch *Anlegen straffer Gummiringe* am Horngrund durchführen (englisches Verfahren). Dabei wird eine Abschnürung der Gefäße und das Abfallen der Hörner je nach ihrer Stärke nach 3 bis 6 Wochen erreicht. Das Aufbringen der Ringe auf die Hornbasis geschieht mittels eines Spezialinstruments (Elastrator) oder mit Hilfe eines Häkchens oder Bindfadens. Vorteile dieser Methode sind die einfache Handhabung und das Nichteröffnen der Stirnhöhle, Nachteile der lang anhaltende Schmerz und die Nichteignung für ältere Tiere. Nach dem Tierschutzgesetz von 1972 ist für das Enthornen von Rindern bis zu einem Alter von 2 Jahren mittels elastischer Ringe eine Betäubung nicht erforderlich. Das Absägen der Hörner bei Tieren, die älter sind als 4 Monate, darf dagegen nur unter Betäubung geschehen!.

Zum **Absägen der Hörner bei Kühen** unter Lokalanästhesie empfiehlt sich eine gute Befestigung der Tiere an einer senkrechten Säule (Pfosten, Baum, Freßgatter) mit Hilfe eines starken, um den oberen Halsteil geführten Strickes, der von einem Mann gehalten wird. Ein zweiter kräftiger Gehilfe fixiert den Kopf im Unter- oder Nasengriff und gibt zur Anästhesie nacheinander beide Seiten frei. Zur Betäubung kann Rompun (S. 91) verwendet oder die *Leitungsanästhesie* mit einem bewährten Mittel, etwa Hostacain in 1- bis 2%iger Lösung am N. *cornualis* ausgeführt werden. Letztere kommt für hochtragende Tiere ausschließlich in Frage, da Rompun im letzten Monat der Trächtigkeit nicht zu empfehlen ist (Gefahr der Frühgeburt und Nachgeburtszurückhaltung). Als die am besten geeignete Stelle für die Lokalanästhesie gilt die Mitte zwischen lateralem Augenwinkel und Hornbasis dicht unterhalb des lateralen Stirnbeinrandes, wo der Nerv bei feinhäutigen Tieren manchmal unter der Haut zu fühlen ist. 5 bis 10 Minuten nach der Injektion kann die Amputation erfolgen. Die Dosierung für Rompun ist 0,2 bis 0,25 mg je kg Körpergewicht intramuskulär oder 0,06 bis 0,1 mg/kg Körpergewicht intravenös, das entspricht einer Dosis der handelsüblichen 2%igen Lösung von 1,0 bis 1,25 ml bzw. 0,3 bis 0,5 ml je 100 kg Körpergewicht. Bei der Rompun-Betäubung genügt das Festhalten des Kopfes durch eine Person im Untergriff. Der Kopf des Tieres wird bei der

Hornamputation so gedreht, daß die Schnittführung zunächst von lateral her etwas auf das andere Horn zu und dann erst quer zur Längsachse des Hornes erfolgt. Der Schnitt soll so tief verlaufen, daß rund um das Horn herum ein etwa $^1/_2$ bis 1 cm breiter Hautring mit entfernt wird. Dadurch wird jeder Stummelhornbildung vorgebeugt und die Überdeckung der Wunde mit Haut gefördert. Falls eine Spritzblutung entsteht, wird das Gefäß am besten unterbunden. Abschließend wird ein gutes Wundpulver, am besten in Form eines Breies (zum Beispiel Marfanil-Prontalbin (MP)-Puder oder Furacin-Streusol-Byk-Gulden) auf die Wunde, jedoch nicht in die Stirnhöhlenöffnung gebracht, welcher eingetrocknet einen schützenden Schorf bildet. Die Stirnhöhlenwunde schließt sich je nach Größe nach 3 bis 6 Wochen im allgemeinen ohne Komplikationen. Ein Verband wird nicht angelegt, damit Blut und Wundsekret nach außen abfließen können, und weil sonst bei Stirnhöhlenkatarrhen die Erkrankung erst bemerkt werden würde, wenn Allgemeinstörungen auftreten. Die Gefahr einer Sinusitis ist gering, wenn vermieden wird, daß frisch enthornte Tiere sich bei großer Kälte im Freien aufhalten, daß ferner Regen, Staub, Insekten oder andere Fremdkörper durch die Wunden in die Stirnhöhle eindringen. Als beste Zeit sind daher die Monate März bis Mai sowie Oktober geeignet.

Bei den selten zu beobachtenden Stirnhöhlenkatarrhen bringen 1- bis 2malige Spülungen mit Entozon- oder Rivanollösung mit anschließender antibiotischer Behandlung meist schnelle Heilung. Bei den Spülungen ist der Kopf so zu halten, daß die Stirnhöhlenwunde der erkrankten Seite den tiefsten Punkt darstellt.

Da das Enthornen älterer Tiere immerhin ein erheblicher Eingriff und wenig angenehm für Mensch und Tier ist, sollte in jedem Fall überlegt werden, ob es nicht genügt, durch das laufende Enthornen der Kälber allmählich einen hornlosen Bestand zu erreichen. Dabei ist aber eine getrennte Unterbringung der hornlosen Tiere erforderlich, weil sie sonst den übrigen wehrlos ausgesetzt sein würden.

EUTERKRANKHEITEN

Von E. GRUNERT und URSULA WEIGT

Milchmangel (Agalaktie, Hypogalaktie)

Ein Milchmangel kann verursacht werden durch:

1. ALLGEMEINERKRANKUNGEN

Zu erwähnen wären in diesem Zusammenhang mit Schmerzen oder Kachexie verbundene fieberhafte und nicht fieberhafte Krankheitszustände (z. B. schwere Infektionen, chronische Vergiftungen, hochgradiger Parasitenbefall usw.) sowie Nymphomanie. Ein Milchmangel kann auch nach starken Blutverlusten (z. B. durch einen Riß der A. vaginalis), schweren Operationen, Eihautwassersucht, Torsio uteri, verschleppten Geburten, Puerperalstörungen und so weiter auftreten.

D.: Die Tiere zeigen eine mehr oder weniger hochgradige Störung des Allgemeinbefindens. Am Euter sind jedoch keine pathologischen Veränderungen feststellbar.

T.: Behandelt werden sollte die primäre Ursache; die unter „Milchmangel bei gesundem Euter ohne Allgemeinstörung" aufgeführte Therapie kann zusätzlich versucht werden.

2. KRANKHEITEN DES EUTERS

die zur partiellen oder totalen Zerstörung des Euterparenchyms führen: z. B. chronische Ödeme, chronische Mastitiden (besonders Pyogenes- und hochgradige Kokkeninfektionen), schwere phlegmonöse Mastitiden (z. B. Coli-Infektionen) sowie die im Säuglingsalter erworbenen Ansaugmastitiden.

D.: Das meist atrophische, seltener hypertrophische Euter ist oft grobknotig oder diffus derb.

T.: Eine Behandlung ist nur bei Vorliegen einer Hypogalaktie angezeigt (siehe auch „Ödeme und Mastitis"). Bei völlig zerstörtem oder atrophischem Drüsengewebe (Agalaktie) ist jede Therapie aussichtslos.

Euterviertel mit sehr geringer Sekretion sind oft erregerhaltig und deshalb wegen der Gefahr der Keimverschleppung zu veröden (siehe S. 120). Bei erheblicher Erkrankung mehrerer Viertel empfiehlt sich die Verwertung.

3. STENOSEN IM GANGSYSTEM
(siehe auch „Abflußstörungen", S. 134)

Die Agalaktie ist nur scheinbar. Das Euter ist prall gefüllt, die Zitzen- und seltener die Drüsenzisterne sind, sofern ein Verschluß der Milchausführungsgänge vorliegt, leer.

4. MILCHMANGEL BEI GESUNDEM EUTER OHNE ALLGEMEINSTÖRUNG

Ä.: Erbfaktoren, endokrine Störungen, Mangelernährung, hohes Alter, unzureichende Dauer des Trockenstehens, nach schweren, in der Hochträchtigkeit aufgetretenen Erkrankungen (z. B. Maul- und Klauenseuche) sowie nach Aborten und so weiter.

D.: Es liegt keine Allgemeinstörung vor. Das Eutergewebe ist weich und meist fein- oder grobkörnig; das Gangsystem zeigt keine pathologischen Veränderungen. Das Milchsekret ist sinnfällig o. b. B.; der pH-Wert beträgt etwa 6,6; der California-Mastitis-Test verläuft negativ oder schwach positiv.

T.: Eine Behandlung bietet wenig Aussicht auf Erfolg. Versucht werden können: Eutermassagen sowie Melken (mehrmals täglich), warme Euterduschen und häufigeres Ansetzen des Kalbes. Empfohlen wird die Applikation von täglich je 40 bis 60 mg 17 β-Östradiol und 100 bis 150 mg Progesteron subkutan, auf 2 Tagesdosen verteilt, 7 Tage lang. Bei erfolgreich behandelten Tieren kommt es innerhalb von 14 Tagen post medicationem zur Größenzunahme des Euters und zum Beginn der Laktation. Mit dem Melken sollte 20 Tage nach Beginn der Hormonverabreichung begonnen werden. Eine Zufütterung von Mineralstoffen, Lebertran, Futterhefe, gutem Heu, Kleie und so weiter ist sehr zu empfehlen.

5. AUFZIEHEN DER MILCH

Die A- oder Hypogalaktie wird ebenfalls nur vorgetäuscht.

Ä.: Dieses entsteht durch neuro-hormonelle Störungen, oft infolge roher Behandlung, rohen Melkens, technischer Mängel der Melkmaschine (z. B. zu hohes Vakuum), sonstigen Schmerzes (z. B. bedingt durch Sonnenbrand an der Zitzenhaut), Wegnahme des Kalbes und so weiter (durch eine erhöhte Adrenalinausschüttung kommt es zu einer Verengung der peripheren Gefäße und dadurch zur Reduzierung der Oxytocinzufuhr).

D.: Obwohl das Euter prall gefüllt ist, kann nur wenig Sekret ermolken werden, oder der Milchfluß hört während des Melkens plötzlich auf. Im Gangsystem sind keine Stenosen nachweisbar. Oft treten während des Melkens Unruheerscheinungen auf.

T.: Sie besteht in erster Linie im Abstellen der primären Ursache. Die Tiere sind durch Kraftfuttergaben während des Melkens, das sehr vorsichtig geschehen sollte, abzulenken. Nach Verabreichung von Oxytocin (30 bis 40 I. E. i. m. oder 10 bis 20 I. E. i. v.) vor dem Melkakt kann das Tier meist ohne Schwierigkeiten ausgemolken werden. Falls sich der Zustand nicht bessert, sollte das Tier verwertet werden. Bei einem gehäuften Auftreten ist die Melkanlage auf technische Fehler hin zu prüfen. Dies gilt besonders dann, wenn nach dem Melken eine Rötung und Schwellung der Zitzen zu beobachten ist.

6. SELBSTAUSSAUGEN DER MILCH

Ä.: Diese Untugend wird von anderen Tieren abgesehen. Der Milchmangel ist nur scheinbar.

T.: Im Stall müssen die Tiere kurz angebunden werden. Bei Weidegang oder im Laufstall ist das Anbringen einer mit Metallspitzen versehenen und an einem Nasenring befestigten Metallplatte oder einer Vorrichtung, die das seitliche Abbiegen des Halses einschränkt, notwendig. Die Anstifter sind aus der Herde zu entfernen.

Fehlfunktion der Milchdrüse

1. LAKTATION BEI JUVENILEN FÄRSEN

Ä.: Ursächlich sind ein Ansaugen durch andere Tiere, hormonale Störungen, eventuell Pflanzenöstrogene (z. B. bei Kleefütterung, Grasen auf Moorweiden) und östrogensezernierende Eierstockstumoren in Betracht zu ziehen. Zum Teil dürften auch noch unbekannte äußere und innere Faktoren eine Rolle spielen.

D.: Zu beobachten ist eine übermäßige, vorzeitige Eutervergrößerung mit Laktation; unter Umständen treten zusätzlich Zyklusstörungen auf. Bei herdenweisem Auftreten (besonders in der Zeit der Kleeblüte) ist eine Futteruntersuchung auf östrogene Stoffe einzuleiten.

T.: Sie besteht im Abstellen der primären Ursache (z. B. einseitige Ovarektomie, Futter- und Weidewechsel und so weiter). Zusätzlich sollte eine antibiotische Versorgung des Euters mit einem Langzeitantibiotikum erfolgen. Die Färsen dürfen nicht angemolken werden! Von einer Gestagenverabreichung ist im allgemeinen abzuraten.

2. LAKTATION BEI HOCHTRAGENDEN TIEREN

Ä.: Die Laktation kann durch Ansaugen, Mumifikation der Frucht (sogenanntes Steinkalb), Fruchttod infolge plazentarer Infektion (z. B. Brucellose) oder durch traumatische Einflüsse ausgelöst werden.

D.: Im Falle eines Fruchttodes mit Abort sind serologische Untersuchungen auf Aborterreger (besonders Brucellen, Salmonellen, Leptospiren, Listerien, Chlamydien) einzuleiten. Ansonsten ist durch eine rektale und vaginale Untersuchung zu ermitteln, ob eine Fruchtmumifikation oder ein beginnender Abort vorliegt.

T.: Im allgemeinen sind nach Ausschaltung der Ursachen die Tiere unter antibiotischem Schutz trockenzustellen. Bei Vorliegen eines intrauterinen Fruchttodes sind die Tiere jedoch mehrmals täglich zu melken, um eine befriedigende Leistung zu erreichen. Ist dies nicht zu erzielen, so sollte die Verwertung erwogen werden.

Trockenstellen der Milchdrüse

1. VORÜBERGEHENDES TROCKENSTELLEN
ZUR ERREICHUNG DER PHYSIOLOGISCHEN RASTZEIT

Etwa 6 bis 8 Wochen vor dem Kalben muß für einige Tage die Fütterung verringert oder nur Stroh und Wasser verabreicht werden. Gleichzeitig sollte 4 bis 5 Tage lang nur einmal täglich gründlich ausgemolken werden.

Danach ist das Tier trockenzustellen und die Strichkanalöffnung mit einem desinfizierenden Melkfett zu bedecken. Bei latent euterkranken oder mastitisverdächtigen Tieren (positiver California-Mastitis-Test) sollte wie bei „Trockenstellen unter Antibiotikaschutz", S. 158 beschrieben, vorgegangen werden. Nach dem Trockenstellen ist eine wiederholte Euterkontrolle (Adspektion und eventuell Palpation) zu empfehlen.

2. ENDGÜLTIGES TROCKENSTELLEN DURCH VERÖDUNG DES EUTERPARENCHYMS

Indikation: atrophische Euterviertel nach Mastitis, überzählige Zitzen mit eigenem Parenchym, Weidemast.

T.: Am besten geeignet ist die intrazisternale Verabreichung eines Langzeitantibiotikums; eventuell ist die Behandlung 3 Wochen später zu wiederholen. Ein endgültiges Trockenstellen kann auch durch eine Infusion einer körperwarmen Akridinfarbstofflösung (z. B. Rivanol® oder Entozon® 1 : 500) erreicht werden. Die zu infundierende Flüssigkeitsmenge ergibt sich aus der Zisternengröße (die Infusion muß dann abgebrochen werden, wenn die Flüssigkeit nicht mehr abläuft; eine Anwendung von Druck, das heißt, die Verabreichung der Lösung mit einer Injektionsspritze, ist strikt zu vermeiden). Auf die Akridinfarbstoffinfusion reagieren die Kühe sehr unterschiedlich. Es besteht stets die Gefahr der Entstehung akuter, fieberhafter Mastitiden.

Überzählige Zitzen mit eigenem Parenchym sind, sofern sie den Melkakt stören, zu amputieren; falls notwendig, sollte die Wunde durch Naht verschlossen werden (siehe auch „Überzählige Zitzenbildung und chirurgisches Vorgehen bei Zitzenverletzungen", S. 133 und 159).

Erkrankungen der Euter- und Zitzenhaut

Erkrankungen der Euter- und Zitzenhaut können infektiös und nicht infektiös bedingt sein.

INFEKTIÖSE URSACHEN

Virus:

1. Lokale Virusinfektionen (die Erkrankung ist nur auf die Euter- und Zitzenhaut beschränkt)

a) Euterpocken (synonyme Bezeichnungen sind: Pseudokuhpocken, falsche Pocken, Stein-, Wasser-, Spitz- und Windpocken, Varizellen, Paravaccinia-Pocken)

Ä.: Eine Infektion mit dem Parapoxvirus bovis 2 tritt besonders im Frühjahr und Herbst auf. Das Virus kann beim Menschen Melkerknoten, beim Kalb eine Stomatitis papulosa erzeugen. Die Erkrankung wird oft durch Zukauf erkrankter Tiere eingeschleppt. Die Übertragung erfolgt beim Melken.

D.: Die erkrankten Tiere zeigen keine oder nur eine geringgradige Allgemeinstörung. Die betroffene Zitze ist kaum schmerzhaft. Anfangs ist ein lokales Ödem und Erythem an der Zitzenhaut zu beobachten. Daraus entwickeln sich unregelmäßige, gelbliche Papeln von unterschiedlicher Größe (selten erfolgt eine Blasenbildung). Diese Papeln trocknen später ein, verschorfen und lassen flächenhafte, während der Abheilung zum Teil ring- oder hufeisenförmige Erosionen zurück. Eine Heilung erfolgt innerhalb von 14 Tagen ohne Narbenbildung. Rezidive sind möglich, da die Immunität kurz sein soll.

T.: Sie besteht in der symptomatischen Wundbehandlung und der Trennung der gesunden von den kranken Tieren. Bisher ist keine wirksame Vakzine bekannt.

b) Vakzine-Virus-Pocken (siehe Kuhpocken)

c) Bovine Herpes-Mammillitis (BHM)
(Bovine ulzerative Mammillitis)

Ä.: Es handelt sich hierbei um eine Infektion mit einem Herpes-Virus. Die Übertragung soll beim Melkakt erfolgen.

D.: Die Erkankung wird in England besonders zwischen Juli und Dezember beobachtet. Das Krankheitsbild ist schwerer als das der Kuh- und Euterpocken. Nach einem lokalen Erythem und schmerzhaften Ödem entwickeln sich Bläschen, die zu Pusteln werden können und innerhalb von 24 Stunden platzen. Danach kommt es zur Ulzeration der Wundflächen und zu großflächigen Epitheldefekten. Die oft sehr langwierige Heilung erfolgt zentripedal und dauert im allgemeinen 3 bis 4 Monate und länger. Die Immunität ist lebenslang. Die Diagnosestellung erfolgt durch Virusisolierung auf Gewebekultur und serologisch.

T.: Empfohlen wird die Verabreichung einer Jodlösung oder von Lotagenkonzentrat, Antibiotika-Spray usw. auf die Wundflächen. Häufig verkürzen weder lokal noch parenteral verabreichte Antibiotika, Antihistaminika und Antiseptika den über Wochen oder Monate hinziehenden Heilungsverlauf. Prophylaktisch wäre eine Lebendvakzine (z. B. eine stallspezifische Vakzine aus dem Bläscheninhalt) in Erwägung zu ziehen.

2. Viruserkrankungen, die vorwiegend die Zitzen- und Euterhaut, aber auch andere Haut- und Schleimhautbezirke erfassen

a) Kuhpocken

Ä.: Der originäre Erreger, Orthopoxvirus bovis (echte Kuhpocken), wird durch pockenkranke Kühe und das Orthopoxvirus commune (Vakzine-Pocken) durch frisch vakzinierte Menschen verbreitet. Die Übertragung erfolgt vornehmlich durch den Melker oder die Melkmaschine.

D.: Die Erkrankung ist nicht saisonbedingt. Sie tritt nach einer Inkubation von 4 bis 7 Tagen mit Allgemeinstörungen (prodromales Fieber, verminderte Freßlust, Milchrückgang) auf. Die Zitze ist anfangs gerötet, geschwollen, schmerzhaft und vermehrt warm (Stadium erythematosum). Zwei bis drei Tage danach kommt es zur Bildung von Knötchen (Stadium papulosum), die sich in erbsen- bis bohnengroße Blasen mit einem hyperämischen Hof und einer dellenartig eingezogenen Kuppe umwandeln (Stadium vesiculosum). Der Blaseninhalt ist etwa vom 8. bis zum 12. Tag der Erkrankung eitrig (Stadium pustulosum). Nach Platzen und Eintrocknen der Pusteln bilden sich Schorfe. Verschiedene Entwicklungsstadien können nebeneinander auftreten. Eine Heilung ist bei ruhiggestellten Zitzen nach 10 bis 15 Tagen zu erwarten. Durch traumatische Einwirkungen und Sekundärinfektionen wird die Heilungsdauer beträchtlich verzögert. Nach der Heilung können narbige Einziehungen zurückbleiben. Nach Überstehen der Erkrankung zeigen die Tiere eine gute, langdauernde Immunität.

Diff. D.: 1. M a u l - u n d K l a u e n s e u c h e : Bei dieser durch Picorna-Virus bedingten Infektion bilden sich große Blasen, die sich nicht aus Knötchen entwickeln und denen eine Hofbildung und eine dellenartige Kuppe sowie ein eitriger Inhalt fehlen. Blasen entstehen auch in Maulhöhle und Zwischenklauenspalt.

2. E u t e r - P o c k e n : Zuerst treten gelbliche Papeln auf, aus denen dann flächenhafte Erosionen entstehen. Eine Pustelbildung bleibt aus. Die Abheilung verläuft ohne Narbenbildung.

T. und **P.:** Wichtig ist eine größtmögliche Sauberkeit beim Melken sowie saubere Einstreu. Kranke Tiere müssen zuletzt gemolken werden. Vor und nach dem Melken sind die Euter- und Zitzenhaut mit alkalischen, nicht reizenden Lösungen (z. B. Seifenwasser) zu waschen, mit einem sauberen Tuch abzutrocknen und anschließend mit einer Lebertran- oder Kortisonsalbe mit Antibiotikazusatz zu versorgen. Stets besteht die Gefahr einer Mastitis (sogenannte Pockenmastitis) wegen der oft schlechten Melkbarkeit. Deshalb ist die intrazisternale Verabreichung eines Antibiotikums sowie eventuell das Einführen eines Wollzitzenstiftes (zur Verhütung von Verklebungen im Zitzenkanal) notwendig. Falls die Zitzenkuppe entzündlich verdickt ist, sollte die Milch täglich abgelassen werden. Erforderlichenfalls ist die Milchdrüse 10 bis 14 Tage unter antibiotischem Schutz trockenzustellen (mit einem halbsynthetischen Langzeit-Penicillin und gleichzeitig einem Antibiotikum gegen gramnegative Erreger, siehe S. 158). Bei einem gehäuften Auftreten empfiehlt sich die örtliche Applikation von Interferon (Sprayverfahren), die intrakutane Applikation eines Pockenschutzimpfstoffes oder der nichteitrigen Pockenlymphe (am Euterspiegel oder seitlich der Vulva) der noch gesund erscheinenden Tiere. Bei der Pockenerkrankung besteht keine Anzeigepflicht!

b) Papillomatose am Euter

Ä.: Die Erkrankung wird durch ein Virus der Papova-Gruppe hervorgerufen. Eine Übertragung erfolgt durch Insekten, beim Melken und durch die Einstreu.

D.: An der Euter- und Zitzenhaut bilden sich planiforme (bis bohnengroße), fungiforme (bis apfelgroße) oder filiforme (pinsel- oder bürstenartige) Wucherungen. Die Papillome können auch auf der Zitzenzisternenschleimhaut sitzen und zu Ventilstenosen oder anderen Melkstörungen Anlaß geben.

T.: Im allgemeinen ist die operative Entfernung indiziert (bei tragenden Färsen einige Wochen ante partum). Kleinere Papillome können abgedreht werden, größere Papillome sind herauszuschneiden. Die Heilungstendenz der Wunden ist gut. Größere Wunden sind durch Naht oder Klammerung zu verschließen. Eine konservative Behandlung (z. B. Warzensalben, Perlacar sbc., Vakzination 2- bis 3mal in 10- bis 14tägigem Abstand usw.) ist unsicher. In größeren Beständen empfiehlt sich gegebenenfalls eine Impfprophylaxe.

3. Euter- und Zitzenveränderungen als Begleitsymptom einer allgemeinen Virusinfektion

a) Maul- und Klauenseuche (siehe S. 36)

b) Virusdiarrhoe – Mucosal disease (siehe S. 53)

c) Stomatitis vesicularis (siehe S. 49)

Bakterien:

1. Akne – Furunkulose – Abszeß

Ä.: Nach einer Schädigung der Haut dringen Eitererreger (vorwiegend Staphylococcus aureus, seltener andere Keime) ein, infizieren meist die Haarbälge und Talgdrüsen und verbreiten sich dann weiter in der Umgebung. Die Übertragung erfolgt durch infizierte Melkerhände oder Eutertücher.

D.: Zu Beginn der Erkrankung bilden sich stecknadelkopf- bis erbsengroße Pusteln (Akne) oder eine phlegmonöse, schmerzhafte Hautschwellung (Furunkulose) an der Euterhaut, und zwar vorwiegend in der Nähe der Zitzenbasis (meist ohne Beteiligung der Zitzen) und im Sulcus intermammaricus aus. Beim Aufbrechen von Abszessen entleert sich ein übelriechender homogener Eiter. Das Allgemeinbefinden ist im allgemeinen wenig gestört. Die Melkbarkeit ist gut, da die Zitzen selten betroffen sind. Die Erkrankung kann seuchenhaft auftreten.

Differentialdiagnostisch sind größere Abszesse (meist bedingt durch C. pyogenes) von Hämatomen zu unterscheiden (Probepunktion; Abszesse entstehen langsam, Hämatome plötzlich).

T.: und **P.:** Zu beachten ist eine äußerste Sauberkeit beim Melken, das heißt, gründliche Händedesinfektion, Verwendung von Papiertüchern zur Säuberung der Milchdrüse, Desinfektion der Euterhaut, saubere Einstreu und Absonderung der erkrankten Kühe. Die erkrankten Tiere müssen mit der Hand (nicht mit der Melkmaschine!) gemolken werden. Auf die veränderten Bezirke sind antibiotische (Akne) oder hyperämisierende Salben (Furunkulose) aufzutragen. Abszesse müssen gespalten, die Abszeßhöhle mit Akridinfarbstoffen gespült werden. Eventuell ist eine stallspezifische Vakzine zu applizieren.

2. Aktinomykose

Ä.: Es sind meist Mischinfektionen mit Staphylokokken, Actinobacillus lignieresi, Actinomyces- und Streptomycesarten, Pseudomonaden und C. pyogenes, die durch kleine Hautdefekte, hämatogen oder galaktogen ins Eutergewebe gelangen. Innerhalb des Euters erfolgt die Ausbreitung per continuitatem und lymphogen. Eine Übertragung ist auch durch die Streu und das Putzzeug möglich.

D.: Sie dürfte klinisch schwer möglich sein, da pathognomonische Erscheinungen fehlen. Neben verstreut liegenden derben Knoten (bis walnußgroß) treten auch größere, verhärtete Gewebsbezirke auf. Im letzteren Fall ist das betroffene Euterviertel erheblich vergrößert, höckrig und sehr derb. Das Unterhautbindegewebe ist schwielig verdickt. Einzelgranulome sind selten. Regionäre Lymphknoten können vergrößert sein. Eine Diagnose kann erst nach Aufschneiden von exstirpierten Knoten (Bindegewebskapsel mit zentralgelegenen Drusen, das heißt feinen, gelblichen Eiterkörnchen) gestellt werden. Differentialdiagnostisch ist Tuberkulose abzugrenzen.

T.: Solitärgranulome können chirurgisch entfernt werden. Bei vereinzeltem Auftreten kann eine intratumorale Applikation von Antibiotika, Katusan, Viskojod, proteolytischen Enzymen usw. versucht werden. Eine Verwertung des Tieres ist bei diffuser Ausbreitung im Eutergewebe angezeigt.

3. Dermatophilose (Streptotrichosis)

Ä.: Die Streptotrichosis wird durch Dermatophilus congolensis hervorgerufen. Die Erkrankung tritt in Deutschland selten auf. Prädisponierend ist eine hohe Luftfeuchtigkeit bei warmer Temperatur. Deshalb wird ein zoonotisches Auftreten der Dermatophilose besonders in Afrika beobachtet. Die Übertragung der „Zoosporen" erfolgt wahrscheinlich durch Insekten.

D.: Die Erkrankung beginnt an Widerrist, Brustwand und Lumbalgegend. Das Euter ist erst später betroffen. Als Symptome sind in der Reihenfolge ihres zeitlichen Auftretens ein Erythem, eine seröse Exsudation, eine Krustenbildung und eventuell ein Juckreiz feststellbar. Die endgültige Diagnose wird erst durch den Erregernachweis möglich.

Diff. D.: Parasitär bedingtes Ekzem.

T.: Neben einer Allgemeinbehandlung müssen Waschungen des Euters mit desinfizierenden Lösungen ausgeführt oder Desinfektionssprays angewandt werden. Bakterizid wirkende Antibiotika (z. B. Streptomycin, Aminoglykoside und so weiter) sollten lokal und parenteral über mehrere Tage verabreicht werden. Für eine lokale Behandlung hat sich auch 0,4%iges Hibitandiglukonat bewährt. Erkrankte Tiere sind in einen trockenen Stall zu bringen.

4. Nekrose

Ä.: Sie ist bis heute nicht endgültig geklärt. Fusobacterium necrophorum (syn. Sphaerophorus necrophorus) ist häufiger nachweisbar, aber vermutlich ein Sekundärerreger. Der Nekrose geht eine Schädigung des betroffe-nen Gewebes durch eine Primärinfektion oder ein Trauma voraus.

D.: a) Nachzuweisen sind nekrotische, ulzerative Prozesse, vorwiegend an den Zitzenenden einschließlich der Strichkanalöffnung (wegen der Schwarzfärbung des erkrankten Bereiches wird die Erkrankung auch „Black Pox" genannt). Zum Teil tritt eine Sklerodermie auf. Die Melkbar-keit ist erschwert; es besteht die Gefahr einer aufsteigenden Mastitis.
b) Die Nekrose kann auch Begleitsymptom einer Mastitis gangraenosa oder Folge einer überstandenen schweren Mastitis phlegmonosa sein. In letzte-rem Fall sind die erkrankten Bezirke trocken und schwarz. Nekrotische Lappen können nach einigen Wochen abgestoßen werden, ohne daß Komplikationen auftreten. Eine Verwertung des erkrankten Tieres ist jedoch bei großflächigen, tiefergehenden Nekrosen schon aus lebensmittel-hygienischen Gründen angezeigt.

T.: Bei Zitzenhautnekrosen ist ein Teat-Dipping mit desinfizierenden und hautpflegenden Mitteln indiziert. Daneben sollten die Melkanlage und das Melkgeschirr gereinigt und desinfiziert werden, um Übertragungen zu ver-hindern.

Pilze:

1. Trichophytie (siehe S. 56)

2. Begleiterscheinung bei Dermatitis mycotica (Entstehung von Erosionen im Euterbereich nach Verwendung verschimmelter Streu).

Parasiten:

1. Stephanofilariose (sogenannte Sommerwunden)

Die Erkrankung wird während der warmen Witterung beobachtet. Bei Ein-setzen der kühleren Jahreszeit erfolgt in der Regel eine Selbstheilung.

D.: Im Verlauf der Erkrankung entstehen mehr oder weniger großflächige Wunden am Unterbauch vor dem Euter (sogenanntes Voreuterekzem), an der Zitzenbasis und Euterhaut sowie in der Kniefaltengegend, seltener an anderen Körperregionen. Die Diagnose ist dann schwierig, wenn die Haut-veränderungen nur auf die Zitze beschränkt sind, und die Erkrankung sich schon im fortgeschrittenen Stadium befindet. Differentialdiagnostisch sind in Betracht zu ziehen: lokaler Sonnenbrand, Läsionen durch Desinfektions-mittel oder durch die Melkmaschine sowie Herpes-Mammillitis (kontagiös, Bläschenbildung, Schmerzhaftigkeit zu Beginn der Erkrankung).

Verlauf: Zunächst treten etwa erbsengroße, nässende Effloreszenzen, 3 bis 5 Tage später mehr rundliche, scharf abgegrenzte Wunden mit ziegelroter, glatter Oberfläche auf. Die Wundflächen werden von gelblichem Exsudat bedeckt, an dem fast ständig Insekten saugen. Infolge des bestehenden Juckreizes werden die Wunden oft durch die erkrankten Tiere selbst be-leckt. In späteren Stadien bilden sich rotbraune, rissige Krusten.

T.: Zu empfehlen sind eine zweimalige orale Verabreichung von je 60 mg/ kg KGW Neguvon im Abstand von 5 bis 6 Tagen und ein wiederholtes Betupfen der Wunden mit einer 10%igen Neguvonlösung oder einer 10%igen Neguvon-Salbe (Selbstherstellung mit Vaseline). Bei einer oralen Behandlung mit Neguvon sollten die Tiere 2 Tage vor Behandlungsbeginn nur Heu und Stroh erhalten. Die Medikation ist am besten im Anschluß an das Melken in den Morgenstunden vorzunehmen. 12 Stunden vor der Behandlung müssen die Tiere hungern. Die Dosierung sollte streng nach dem Körpergewicht des Tieres erfolgen. Zusätzlich können örtlich Kortikosteroide angewandt, ein Lebertransalbenverband angelegt sowie Antibiotika intrazisternal appliziert werden.

2. Räude (siehe S. 72)

Die Diagnose kann bei Vorliegen von Milben durch Auflegen eines ausgezupften Haarbüschels in die Mitte einer Nähragarplatte gestellt werden. Nach einigen Stunden Aufenthalt im Brutschrank sind auf der glatten Nährbodenoberfläche mit bloßem Auge haarfeine, kurvenreiche Krabbelspuren zu erkennen.

Diff. D. der Skabies am Euter: Futtermittelexanthem, Dermatophilose.

3. Intertrigo

Ä.: Über die Entstehung der Erkrankung ist bisher wenig bekannt; primär soll die Erkrankung von Ektoparasiten, sekundär von Bakterien ausgehen. Zugluft, hohe Luftfeuchtigkeit usw. werden als prädisponierende Faktoren angenommen.

D.: Sie ist anhand von großflächigen, schmierigen, das heißt, mit einem übelriechenden Sekret bedeckten Wunden an der Schenkelinnenseite sowie der diesem Bereich anliegenden Euterhaut zu stellen. Die Alterationen sind oft erst nach Abheben des Euters von der Schenkelinnenfläche zu erkennen.

T.: Sie ist im allgemeinen sehr langwierig, da die Wundflächen aufeinanderliegen, sich laufend reiben und eine direkte Luftzufuhr kaum möglich ist. Versucht werden kann eine Spülung der schlecht zugänglichen Wunden mit Rivanol und anschließend ein Auftragen einer 10%igen Neguvon-Zinksalbe. Zu empfehlen sind auch Wundpuder oder Lotagenkonzentrat und parenterale Antibiotikaverabreichungen.

NICHT INFEKTIÖSE URSACHEN

1. Allergisch oder toxisch bedingte Affektionen

a) Urtikaria

Nesselfieber am Euter; es ist im allgemeinen eine Begleiterscheinung einer allergischen Allgemeinreaktion (siehe S. 75).

b) Kriebelmückenstiche

An der haararmen und dünnen Euterhaut sind die Stiche als sehr kleine Blutpunkte erkennbar. Das Melken wird durch die Schmerzhaftigkeit der Zitzen (Ödem, zum Teil Phlegmone) sehr erschwert. Es besteht die Gefahr der Entstehung einer Mastitis. Weiteres siehe S. 69.

c) Arzneimittelallergie

Ä.: Gelegentlich bilden sich nach einer intrazisternalen Antibiotikaapplikation allergisch bedingte Blasen an den Zitzen (besonders an der Zitzenkuppe). In Betracht zu ziehen sind auch Allergien, die durch Vakzinationen, durch in Arzneimitteln enthaltene Begleit- und Hilfsstoffe sowie durch allergene Arzneimittel verursacht werden.

Verlauf: An der Zitzenhaut entstehen plötzlich Aphthen, die bald eintrocknen. Die Zitze ist schmerzhaft und gerötet. Beim Melken können die Blasen aufreißen; danach kommt es leicht zur bakteriellen Infektion der Wunden.

T.: Die erkrankten Bereiche können mit einer Lebertransalbe, einer Kortisonsalbe oder mit Antihistaminika behandelt werden. Bei Vorliegen von Allgemeinerscheinungen sind Kalzium, Kortikosteroide und Antihistaminika parenteral zu verabreichen. Ist eine Mastitisbehandlung weiterzuführen, so muß ein anderes Antibiotikum verwendet werden, das dann jedoch nur parenteral zu applizieren ist.

d) Tesabandallergie

Sie entsteht nach Fixierung des Zitzenverbandes durch Tesaband (siehe Arzneimittelallergie)

e) Futtermittelexanthem

Ä.: Das Exanthem tritt nach Verfütterung von Kartoffelschlempe (Schlempemauke), Kartoffelkraut oder längerer Verabreichung von Luzerne, Treber, Melasse, Ölkuchen oder verschimmeltem Futter auf. Häufig ist die Erkrankung von Verdauungsstörungen begleitet.

Verlauf: Zuerst sind die Extremitäten, später das Euter betroffen. Zu Beginn der Erkrankung bilden sich Blasen, anschließend treten Krusten, schwarze Borken und Rhagaden auf. Beim Melken entstehen größere, leicht blutende Hautwunden. Juckreiz fehlt.

T.: Die Zitzenaffektionen sind symptomatisch zu behandeln. Weiteres siehe S. 132.

f) Milchallergie

Ä.: Es handelt sich um eine natürlich vorkommende autoallergische Krankheit des Rindes (im Staate New York/USA bei 0,5 % der Milchrinder besonders während der 1. bis 3. Laktation auftretend). Die Erkrankung entsteht nach Milchstauung im Euter (z. B. beim Trockenstellen, kurz ante oder post partum). Eine erbliche Anlage ist nicht auszuschließen.

Verlauf: Anfangs werden Ruhelosigkeit, überempfindliche Hautreaktion, vermehrter Augen-, Nasen- und Maulausfluß beobachtet. Später kommt es zur Dyspnoe, zur Urtikaria und zu Angioödemen, besonders an Flotzmaul, Augenlidern, Vulva und Anus. Vereinzelt können perakute Anfälle zum Tod führen.

T.: Indiziert sind Antihistaminika, in bedrohlichen Zuständen zusätzlich Adrenalin.

2. Stoffwechselerkrankungen

a) Fagopyrismus (siehe S. 81)

Die Behandlung der Zitzenaffektionen erfolgt außer mit den auf S. 81 angegebenen Medikamenten auch durch Althosol, Lotagengel oder -konzentrat. Laktierende Tiere sind unter Antibiotikaschutz vorübergehend trockenzustellen. Notwendig ist das Ablassen der Milch der betroffenen Viertel in wöchentlichen Abständen und eine erneute Versorgung der Euterviertel mit einem Langzeitantibiotikum.

b) Parakeratose (Zinkmangel)

Ä.: Bei erwachsenen Tieren tritt die Erkrankung sehr selten auf. Vermutet wird im allgemeinen ein sekundärer Zinkmangel (siehe S. 5).

Verlauf: Zu Beginn bilden sich kleieartige Beläge, anschließend grindartige Schuppen und Borken. Zu beobachten sind auch tiefe Rhagaden, die zum Teil bluten. Im Zwischenschenkelspalt entwickelt sich eine ulzeröse Entzündung. Es besteht Juckreiz! Das Tier zeigt Schmerzreaktionen beim Melken.

Diff. D.: Räude: Hier sind ebenfalls Juckreiz, aber keine so flächenhaften borkigen und zum Teil blutenden Veränderungen an der Euter- und Zitzenhaut zu beobachten.

3. Chemische, thermische und mechanische Reize

a) Verätzungen

Ä.: Verätzungen am Euter werden durch scharfe, gewebsreizende Salben oder andere gleichwirkende Arzneimittel, durch Desinfektionsmittel (z. B. zur Stalldesinfektion verwendetes Ätznatron) und durch ungeeignete oder zu konzentrierte Mittel zur Zitzendesinfektion ausgelöst.

Verlauf: Anfangs werden eine starke Rötung und Schmerzhaftigkeit, später eine blauschwarze Verfärbung der Euter- und Zitzenhaut beobachtet. Schließlich kann sich ein Hautgangrän durch Absterben umschriebener Hautpartien des Euters ausbilden.

T.: Bei trockenem Gangrän ist eine offene Wundbehandlung mit Lebertransalben, denen Antibiotika oder Sulfonamide zugesetzt sind, angezeigt. Eine Reinigung der Wunden sollte mit Akridinfarbstofflösungen erfolgen. Bei feuchtem Gangrän sind die veränderten Gebiete mit Lotagenkonzentrat, Lotagengel, Althosol, Kupfersulfatpulver, Zinksalben usw. zu behandeln. Der Heilungsprozeß wird durch parenterale Antibiotika- oder Sulfonamidgaben gefördert. Bei Mitbeteiligung der Zitzen ist ein vorübergehendes Trockenstellen laktierender Tiere unter antibiotischem Schutz (Langzeitantibiotikum) notwendig. Bei Verätzung größerer Euter- und Zitzenhautbezirke sollte die Verwertung des Tieres in Erwägung gezogen werden.

b) Erfrierungen und Verbrennungen

Im allgemeinen kommen diese Zitzenhautveränderungen selten vor. Der

Vorbericht kann entscheidende Hinweise geben (heiße Duschen, Brände, langer Lastwagentransport im strengen Winter, Schiffstransporte usw.).

V.: Bei Verbrennungen kommt es anfangs zu einem Erythem, bei Erfrierungen zu einer Blässe und bläulichen Verfärbung der Zitzen- und Euterhaut; anschließend tritt eine Hautschwellung und Blasenbildung sowie zuletzt ein feuchtes oder trockenes Gangrän auf.

T.: Auf die veränderten Bezirke sollten indifferente Fette sowie Antihistaminika- und Kortikosteroidsalben aufgetragen werden. Außerdem sind Antibiotika oder Sulfonamide intrazisternal und parenteral zu applizieren. Ein vorübergehendes Trockenstellen unter antibiotischem Schutz muß dann vorgenommen werden, wenn das Tier nicht mehr zu melken ist. Schwere Verbrennungen und Erfrierungen sind prognostisch ungünstig zu beurteilen.

c) Melkmaschinenschaden

Zu enge Zitzengummis

D.: An der Zitzenbasis bilden sich Zirkulärwunden oder Hautabschürfungen aus. Beim Melken reagieren die Tiere mit Schmerzäußerungen. Eine Mastitisgefahr besteht infolge unvollständigem Ausmelken.

Längeres Blindmelken, erhöhte Pulsatorfrequenz, fehlende Elastizität der Zitzengummis

D.: Vorwiegend an der Zitzenkuppe einschließlich der Strichkanalöffnung kommt es zur Sklerodermie, zu blutenden Rhagaden und Verschorfungen oder zu schwärzlichen, nekrotischen Prozessen („Black Pox"). Dadurch wird die Melkbarkeit erschwert.

Ä.: Sie ist noch nicht endgültig geklärt. In den Nekrosen sind oft Fusobacterium necrophorum und C. pyogenes nachzuweisen. Die Übertragung der Keime erfolgt durch die Melkmaschine (deshalb tritt zum Teil ein „seuchenhafter Charakter" der Erscheinungen auf).

T. und P.: Vor jeder Therapie ist die Reinigung und Desinfektion von Melkanlage und Melkgeschirren vorzunehmen. Danach sollte ein Teat-Dipping mit desinfizierenden und hautpflegenden Mitteln erfolgen. Bei gestörter Melkbarkeit ist der Strichkanal mit einem Kreuzschnitt zu spalten (Nachbehandlung siehe S. 174).

Zu langes Blindmelken, zu hohes Melkvakuum, ungenügende Ausbildung des Entlastungstaktes bei verschmutztem Filter der Pulsatoren

D.: An der Zitzenkuppe ist die vorgefallene Strichkanalschleimhaut sichtbar, die als weißliche, ringförmige Erhebung in der äußeren Strichkanalöffnung erscheint. Dadurch kommt es zur Vergrößerung des Strichkanallumens und zu Erosionen. Stets besteht die Gefahr des Auftretens einer Mastitis.

T.: Vor der symptomatischen Therapie ist die Melkmaschine zu überprüfen und sind die gefundenen Fehler abzustellen.

4. Verletzungen an Euter und Zitzen

Ä.: Diese Wunden werden durch Stacheldraht (Weideumzäumung), Klauentritte, Hundebisse oder ähnliches erzeugt. Zusätzlich stellen sich bakterielle Infektionen ein. Das Euter ist um so gefährdeter, je größer, tiefer und voller es ist. Bei Tieren mit Hängeeuter, Stufeneuter und übergroßen Zitzen treten besonders gehäuft Verletzungen auf. Die Aufstallungsart ist für die Entstehung von Zitzenverletzungen von großer Bedeutung (als prädisponierend gelten eine unzureichende Standlänge und -breite, ein Gitterrost bei der Schwemmentmistung sowie eine fehlende Einstreu). Mängel der Klauenpflege und Stoffwechselerkrankungen, die das Aufstehvermögen der Tiere beeinflussen, begünstigen Trittverletzungen. Folgende Verletzungsformen sind zu unterscheiden:

a) Euterhautwunden

Diese Wunden treten seltener als Zitzenverletzungen auf; da sie den Melkakt nicht stören, ist ihre Bedeutung bei nicht erheblichem Umfang gering. Bei gleichzeitiger Verletzung des Euterparenchyms fließt Milch aus der Wunde.

T.: Wichtig ist zunächst eine gründliche Reinigung der Wunden mit einer milden Desinfektionslösung (z. B. Rivanol®). Bei frischen perforierenden oder umfangreichen nicht perforierenden Verletzungen ist eine Klammerung oder Naht nach Auffrischung und eine antibiotische Versorgung der Wunde angezeigt. Anschließend muß eine intrazisternale Antibiotika-Verabreichung erfolgen. Bei einer gleichzeitigen Verletzung des Drüsengewebes ist vor der Hautklammerung die Euterkapsel durch Naht zu verschließen. Frische, kleinere, oberflächliche Verletzungen sowie alte, stark infizierte Wunden sind konservativ zu behandeln, bereits nekrotische Hautlappen zu entfernen.

Als Komplikationen können auftreten: Mastitiden (z. B. verursacht durch E. coli oder C. pyogenes), ein subkutanes Emphysem der Euterhaut (unbedeutend) und Euterhautphlegmonen, teilweise mit Abszeßbildung (schwerwiegender).

b) Nichtperforierende Zitzenlängs- und -querrisse

Prognose: Längsrisse sind günstig, Querrisse heilen schlechter.

T.: Oberflächliche Längsrisse (besonders bei trockenstehender Milchdrüse) sind konservativ, frische tiefe Längs- sowie frische Querrisse chirurgisch zu behandeln (Operationstechnik, siehe S. 162). Bei verschleppten Rissen ist eine offene Wundbehandlung (Seifenbäder, Wundsalben mit Antibiotikazusatz, Lebertransalbe usw.) angezeigt. Bei laktierenden Tieren muß das betroffene Euterviertel unter antibiotischem Schutz (Langzeitantibiotika) vorübergehend trockengestellt werden. Liegt in dem Viertel eine Mastitis vor, so ist diese vor dem Trockenstellen erst auszuheilen.

c) Perforierende Zitzenlängs- und -querrisse

D.: Hier ist die Zitzenwand einschließlich der Schleimhaut verletzt; aus der Wunde fließt Milch ab, sofern das Wundgebiet nicht schon verklebt ist.
Verlauf: Eine Spontanheilung ist selten. Meistens kommt es zur Fistelbildung. Stets besteht die Gefahr der Infektion und Verödung des Euterviertels.
T.: Bei perforierenden Zitzenverletzungen ist eine chirurgische Behandlung angezeigt (siehe S. 160).

d) Zitzenabrisse

T.: Abrisse (partiell oder total), Zertrümmerungen der Zitze sowie Verletzungen mit Spaltung des Strichkanals erfordern eine Zitzenamputation, sofern keine Mastitis im betroffenen Euterviertel vorliegt. Die Amputationswunde sollte im allgemeinen nach Herausschälen der Zisternenschleimhaut durch eine tiefe Naht in 2 Etagen und durch eine Hautklammerung verschlossen werden. Vor Anziehen der Naht ist das Euterviertel mit Langzeitantibiotika (z. B. 5 Mill. I.E. Benzathin-Penicillin und einem coliwirksamen Präparat wie Colistin, 2000 mg; Tetracyclin, 800 mg; Chloramphenicol, 3000 mg; Neomycin, 1000 mg) zu versorgen. Tritt dennoch eine akute Mastitis post operationem auf, so muß die Wunde sofort geöffnet und das Euterviertel mit einer Akridinfarbstofflösung gespült werden. Sulfonamide oder Tetracycline in hoher Dosierung sind zusätzlich parenteral zu verabreichen! Nach Verödung des Drüsengewebes empfiehlt es sich die Wunde erneut aufzufrischen und zu vernähen (vergleiche S. 166). Tiere, bei denen nach der Zitzenamputation eine schwere Mastitis mit erheblichen Störungen des Allgemeinbefindens auftritt, sollten verwertet werden. Muß der Stumpf wegen einer Mastitis offen gehalten bleiben, so kann sich nach einer Heilungsdauer von 3 bis 4 Wochen eine sogenannte Stummelzitze ausbilden (erhebliche Nachteile: Gefahr der Incontinentia lactis sowie besonders der rezidivierenden Mastitis).

e) Zitzenfisteln

Diese Fisteln können angeboren, das heißt erblich bedingt sein. Sie werden dann als rudimentäre Beizitze oder „Astloch" bezeichnet (mit eigenem Parenchym).
D.: Im Bereich der Fistelöffnung fehlen Narben, und es besteht keine Verbindung zur Zisterne der Hauptzitze (Nachweis: 1. Die durch den Strichkanal und die Fistelöffnung eingeführten Sonden berühren sich nicht. 2. Eine durch die Fistel injizierte Farblösung färbt die Milch in der Hauptzitze nicht an).
Zitzenfisteln können andererseits, **nach perforierenden Verletzungen,** auch erworben sein (ohne eigenes Parenchym).
D.: In diesem Fall ist eine Narbenbildung in der Umgebung der Fistelöffnung sichtbar. Die Fistel mündet in die Zisterne der Hauptzitze.
T.: Die Operation ist möglichst am trockenstehenden Euter 4 bis 5 Wochen vor dem Abkalben auszuführen. Angeborene Fisteln (Pseudomilchfisteln) sollten vernäht werden.

Prognose: Sie ist bei Zitzenzisternenfisteln günstig, bei Zitzenkanalfisteln ungünstig zu beurteilen. Fisteln im Bereich des Drüsenkörpers, die oft nach Stichverletzungen auftreten, heilen häufig spontan ab.

f) Zitzenschälwunden

Prognose: Bei laktierenden Tieren ist sie sehr ungünstig (erschwertes Melken, langwierige Heilung, Gefahr des Entstehens einer Mastitis); besonders ungünstig sind Zitzenkuppenschälwunden (erhöhte Mastitisgefahr; Verengung oder Verschluß des Strichkanals nach der Abheilung).

T.: Wunden mit einem Durchmesser bis zu etwa 2 x 2 cm sind konservativ zu behandeln (epithelisierende, antiseptische Salben; Verband). Bei größeren Wunden ist die Hauttransplantation angezeigt. Bei Zitzenkuppenschälwunden sowie Wunden mit sehr großen Epitheldefekten sollte die Zitzenamputation mit Totalverschluß der Wunde (siehe S. 166) vorgenommen werden. Trittverletzungen an der Zitzenspitze können unter Umständen auch konservativ behandelt werden. Wichtig ist jedoch bei eutergesunden Tieren ein vorübergehendes Trockenstellen des entsprechenden Euterviertels unter antibiotischem Schutz. Bei euterkranken Kühen muß, bevor das Viertel trockengestellt werden kann, zuerst die Mastitis behandelt werden. Die Anwendung einer Dauerkanüle ist wegen der Mastitisgefahr umstritten.

NEUBILDUNGEN

Fibrome, Angiome und andere werden im Euter der Kuh selten beobachtet.

Allgemeine Betrachtungen zur Behandlung von Wunden an der Zitzen- und Euterhaut

Bei den aufgeführten Erkrankungen der Zitzen- und Euterhaut ist neben den in den entsprechenden Abschnitten angegebenen Behandlungen zusätzlich folgendes zu beachten: Vorübergehendes Trockenstellen von Eutervierteln ohne Mastitissymptome unter antibiotischem Schutz (Langzeitantibiotika) oder tägliches Ablassen des Milchsekretes mit einem sterilisierten (z. B. ausgekochten) Melkröhrchen bei Kühen mit einer Mastitis und anschließend jeweils antibiotische Versorgung des Euterviertels. Die Anwendung einer Dauerkanüle ist wegen der erhöhten Mastitisgefahr umstritten. Nach Ausheilung einer Mastitis kann das betroffene Euterviertel trockengestellt werden. Bis zur Epithelisierung der Wunden ist im Abstand von 2 Wochen das Sekret des trockengestellten Viertels abzulassen; nach dem Ablassen muß erneut eine antibiotische Versorgung erfolgen.

Grundsätzlich richtet sich die Behandlungsart von Euter- und Zitzenhauterkrankungen nach dem Grad, der Ausbreitung und der Dauer der Veränderungen. Ausgedehnte Epitheldefekte und Nekrosen – wie sie besonders beim Phagopyrismus beobachtet werden – sind im Hinblick auf Melkbarkeit und Eutergesundheit prognostisch ungünstig zu beurteilen. Bei Tieren mit umfangreichen Zitzenhautveränderungen wird neben der konservativen und chirurgischen Behandlung verschiedentlich die Verwertung in Betracht gezogen werden müssen. Hautdefekte an den Zitzen stellen Eintrittspforten für Mastitiserreger dar (besonders C. pyogenes und coliforme Keime). Diese Keime können hochgradige Mastitiden auslösen, zumal die Kühe infolge des Wundschmerzes nicht immer vollständig auszumelken sind. Ein starres Behandlungsschema läßt sich wegen der unterschiedlichen Krankheitsbefunde nicht aufstellen. Bei subkutanen entzündlichen Prozessen sind zur Beschleunigung des Reifungsprozesses hyperämisierende Präparate anzuwenden. Offene Abszesse sollten mit antiseptischen Lösungen gespült werden. Bei nässenden unspezifischen Wunden haben sich Lotagenkonzentrat, Althosol, Wundpuder usw. bewährt. Auf nicht eiternde Wunden können die Epithelisierung anregende Salben verbracht werden. Anästhetika, Kortikosteroide oder Antihistaminika enthaltende Salben, Sprays und Lotionen sind bei schmerzhaft entzündlichen Prozessen angezeigt. Um die Gefahr einer lymphogenen Infektion weitgehend zu reduzieren und die Heilung zu fördern, ist im Anschluß an die Behandlung ein Zitzenverband anzulegen, der in 2- bis 4tägigen Abständen gewechselt werden sollte. Sprayverbände oder -filme (mit Antibiotika, Jod, Teer, Farbstoffen) können gegebenenfalls Zitzenverbände ersetzen.

Überzählige Zitzen

Ä.: Die Anlage ist erblich bedingt. Überzählige Zitzen (After-, Zwischen-, Neben- und Beizitzen) können beim Melken stören und bei Vorhandensein von eigenem Drüsengewebe **(Hypermastie)** auch prädisponierende Faktoren für Euterinfektionen darstellen.

T.: a) Zitzen ohne eigenes Parenchym (nur Hautbildungen, **Hyperthelie**):

Sofern überzählige Zitzen ohne eigenes Parenchym den Melkakt stören, besteht die Behandlung im Abschneiden der Zitze und im chirurgischen Wundverschluß; eventuell kann die Zitze mit einem Emaskulator entfernt werden. Ansonsten ist keine Behandlung notwendig.

b) Zitzen mit eigenem Parenchym:

Überzählige Zitzen sollten amputiert werden, sofern sie Schwierigkeiten beim Melken bereiten. Dabei ist die Zisternenschleimhaut im Wundgebiet soweit wie möglich herauszuschälen und die Wunde durch Naht oder Klammerung zu verschließen. Eine intrazisternale Verabreichung eines Langzeitantibiotikums vor Verschluß der Wunde ist angezeigt. Ein generelles Abschneiden von überzähligen Zitzen sollte aus zuchthygienischen Gründen unterbleiben, da dadurch negative Erbanlagen verschleiert werden. Erfahrungsgemäß werden Erbmalsträger post operationem zum Teil mit der Zusicherung „fehlerfrei" verkauft. Sollte die Amputation der überzähligen Zitzen aus Gründen der Mastitisprophylaxe gewünscht werden, so empfiehlt es sich, einen sichtbaren Stumpf zu belassen.

Männliche und weibliche Merkmalsträger sind von der Zucht auszuschließen. Die Zitzenanlage ist bereits bei Kälbern zu beachten.

Incontinentia lactis

(spontaner Milchabfluß durch den Zitzenkanal)

Ä.: Strichkanalverletzungen, unsachgemäße (zu starke) Spaltung von Zitzenkanalstenosen, Zitzenverschlußschwäche (angeboren oder altersbedingt), übermäßige Füllung des Euters bei Hochleistungstieren.

T.: 1. Anlegen einer Tabaksbeutelnaht im Bereich der Zitzenkuppe (die Fäden sind 8 Tage post operationem zu entfernen) oder 2. Subkutane Injektion von sterilem Paraffin rund um die Strichkanalöffnung mit einer Tuberkulinspritze (je 0,1 ml in einem Abstand von 2 mm).

In beiden Fällen soll die reaktive Bindegewebsbildung den Strichkanal verengen. Der Erfolg ist allerdings unsicher.

Hochleistungstiere müssen häufiger gemolken werden. Kühe, bei denen der Verdacht auf eine angeborene Schwäche des Zitzenverschlußapparates besteht, sind auszumerzen. Eine Vererbung des Fehlers durch Bullen ist möglich; daher sollte bei der Nachkommenprüfung in der Rinderbesamung die Incontinentia lactis besonders beachtet werden. Sonst besteht u. U. die Gefahr einer überbetonten Selektion auf Milchfluß (Melkbarkeit!).

Milchabflußstörungen

VERENGUNG ODER VERLEGUNG DER DUCTUS LACTIFERI

Ä.: Die Verengung ist oft angeboren; bei älteren Tieren kann sie durch Bindegewebszubildung nach chronischen Entzündungen, eventuell auch durch ein starkes Ödem bedingt sein.

D.: Das Euter ist prall gefüllt, das Drüsengewebe körnig, nach chronischer Entzündung auch knotig oder partiell verhärtet. Die Drüsen- und Zitzenzisterne sind leer und schlaff. Bei partieller Verlegung ist nach dem Melken ein Teil des Euterviertels leer, der andere ist prall.

Diff. D.: Abzugrenzen ist eine Euterverödung nach hochgradiger Mastitis (hier ist das Euter meist atrophisch, grobknotig oder diffus verhärtet). Auch ist eine Ansaugmastitis (meist mit Beteiligung der Drüsen- und Zitzenzisterne) differentialdiagnostisch in Betracht zu ziehen.

T.: Bei angeborenen und durch chronische Entzündung bedingten Verlegungen sollte die Verwertung des Tieres erfolgen; bei Vorliegen von Ödemen sind die auf Seite 137 aufgeführten Maßnahmen angezeigt.

EINENGUNG ODER VERLEGUNG IM BEREICH DER DRÜSEN- UND ZITZENZISTERNE

Ä.: Die Einengung in diesem Bereich kann angeboren (dann meist auf allen Eutervierteln oder jeweils auf beiden Vorder- oder Hintervierteln) oder erworben (nach chronischen Entzündungen und hochgradigen Ödemen) sein. Bei langen und schmalen Zitzen ist die Verlegung oft angeboren, bei dickwandigen Zitzen häufig erworben.

D.: Die Milch fließt nicht oder langsam nach. Bei einer Drüsenzisternenstenose besteht eine starke Einengung zwischen der Drüsen- und Zitzenzisterne (Zisternengriff!). Bei einer Zitzenzisternenstenose ist die enge, derbwandige Zitzenzisterne (rohrähnlich) als Strang zu fühlen.

T.: Da die Behandlung im allgemeinen erfolglos ist, sollten die Tiere verwertet werden.

P.: Wichtig ist die Verwendung erbgesunder Bullen sowie die Ausmerzung der Nachkommen von Tieren mit angeborenen Stenosen.

RINGFÖRMIGE VERLEGUNG ODER SCHEIDEWAND-BILDUNGEN IM BEREICH DER ZITZENZISTERNE

Ä.: Diese Anomalien sind häufig angeboren; sie können aber auch erworben sein (infolge unsachgemäßen Melkens sowie durch Entzündungen und Reizungen der Zisternenschleimhaut).

D.: a) Totale Verlegung: Das Euter ist prall; unterhalb der Stenose, die als ringförmige, knotenartige Umfangsvermehrung der Zitze zu fühlen ist, bleibt die Zisterne leer. Durch Sondierung kann die Diagnose erhärtet werden (keine Passage der eingeführten Sonde).

b) Partielle Verlegung: Neben gut palpierbaren Knoten in der Zitzenzisternenschleimhaut findet sich unter Umständen eine äußerlich sichtbare Eindellung im Bereich der Zitze. Die Milch ist schwer zu ermelken und fließt nur langsam nach; der Milchstrahl kommt unregelmäßig.

Prognose: Entscheidend sind Dicke und Lokalisation der Ringfalte innerhalb der Zitzenzisterne. Scheidewände mit einer Dicke von mehr als 5 mm gelten als irreparabel (Rezidivbildung). Prognostisch ungünstig sind höher liegende Stenosen.

T.: 1. Spalten der Stenose ohne Öffnen der Zitzenwand mit der Zitzenlanzette nach Hug

Technik: Die Ringfalte wird durch 6 bis 8 Schnitte radiär angeschnitten. Eine Blutung sollte möglichst vermieden werden. Nach der Spaltung ist vorsichtig auszumelken. In etwa $^2/_3$ aller Fälle kommt es zur Rezidivbildung.

Nachbehandlung: Die Milch des operierten Viertels ist möglichst 7 Tage lang mit einem ausgekochten Melkröhrchen täglich abzulassen. Jeweils anschließend muß eine antibiotische Versorgung des Euterviertels erfolgen. Ab dem 7. Tag post operationem kann vorsichtig gemolken werden. Besteht gleichzeitig eine Stenose des Strichkanals, so ist diese zu spalten. Sehr häufig treten Rezidive auf. Sie bilden sich bisweilen erst nach Monaten aus.

2. Das Entfernen der Scheidewand nach Öffnen der Zitzenwand (Längsschnitt) hat sich nicht bewährt (häufiges Auftreten von Rezidiven).

FREMDKÖRPER IN DER ZITZENZISTERNE

Ä.: a) Vom Besitzer zur Erweiterung des Strichkanals benutzte und in der Zitzenzisterne **abgebrochene Gegenstände** (Federkiele, Zitzenstifte und anderes). In diesen Fällen kann der Vorbericht gewisse Hinweise geben.

b) Milchsteinchen, Blutkoagula, pendelnde Polypen, Granulome.

D.: Der Milchfluß wird plötzlich unterbrochen; in der Zitze sind derbe Gebilde zu fühlen. Verschiedentlich erzeugen Fremdkörper eine Zisternitis und Mastitis. Polypen, die als gestielte Schleimhautfortsätze ins Lumen ragen, und frei liegende kleine Milchsteine verursachen ebenfalls Ventilstenosen. Sie sind durch den sogenannten rollenden Griff im allgemeinen diagnostizierbar.

T.: 1. Große Fremdkörper und Polypen: Sie können nach einem Zitzenschnitt (Längsschnitt; vergleiche S. 174) entfernt werden.

2. Kleine Fremdkörper und Polypen: Bei Vorliegen dieser Fremdkörper sollte versucht werden, sie durch die Strichkanalöffnung herauszudrücken. Sollte dies nicht möglich sein, so ist vorher erforderlichenfalls eine intrazisternale Zerkleinerung mit der Zitzenlanzette oder -glocke nach Hug oder eine Spaltung des Strichkanals angezeigt. Ein Abschneiden der die Ventilstenose erzeugenden Schleimhautteile mit der Hug'schen Zitzenlanzette innerhalb der Zisterne ist häufig möglich. Die Operation sollte nur am vollen Euter ausgeführt werden, um während der Operation die Melkbarkeit prüfen zu können. Wenig sezernierende Euterviertel sind darum mit Entozon- oder Rivanol-Lösung 1:1500 aufzufüllen. Im Anschluß an den Eingriff ist eine antibiotische Versorgung des Euterviertels wichtig.

CHRONISCHE ZITZENKANALSTENOSE (EIGENTLICHE HARTMELKIGKEIT)

Ä.: a) Angeboren (dann an 2 oder 4 Euterviertteln vorliegend). Sie tritt besonders bei Tieren mit dickwandigen Zitzen und Spitzzitzen (lange, unregelmäßig verlaufende Strichkanäle) auf. Diese Stenose kann aber auch bei sehr dünnen Strichen (Bleistiftzitzen) vorliegen.

b) Erworben (meist ist dann nur ein Euterviertel betroffen). Hierbei entsteht die chronische Zitzenkanalstenose nach Verletzungen oder Epithelwucherungen, bei Warzen- oder Aphthenbildung im Bereich der Strichkanalöffnung sowie nach akuter Entzündung des Strichkanals oder der Zitzenkuppe (Thelitis acuta).

D.: Aus der gefüllten Drüsen- und Zitzenzisterne ist kein oder nur wenig Sekret in dünnem Strahl zu ermelken. Verschiedentlich befinden sich Wunden, Narben, Warzen oder Aphthen an der Zitzenöffnung. Ein Sondieren mit einem ausgekochten Melkröhrchen kann zur Diagnosestellung (totale oder partielle Stenose) herangezogen werden. Zu unterscheiden ist zwischen gleichmäßiger, rohrähnlicher Einengung und Knötchenbildung am inneren Strichkanalende; dies ist durch die rollende Zitzenpalpation zu ermitteln.

T.: Die Behandlung besteht in der blutigen Erweiterung des Strichkanals (Kreuzschnitt) mit einem geeigneten Instrument (z. B. Zitzenlanzette nach Hug, Dänisches Kanülen-Doppelmesser) nach vorheriger gründlicher Reinigung und Desinfektion der Zitzenkuppe. Die günstigste Schnittführung ist mit der Hug'schen Lanzette (proximal weit, distal eng) zu erreichen. Nach jedem Schnitt muß die Melkbarkeit geprüft werden. Die Operation ist deshalb nur am gefüllten Euter durchzuführen. Bei totalem Verschluß durch eine dünne Scheidewand empfiehlt es sich, den Strichkanal mit einer Blutentnahmekanüle (Durchmesser etwa 2,5 mm) zu durchstoßen. Bei einer Knötchenbildung am inneren Strichkanalende (durch Palpation nachweisbar) ist die operative Entfernung der Gewebsneubildungen mit der Zitzenlanzette oder -glocke nach HUG erforderlich. Eine stumpfe Erweiterung ist wegen der Gefahr der Quetschung oder Gewebszerreißung nicht angezeigt.

Nachbehandlung: Das operierte Viertel sollte 6 bis 7 Tage lang möglichst nur einmal täglich gemolken werden. Nach jedem Melken ist ein Antibiotikum intrazisternal zu verabreichen und anschließend ein Wollzitzenstift einzuführen.

P.: Wichtig ist die Auswahl erbgesunder Bullen sowie der Zuchtausschluß von Tieren mit angeborenen Stenosen.

Zirkulationsstörungen

EUTER-ÖDEME

Nicht entzündliche Ödeme

Ä.: Hormonal bedingt (Geburtsödeme), bei Kreislaufstörungen, Sekretstauungen und so weiter (Stauungsödeme).

D.: Das Ödem ist am Euter und gegebenenfalls auch am Unterbauch (sogenanntes Voreuter) – besonders bei Primipara – deutlich ausgeprägt. Entzündungssymptome fehlen. Bei hochgradigen Ödemen bestehen Schwierigkeiten beim Laufen und die Gefahr der Verletzung.

T.: Ein physiologisches Euterödem verschwindet innerhalb von 8 bis 12 Tagen post partum ohne Behandlung. Bei übermäßiger Ausdehnung des Ödems sind folgende Maßnahmen angezeigt: ein- bis zweimalige i.m. Verabreichung von Tomanol® und Auslauf (Weide, Laufstall usw.). Ein Anmelken bereits vor dem Kalben bringt keine befriedigenden Ergebnisse. Wird dies allerdings durchgeführt, so ist das Kolostrum für das Kalb in einer Tiefkühltruhe aufzubewahren.

Zur Behandlung eines pathologischen Euterödems im engeren Sinn (hier tritt keine Rückbildung des Ödems nach dem Frühpuerperium ein) sind Diuretika (z. B. Diamox®, Vetidrex®, Intolex®, Naquadem® oder Dimazon®), Tomanol® und Osadrin® angezeigt. Diuretika sollten 4 bis 5 Tage lang täglich verabreicht werden. Gleichzeitig ist das Trinkwasser etwas zu reduzieren, weil die mit Diuretika behandelten Tiere erheblich mehr Wasser aufnehmen wollen. Ein Anstechen oder Anschneiden der Euterhaut führt zwar zur guten Ödemrückbildung, ist aber wegen des großen Infektionsrisikos nicht ungefährlich. Liegt der Verdacht einer erblichen Disposition (familiäre Häufung) vor, oder handelt es sich um hartnäckige, ungünstige Fälle, so sind die Tiere auszumerzen. Ist das pathologische Ödem nicht hormonell bedingt, so sind die primären Ursachen (Kreislaufstörung, Gefäßverlegungen, Fütterungsfehler) abzustellen.

Prognose: Kommt es nicht innerhalb von 5 bis 7 Tagen nach Behandlungsbeginn zum Rückgang des Ödems oder vergrößert es sich nach einer mehrtägigen Behandlung sogar noch, so ist die Prognose ungünstig.

Bindegewebig indurierte chronische Ödeme (sogenannte Steineuter), die sich nach rezidivierenden pathologischen Geburtsödemen ergeben, sind unheilbar. Begrenzte Sklerodermiebezirke als Folge chronischer Euterödeme können operativ entfernt werden.

Entzündliches oder „heißes" Ödem

Ä.: Dieses Ödem ist ein Begleitsymptom akuter Mastitiden und tritt auch nach infizierten Zitzen- und Euterverletzungen sowie nach Insektenstichen auf.

D.: Die Euterhaut ist verdickt, derb oder teigig, vermehrt warm, schmerzhaft und gerötet (Euterhautphlegmone nach Wundinfektion).

T.: In erster Linie ist die spezifische Behandlung der auslösenden Ursachen (Mastitis, Wundinfektion) angezeigt. Diuretika, hyperämisierende Salben (z. B. Ichthyol- oder Kampfersalbe) sowie warme Euterduschen können zusätzlich angewandt werden. Haben sich Abszesse gebildet, so sind diese zu spalten.

„Kaltes" Ödem

Ä.: Es handelt sich um ein Begleitsymptom der gangränösen Mastitis.

D.: Die Euterhaut ist blauschwarz verfärbt und fühlt sich kalt, unelastisch und sehr bald mürbe an. Das Sekret ist serös. Die Tiere zeigen ein hochgradig gestörtes Allgemeinbefinden.

T.: Da eine Behandlung aussichtslos ist, sollten die erkrankten Tiere alsbaldig verwertet werden.

BLUTMELKEN (Hämolaktie)

Physiologisches Blutmelken

Es ist bei frischmelkenden Kühen, besonders nach dem ersten Kalben zu beobachten; die Blutbeimischungen sind geringfügig und verschwinden spätestens 14 Tage post partum ohne Behandlung. Oft sind alle vier Euterviertel betroffen.

Pathologisches Blutmelken (Diapedesis- und Rhexisblutungen)

Ä.: Unsachgemäßes Hand- und Maschinenmelken, Vitamin-C-Mangel, Schadfuttermittel, intrazisternal verabreichte, stark reizende Medikamente, Traumen (Liegen auf hartem Boden, Gitterrost, Spaltenboden; zu kurze und schmale Standplätze; Hornstöße usw.); eventuell auch durch ein Virus oder durch Leptospiren bedingt. Eine erhöhte Blutungsbereitschaft besteht anscheinend in bestimmten Kuhfamilien, bei Hochleistungstieren, bei

Fütterungsmängeln und besonders bei sehr großen und tiefhängenden Eutern.

Prognose: Sie ist zweifelhaft bei Auftreten von reinem Blut oder blutig-serösen Sekreten sowie dann, wenn das Blutmelken längere Zeit besteht.

T.: Bei geringfügigen Blutbeimischungen kann abgewartet werden. Zu empfehlen ist allerdings die Verabreichung von biologisch hochwertigem, vielseitig zusammengesetztem Futter, ein vorsichtiges Melken oder besser das Ablassen der Milch zwecks Ruhigstellung des Euters und eine Kaltwasserberieselung der Milchdrüse.

In schweren Fällen ist nur soviel Sekret abzumelken, daß der Innendruck des Euters dem Tier keine Schmerzen bereitet. Die Applikation von Kalzium und Vitamin C sowie eine Bluttransfusion (500 bis 1000 ml Zitratblut) sind angezeigt. Vor der Bluttransfusion ist wegen der Schockgefahr eine biologische Vorprobe auszuführen. Das oder die befallenen Euterviertel sind unter antibiotischem Schutz (Langzeitantibiotikum) vorübergehend trockenzustellen.

In hartnäckigen Fällen kann eine intrazisternale Infusion von Akridinfarbstoffen (z. B. Rivanol 1:500) vorgenommen werden. Allerdings kommt es dabei jedoch zum Milchrückgang. Zur Behandlung oder Vermeidung von Infektionen sind die betreffenden Euterviertel vor der Rivanolinfusion antibiotisch zu versorgen. Bei erfolgloser Behandlung ist die rechtzeitige Verwertung des Tieres vorzuschlagen.

EUTER-HÄMATOME

Ä.: Sie entstehen vorwiegend bei großen Eutern (Hängeeutern) durch Traumen in Verbindung mit einer Blutungsbereitschaft infolge Mangelernährung. Auch Mängel der Aufstallung sind ursächlich in Betracht zu ziehen (siehe S. 155).

Extramammäres Hämatom

D.: Zu beobachten ist eine plötzlich auftretende, nicht entzündliche Umfangsvermehrung kranial, kaudal oder seitlich des Euters. Es besteht Fluktuation bei meist dünner Wand. Das Allgemeinbefinden des Tieres ist nicht oder nur gering gestört.

Diff. D.: Voreuterödem (die Umfangsvermehrung fühlt sich teigig an, Fingereindrücke bleiben eine kurze Zeit bestehen); Bauchbruch (bei der Untersuchung am liegenden Tier kann eine Bruchpforte ermittelt werden); Abszeß (hier liegt im allgemeinen eine Kapsel vor, Aufschluß ergibt eine Probepunktion).

T.: Zunächst ist eine Kaltwasserberieselung indiziert. Einige Tage später sollte eine hyperämisierende Salbe (z. B. Ichthyol-, Kampfersalbe usw.) zur Resorptionsanregung auf die Umfangsvermehrung aufgetragen werden. Sollte innerhalb von 3 Wochen keine Resorption des Hämatoms eingetreten sein, so kann es gespalten werden (nicht vorher!). Anschließend ist eine Spülung der Hämatomhöhle (z. B. mit Akridinfarbstoffen) und eine offene Wundbehandlung durchzuführen.

Zentrales oder Innenhämatom

D.: Die Schleimhäute sind anämisch, das Euter stark geschwollen und prall. Die Euterhaut erscheint manchmal blaurot verfärbt. Bei tiefer gelegenen Hämatomen ist keine Fluktuation festzustellen; das zu ermelkende Sekret besteht häufig aus reinem Blut. Eine Verblutung in das Euter ist möglich.

T.: Siehe „Blutmelken"; oft ist keine Heilung zu erzielen, deshalb sollte eine frühzeitige Verwertung in Betracht gezogen werden.

Zwischeneuter-Hämatom

D.: Die erkrankten Tiere zeigen einen schwerfälligen Gang. Die Schleimhäute sind anämisch. Das Euter hängt sehr tief, ist prall und weist besonders im Sulcus intermammaricus eine zunehmende, erhebliche Umfangsvermehrung auf. Die Vergrößerung kann allerdings auf den kranialen oder kaudalen Bereich der Milchdrüse beschränkt sein. Die Zitzen sind nach außen gespreizt, so daß der Abstand zwischen den linken und rechten Zitzen sehr groß ist. Die Melkbarkeit kann infolge Abknickens der Zitzen gestört sein. Im Bereich des Milchspiegels ist bei mehr kaudal gelegenen Hämatomen eine Fluktuation nachweisbar. Bei einer im Bereich des Sulcus intermammaricus durchgeführten Probepunktion entleert sich eine blutige Flüssigkeit. Die Tiere magern im allgemeinen schnell ab.

T.: Die Behandlung ist meist aussichtslos. Das erkrankte Tier sollte umgehend verwertet werden.

Entzündungen der Zitze

THELITIS ACUTA

Ä.: Traumatische Einwirkungen (Klauentritte; unsachgemäßes Melken, z. B. Knebeln usw.; Melkmaschinenschaden, z. B. zu hohes Vakuum). Als prädisponierende Faktoren gelten: weit herabhängendes Euter, sehr große Zitzen, starke Ödembildung; Schwierigkeiten beim Aufstehen; Kurzstände, ungenügende Standbreite, Gitterroste.

D.: Die Tiere zeigen Unruheerscheinungen. Die Zitze ist geschwollen, gerötet, vermehrt warm und sehr schmerzhaft. Bei der Palpation und beim Sondieren sind eine Verdickung der Zitzenwand sowie eine Verengung von Zitzenkanal und -zisterne festzustellen. Die Milch, eventuell mit Flocken oder Blut vermischt, läßt sich schwer ermelken.

T.: Notwendig ist zunächst das Ruhigstellen der Tiere, am besten mit einem Sedativum. Anschließend ist die Zitze in warmer Seifenlösung, Kamillentee oder auch in Eiswasser zu baden (2- bis 3mal täglich). Später ist das Auftragen antiphlogistischer oder hyperämisierender Salben (z. B. Kortisonsalben, Ichthyolsalbe) indiziert. Die Milch muß mit einem sterilisierten Melkröhrchen (je nach Milchmenge täglich oder alle 1 bis 3 Tage) abgelassen werden. Vor Einführen des Röhrchens ist die Zitze abzubaden und die Zitzenkuppe mit Alkohol abzureiben. Nach dem Ablassen sollte eine antibiotische Versorgung des Euterviertels vorgenommen werden. Die Prognose ist in schweren Fällen ungünstig, da es häufig zur Verödung des Euterviertels kommt. Erforderlichenfalls muß das Euterviertel – sofern keine Mastitis vorliegt – unter antibiotischem Schutz vorübergehend trokkengestellt werden.

AKUTE ENTZÜNDUNG DER ZITZENKUPPE
(einschließlich des Strichkanals)

Ä.: Sie entsteht als Folge von Verletzungen durch Melkröhrchen, Haarnadeln, Strohhalme, Federkiele usw., die bei Vorliegen einer Strichkanalstenose eingeführt werden, oder durch Tritt auf die Zitze. Die Zitzenkuppenthelitis entsteht außerdem nach Infektionen, infizierten Erosionen nach Maul- und Klauenseuche, Pocken und nach anderen Erkrankungen der Zitzenhaut. Auch Melkmaschinenfehler können akute Entzündungen der Zitzenkuppe bedingen.

D.: Die Zitzenkuppe ist gerötet, geschwollen, derb und schmerzhaft. Gelegentlich sind kleine Wunden oder Erosionen nachweisbar. Die Tiere lassen sich kaum noch melken. Es besteht eine akute Strichkanalstenose.

T.: Siehe „Thelitis acuta". Geht die Entzündung nach einigen Tagen nicht zurück, so ist der Strichkanal zu spalten. Von einer Spaltung ist allerdings dann abzuraten, wenn sich die Kuh im Frühpuerperium befindet (Gefahr des Auftretens einer Mastitis phlegmonosa).

Zisternitis und Galaktophoritis

Entzündungen der Zisterne und der großen Milchgänge sind meist mit einer Mastitis vergesellschaftet oder Ausgangspunkt für eine sich entwickelnde aszendierende Mastitis.

Ä.: Häufigste Ursache ist unsachgemäßes Melken (Technik, Hygiene), was zur Einschleusung und Ansiedlung von Erregern führt (aszendierende Mastitis); oft aber auch als Folge einer Thelitis oder akuten Zitzenkuppenentzündung. Als Erreger sind außer Galtstreptokokken meistens nicht hämolysierende Streptokokken, Staphylokokken und Mikrokokken zu nennen.

D.: Das meist nur kurze Zeit bestehende akute Stadium (die Zisternenschleimhaut ist geschwollen und schmerzhaft) geht bei unbehandelten Tieren bald in das chronische Stadium über. Dieses ist gekennzeichnet durch eine proliferative Entzündung (beim „Rollen" der Zitze zwischen den Fingern und durch den Zisternengriff, das heißt Fingerpalpation des Überganges von der Zitzen- zur Drüsenzisterne, sind strangartige oder knotige Verdickungen der Zisternenschleimhaut feststellbar). Es besteht keine oder nur eine geringgradige Schmerzhaftigkeit. Die bindegewebigen Veränderungen der Zisterne und der großen Milchgänge sind symptomatisch für die chronische Galterkrankung. Nur das Anfangsgemelk ist verändert. Eine Beimischung der entzündlichen Exsudate zur Milch erfolgt in den unteren erkrankten Sammelräumen während der Melkpausen; das nachfolgende, erst während des Melkaktes aus dem gesunden Drüsengewebe fließende Milchsekret ist von normaler Beschaffenheit.

T.: a) Akute Zisternitis und Galaktophoritis

Behandlung siehe „Mastitis catarrhalis acuta".

b) Chronische Zisternitis und Galaktophoritis

Sie ist schwer zu behandeln (*„Galtknoten"*). Versucht werden können tägliche Eutermassagen, die die Durchblutung fördern, und eventuell einen Rückgang der bindegewebigen Veränderungen bewirken. Eine intrazisternale Verabreichung penicillinhaltiger Präparate (1 bis 3 Mill. I.E. pro Viertel), gegebenenfalls über mehrere Tage, ist indiziert. Die chronische Zisternitis kann eine totale Stenose bedingen.

Mastitiden

Jedes Euterviertel stellt eine Einheit dar und muß deshalb gesondert untersucht und beurteilt werden. Ein einfaches Hilfsmittel zum Erkennen geringgradig erkrankter Euterviertel ist der Vergleich der 4 Viertelgemelke nach dem Melken in schwarzen Schalen oder in 4 Glasröhrchen (Beurteilung des mehr oder minder erhaltenen Milchcharakters, der Konsistenz, der Farbe sowie der Menge und Art der Flockenbildung). Bei makroskopisch nicht veränderten Milchproben ist die Anwendung von Orientierungstests angezeigt:

a) Indikatorpapier: Je nach Schweregrad der Mastitis steigt der pH-Wert der Milch vom Normalwert 6,6 bis in den alkalischen Bereich von 7,6.

b) California-Mastitis-Test (CMT; auch „Schalm-Test" genannt): Beim Vermischen von 2 bis 3 ml Milch mit gleichen Teilen eines Detergens (z. B. Alkylarylsulphonat) kommt es in Abhängigkeit vom Leukozytengehalt der Milch zu einer mehr oder minder starken Gelbildung. Bis zur Grenze der noch als „normal" geltenden Gesamtzellzahl ($< 500\,000$/ml Milch) bleibt das Reaktionsgemisch flüssig und schlierenfrei.

c) Frieso-Test: ähnlich dem California-Mastitis-Test. Während beim letzteren mehrere Reaktionsstufen abgelesen werden, wird beim Frieso-Test nur zwischen „negativ" und „positiv" unterschieden.

d) Brabanter-Mastitis-Test (BMT), **Aulendorfer Test, Wisconsin-Test:** Diese ebenfalls auf ähnlicher Grundlage wie der California-Mastitis-Test basierenden Orientierungstests werden als Labormethoden für größere Reihenuntersuchungen verwendet.

MASTITIS CATARRHALIS

Die Mastitis catarrhalis ist die Entzündung der epithelialen Auskleidung des ableitenden Milchkanalsystems, meist unter Miterfassung der Drüsen- und Zitzenzisternenschleimhaut (Zisternitis) sowie lobärer Bereiche des Parenchyms. Aufgrund des klinischen Bildes und des Krankheitsverlaufs werden unterschieden:

1. Mastitis catarrhalis subclinica
2. Mastitis catarrhalis chronica
3. Mastitis catarrhalis acuta

Typisch für die Mastitis catarrhalis ist die meist auf mehreren Eutervierteln vorliegende, oft durch unterschiedliche Krankheitsstadien und -grade ausgeprägte Entzündung.

Die katarrhalische Mastitis des Rindes stellt wegen der allgemeinen Verbreitung und der durch sie bedingten Verluste (Milchleistungsminderung 10 bis 20%) ein großes wirtschaftliches Problem dar (siehe Herdenproblem, S. 154).

Ä.: Als Erreger kommen vorwiegend Galtstreptokokken (Sc. agalactiae, serologische Gruppe B), Streptokokken anderer serologischer Gruppen (Sc. uberis, E; Sc. dysgalactiae, C; und andere) und Staphylokokken, seltener Mikrokokken, Corynebakterien (C. bovis) oder andere Mikroorganismen in Frage.

Prädisponierende Faktoren für die Entstehung und Ausbreitung der katarrhalischen Mastitiden sind:

a) Hygienische Mängel: Verschmutzter Stand- und Melkplatz; verschmutzte Tiere; unsauberes Melken (Euter, Melkerhände), ungenügend gereinigte Melkmaschinen

b) Technische Mängel: Melkerwechsel; fehlendes Anrüsten; zu hohes Vakuum; falsche Pulsatoreinstellung (Durchblutungsstörungen an der Zitzenkuppe); Blindmelken (Eversion des Strichkanals, seltener Vorstülpen der Zisternenschleimhaut); schlechtes Ausmelken (Bakterienanreicherung und -ansiedlung in der Milchdrüse); Milchstauungen

c) Mängel der Aufstallung: Zu kurze und zu enge Standplätze; vernachlässigte Klauenpflege (Trittverletzungen; Euterquetschungen); kalter, feuchter und zu harter Stallfußboden; Zugluft

d) Mängel der Fütterung: Einseitige Fütterung; Schadfuttermittel

e) Witterungseinflüsse: Hitze, Kälte, Feuchtigkeit, Unterkühlung

f) Zunehmendes Alter und **Allgemeinerkrankungen**

g) Erbhygienische Mängel: Euter- und Zitzenfehler; Strichkanalstenosen; erbliche Disposition für Mastitisanfälligkeit.

1. Mastitis catarrhalis subclinica

D.: Das subklinische Erkrankungsstadium ist klinisch nicht erfaßbar. Es wird bei den einzelnen Tieren meistens aufgrund einer zu hohen Bestandsmilchzellzahl und daraufhin angeordneter bakteriologischer Milchuntersuchungen aufgedeckt (Kontrollen von seiten der Molkerei oder der Eutergesundheitsdienste). Orientierungstests, insbesondere der California-Mastitis-Test oder auch der Friesotest, sind für Untersuchungen am Tier wertvolle Hilfen.

Eine Trennung der „Sekretionsstörung" (Milchzellzahlerhöhung durch mechanische, thermische oder chemische Reizung ohne nachweisbare Erreger) von der „latenten Mastitis" (Erregernachweis bei normalem zytologischen Befund) oder der oft ohne makroskopisch erfaßbarer Sekretveränderung einhergehenden Mastitis catarrhalis chronica ist bei nur einmaliger bakteriologischer Milchuntersuchung nicht möglich, sondern kann erst nach mehrmaliger zyto-bakteriologischer Prüfung erfolgen.

T.: Während der Laktation ist die „Therapie" auf hygienische Maßnahmen zu beschränken: Abstellen der unter „Ätiologie" genannten hygienischen, technischen und sonstigen Mängel; Trennung klinisch erkrankter Tiere von gesunden oder gesund erscheinenden Tieren; gutes Anrüsten; gutes Ausmelken (leichte Eutermassage bei noch angesetztem Melkzeug); gegebenenfalls mehrere Tage 3- bis 5mal täglich mit der Hand sorgfältig ausmelken; gründliche Reinigung der Melkanlage beziehungsweise des Melkzeugs.

Die intrazisternale Verabreichung antibiotikafreier, enzymhaltiger Präparate kann nur sinnvoll sein, wenn damit ein anschließendes sehr gründliches Melken verbunden wird.

Eine antibiotische Behandlung subklinisch erkrankter Euterviertel sollte nur dann erfolgen, wenn aufgrund eines anderen, *klinisch* erkrankten Euterviertels (Flocken in der Milch) eine Euterbehandlung bei diesem Tier ohnehin erforderlich ist (siehe „Therapie" unter „Mastitis catarrhalis chronica", S. 145).

Während der Laktationsruhe sind die Euter subklinisch erkrankter Kühe unter antibiotischem Schutz trockenzustellen (siehe S. 158). Cave: Euterviertel, die am Ende der Laktation Flocken in der Milch aufweisen, sind nicht subklinisch, sondern klinisch erkrankt! Sie müssen vorerst einer mehrmaligen Euterbehandlung (mit Kurzzeitpräparaten) unterzogen werden (siehe „Therapie" unter „Mastitis catarrhalis chronica", S. 145) und dürfen erst nach erfolgreicher Behandlung unter Antibiotikaschutz (Langzeitpräparat) trockengestellt werden.

2. Mastitis catarrhalis chronica

D.: Dieses Mastitisstadium kann unauffällig aus dem subklinischen Stadium hervorgehen oder sich im Anschluß an eine nicht oder erfolglos behandelte Mastitis catarrhalis acuta entwickeln.

Das Allgemeinbefinden des erkrankten Tieres ist ungestört.

Typisch für dieses Mastitisstadium sind die bindegewebigen Alterationen im Drüsengewebe, die als umschriebene, oft aber diffus über das ganze Euterviertel verteilte knotige oder strangartige Verhärtungen (erbsen-, nuß-, tomatengroß) palpierbar sind; besonders ausgeprägt sind sie im distalen Bereich der Drüse (Galaktophoritis) oder im zisternalen Bereich (Zisternitis). Die Euterhaut ist abhebbar, leicht verschieblich; der nicht schmerzhafte Drüsenkörper ist durch die nicht ödematisierte Unterhaut deutlich palpierbar.

Bei längerer Erkrankungsdauer kommt es zur Atrophie oder auch fibrösen Hypertrophie des erkrankten Drüsenviertels und damit je nach Erkrankungsgrad zu einem mehr oder minder deutlichen Rückgang der Milchleistung. Das Sekret weist feine oder grobe Eiterflocken auf (gelblich, kompakt), behält jedoch den Milchcharakter. Die Flockenbildung beziehungsweise -ausscheidung erfolgt nicht immer kontinuierlich, sondern kann über Tage oder gar Wochen sistieren, so daß die Milch des chronisch erkrankten Euterviertels makroskopisch unverändert erscheint (Wechsel zwischen subklinischem und klinischem Stadium). Die positive Reaktion im CMT und der palpatorische Befund geben hier jedoch einen deutlichen Hinweis auf die vorliegende chronische Mastitis.

T.: *Örtliche Behandlung*: Da es sich bei den Erregern der Mastitis catarrhalis chronica fast ausschließlich um Kokken (Streptokokken, Staphylokokken) handelt, sind für die Therapie spezifisch gegen grampositive Keime wirkende Antibiotika angezeigt.

Bei bakteriologisch gesicherter Galtmastitis ist Penicillin G (1 bis 3 Mill. I.E. pro Euterviertel je Behandlung) das Mittel der Wahl. Bei Verdacht auf oder bei Vorliegen von penicillinasebildenden Kokken, insbesondere Staphylokokken, bieten sich die halbsynthetischen Isoxazolylpenicilline (Oxacillin, Cloxacillin) an, und zwar in der Dosierung von 400 bis 1000 mg/Euterviertel/Applikation i. z..Auch die Makrolidantibiotika Spiramycin, Erythromycin, Oleandomycin (500 mg i.z.) und Rifamycin (200 mg i.z.) weisen eine gute Kokkenwirksamkeit, auch bei Penicillinase-(syn. Lactamase-)Bildnern auf. Dagegen haben die Breitbandantibiotika Chloramphenicol und Tetracyclin als Mastitistherapeutika wegen hoher Resistenzquoten bei Kokken an Bedeutung verloren. Aminoglykosidantibiotika (Neomycin, Kanamycin, Framycetin, Aminosidin) dürfen nur bei gesicherter Staphylokokkeninfektion eingesetzt werden, da sie gegenüber Streptokokken ungenügend wirksam sind.

Vor der Instillation des Antibiotikums muß das zu behandelnde Euterviertel gut ausgemolken werden, möglichst mit Hilfe einer Oxytocingabe von 20 I.E. i.v. Dadurch ist eine Verminderung der in der Drüse verbleibenden Restmilch zu erreichen (Eliminierung von Eiterflocken, hohe Anfangskonzentration des zu verabreichenden Antibiotikums).

12 bis 24 Stunden nach der Behandlung (je nach Laktationsstand) ist das Euter gründlich auszumelken und im Anschluß daran oder abends (nach mehrmaligem Melken tagsüber) abermals mit der gleichen Dosis zu behandeln. Bei bereits vergeblich vorbehandelten oder stark indurierten Eutern ist eine mindestens dreimalige Behandlung angezeigt. Nach Beendigung der antibiotischen Behandlung sollten die betreffenden Euterviertel über mehrere Tage möglichst 3- bis 5mal täglich gut ausgemolken werden.

Parenterale Mastitisbehandlungen sind bei chronischen Kokkenerkrankungen, das heißt bei noch weitgehend ungestörter Blut-Euterschranke, nur mit hierfür geeigneten Präparaten durchzuführen. Genannt sei hier das Penaethamathydrojodid-Penicillin (2 x 5 bis 10 Mill. I.E.) und die Makrolide (2 x 3 bis 5 g), die im Abstand von 24 Stunden intramuskulär appliziert werden, während das Euter möglichst häufig ausgemolken werden soll.

Die lokale und parenterale antibiotische Therapie kann durch wiederholtes Einmassieren hyperämisierender Salben (Kampher, Terpen, Thymol, Salicin, Naphthalin und andere) oder warme Euterduschen unterstützt werden.

Ist auch nach wiederholter, gezielter Behandlung (nach Erregerisolierung und Anfertigung eines Antibiogramms = Resistenztest) eine bleibende Heilung nicht zu erreichen, sollte die Merzung des Tieres in Erwägung gezogen werden. Vornehmlich Tiere mit bereits *hochgradig indurierten Milchdrüsen* sprechen auf eine Therapie nicht mehr an und sind als *ständige Infektionsquelle für die Ausbreitung* der Mastitis in der Herde verantwortlich.

3. Mastitis catarrhalis acuta

Bei ungünstigen Umweltbedingungen oder sonstigen Streßsituationen geht die Mastitis catarrhalis chronica oder subclinica meist plötzlich in das akute Erkrankungsstadium über. Da dies oft nach ungenügendem oder gar unterlassenem Melken an Sonn- oder Feiertagen zu beobachten ist (übermäßige Keimanreicherung durch im Euter verbleibende Restmilch), wird die Mastitis catarrhalis acuta auch „Sonntags"- oder „Feiertagsmastitis" genannt.

Das akut erkrankte Euterviertel ist vermehrt warm, leicht gerötet und schmerzhaft. Das nur mäßig ausgeprägte, meist auf den distalen Drüsenbereich (Zitzenbasis) begrenzte entzündliche Unterhautödem läßt die derben und geschwollenen, das heißt erkrankten Drüsenabschnitte durch die eben noch verschiebbare Haut palpatorisch erfassen (im Gegensatz zur Mastitis phlegmonosa, S. 149). Auch bei Auftreten erheblicher Eiterbeimengungen (dicke, gelbe Flocken) behält das Milchsekret den Milchcharakter, zumindest aber molkeartiges Aussehen (vergleiche Mastitis phlegmonosa, S. 149). Die Milchmenge geht insgesamt, insbesondere aber auf dem akut erkrankten Euterviertel stark zurück.

Die Körpertemperatur des erkrankten Tieres kann bis etwa 40° C ansteigen, ohne daß das Tier jedoch eine stärkere Störung des Allgemeinbefindens zeigt.

T.: *Örtliche Behandlung*: Erkrankte Tiere sind möglichst separat zu stellen und nach den gesunden Tieren zu melken.

Bei klinisch einwandfreier „Kokkenmastitis" (dicke *Eiter*flocken im milchartigen Sekret bei wenig gestörtem Allgemeinbefinden) und nicht vorhandenen Euter- oder Zitzenwunden führt eine ausreichend hohe Dosis von Penicillin G (z. B. in Galtbeständen 2 bis 4 Mill. I. E. pro Euterviertel pro Applikation) oder halbsynthetischen Penicillinen oder Makroliden (500 bis 1000 mg) zu optimalen Heilungsergebnissen. Bei unsicherer Diagnose ist die intrazisternale Applikation von Breitbandantibiotika (Tetracyclin 500 bis 1000 mg; Ampicillin 500 mg) oder besser einer Kombination von z. B. Oxacillin + Neomycin (je 500 mg) oder Cloxacillin + Colistin (500 bis 1000 mg + 1 bis 2 Mill. I.E.) zur Erreichung eines umfassenden Erregerspektrums angezeigt.

Grundsätzlich muß vor jeder Instillation das zu behandelnde Euterviertel gründlich ausgemolken werden. In 12- bis 24stündigem Abstand ist die Therapie bis nach Abklingen der Mastitiserscheinungen zu wiederholen. Im allgemeinen ist eine zwei- bis dreimalige Behandlung ausreichend.

Parenterale Behandlung: Bei frisch in der Laktation stehenden Tieren und noch reichlicher Sekretproduktion auf dem erkrankten Euterviertel ist auch eine kombinierte Applikationsweise empfehlenswert: Tagsüber eine intramuskuläre Verabreichung eines Makrolids oder Tetracyclins (3 bis 5 g) oder Penaethamathydrojodid-Penicillin (5 bis 10 Mill. I. E.) und häufiges Melken; über Nacht eine zusätzliche intrazisternale Behandlung mit Penicillin G oder penicillinasefestem Penicillin.

Zur Unterstützung des körpereigenen Abwehrmechanismus können Echinacin (20 ml i.m. oder 10 ml i.v.), Laseptal oder Omnadin (10 ml s.c.) verabreicht werden.

MASTITIS APOSTEMATOSA

Synonym: Abszedierende Mastitis, Pyogenesmastitis, Holsteinische Euterseuche. Typisch für diese Mastitisform sind Abszeßbildungen und eitrige Gewebseinschmelzungen.

Pyogenesmastitis der Kühe

Ä.: Sie tritt fast immer als Endstadium einer schweren Kokkenmastitis oder als Spätkomplikation nach Euter- oder Zitzenverletzungen auf. Es handelt sich dabei um eine Sekundärinfektion mit Corynebacterium pyogenes, das heißt, um Mischinfektionen mit Kokken oder mit coliformen Keimen, Fusobacterium necrophorum und anderen.

D.: Die Mastitis apostematosa *verläuft meist chronisch.* Sie entwickelt sich häufig während der Laktationsruhe. Es kommt im erkrankten Euterviertel zu grobknotigen Abszeßbildungen oder zu diffusen Verhärtungen im gesamten Drüsenkomplex. Die Abszesse brechen gelegentlich nach außen durch. Der chronische Krankheitsverlauf weist keine große Schmerzhaftigkeit am Euter und selten Allgemeinstörungen auf. Gelegentlich geht das chronische Krankheitsgeschehen in die als phlegmonöse Mastitis verlaufende Endphase über („Niederbruchsform"). Das erkrankte Euterviertel ist dann schmerzhaft, so daß ein Ausmelken des Sekretes kaum mehr möglich ist und durch Resorption des in der Drüse verbleibenden Sekrets schwere Intoxikationserscheinungen auftreten (Fieber, Inappetenz, Abgeschlagenheit); toxisch bedingte Gelenk- und Sehnenscheidenschwellungen (Lahmheit, Festliegen) und Metastasenbildung in anderen Organen (z. B. Leber, Lunge, Niere) führen zu einem schnellen Verfall des Tieres (Kachexie, Pyämie).

Das Milchsekret hat in dem erkrankten Viertel jeglichen Milchcharakter verloren und weist typischen, jauchigen Geruch auf. Es ist bei chronischem Krankheitsverlauf wäßrig-serös, mit eitrig-blutigen Flocken und nekrotischen Gewebsfetzen durchsetzt; bei akutem oder subakutem Verlauf ist es erbsbreiartig.

T.: Eine funktionelle Wiederherstellung des Euterviertels ist bei fortgeschrittenen Drüsengewebseinschmelzungen nicht mehr möglich. Nur bei vereinzelter, gut abgekapselter Abszeßbildung im äußeren Drüsenbereich ist nach Aufbrechen oder Ausräumen der Abszeßhöhle eine Verödung und Ausheilung des Abszesses möglich (eventuell intratumorale Injektion eines hochprozentigen Breitbandantibiotikums). Bei bereits umfangreichen Drüsengewebseinschmelzungen ist die Verwertung des Tieres angezeigt. Behandlungen sollten nur darauf ausgerichtet sein, bei hochtragenden Tieren die Zeit bis zum Kalbetermin zu überbrücken oder aber das akute, fieberhafte Stadium in ein chronisch-fieberfreies zu überführen, um das Tier zur Verwertung geben zu können.

Die optimale Behandlung ist *neben häufigem Melken* die parenterale Verabreichung von Mamycin® (10 Mill. I.E. i.m.), bei Fieber von Breitspektrumantibiotika (Tetracycline, Ampicillin, 3 bis 5 g i.m.) oder Sulfonamiden (50 g i.v.); dazu Antihistaminika (z. B. 30 ml Benadryl®), Antipyretika (z. B. Novalgin®, 50 ml i.v.; Tomanol®, 50 ml i.v.) und gegebenenfalls Herz- und Kreislaufmittel (z. B. Strophantinpräparate).

Das erkrankte Euterviertel sollte tagsüber *so häufig und so schonend wie möglich ausgemolken* oder „ausgestrippt" und *über Nacht intrazisternal* mit Penicillin (4 Mill. I.E.), bei Fieber mit Tetracyclinen (1 g), Ampicillin (500 mg) oder Kombinationspräparaten, versorgt werden. Die parenterale Behandlung muß bis zur Fieberfreiheit, die intrazisternale Versorgung bis zur Sistierung der übelriechenden Sekretabsonderung fortgeführt werden.

Bei schwerkranken Tieren, die am Ende der Laktation stehen, kann die *Einleitung der Geburt* (siehe S. 246) und damit der einsetzende Milchfluß (Eliminierung der Erreger und Toxine) lebensrettend sein.

Sommermastitis der Färsen und Jungrinder

Ä.: Die „Pyogenesmastitis" der Färsen und Jungrinder (synonym Fliegenstich, Yddersük, Weideseuche, Wrang), die während der hochsommerlichen Weidezeit auftritt, ist ätiologisch und pathogenetisch von der Pyogenesmastitis der Kühe abzutrennen.

Obwohl die Entstehung und Übertragung der Sommermastitis noch nicht geklärt werden konnten, wird ein Zusammenhang mit der während der feucht-heißen Sommerzeit auftretenden Hauptflugzeit der Insekten (Hydrothea irritans?) angenommen.

D.: Die Erkrankung *tritt außerordentlich plötzlich* auf, meist von einem Tag zum anderen. Auf dem erkrankten Euterviertel kommt es zu einem äußerst starken und schmerzhaften entzündlichen Ödem; das juvenile Drüsengewebe schmilzt innerhalb weniger Tage vollkommen ein und ist als penetrant riechendes erbsbreiartiges Sekret ermelkbar.

Aufgrund der Schmerzhaftigkeit des Euters und den besonders an den Hintergliedmaßen auftretenden Gelenkschwellungen zeigen die Tiere einen klammen Gang, bleiben hinter der Herde zurück oder sind nicht zum Aufstehen zu bewegen.

Die Erkrankung ist mit hohem Fieber und Freßunlust verbunden.

T.: *Erkrankte Tiere sollten in jedem Falle aufgestallt werden,* um eine Keimstreuung auf der Weide zu vermeiden. Die vielerorts übliche Zitzenamputation bei Belassen des Tieres auf der Weide widerspricht allen seuchen-hygienischen Regeln.

Die parenterale und lokale Behandlung ist wie bei der Pyogenesmastitis der Kühe durchzuführen (siehe S. 148). In den meisten Fällen überlebt das erkrankte Tier die akute Mastitis. In dem zur Verödung kommenden Euter-viertel sind die Pyogeneskeime oft jedoch noch über ein Jahr nachweisbar. Um solche Tiere nicht als Pyogenesreservoir im Bestand zu halten, sollten sie nach dem Kalben der Verwertung zugeführt werden.

MASTITIS PHLEGMONOSA

Synonyme: Mastitis acuta gravis; landläufig auch „Koli-Mastitis" (nicht immer zutreffend, denn es können auch andere Erreger vorliegen).

Die phlegmonöse Erkrankung des Euters *tritt fast ausschließlich als akute, lebensbedrohende Mastitis auf.*

Aufgrund der durch bakterielle Toxine geschädigten Zellmembranen und Gefäßwände kommt es zu einem alsbaldigen ausgeprägten Euterödem und zum Absterben des Drüsengewebes.

Ä.: Als Erreger kommen vorwiegend koliforme Keime (E. coli, Klebsiellen, Enterobacter und andere) aber auch Pseudomonas aeruginosa, Staphylo-kokken sowie Clostridien (Cl. perfringens, Cl. septicum) und aerobe Spo-renbildner (besonders Bac. cereus) in Frage. Im Gegensatz zur Mastitis catarrhalis, bei der die Infektion fast ausschließlich galaktogen erfolgt, wird bei der Mastitis phlegmonosa in der Mehrzahl der Fälle der hämatogene oder lymphogene Infektionsweg angenommen (ausgehend von Schädigun-gen im Magen-Darm- oder Geburtstrakt oder anderen Infektionsherden).

Als prädisponierende Faktoren sind zu nennen:

a) **Läsionen** (Schwergeburten, Retentio secundinarum, Zitzen- oder Euter-verletzungen).

b) **Qualitative und quantitative Fütterungsmängel** (Schadfutterstoffe, Fut-terwechsel).

c) **Witterungseinflüsse** (tiefe Nachttemperaturen nach Weideaustrieb, ungünstiges Stallklima).

d) **Mängel der Melktechnik und -hygiene** (Ansiedlung desinfektionsmittel-resistenter Keime in ungenügend gereinigten Melkmaschinen).

D.: Allgemeine Symptome: Die Mastitis phlegmonosa entwickelt sich innerhalb weniger Stunden. Die Allgemeinstörungen (hohes Fieber, erhöhte Puls- und Atemfrequenz, Zittern der Flanken, Apathie, Anorexie, oft Enteritis) sind häufig eher erkennbar als deutliche Anzeichen einer Mastitis. Seitliches Abheben der entsprechenden Hintergliedmaße bei Erkrankung eines Hinterviertels, Schlagen gegen den Unterbauch oder Wenden des Kopfes zur Seite der erkrankten Euterhälfte sind als Zeichen des Schmerzes zu werten. Gelegentlich kommt es zur Parese der Nachhand und zum Festliegen des Tieres *(Mastitis paralytica).* Bei der Mastitis paralytica ist oft das Allgemeinbefinden stark gestört und die Temperatur erhöht; das entzündete Euterviertel ist jedoch klinisch vorerst ohne besonderen Befund, und das Sekret des erkrankten Viertels zeigt lediglich eine leichte Gelbfärbung ohne Veränderung des Milchcharakters. Die Diagnose ist in diesen Fällen aufgrund des positiven California-Mastitis-Tests und der bakteriologischen Untersuchung möglich. Häufig wird diese Mastitisform mit der Hypokalzämie verwechselt. Der ängstliche oder leidende Gesichtsausdruck des Tieres *(Facies hippocratica)* spricht für die schwere, oft perakut verlaufende Erkrankung (im Gegensatz zur Mastitis catarrhalis acuta).

Lokale Symptome: In der Mehrzahl der Fälle ist nur ein Euterviertel sichtbar erkrankt; häufig aber ist das andere gleichseitige Euterviertel bereits miterkrankt, ohne daß vorerst klinische Anzeichen dafür vorliegen. Das akut erkrankte Euterviertel weist alle Kardinalsymptome einer akuten Entzündung auf: Rubor, Tumor, Calor, Dolor und Functio laesa. Das hochgradige subkutane Ödem verhindert die Palpierbarkeit des Drüsengewebes und kann bis zur Nabelgegend reichen (Unterbauchödem). In schweren Fällen kommt es – vorwiegend im distalen Bereich– zu haarfeinen Rissen in der gespannten Euterhaut und zum Austreten eines Exsudats. Knisternde Geräusche beim Melken und beim Druck auf das Euter *(Gasbildung)* sind typisch für eine Clostridium-septicum-Infektion, können aber auch bei koliformen Keimen und in fortgeschrittenem Erkrankungsstadium bei einer phlegmonösen Staphylokokkenmastitis auftreten (häufig im letzten Stadium der Laktationsruhe zu beobachten).

Das Sekret des erkrankten Euterviertels zeigt zu Beginn der akuten Erkrankung grießsuppenähnlichen Charakter. Bei den feinen, mit bloßem Auge eben sichtbaren *weißlichen „Flocken"* handelt es sich *nicht um Eiter* (wie z. B. bei der Mastitis catarrhalis, S. 144), sondern *um ausgeflocktes Fibrin,* das mit dem Plasma durch die geschädigte Blut-Euter-Schranke in die Alveolarlumina gelangt. Die Flocken sind schlierig-schleimig, schwimmen auf dem ermolkenen Sekret und steigen bei Entnahme einer Sekretprobe an die Oberfläche der Flüssigkeit.

Nach Ausmelken des grießsuppenähnlichen Sekretes zeigt das nachfolgende Sekret keinerlei Milchcharakter mehr. Die dabei auftretenden *Farbnuancen des Sekretes können als Anhaltspunkt für eine ätiologische Diagnose* herangezogen werden (biergelbes, das heißt blutserumartiges Sekret: koliforme Keime; teefarbenes bis hellfleischwasserfarbenes Sekret: Staphylokokken; blutig-fleischwasserfarbenes Sekret: Clostridien oder Bac. cereus). Besonders bei Staphylokokken- und Sporenbildner-Mastitiden kommt es bereits nach wenigen Stunden zu einem hämolytischen, schmutzig-rotweinartigen Sekret.

Der perakute Verlauf der Mastitis phlegmonosa führt häufig zur *Mastitis gangraenosa*: Das Euter erkaltet (erste Anzeichen des Erkaltens an der Zitzenkuppe), und die Euterhaut verfärbt sich blaßbläulich bis tiefblauviolett. *Das Sekret ist dabei immer hämolytisch-dunkelrot.*

T.: Entscheidend für eine Heilung oder zumindest für die Erhaltung des Tieres ist der *frühzeitige Behandlungsbeginn.* Sobald Toxinwirkung und fehlende Sauerstoffversorgung zum Absterben des Drüsengewebes geführt haben, ist eine Restitutio ad integrum nicht mehr möglich.

Vor *Behandlungsbeginn* ist die Therapiewürdigkeit, zumindest aber die Überlebenschance des Tieres zu prüfen, da bei begonnener antibiotischer Behandlung lebensmittelrechtliche Bestimmungen die Verwertung des Tieres bis auf weiteres verbieten.

Vor Therapiebeginn sollte grundsätzlich eine *Sekretprobe zur mikroskopischen Untersuchung* (Hinweis auf grampositive oder gramnegative Erreger) und/oder zur Anfertigung eines *Resistenztestes* entnommen werden, um gegebenenfalls kurzfristig eine Therapieumstellung vornehmen zu können. Beide Methoden sind bei Vorliegen einer phlegmonösen Mastitis (massenhafte Erregeranreicherung im Sekret) ohne viel Zeitaufwand durchführbar und können lebensrettend für das erkrankte Tier sein.

Parenterale Behandlung: Die Allgemeinbehandlung ist umgehend einzuleiten: Sulfonamide und Sulfone (50 g/Tier; Konzentration der Lösung dabei beachten!) oder Trimethoprimkombinationen i. m. oder langsam i. v. oder Breitbandantibiotika (10 bis 30 mg/kg = 5 bis 15 g/Tier (je nach Antibiotikum), z. B. Tetracyclin 5 g; Chloramphenicol 10 bis 15 g) sind hier Mittel der Wahl. Zur Behandlung der Intoxikation sollten Kortikosteroide (Prednisolon 50 bis 100 bis 250 mg i. m.; Dexamethason 10 bis 20 mg i. m.) oder besser Antihistaminika 200 bis 400 mg (z. B. Benadryl®, 30 ml) verabreicht werden. Bei festliegenden Tieren oder akuter Kreislaufschwäche sind Herz- und Kreislaufmittel angezeigt (z. B. Strophanektan®, 25 bis 50 ml; Effortil®, 10 ml; Veriazol®, 5 ml; jeweils i. v.). Eine Leberschutztherapie kann zusätzlich versucht werden (z. B. 100 g Dextropur + 70 ml einer 38 %igen Acetyl-Methioninlösung ad 500 ml Aq. dest. i. v. infundiert oder Amynin®, 1000 ml i. v.; oder Elektrolytlösungen, z. B. Äquifusal®-Konzentrat im Verhältnis 1:10 mit Aq. dest. verdünnt, i. v. oder s. c.). Wenn auch der medizinische Wert dieser Medikation als Leberschutz umstritten ist, so ist sie als Mittel gegen eine Dehydratation des Organismus auch weiterhin vertretbar.

Bei nachgewiesener Kolimastitis kann neben – oder bei unsicherer Überlebenschance des Tieres auch statt – Antibiotika polyvalentes Koliserum (WdT, Serumwerk Memsen) und bei gesicherter Clostridienmastitis Enterotoxämie-Serum/Konzentrat (Wellcome, Impfstoffwerk Friesoythe) verabfolgt werden, und zwar zweimal 50 ml s. c. oder langsam i. v. im Abstand von 24 Stunden. Um die Gefahr eines Serumschocks zu vermeiden, ist eine fraktionierte Verabreichung anzuraten (nach der Verabreichung von etwa 8 ml sollte eine etwa 10minütige Wartezeit eingelegt werden).

Örtliche Behandlung: Vor Beginn der intrazisternalen Behandlung muß das erkrankte Euterviertel gründlich ausgemolken werden. Im California-Mastitis- oder Frieso-Test positiv reagierende Nachbarviertel sollten gleichzeitig mitbehandelt werden (Dosierung pro Euterviertel und Applikation:

1 bis 3 Mill. E Colistin; 1 Mill. E Polymyxin B; alle anderen Antibiotika 500 bis 1000 mg).

Bei fehlender ätiologischer Diagnose (bakteriologische Untersuchung) sollten aus *Sicherheitsgründen stets Breitbandantibiotika* (Tetracyclin 500 bis 1000 mg; Ampicillin 500 bis 1000 mg; Chloramphenicol 3000 mg) oder wegen derer hohen Resistenzquoten *besser kombinierte Antibiotika* zur Erfassung eines breiten Erregerspektrums verabreicht werden. Weitgehend sichere Kombinationen sind z. B. Oxacillin und Ampicillin; Cloxacillin und Colistin; Spiramycin und Neomycin; Rifamycin und Polymyxin B und andere.

Die parenterale Behandlung muß mindestens bis zur Erreichung der Fieberfreiheit und die intrazisternale Behandlung bis zum Wiedererreichen des flockenfreien Milchsekrets wiederholt werden. Sobald kein Fieber mehr vorhanden ist, ist die intrazisternale Behandlung nur über Nacht durchzuführen, während tagsüber das erkrankte Euterviertel so häufig wie möglich gemolken werden sollte.

Ist eine Rettung des Tieres nicht mehr zu erwarten, kann mit *häufigem Melken,* Antihistaminika und/oder Antipyretika oder Antiphlogistika (z. B. Novalgin®, 50 ml i.v.; Tomanol® oder Dexa-Tomanol®, 50 ml i.v.) meistens eine vorübergehende Besserung erreicht und das Tier der Schlachtung zugeführt werden. Gegebenenfalls ist die Einleitung der Geburt in Erwägung zu ziehen (siehe S. 246).

HEFEMASTITIS

Bei sich wiederholenden starken, ohne Behandlung wieder zurückgehenden Euterschwellungen oder bei nicht therapeutisch zu beeinflussenden Mastitiden muß auch an eine Hefeinfektion gedacht werden.

Ä.: Einige Arten der Schimmel- und Sproßpilze (an sich harmlose Umweltkeime) können zu Mastitiserregern werden, wenn sie in genügender Zahl in das Milchgangsystem gelangen. Dies geschieht in der Mehrzahl der Fälle durch *Euterbehandlungen* mit sproßpilzverunreinigten Antibiotikapräparaten. Bei ungenügender oder mit ungenügend heißem Wasser durchgeführter Reinigung der Melkanlage kommt es jedoch auch nicht selten zur massiven Anreicherung von desinfektionsmittelresistenten Hefen und Pilzen in den Milchleitungen und den Melkzeugen. Beim Melken erfolgende Milchrejektionen in die Zitzenzisterne können dann zu andauernden subklinischen, chronischen und seltener zu akuten Hefe- und Pilzmastitiden in den betreffenden Kuhbeständen führen.

D.: Die akute Hefemastitis ist durch eine sich oft innerhalb von 2 bis 3 Stunden entwickelnde Euterschwellung gekennzeichnet. Das erkrankte Euterviertel ist stark vergrößert, prall, von puffig-gummiartiger Konsistenz; es fehlen jedoch das sonst bei bakteriell bedingten Mastitiden ausgeprägte entzündliche Unterhautödem und die starke Schmerzhaftigkeit. Bis auf 42° C ansteigendes Fieber und eventuell auftretender Schüttelfrost klingen – auch ohne Behandlung! – bereits nach einigen Stunden wieder ab. Es ist nur wenig, gelblich-graues, wäßriges, schleimige Flocken enthaltendes Sekret zu ermelken. Die Symptome des akuten Stadiums können im Abstand von wenigen Stunden bis Tagen wiederholt auftreten.

Die Erkrankung geht bald in das *chronische Stadium* über, und die Milch erscheint makroskopisch – abgesehen von gelegentlich auftretenden feinen schleimigen Flocken – wieder normal. Palpatorisch zeichnet sich das chronische Stadium nach anfänglich gummiartiger Beschaffenheit des erkrankten Euterviertels durch diffuse, fleischig-derbe Verhärtungen im Drüsengewebe aus *(besonders an der Euterbasis);* der Zisternenbereich ist klinisch meist ohne abweichenden Befund (im Gegensatz zu den chronischen Kokkeninfektionen). Typisch für die subakute und chronische Hefemastitis sind die bei vielen Tieren im Abstand von wenigen Tagen abends auftretenden Fieberzacken (ohne Störung des Allgemeinbefindens); am folgenden Morgen ist die Körpertemperatur wieder normal.

Für die Diagnosestellung ist in jedem Falle eine bakteriologische oder mykologische Milchuntersuchung erforderlich. Während im *akuten Mastitisstadium* die Hefezellen leicht im Milchsekret nachweisbar sind, läßt bei Vorliegen einer *chronisch-latenten Mastitis* nur der Hefenachweis aus dem End- oder besser aus dem Residualgemelk (ermolken etwa 2 Minuten nach i. v. Injektion von 2 ml Oxytocin = 20 I. E.) mit Sicherheit auf eine Hefeinfektion schließen. Hefen, die sich nur im Anfangsgemelk finden, beruhen bei makroskopisch unverändertem Sekret meist auf Verunreinigungen der Milchproben.

T.: Schimmel- und Sproßpilze sind gegenüber den antibakteriell wirkenden Antibiotika unempfindlich. Eine antimykotische Therapie sollte nur bei hochgradiger Mastitis (fast vollkommene Stagnation der Milchproduktion) und gesicherter Diagnose durchgeführt werden, da Antimykotika in jedem Fall stark gewebsreizend sind. Als Antimykotika werden empfohlen: Moronal® oder Amphotericin B® (Squibb), jeweils 250 000 E. beziehungsweise 25 mg in 50 ml physiologischer Kochsalzlösung i. z. pro Euterviertel, 2 bis 3 Behandlungen im Abstand von 24 Stunden. Wegen starker Gewebsreizung und außerordentlich pyretischer Wirkung dieser Antimykotika sollten pro Behandlung nicht mehr als 500 000 E. beziehungsweise 50 mg verabfolgt werden, das heißt, bei Erkrankung von mehr als zwei Eutervierteln dürfen jeweils nur 125 000 E. beziehungsweise 12,5 mg/Viertel instilliert werden. Als weitaus verträglicher hat sich die Moronal-Salbe erwiesen. Die 10-ml-Tube reicht für eine dreimalige Behandlung eines Euterviertels, das heißt, 3 x 300 000 E. im Abstand von 24 Stunden (für die intrazisternale Instillation muß die erforderliche Menge jeweils in eine Spritze mit Veterinärkonus umgefüllt werden). Es können auch 250 000 bis 500 000 E. Polymyxin B® (Pfizer) versucht werden.

In den meisten Fällen tritt keine endgültige Abtötung der im Eutergewebe vorhandenen Hefen ein, wenigstens aber wird ein Rückgang der prallen Schwellung und damit die Erhaltung der Alveolarepithelien erreicht. Häufiges Ausmelken beschleunigt die endgültige Eliminierung der Pilze. Bei nur geringfügigen palpatorischen Veränderungen des Drüsengewebes führt oft schon ein *häufiges und gründliches Ausmelken* (eventuell unter Verwendung von Oxytocin) zu einer Eliminierung der Hefezellen und zu einem Heilungserfolg. Bei subklinischen Hefeinfektionen tritt meist eine *Spontanheilung* ein.

MYKOPLASMEN-MASTITIS

Ä.: Das zur Gruppe der PPLO (Pleuropneumoniae like organisms) gehörende Mycoplasma agalactiae var. bovis konnte bisher nur verhältnismäßig selten aus Mastitissekreten isoliert werden.

D.: Die Mastitis breitet sich von dem zuerst erkrankten Euterviertel meist innerhalb von 1 bis 2 Wochen über das gesamte Euter aus. In der Regel greift die Infektion auch auf andere Kühe des Bestandes über. Anfangs akut verlaufend (hartes, geschwollenes, aber nur wenig schmerzhaftes Euter; wenig gelblich-seröses oder käsig-flockiges Milchsekret, Fieber bis 42° C), geht die Mastitis bald in das subklinische Stadium über, das sich bis zur nächsten Laktation erstrecken kann. Ein Rückgang der Milchleistung ist meist zu beobachten. Im akuten Stadium sind Mycoplasmen im Milchsediment mikroskopisch nachweisbar. Die kulturelle Isolierung erfordert jedoch spezielle Methoden, so daß die Erreger bei der routinemäßigen bakteriologischen Milchuntersuchung im allgemeinen nicht erfaßt werden.

T.: Der Erfolg einer antibiotischen Therapie (Tetracyclin, Chloramphenicol) ist meist unbefriedigend; Spiramycin, Erythromycin und Tylosin sollen jedoch besonders mycoplasmawirksam sein.

Ob auch **kleine Virus-Arten** oder **große Virus-Arten** (Chlamydien) eine spontane Mastitis verursachen, ist noch ungeklärt. Experimentelle Infektionen mit diesen Erregern zeigten jedoch, daß sie zu einer vorübergehenden fieberhaften Eutererkrankung führen können.

DIE SUBKLINISCHE BEZIEHUNGSWEISE CHRONISCH-LATENTE MASTITIS – EIN HERDENPROBLEM

Die sporadisch auftretenden, akuten Mastitiden machen nur einen geringen Prozentsatz der zu behandelnden Eutererkrankungen aus. Dagegen stellen die chronisch-latenten Mastitiden in allen Ländern mit intensiver Milchtierhaltung ein ernstes *Herdenproblem* dar. Die durchschnittliche Erkrankungsquote liegt bei etwa 50 % der Milchkühe und 25 % der Euterviertel und führt zu erheblichen Verlusten (Leistungsminderung; frühzeitiger Abgang leistungsschwacher oder einer Therapie nicht mehr zugänglicher Tiere; Behandlungskosten; Schwierigkeiten bei der molkereitechnischen Milchverarbeitung).

Viele der als Mastitiserreger bekannten Keimarten sind im allgemeinen Saprophyten und finden sich ständig auf Euterhaut, Haarkleid, Streu, Stallboden, Wänden usw. Sie werden erst pathogen, wenn durch prädisponierende Faktoren die natürliche Widerstandskraft des tierischen Organismus herabgesetzt wird. Durch die Züchtung auf sehr hohe Milchleistung ist das Euter zu einem außerordentlich anfälligen Organ geworden. Trotz Einführung der Sulfonamide und Antibiotika hat sich die Zahl der euterkranken Tiere bisher nicht gemindert. Ursache für einen unbefriedigenden Heilerfolg können neben oft ungenügender Dosierung und dadurch geförderter

Resistenzbildung bei den Erregern auch pathologisch-anatomische Veränderungen im Drüsengewebe sein, die ein Vordringen des intrazisternal applizierten Antibiotikums bis zu den Erregern verhindern. Bei der einfachen Handhabung der antibiotischen Fertigpräparate bleibt meist unberücksichtigt, daß dieselben zwar eine Hemmung oder Abtötung der Erreger bewirken, den Heilungsvorgang im geschädigten Gewebe jedoch in keiner Weise unterstützen. Die heute bei der Mastitistherapie fast ganz außer acht gelassene unspezifische *Aktivierung der Abwehrkräfte des Organismus* (sorgfältiges Ausmelken, unspezifische Reiztherapie, Fütterungs- und Haltungsumstellungen) sollte neben den Antibiotika vielleicht doch mehr Beachtung finden.

Neben der Applikation von Medikamenten müssen vor allem die eine Mastitis begünstigenden Faktoren ermittelt und abgestellt werden. Der Sanierungsplan muß die prädisponierenden Faktoren beim Tier selbst, aber auch die schädigenden Einflüsse der Umwelt berücksichtigen. Die Bekämpfungsmaßnahmen sind vom Haustierarzt in Zusammenarbeit mit dem Besitzer (Umwelt- und Erbhygiene) und dem zuständigen Eutergesundheitsdienst (laufende bakteriologische Kontrollen, Beratung) durchzuführen. Die Mastitissanierung kann nur durch systematische und umfassende Maßnahmen zum Erfolg führen. In den nachstehenden Ausführungen seien die einzelnen zu berücksichtigenden Faktoren kurz angeführt:

Günstige Haltungsbedingungen

Stall: Folgende Aspekte sollten bei der Stallhaltung Berücksichtigung finden: ausreichende Isolierung, um Wärmeverluste und zu hohe, ungünstige Temperaturen zu verhindern (günstige Stalltemperatur etwa + 15° C); gute Belichtung; Vermeidung von Zugluft und zu hoher, das heißt mehr als 70%iger Luftfeuchtigkeit durch Einbau geeigneter Belüftungsanlagen; ausreichende Standlänge (mindestens 185 cm) und Standbreite (mindestens 125 cm bei mittelschweren Rindern); ausreichende Einstreu (nicht eingestreute betonierte Liegeplätze führen zur Unterkühlung der Milchdrüse und vermehrt zu Trittverletzungen).

In schwedischen Großtierbeständen durchgeführte Untersuchungen ergaben, daß im Kurzstand doppelt so viel Zitzentrittverletzungen auftreten wie im Laufstall. Im Laufstall (Betonboden) ohne Einstreu wurden bei 20%, in Laufställen mit Einstreu nur bei 8% der Kühe Mastitiden beobachtet. Auch im Anbindestall wird die Mastitishäufigkeit um etwa 30% gesenkt, wenn der Standplatz mit Einstreu versehen wird. Einstreulose Gitterrostanbindeställe führen zu vermehrten Bein- und Euterverletzungen und können dadurch die Wirtschaftlichkeit der Milchkuhhaltung erheblich gefährden.

Abgetrennte Stallabteilungen für Geburtstiere, Kälberboxen zur Verhütung von Ansaugmastitiden und Enthornung der Tiere im Laufstall sind weitere Faktoren zur Gesunderhaltung der Milchtiere.

Weide: Ein Witterungsschutz (Weideschuppen, Baumgruppen, Hecken) sollte auf jeder Weide vorhanden sein. Bei starker Sonneneinstrahlung (hohen Temperaturen) und längerer Nässeeinwirkung ist die Krankheits-anfälligkeit erhöht; deshalb ist unter Umständen in der heißen Jahreszeit Nachtweide zu empfehlen. Weitere Forderungen für die Weidehaltung sind: einwandfreies Trinkwasser; Begrenzung der Weideflächen durch Elektro-zäune (Stacheldrahtzäune verursachen Zitzen- und Euterverletzungen, die oft prädisponierende Faktoren für Mastitiden darstellen); Beseitigung morastiger Stellen; hygienische Weidemelkanlagen.

Vollwertige, vielseitige Ernährung

Getreideschrote und -kleien, artenreiches Wiesenheu oder Grünfutter, verschiedene Saftfuttermittel sowie ausreichende Vitamine und Mineral-stoffe sind für Hochleistungstiere unentbehrlich. Verdorbenes Futter, ein-seitige Fütterung sowie ungenügendes Mineralstoff- und Vitaminangebot können die normale Funktion der Milchdrüse beeinträchtigen (weitere Hin-weise zur Fütterung im Kapitel „Fruchtbarkeitsstörungen beim Rind", S. 213).

Berücksichtigung der erblichen Anlagen

Die Züchtung auf „Eutergesundheit als Dauerleistung" ist auf lange Sicht die wichtigste Maßnahme zur Bekämpfung der Euterentzündungen. Einen ungünstigen Einfluß auf die Eutergesundheit haben Hänge- und Stufen-euter, stark verformte Zitzen sowie überzählige Zitzen und die Neigung zu Euterödemen. Größere Bedeutung als den erwähnten anatomischen Feh-lern dürfte jedoch den funktionellen Mängeln der Milchdrüse zukommen. Schon lange sind sogenannte „Galt-Familien" bekannt. Es erscheint daher dringend erforderlich, die *Mastitishäufigkeit* in den einzelnen züchterisch interessanten *Kuhfamilien* und besonders in den *Nachkommengruppen der Besamungsbullen* systematisch zu prüfen. Eine solche Ergänzung der bereits weitgehend durchgeführten Nachkommenprüfung auf Leistung ist unschwer möglich und unerläßlich.

Hygienische Maßnahmen

Prophylaxe der Eutererkrankungen und Sanierung der Bestände sind nur durch grundlegende hygienische Maßnahmen denkbar. Es ist deshalb erfor-derlich, daß Landwirte und Melker über Melkhygiene und -technik besser unterrichtet werden, damit sie bewußt bei der Sanierung mithelfen können. Obwohl die notwendigen hygienischen Forderungen meist hinreichend be-kannt sind, werden diese in vielen Fällen wegen Personal- und Zeitmangel nicht beachtet. Wichtig ist z. B. *die Säuberung des Euters vor dem Melken* mit einem sauberen Papiertuch. Mit möglichst fließendem Wasser sollten nur mit nassem Kot verunreinigte Euter gereinigt werden. Das *Anrüsten des Euters* ist für eine vollständige Milchabgabe unbedingt erforderlich. Die *ersten Milchstrahlen* sind in eine schwarze *Vormelkschale* zu melken und auf eventuell vorhandene Veränderungen zu prüfen. Das Nachmelken mit der Hand ist bei Verwendung von Melkmaschinen nicht notwendig. Ein Aus-streichen der letzten Milch aus dem Euter bei noch angesetztem Melkzeug reicht *bei gesunden Tieren aus.*

Die Anwendung der Melkmaschine birgt gewisse Gefahrenquellen in sich. Neben *technischen Fehlern* (falsche Vakuum-, Pulsatoreinstellung; „Blindmelken" bei ungleicher Leistung der Euterviertel) spielen auch *hygienische Mängel* eine große Rolle. Es wird zu wenig beachtet, daß durch die Melkmaschine nicht nur *Sekretionsstörungen* verursacht werden, sondern auch *perakute Mastitiden* (E. coli; Pseudomonas aeruginosa) im Bestand verbreitet werden können. Die Erreger siedeln sich im Melkzeug an Stellen an, die bei der Reinigung nicht ohne weiteres für die Bürste zugänglich sind (Randrillen der Zitzenbecher, Milchschläuche, Sammelstück und -schlauch). Eingeschlossene Luftblasen, Rillen in den Gummiteilen oder festsitzende Milchreste schützen die Keime vor der Benetzung mit dem bei der Reinigung verwendeten Desinfektionsmittel. Manche Bakterienstämme sind generell unempfindlich gegen das angewendete Desinfektionsmittel, weshalb es gelegentlich gewechselt werden sollte. Beim Melkakt können dann die bei der Desinfektion nicht erfaßten Keime durch Biegung der Gummischläuche oder Druckänderung im Melkmaschinensystem gelöst werden und bei gelegentlichem Rückstau während des Melkens in großer Anzahl in das Euter gelangen. Der sicherste Weg, das Melkzeug keimfrei zu machen, ist – abgesehen von der Benutzung einer Dampfanlage – das Einlegen des Melkzeugs in 80°C heiße 2%ige Sodalösung (30 Minuten). Bei täglicher Anwendung dieser Methode kann der Sodazusatz weggelassen werden. Ein Auskochen der auseinandergenommenen Melkzeuge ist mit Rücksicht auf den Materialverschleiß nur etwa alle 4 Wochen anzuraten.

Um die Gewähr einer ständigen Überwachung der Eutergesundheit im Bestand zu haben, sollte jeder Milchtierbestand einem *Eutergesundheitsdienst* angeschlossen sein. Die in bestimmten Zeitabständen durchgeführte zytologische oder bakteriologische Milchuntersuchung gibt dem Tierhalter einen Überblick über den Eutergesundheitszustand seiner Kühe. Auftretende Mastitiden und auch Sekretionsstörungen sollten allein vom Tierarzt behandelt werden. Bei Behandlung durch den Melker bleiben hygienische Belange meist unberücksichtigt. Außerdem besteht immer die Gefahr, daß aus Sparsamkeitsgründen unzureichend dosierte Antibiotika zu einer allmählichen Resistenz der Mastitiserreger führen. Bei gehäuften Erkrankungen sollte nur eine gezielte Behandlung nach Resistenzbestimmung erfolgen. Kranke Tiere müssen abgesondert und zuletzt gemolken werden. Tiere, die trotz wiederholter, gezielter Behandlung unter Berücksichtigung des Ergebnisses der Resistenzbestimmung keine Besserung zeigen oder immer wieder zu Rezidiven neigen (z. B. „Galt-Familien"), sind auszumerzen.

Das **„Trockenstellen unter Antibiotikaschutz"** ist zur Zeit die optimale Methode zur Bekämpfung der chronisch-latenten Mastitiden. Die Vorteile der Mastitisbekämpfung während des Trockenstehens sind 1. hohe Anfangskonzentration, 2. lang anhaltende Konzentration, 3. nur einmalige Behandlung, 4. keine melktechnischen Schwierigkeiten, 5. kein Milchverlust, 6. kein Schaden in der Molkerei durch antibiotikahaltige Milch.

In Herden mit über 50 % Mastitisanteil sollte generell bei *allen* Tieren des Bestandes das Trockenstellen unter Antibiotikaschutz erfolgen. Sind dagegen nur einzelne Tiere des Bestandes an chronischer Mastitis erkrankt, sollten nur die Kühe beim Trockenstellen mit Antibiotika versorgt werden, die im California-Mastitis-Test oder Frieso-Test positiv reagieren.

Die Vorbereitung zum Trockenstellen muß bei *allen* Kühen – ob sie mit oder ohne Antibiotika trockengestellt werden sollen – gleichmäßig sorgfältig erfolgen. Bei Kühen mit manifester Mastitis muß vor dem Trockenstellen erst eine Euterbehandlung durchgeführt werden.

Zum Trockenstellen sollten nur Präparate verwendet werden, auf denen ein *diesbezüglicher Indikationshinweis* gegeben ist, z. B. „Zum Trockenstellen von Kühen" oder „Nicht bei laktierenden Kühen anwenden". Nur diese Präparate garantieren einen genügend langen Schutz im Euter (etwa 6 Wochen). Die antibiotische Versorgung der 4 Euterviertel sollte am besten direkt nach dem letzten Melken erfolgen, spätestens aber bis 14 Tage nach dem Trockenstellen. Vor Beginn der Trockenstellperiode sollten je nach Größe des Bestandes von 2 bis 5 Kühen, die zeitweise Flocken in der Milch oder einen positiven California-Mastitis-Test zeigen, Viertelgemelksproben zur bakteriologischen Untersuchung eingeschickt werden, um das Resistenzbild der stallspezifischen Mastitisstämme feststellen zu lassen. Aus medizinischen, wirtschaftlichen und forensischen Gründen muß davor gewarnt werden, eine größere Anzahl von Kühen ohne vorher erstellten Resistenztest mit Antibiotika zu versorgen.

Trotz intensiver Bemühungen wird es auf Grund der ständig in der Umwelt der Tiere vorhandenen Mikroflora und der wechselnden Umweltbedingungen nie gelingen, einen auf die Dauer „mastitisfreien Bestand" zu schaffen (keine genügende Immunität, Reinfektion jederzeit möglich), da ein eigentlicher „Seuchenherd" nicht vorliegt (z. B. im Gegensatz zur Tuberkulose und Brucellose). Durch ständige Überwachung und Berücksichtigung aller prädisponierenden Faktoren könnten jedoch die Eutererkrankungen auf ein Mindestmaß (Spontanerkrankungen) herabgesetzt werden.

CHIRURGISCHE VERSORGUNG VON EUTER- UND ZITZENWUNDEN SOWIE BEHANDLUNG VON ZITZENSTENOSEN

Von E. GRUNERT und D. AHLERS

Bei Zitzen- und Euterverletzungen sind folgende Maßnahmen zu erwägen:

Konservatives Vorgehen

(bei oberflächlichen Verletzungen; bei nicht perforierenden Zitzenschälwunden; bei Zitzenkuppenschälwunden mit partiell erhaltenem Strichkanal; bei stark infizierten, verschleppten Wunden und Wundphlegmonen; als vorläufige Maßnahme).

Zwingen die genannten Verletzungen oder der Zustand der Zitzenwunden zu einer konservativen Behandlung, so ist – sofern keine klinisch feststellbare Mastitis besteht – im allgemeinen das betroffene Euterviertel unter antibiotischem Schutz vorübergehend trockenzustellen (vergleiche S. 158). Die Funktionstüchtigkeit des Drüsengewebes soll dabei erhalten bleiben. Die chirurgischen Maßnahmen beschränken sich in solchen Fällen auf das Absetzen von Hautlappen, das Abtragen von nekrotischem Gewebe, die Umschneidung der Wunde, um einen glatten, schräg von der Wundfläche zur gesunden Zitzenhautoberfläche laufenden Wundrand zu schaffen, und in der Beseitigung von Wundtaschen. Nach Vernarbung der Verletzung oder nach dem nächsten Abkalben kann das Euterviertel dann wieder angemolken werden.

Euterviertel, die Mastitiden mit klinisch sichtbaren Sekretveränderungen zeigen, müssen vor dem Trockenstellen bis zur Ausheilung behandelt werden.

Euterviertel, die Wunden mit Perforationen zur Zitzenzisterne oder mit völligem Verlust des Zitzenkanals aufweisen, können nicht trockengestellt werden.

Chirurgisches Vorgehen

Dabei ist zwischen einer Operation mit Erhaltung der Zitze und des Euterviertels und einer Amputation der Zitze mit Wundverschluß zu unterscheiden.

Klinische Mastitiden stellen ein großes Operationsrisiko dar. Zitzenamputationen mit Verschluß des Euterviertels sind in solchen Fällen zu unterlassen.

Liegt neben der Verletzung eine hochgradige Mastitis mit erheblicher Allgemeinstörung (z. B. verursacht durch E. coli oder C. pyogenes), ein Eutergangrän oder ein lebensbedrohender Blutverlust vor, so ist die baldige **Verwertung** in Betracht zu ziehen.

Klinische Untersuchung des Euters

Jeder Operation im Bereich der Milchdrüse sollten eine kurze **Allgemeinuntersuchung** (Blutverlust, Infektion) und eine sorgfältige **klinische Untersuchung der Zitzen und Euterviertel** (Adspektion, Palpation, Sekret-
prüfung) vorausgehen. Vor der Untersuchung ist der **Vorbericht** zu
erheben, wobei folgende Punkte vorrangig zu berücksichtigen sind: Alter
des Tieres, Haltungsbedingungen, Zeitpunkt der letzten Geburt oder
Dauer der Trächtigkeit, augenblickliche Milchleistung, Zeitpunkt und
Ursache der Verletzung (Stacheldraht, Klauentritt, Hundebiß usw.). Die
Untersuchung des Milchsekretes erstreckt sich neben der grobsinnlichen
Betrachtung auf schwarzem Untergrund (z. B. Photoentwicklerschale) auch
auf die pH-Messung (Indikatorpapier) und insbesondere die Zellgehalts-
bestimmung (California-Mastitis-Test). Liegt der Verdacht einer subklinischen Mastitis vor, kann eine bakteriologische Sekretuntersuchung mit
Resistenzbestimmung eingeleitet werden. Diese ermöglicht bei eventuell
später notwendig werdenden Behandlungen oder bei einem erforderlichen
Medikamentenwechsel eine gezielte Therapie. Ist die Milch bereits abgelaufen, so kann durch Oxytocinverabreichung die Residualmilch gewonnen
und bakteriologisch untersucht werden.

Operationsvorbereitungen

Bei Operationen am Euter hängt der Erfolg zu einem wesentlichen Teil
von der gründlichen Vorbereitung des Tieres (Fixation, Reinigung,
Schmerzausschaltung), des Instrumentariums sowie des Operateurs ab.

Euter- und Zitzenoperationen können an **stehenden** Rindern (bei Hochträchtigkeit; bei unkomplizierten Verletzungen) oder **abgelegten** Tieren
(bei besonders unruhigen Kühen; bessere Fixationsmöglichkeit; gute
Übersicht des Operationsgebietes usw.) durchgeführt werden. Die Lagerung des Tieres auf einem fahrbaren Operationstisch ist vorteilhaft. Bei
Operationen am stehenden Tier dienen folgende Zwangsinstrumente und
-maßnahmen zur **Ruhigstellung:** Nasenzange, kräftiges Hochbiegen der
Schwanzwurzel, doppelseitige Kniefaltenbremse (Modell Rinderklinik,
Hannover), bügelförmige Schlagfessel, Unterschenkelbremse, Hochziehen
einer Hintergliedmaße im Sprunggelenk usw.). Zur medikamentellen
Ruhigstellung haben sich die Tranquilizer und als Sedativum und Analgeti-
kum besonders Rompun® bewährt.

INSTRUMENTARIUM UND NAHTMATERIAL

2 Injektionsspritzen (10 ml), Kanülen (Stärke 1 bis 3; 6), 2 Melkkatheter, Vierkantgummiband als Esmarch oder 2 gebogene Doyensche
Darmklemmen, 3 kleine Arterienklemmen (nach Péan, langfassend,
gebogen), Skalpellgriff und Klinge (geballt, Nr. 0), 1 große (z. B. Typ
Mayo, Aeskulap) und 1 kleine gebogene, spitze Schere (Augenschere,
10,5 cm), kleine Hakenpinzette, 1 Knopfsonde, 1 kleiner Nadelhalter
(mit Arretierung), chirurgische Nadeln (3/8 Kreis, Größe 10, 12, 14, 15,
16), Nadel-Faden-Kombinationen eignen sich besonders bei komplizierten Wunden, 1 Michelklammerzange, Michelklammern (Nr. 14 bis

18), Nahtmaterial (Catgut 000, 00, 0, 3 und 6 = alte Bezeichnung nach USP; neue Bezeichnung nach der Europäischen Pharmakopoe = Ph. Eur. Catgut 3, 3.5, 4, 7 und 10; Dexon®; Filovet, mittel und stark; dünne Seide), Mullbinden (Breite 4 bis 10 cm), Wundtextil (Fa. Novalind, Nordhorn), Pattex (Fa. Henkel), Tesaband (Beiersdorf), Wollzitzenstifte, antibiotische Eutersalben, sterilisierte und mit Entozonlösung (1 : 1000) getränkte Watte in einer Metallschale. Die Instrumente sollten sterilisiert in einem Metallbehälter aufbewahrt werden.

VORBEREITUNG DES OPERATIONSGEBIETES

Auf eine grobe **Reinigung** mit warmem Wasser und Seife folgen die Rasur, eventuell nochmaliges Waschen, **Entfetten** (mit Alkohol oder Spiritus) und **Desinfektion** der Wundumgebung (milde Desinfektionslösung, z. B. 0,1prozentige Entozonlösung; es sollte kein Jod verwendet werden, da es von der Zitzenhaut zuweilen schlecht vertragen wird). Sollte die Milch des Euterviertels nicht schon vor der Operation abgelaufen sein (bei perforierenden Verletzungen), ist das Sekret mit einem Melkkatheter zu entnehmen. Es empfiehlt sich, auch die sogenannte Residualmilch nach intravenöser Oxytocinapplikation (20 I. E.) abzulassen. Dies gilt insbesondere, wenn die Euterviertel vorübergehend oder endgültig (z. B. bei Zitzenamputationen mit Wundverschluß) trockengestellt werden.

Damit die Übersicht im Operationsfeld nicht durch Blutungen gestört wird, legt man bei Zitzenoperationen an der Zitzenbasis eine **Gummiligatur** an. Die Enden des Gummibandes werden durch eine kleine Arterienklemme zusammengehalten. Bei stark konisch verlaufenden Zitzen kann die Gummiligatur leicht abrutschen. Es empfiehlt sich deshalb, vor Anlegen des Gummibandes etwa 1 bis 2 cm unterhalb der Zitzenbasis ein Lokalanästhetikum subkutan zu applizieren, wodurch eine leichte Hervorwölbung der Haut entsteht. An Stelle der Gummiligatur können auch 2 **Darmklemmen** (nach DOYEN) verwendet werden. Sie sind einfacher zu handhaben und zwischenzeitlich bei schlecht durchbluteten Gewebsteilen sowie länger dauernder Operation leicht zu lösen. Außerdem können sie ohne Schaden auch oberhalb der Zitzenbasis im Drüsenzisternenbereich angesetzt werden. Dies ist bei Wunden im Bereich der Zitzenbasis vorteilhaft. Trotzdem kann die Hämostase bei Verletzungen an der Zitzenbasis, das heißt im Bereich des Fürstenberg'schen Venenringes, Schwierigkeiten bereiten. In diesen Fällen ist es ratsam, die stark blutenden Gefäße durch eine Ligatur (Catgut 3 bis 6 nach USP, Catgut 7 bis 10 nach Ph. Eur.) zu unterbinden. Im Gegensatz zur Zitze ist die Erreichung einer Esmarch'schen Blutleere am Euter selbst im allgemeinen nicht möglich und erfahrungsgemäß auch nicht notwendig. Größere blutende Gefäße sollten unterbunden werden.

SCHMERZAUSSCHALTUNG

Die Schmerzausschaltung im Operationsgebiet erreicht man bei Verletzungen am Euter selbst durch eine Umspritzung der Wunde oder bei Zitzenverletzungen durch eine zirkuläre **Infiltrations-anästhesie** dicht unterhalb der Ligatur mit einem Lokalanästhetikum; mit einer feinen Kanüle werden 8 bis 15 ml eines 2%igen Präparates unter langsamem Zurückziehen der Nadel subkutan injiziert. Beim abgelegten Tier ist auch die alleinige Verabreichung von Rompun® (0,2 mg/kg Kgw i. v., i. m.) oder Rompun® (0,05 mg/kg Kgw oder 0,1 mg/kg Kgw i. m.) in Kombination mit einer Lokalanästhesie zu empfehlen. Die Kombination Rompun® (0,05 bis 0,1 mg/kg Kgw i. m.) und Lokalanästhetikum empfiehlt sich bei Operationen am stehenden Tier (siehe S. 91).

Operationsverlauf

WUNDAUFFRISCHUNG

Voraussetzung für eine komplikationslose Heilung sind frische sowie möglichst glatte Wundflächen. Mit Skalpell und Schere wird die Wunde aufgefrischt. Infiziertes, nekrotisches und nicht mehr ausreichend durchblutetes Gewebe muß vollständig entfernt werden. Dabei ist ein unnötiger Substanzverlust zu vermeiden; Haut und Schleimhaut im Zitzenbereich sind weitgehend zu schonen. Bei frischen Verletzungen genügt – sofern keine Wundschwellung besteht – das Abtragen einer dünnen Schicht von 1 bis 2 mm Dicke. Fleischige Zitzen können unbedenklicher als kleine und dünnwandige Striche aufgefrischt werden. Kleine Lappen – oder Triangelrisse sind – soweit möglich – zur besseren Heilung so zu umschneiden und aufzufrischen, daß Längswunden entstehen. Um eine Gewebszertrümmerung weitgehend auszuschalten, müssen die verwendeten Instrumente besonders scharf sein.

Die Wundauffrischung gelingt um so leichter und vollständiger, je früher operiert wird. Allerdings sollte nicht ausschließlich das Alter, sondern vielmehr der Zustand der Wunde für die Entscheidung zur Operation maßgebend sein. Umfangreiche entzündliche Schwellungen der Wundumgebung (Euterhautphlegmone, Thelitis) schließen eine Operation aus (in diesen Fällen ist zunächst eine konservative Behandlung angezeigt).

Längs-, Quer- und Schrägrisse werden mit einem Skalpell spindelförmig umschnitten. Das dadurch entstandene schiffchenförmige Gewebestück wird mittels einer Schere vollständig herausgelöst. Zur besseren Wundkammbildung bei Verschluß der Hautwunde sollte die Zitzenhaut vom frischen Wundrand ausgehend etwa 3 bis 4 mm unterminiert werden (Trennung zwischen Subkutis und Gefäß-Muskelschicht). Danach werden Anteile der Gefäß-Muskelschicht so abgetragen, daß konkave Wundflächen entstehen (siehe Abb. 1 Ziff. 4). Sie ermöglichen einen guten Wundverschluß auf breiter Fläche ohne Wulstbildung im Wundbereich, die zu Zitzenzisternenstenosen führen kann.

Bei **Zitzenfisteln** sind der Fistelkanal (einschließlich Fistelgrund!) und das umgebende, schlecht durchblutete Narbengewebe möglichst restlos herauszuschneiden. Die Heilung ist um so besser, je vollständiger das Narbengewebe entfernt werden kann (bei fleischigen Zitzen besser als bei dünn-

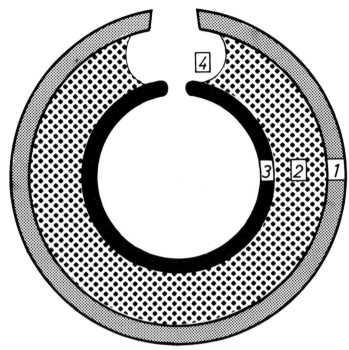

*Abb. 1: Schematische Darstellung eines Zitzen-Querschnittes nach Wundausschnei-
dung einer perforierenden Verletzung. Die Mittelschicht der Zitzenwand ist etwas
„ausgehöhlt" (siehe Ziffer 4). Dadurch werden die Wundvereinigung auf breiter
Fläche und ein guter Hautverschluß erreicht.
Ziffer 1: äußere Haut
Ziffer 2: Gefäß-Muskelschicht
Ziffer 3: Zisternenschleimhaut*

wandigen durchführbar). Muß bei ausgebreiteter Narbenbildung viel
Gewebe entfernt werden, so besteht post operationem die Gefahr einer
Zitzenzisternenstenose oder einer Zitzenverformung.

Bei einer **Zitzenamputation** ist die Zitze möglichst distal von ihrer Basis,
jedoch noch im unverletzten Teil abzusetzen, um größere Blutungen zu
verhindern (Fürstenberg'scher Venenring!). Der Zitzenstumpf darf aber
nicht zu lang gelassen werden (Rezidivgefahr). Um eine genügend große
Wundfläche vereinigen zu können, ist die Entfernung der Zitzenzisternenschleimhaut und der Gefäß-Muskelschicht durch Herausschneiden eines
möglichst $1^1/_2$ bis 2 cm langen, zylinderförmigen Stückes vorzunehmen.

WUNDVERSCHLUSS·

Zur Wundvereinigung können nicht resorbierbares synthetisches Nahtmaterial (z. B. Filovet mittel), aber auch dünne Seide, Catgut und Dexon®
verwendet werden. Versenkte Nähte, die später nicht entfernt werden, sollten mit resorbierbarem Nahtmaterial durchgeführt werden (Ausnahme:
mittlere Naht bei der Zitzenamputation, siehe S. 166). Zum Verschluß der
Haut haben sich für bestimmte Fälle Michelklammern besonders bewährt.

Klammerung: Oberflächliche, besonders geradlinig verlaufende Längs- und Schrägwunden können allein mit Hilfe von Michelklammern geschlossen werden. Die Klammerung ist gegenüber der Naht mit weniger Aufwand schneller durchführbar. Die Wahl der Klammergröße hängt vom Sitz der Wunde (Euterhaut, Zitze) und der Wanddicke der zu operierenden Zitze ab. Bei dünnwandigen Zitzen sind kleinere Klammern zu verwenden. Bei breitflächigen Verletzungen ist die Verwendung verschieden großer Klammern im Wechsel zu empfehlen.

Zum Anbringen der Klammern werden die beiden Wundränder der Haut mit Daumen und Zeigefinger unter Kammbildung zusammengedrückt, daß Subkutis auf Subkutis kommt. Dann bringt man die Klammer mit der Klammerzange so weit an die Wunde, daß sie dem Kamm mit ihrem Mittelteil anliegt. Die Klammer wird nun mit mäßigem Druck und anschließend vorsichtigem Zug an der Klammerzange angelegt. Der leichte Zug begünstigt die Kammbildung nach außen. Ein zu festes Zusammendrücken der Klammern kann zur Nekrose des Wundkammes und zur unerwünschten Perforation der Zitzenhaut führen. Der Abstand der einzelnen

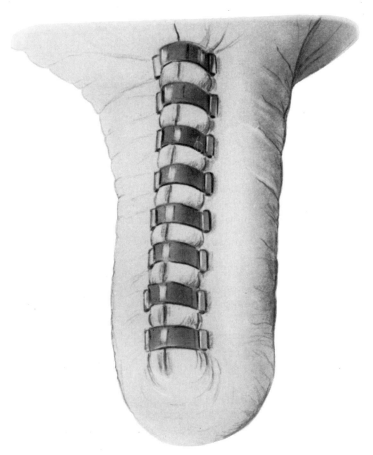

Abb. 2:   Zitzenhautwunde durch Michelklammern geschlossen.

Klammern soll etwa eine Klammerbreite (das heißt etwa 2 mm) betragen (siehe Abb. 2).

Kombination von Naht und Hautklammerung

Bei perforierenden Euter-, Zitzenlängs- und -schrägwunden sowie bei Zitzenfisteln sind eine **tiefe, fortlaufende Naht und eine Hautklammerung** angezeigt. Der Vorteil dieser Wundvereinigung gegenüber der rückläufigen, fortlaufenden Naht mit Durchstechung der Haut nach GÖTZE und Mitarbeitern besteht darin, daß keine Stichkanäle von der Oberfläche aus entstehen.

Die tiefe, fortlaufende Naht (Catgut 000 bis 0 nach USP, neue Bezeichnung Ph. Eur. 3, 3.5, 4, oder Dexon®) dient zum sicheren Verschluß der Euterkapsel oder der Zitzenzisterne. Die Naht beginnt mit der V-förmigen Umstechung unterhalb des distalen Winkels der Zisternenperforation. Nach Knoten des Fadens wird die Naht parallel zum Rand der Schleimhaut

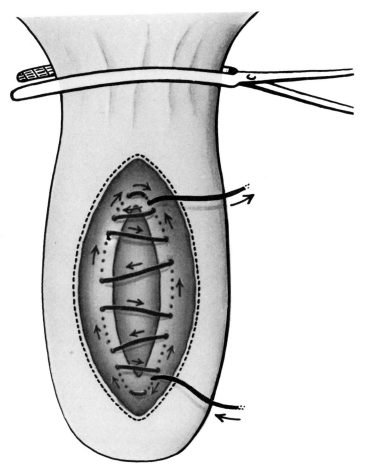

Abb. 3: *Tiefe Naht (schematisch). Die Naht wird im unteren Wundwinkel geknotet, der Faden ist jedoch der Übersichtlichkeit halber nicht angezogen und geknotet dargestellt worden. Das überstehende Fadenende ist nicht abgesetzt.*

(ohne diese zu durchstechen) in der Submukosa als fortlaufende versenkte Matratzennaht fortgeführt (siehe Abb. 3). Die Zisternenschleimhaut stülpt sich bei Anziehen des Fadens unter Kammbildung nach innen ein. Der obere Wundwinkel wird ebenfalls V-förmig umstochen und das Fadenende verknotet.

Anschließend werden die Hautwundränder durch Michelklammern vereinigt (siehe auch Abb. 2).

Bei einer Zitzenamputation erfolgt der **Wundverschluß in 3 Etagen.** Außer der **tiefen, fortlaufenden Matratzennaht,** die der vorher beschriebenen in der Fadenführung gleicht (Abb. 4), ist eine **mittlere Naht** (als modifizierte Kürschnernaht [FRERKING, 1968] oder als fortlaufende Matratzennaht) in der Subkutis des ausgehöhlten Zitzenstumpfes anzulegen. Vor dem endgültigen Anziehen und Verknoten der tiefen Naht ist die Applikation von Antibiotika (vergleiche S. 158) vorzunehmen.

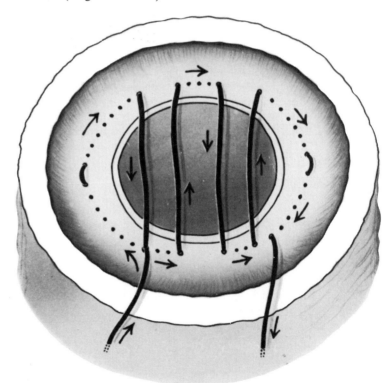

Abb. 4: Fortlaufende versenkte Matratzennaht zum Verschluß der Zitzenzisterne (tiefe Naht) bei der Zitzenamputation, Knoten nicht dargestellt.

Die mittlere Naht beginnt hier im linken Wundbereich (siehe Abb. 5 FA) in der Tiefe der Wundhöhle. Der Faden läuft von der Submukosa der eingestülpten Zitzenzisternenschleimhaut in der Gefäß-Muskelschicht und im subkutanen Gewebe des ausgehöhlten Teiles des Zitzenstumpfes bis in die Nähe des Hautwundrandes. Dann wird er frei zur gegenüberliegenden

Seite (A) und von dort im subkutanen Gewebe und in der Gefäß-Muskelschicht zur Submukosa zurückgeführt. Der Ausstich sollte in der Nähe
des ersten Einstiches erfolgen, um das Anlegen des Knotens zu erleichtern.
Nach dem in Abb. 5 nicht dargestellten Knoten des Fadenanfanges (FA)
mit dem ersten sichtbaren kleinen Fadenbogen läuft der Faden im unteren
Wundabschnitt (B) wieder von der Submukosa bis in die Nähe des Hautwundrandes. Die Naht wird in der gleichen Weise wie beim ersten Bogen
beschrieben, aber spiralenförmig fortgeführt. Dadurch entstehen vor Anziehen der Naht die in Abb. 5 schwarz ausgezogenen Fadenbögen.

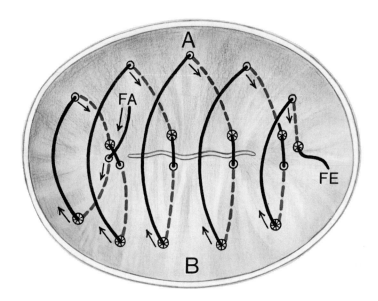

*Abb. 5: Fortlaufende versenkte modifizierte Kürschnernaht des Amputationsstumpfes
(mittlere Naht). Fadenführung durch Pfeile angedeutet. FA = Fadenanfang, FE = Fadenende, A = oberer Wundabschnitt, B = unterer Wundabschnitt. Verschlossene
Zisternenschleimhaut erkennbar.*

Die einzelnen Fadenbögen dieser Naht, deren Aufgabe darin besteht, eine
breitflächige Wundvereinigung unter Vermeidung von Hohlräumen zu
erzielen, sollen einen Abstand von etwa 0,5 cm nicht überschreiten und
dürfen nicht zu dicht am Hautrand liegen. Eine Kammbildung der Haut
muß zum Anlegen der Hautklammern noch möglich sein. Am Schluß der
Naht muß der Faden vom Unterhautgewebe des oberen Wundabschnittes
(A) zur Submukosa geführt und das Fadenende (FE) mit dem letzten kleinen sichtbaren Fadenbogen in der Tiefe verknotet werden. Auch dieser
Knoten ist in Abb. 5 aus Gründen der Übersichtlichkeit nicht dargestellt.
Auf diese Weise bleibt auch der zweite Knoten in der Tiefe der Wundhöhle
versenkt. Als Nahtmaterial ist Filovet (mittel oder stark) oder Catgut 0

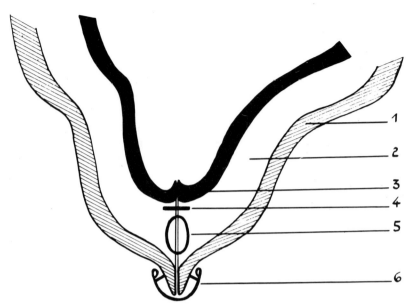

Abb. 6: Schematische Darstellung eines Schnittes durch den Amputationsstumpf nach Zitzenamputation (1 = Haut, 2 = Gefäß-Muskelschicht, 3 = Schleimhaut). Wundverschluß auf breiter Fläche in 3 Etagen (tiefe Naht [4], mittlere Naht [5], Hautklammerung [6]).

(USP) bzw. 4 (Ph. Eur.) zu empfehlen. Die Hautwunde wird durch **Michelklammern** geschlossen (3. Etage; siehe Abb. 6).

Wundverschluß durch Nähte

Bei komplizierten Zitzenwunden (z. B. **partiellen Abrissen, Lappenwunden, Triangelrissen** usw.) sind Perforationen zur Zitzenzisterne oder der Euterkapsel zunächst ebenfalls mit einer **tiefen, fortlaufenden Matratzennaht** zu verschließen. Die meist unregelmäßig verlaufenden Hautwundränder sind am günstigsten mit **Einzelheften** (z. B. doppelte Durchstechung und seitliche Knüpfung nach DONATI) zu vereinigen. Zur Vermeidung einer Hohlraumbildung kann der tiefer gelegene Fadenschenkel den Wundboden zusätzlich teilweise mit erfassen. Auch **Zitzenquerwunden** sollten durch Einzelhefte verschlossen werden.

Bei größeren Euter- oder Zitzenlappenwunden sind die Lappen zusätzlich durch mehrere etwa 0,5 cm voneinander entfernt liegende **Knopfhefte** auf ihrer Unterlage (Wundboden) zu fixieren. Die Heilung störende Wundhöhlen mit Ansammlung von Blutkoagula und Wundsekret können somit weitgehend vermieden werden. Die Knopfhefte sollten in Richtung der Zitzenlängsachse gelegt werden und dürfen nicht zu fest angezogen werden, um eine Abschnürung von Gefäßen zu vermeiden.

ANTIBIOTISCHE VERSORGUNG DES BETREFFENDEN EUTERVIERTELS

Die antibiotische Versorgung und die Art der Nachbehandlung nach Operationen (und gleichermaßen im Zusammenhang mit konservativen

Maßnahmen) bei Zitzenverletzungen sind eng miteinander verbunden. Um den Aufwand dafür auf ein medizinisch und wirtschaftlich vertretbares Maß zu begrenzen, wird das vorübergehende Trockenstellen des betroffenen Euterviertels unter antibiotischem Schutz empfohlen. Es dürfen jedoch keine Anzeichen einer klinischen Mastitis (Flockenbildung, entzündliches Ödem usw.) vorliegen (siehe auch S. 144). Dadurch kommt der zum Teil mühevolle, zeitraubende und mit einer Infektionsgefahr verbundene Milchentzug mit einer Ablaßkanüle zum Fortfall. Es sollten antibiotisch wirksame Arzneimittel mit langer Wirkungsdauer und breitem Wirkungsspektrum oder eine Kombination von entsprechenden Präparaten eingesetzt werden. Zur Zeit ist der Kombination von halbsynthetischen, penicillinasefesten Penicillinen in einer Langzeitformulierung (Dosis 1 bis 2 g antibiotisch wirksame Substanz) mit Präparaten, die gramnegative, insbesondere koliforme, Keime erfassen (jeweils doppelte empfohlene Dosis) der Vorzug zu geben. Die keimhemmende Wirkung reicht für **mindestens 14 Tage** (Ausnahme: gramnegative Keime). In dieser Zeit ist das trockengestellte Euterviertel regelmäßig durch Betasten unter Kontrolle zu halten, um eventuell doch auftretende Mastitiden rechtzeitig zu erkennen.

Wenn sich nach diesem Zeitraum das Melken der verletzten Zitze nicht empfiehlt (z. B. bei unvollständiger Wundheilung, Thelitis, Hautnekrosen, schlecht durchbluteten Lappen), wird nach Ablassen des Sekretes das Euterviertel erneut auf die gleiche Weise weiterhin „trockengestellt". Die Milch der unbehandelt gebliebenen Euterviertel kann in der Regel 5 Tage nach dem jeweiligen Trockenstellen wieder abgeliefert werden. Das betroffene Euterviertel ist entweder nach vollständiger Heilung oder bisweilen erst in der folgenden Laktation wieder zu melken.

Die beschriebene Art der antibiotischen Versorgung von Eutervierteln wird auch im Verlauf der Zitzenamputation mit Wundverschluß vorgenommen (vergleiche S. 158).

WUNDSCHUTZVERBAND

Euter- und Zitzenwunden sollten unter Verband, das heißt trocken und saubergehalten werden. Im Anschluß an die Operation ist ein Salbenverband (z. B. mit Unguforte PBS®) in Umschlag- oder Achtertouren (an der Zitze) oder als Beetverband (an der Euterhaut) anzulegen. Den äußeren Abschluß sollte stets ein feuchtigkeitsabwehrender Klebestreifen (z. B. Tesaband) bilden. Die Salbe verhindert weitgehend ein Ankleben des Verbandmaterials bei eventuellen Nachblutungen. Der Verband, der mit Pattex oder Tesaband an der vorher rasierten und entfetteten Euterhaut fixiert wird, darf nicht zu fest sitzen, um Abschnürungen und Nekrosen zu vermeiden. Zu fest angelegte Verbände verursachen Schwellungen und sind leicht an einem Erkalten der Zitzenspitze feststellbar. Zunächst relativ straff angelegte Verbände (um Nachblutungen aus der Wunde zu verhindern) sind spätestens am nächsten Tag zu wechseln. Besonders bei komplizierten Zitzenverletzungen erscheint es vorteilhaft, den Salbenverband 3 Tage post operationem durch einen Puderverband zu ersetzen.

Postoperative Maßnahmen

Besonders Tiere mit komplizierten Zitzen- und Euterverletzungen, mit ungünstigen Euterformen (z. B. Hängeeuter, hochgradigen Euterödemen) sowie Kühe mit Bewegungsstörungen sind post operationem in einem eingestreuten Tiefstall mit weicher Unterlage unterzubringen. Die operierten Zitzen sollten bis zur vollständigen Wundheilung nicht gemolken werden.

Bei Kühen mit hoher Milchleistung oder stark ausgeprägtem Euterödem kann zunächst auf wiederholtes Ablassen der Milch des betroffenen Euterviertels durch einen Melkkatheter in 1- bis 2tägigen Abständen häufig nicht verzichtet werden. Vor dem Einführen des Katheters ist die Zitzenkuppe mit einem mit Spiritus getränkten Wattebausch gründlich zu säubern. Nach jedem Milchentzug ist das Euterviertel mit geeigneten antibiotischen Präparaten von kurzer Wirkungsdauer zu versorgen. Ein häufigerer Milchentzug sowie unter Umständen ein Wechsel des Antibiotikums (am besten nach vorheriger Resistenzbestimmung) sind bei Vorhandensein einer Mastitis angezeigt. In solchen Fällen ist auch die Gewinnung der Residualmilch durch Applikation von 20 I. E. Oxytocin vor der Behandlung vorteilhaft. Ist kurzfristig eine Wundheilung mit Melkbarkeit der Zitze nicht zu erwarten, kann bei nachlassender Milchleistung nach mehrmaligem Ablassen das betroffene Euterviertel später noch „trockengestellt" werden.

Wollzitzenstifte, die vor allem bei Wunden im Bereich der Zitzenkuppe in den Zitzenkanal eingeführt werden, sind anläßlich des Ablassens der Milch zu wechseln. Bei vorübergehend trockengestellten Eutervierteln sollten Wollzitzenstifte möglichst nicht angewendet oder in unabweisbaren Fällen nicht länger als 2 bis 3 Tage im Zitzenkanal belassen werden.

Das **Entfernen der Klammern oder Hauthefte** erfolgt 7 bis 9 Tage post operationem. Wurde sehr dünnes Catgut verwendet (z. B. bei komplizierten Verletzungen), so können die Hefte einfach ausgezupft werden. Danach ist auf das Wundgebiet eine antiseptische Flüssigkeit (z. B. Althosol), Wundpuder oder -salbe aufzutragen.

Wenn die Verletzung reaktionslos abgeheilt ist, kann die Zitze sofort wieder normal gemolken werden. Bei einer geringgradigen Wundschwellung oder bei Auftreten kleiner Blutungen nach Entfernen von Klammern oder Hauthiften sollte das trockengestellte Euterviertel erst 4 bis 5 Tage später wieder angemolken werden.

Die Milchleistung der Euterviertel, die vorübergehend trockenstanden, ist in der laufenden Laktation meist vermindert. Bei einer Dauer von 2 Wochen und während der Hochlaktation ist eine Verminderung zwischen 10 und 20 % zu erwarten. In späteren Laktationsstadien oder bei längerem Trockenstehen kann der Leistungsabfall wesentlich größer sein. In fortgeschrittenen Stadien der Trächtigkeit ist es deshalb sinnvoll, die betroffenen Euterviertel bis nach dem erneuten Abkalben nicht mehr anzumelken. Sie weisen dann wieder ihre normale Milchleistung auf, es sei denn, eine Mastitis ist als Komplikation hinzugekommen.

Bei unvollständiger Heilung empfiehlt es sich, erneut einen Verband anzulegen.

Postoperative Komplikationen

Entscheidend für den Operationserfolg und für die Dauer der postoperativen Behandlung sind neben Art und Umfang der Verletzung folgende Faktoren:

Milchleistung oder Laktationsperiode (günstig bei trockenstehenden Tieren), Euterform (tiefhängende, große Euter können den Heilungsverlauf komplizieren), gesunde oder kranke Milchdrüse, Größe und Wandstärke der verletzten Zitze, Alter und Zustand der Wunde (ungünstig bei Thelitis, Zisternitis, phlegmonösen Zuständen, hochgradigen Ödemen) und Lokalisation (prognostisch ungünstig bei Verletzungen im Bereich des Strichkanals).

Folgende Komplikationen können auftreten:

Postoperative Mastitis: Tritt eine Mastitis nach Zitzenamputation auf, so ist die betreffende Drüsenzisterne zu punktieren, das Sekret abzulassen und in das Euterviertel ein Breitbandantibiotikum in hoher Dosierung zu applizieren (Resistenzbestimmung einleiten!).

Bei einer fieberhaften Allgemeinstörung sind Antibiotika oder Sulfonamide sowie zusätzlich Antihistaminika parenteral zu verabreichen. Bleibt danach eine Besserung aus (das heißt, es erfolgt kein Fieberabfall innerhalb von 24 bis 48 Stunden), so ist der Amputationsstumpf zu öffnen und eine Heilung per secundam anzustreben. Bei ungünstigem Verlauf sollte das Tier bald verwertet werden, da es sonst stark abmagert.

Bei Zitzenoperationen mit Erhaltung der Zitze ist das Sekret mindestens 1x täglich, möglichst nach Verabreichung von 20 I.E. Oxytocin, abzulassen und je nach Art der Mastitis mit den entsprechenden Antibiotika zu versorgen. Fließt das Sekret nicht durch die Ablaßkanüle ab, muß unter Umständen auch vorzeitig, ohne Rücksicht auf den Ablauf der Wundheilung, gemolken werden.

Aufplatzen der Naht: Diese Komplikation kann einerseits die Folge mangelhafter Sorgfalt während der Operation sein (unzureichende Wundauffrischung oder -vereinigung), andererseits aber auch durch ein erneutes Trauma (Tritt) ausgelöst werden. Eine gestörte Heilung infolge übergroßen Milchdruckes ist selten. In diesen Fällen ist eine Nachoperation oder – falls dies nicht möglich ist – zunächst eine konservative Wundversorgung unter Verband indiziert. Die Nachoperation erfolgt dann nach Vernarben der Wunde (Zitzenfisteloperation bei perforierenden Verletzungen). Nach Aufplatzen einer Naht kann auch die Zitzenamputation angezeigt sein. Sie ist jedoch nur möglich, solange noch keine klinische Mastitis vorliegt.

Thelitis: Wundschwellungen (das Tier zeigt bei der Palpation des Wundgebietes hochgradige Schmerzäußerungen) sollten möglichst bald nach der Operation wiederholt entsprechend behandelt werden. Hierzu ist ein häufiger Verbandwechsel notwendig (Behandlung siehe S. 140).

Stenosen: Sie treten nach Zitzenoperationen mit Erhaltung der Zitze dann vermehrt auf, wenn die Wunden nahe an die Zitzenkuppe heranreichen. Dies gilt besonders für perforierende Querwunden im Bereich der inneren Strichkanalöffnung. Bei konservativer Wundversorgung von Zitzenkuppenschälwunden mit partiell erhaltenem Zitzenkanal (Strichkanal) lassen sich beim Wiederanmelken der vorübergehend trockengestellten Euterviertel nach vollständiger Vernarbung in der Mehrzahl der Fälle Stenosen feststellen.

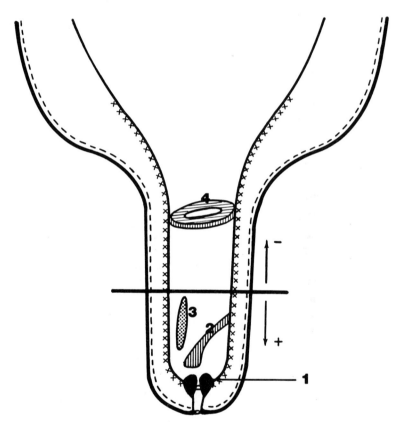

Abb. 7:   *Schematische Darstellung verschiedener Zitzenzisternenstenosen.*
1 = ringartige Wülste im Bereich der inneren Strichkanalöffnung,
2 = gestielte Polypen,
3 = freie Fremdkörper,
4 = ringförmige Stenose im oberen Zitzenbereich.
Die Pfeile geben Hinweise für die prognostische Beurteilung der Stenose.

Operative Maßnahmen bei Zitzenstenosen

Die Operationsvorbereitung ist wie auf Seite 160 angegeben durchzuführen. Auf Maßnahmen zur Blutstillung kann in der Regel verzichtet werden. Die Operation sollte nur am vollen Euter ausgeführt werden, um jederzeit während der Operation die Melkbarkeit ausreichend prüfen zu können.

Aus diesem Grund sind während der Laktationsruhe in der Hochträchtigkeit Stenosen nicht zu spalten.

Je nach Ursache der Stenose (vergleiche auch S. 134 bis 137) ist zu entscheiden, ob Gewebe aus der Zitze entfernt oder nur das Lumen des Strichkanals vergrößert werden muß. Aus einer Vielzahl von Instrumenten haben sich dafür in Klinik und Praxis das dänische Kanülendoppelmesser, die Zitzenlanzette nach HUG, der Zitzenräumer nach HUG (Zitzenglöckchen) und die Zitzenkürette nach ULLNER bewährt. Unterschiedliche Erfahrungen liegen mit den sogenannten Zitzendilatatoren vor, deren Anwendungsgebiet begrenzt ist.

Das dänische Kanülendoppelmesser eignet sich nur zur **Lumenvergrößerung des Strichkanals,** zum Beispiel bei angeborener Hartmelkigkeit (vergleiche S. 136) oder bei vernarbten Zitzenkuppenschälwunden (vergleiche S. 132). In den zuletzt genannten Fällen kommt es durch die Narbenretraktion häufig zu einer starken Einengung im verbliebenen Teil des Zitzenkanals und damit zu einer erworbenen Hartmelkigkeit.

Das Instrument wird in der Regel zweimal eingeführt und nach Ausschieben der Klingen auf die vorher eingestellte Breite schnell durch den Strichkanal gezogen. Der zweite Schnitt wird gegen den ersten um 90 ° versetzt (Kreuzschnitt).

Auf eine Anästhesie kann bei diesem kurzfristigen Eingriff in den meisten Fällen verzichtet werden. Vor Anwendung der drei anderen Instrumente ist dagegen eine Schmerzausschaltung, zum Beispiel mit Rompun® in einer Dosierung von 0,05 bis 0,1 mg/kg Kgw i.v. oder i.m., angezeigt. Zusätzlich kann eine Lokalanästhesie erforderlich werden.

Der obengenannte Kreuzschnitt läßt sich auch mit der Zitzenlanzette nach HUG durchführen. Hierbei ist im Gegensatz zur „starren" Schnittführung des dänischen Kanülendoppelmessers eine konisch verlaufende Schnittführung im Strichkanal (proximal tiefer – distal flacher) möglich. Die Lanzette wird im spitzen Winkel zur Längsachse gegen die die Zitzenkuppe fixierenden Finger (Gegendruck) von innen nach außen unter weitgehender Schonung der äußeren Strichkanalöffnung geführt.

Bindegewebige Zubildungen oder **Fremdkörper,** die zu Zitzenstenosen führen (Abb. 7), müssen entfernt werden.

Am häufigsten kommen **ringartige Wülste im Bereich der inneren Strichkanalöffnung** vor. Bei ihrem Herausschälen mit der Zitzenlanzette nach HUG ist die Zitzenkuppe so mit Daumen und Zeigefinger zu fixieren, daß immer in Richtung der Finger geschnitten wird (Gegendruck). Die sachgemäße Anwendung der Zitzenlanzette nach HUG ist am stehenden Tier schwieriger. Sie erfordert aber auch allgemein mehr Erfahrung als die des Zitzenglöckchens nach HUG. Dieses Instrument wird nach Einführen in die Zitzenzisterne mit seinem scharfen „Glockenrand" in das zu entfernende Gewebe eingehakt. Durch Schub mit dem beweglichen, stumpfrandigen Stempel wird das Gewebe in den Hohlraum der Glocke gedrückt und abgetrennt. Da jeweils nur ein kleines Segment erreicht und abgeschnitten werden kann, ist dieser Vorgang so oft zu wiederholen, bis durch Rollpalpation kein zugebildetes Gewebe mehr fühlbar und die Zitze gut melkbar ist.

Mit der Zitzenkürette nach ULLNER werden größere, in ihrem Ausmaß schwerer kontrollierbare Wunden gesetzt. Die Anwendung sollte auf die Fälle beschränkt werden, in denen mit den beiden anderen Instrumenten kein Erfolg zu erzielen ist (sehr derbes Narbengewebe, großflächige Ausdehnung der Gewebszubildung).

Von der Zitzenzisternenwand ausgehende **gestielte Polypen,** die Ventilstenosen verursachen, sind mit der Zitzenlanzette nach HUG möglichst nahe der Ansatzstelle abzutrennen. Vor dem Herausdrücken und Herausziehen durch den Strichkanal ist häufig eine Zerkleinerung mit der Lanzette erforderlich. Das gilt auch für frei in der Zisterne bewegliche **Milchsteine, Blutkoagula** und so weiter.

Polypen und Milchsteine größerer Ausdehnung, aber auch **Fremdkörper** (z. B. vom Besitzer zur Erweiterung des Strichkanals benutzte, abgebrochene Federkiele, Zitzenstifte, Ablaßkanülen und anderes) können gelegentlich erst nach Anlegen eines Zitzenlängsschnittes (vergleiche S. 136) entwickelt werden.

Ringförmige Verlegungen oder Scheidewandbildungen im Bereich der Zitzenzisterne werden mit der Zitzenlanzette nach HUG zunächst radiär (tortenstückförmig) eingeschnitten. Anschließend sollte versucht werden, die einzelnen Stücke von der Zitzenzisternenwand abzutrennen. Stenosen durch Scheidewände von mehr als 5 mm Dicke/Länge gelten als irreparabel. Weiterhin sind die Stenosen prognostisch um so ungünstiger zu beurteilen, je höher sie liegen (siehe Abb. 7). Die operative Entfernung von Scheidewänden nach Öffnen der Zitzenwand (Längsschnitt) hat sich nicht bewährt, da häufig Rezidive auftreten.

Operative Maßnahmen sind bei den durch eine **akute Thelitis** verursachten Stenosen kontraindiziert. Allerdings ist bei gleichzeitigem Vorliegen einer schweren Mastitis das Spalten zur Verbesserung der Melkarbeit oft unumgänglich.

Nachbehandlung: Um postoperative Verklebungen zu vermeiden und der Entstehung von Mastitiden vorzubeugen, sind nach dem Ausmelken antibiotische, insbesondere gegen koliforme Keime wirksame Präparate intrazisternal zu applizieren und 1 oder 2 Wollzitzenstifte einzuführen. Liegt als Folge der Melkbarkeitsstörung bereits eine Mastitis vor, ist möglichst gezielt zu behandeln. Je nach Milchleistung werden die operierten Euterviertel täglich oder jeden zweiten Tag ausgemolken und danach die antibiotische Versorgung erneuert sowie jeweils Wollzitzenstifte eingeführt. Bei Vorliegen einer Mastitis ist mindestens täglich einmal auszumelken und entsprechend nachzuversorgen.

Die Nachbehandlung erstreckt sich je nach Schwere des Falles über einen Zeitraum von 5 bis 8 Tagen. Ein vorübergehendes Trockenstellen unter antibiotischem Schutz während dieser Zeit führt nach unseren Erfahrungen, besonders wenn ein Zitzenstift längere Zeit in der Zitze verweilt, häufig zu Mastitiden.

Wurden Scheidewände aus der Zitzenzisterne entfernt, sollte die Milch etwa 7 bis 10 Tage mittels eines Melkkatheters abgelassen werden, um das Wundgebiet möglichst wenig zu reizen. Die weitere Nachbehandlung erfolgt wie oben beschrieben.

Prophylaktische Maßnahmen zur Verhütung von Euter- und Zitzenverletzungen

Zitzen- und Euterverletzungen treten bei Milchkühen in den letzten Jahren in zunehmendem Maße auf. Während die Schäden früher in erster Linie auf der Weide durch Stacheldrahtzäune verursacht wurden, werden jetzt auch vermehrt Zitzenverletzungen zur Zeit der Stallhaltungsperiode beobachtet.

Als prädisponierende Faktoren für Trittverletzungen gelten besonders ungünstige, moderne Aufstallungsarten (Gitterrost, fehlende Einstreu, Spaltenboden) sowie zu enge und zu kurze Standplätze. Weiterhin werden zu große, bis unter das Sprunggelenk herabhängende Euter, stark ausgebildete hintere Innenschenkel sowie ungenügende Klauenpflege und Paresen infolge Stoffwechselstörungen kurz vor oder nach der Geburt verantwortlich gemacht.

Um den prognostisch oft sehr ungünstigen und wirtschaftlich bedeutungsvollen Zitzenverletzungen möglichst weitgehend vorzubeugen, sind folgende Maßnahmen zu nennen:

1. Züchtung großrahmiger Kühe mit hoch- und straffsitzenden Eutern und nach Möglichkeit „hohlen" Innenschenkeln.

2. Regelmäßige Klauenpflege.

3. Günstige Aufstallungsarten (z. B. eingestreuter Mittellangstand; Laufstall mit eingestreuter Liegefläche; Boxenlaufstall mit ausreichend breiten und langen, tief eingestreuten Liegeboxen usw.).

4. Installation von Elektrozäunen und Aufstellung von Schuppen (Witterungsschutz).

5. Prophylaktische Maßnahmen und rechtzeitige Therapie der Stoffwechselkrankheiten, die die Standfestigkeit beeinflussen, bei hochtragenden oder frischmelkenden Kühen.

Wegen der meist unbefriedigenden therapeutischen Maßnahmen bei Trittverletzungen gilt hier ganz besonders der Grundsatz: „Vorbeugen ist besser als Heilen!"

Bei Verletzungen am Euter bleibt die Wiederherstellung der vollen Funktionsfähigkeit bei alter Leistung in einem relativ hohen Prozentsatz der Fälle in Frage gestellt. Daher ist es eine wichtige Aufgabe des Tierarztes, den Tierhalter hinsichtlich vorbeugender Maßnahmen zur Vermeidung von Euter- und Zitzenverletzungen zu beraten.

FRUCHTBARKEITSSTÖRUNGEN

Von E. GRUNERT, P. ANDRESEN und D. AHLERS

Es kann davon ausgegangen werden, daß die Unfruchtbarkeit beim Rind zu einem geringen Teil auf genetische, hauptsächlich aber auf Umweltfaktoren zurückzuführen ist. Aus der verhältnismäßig geringen genetisch bedingten Variation der Fruchtbarkeit werden gleichzeitig die Grenzen deutlich, die der Selektion auf Fruchtbarkeit innerhalb eines Zuchtprogramms gesetzt sind. Im Gegensatz dazu haben in Verbindung mit der Leistungssteigerung und der allgemeinen Intensivierung in der Landwirtschaft die Umweltfaktoren eine immer größere Bedeutung gewonnen. Hier sind besonders Fehler in der Fütterung und Haltung sowie in der allgemeinen Zuchtbenutzung zu nennen. Selten ist nur ein Faktor für die Unfruchtbarkeit des Rindes verantwortlich. Im allgemeinen führen gleichzeitig mehrere Faktoren zu den mehr oder weniger ausgeprägten Störungen im Fortpflanzungsgeschehen. Dies erfordert, daß der Tierarzt sich mit dem vielschichtigen Ursachenkomplex der Fruchtbarkeitsstörungen intensiv befaßt, damit er zu einer ätiologischen Diagnose und damit auch zu gezielten therapeutischen und prophylaktischen Maßnahmen kommt.

Fortpflanzungsstörungen infektiöser Genese

Die infektionsbedingten Fortpflanzungsstörungen haben seit Einführung der Besamung in der Rinderzucht an Bedeutung verloren. Hinzu kommt, daß durch die allgemeinen Bekämpfungsmaßnahmen Erkrankungen wie Genitaltuberkulose und Brucellose in der Bundesrepublik Deutschland als Sterilitätsursachen weitgehend eliminiert werden konnten. Das gleiche gilt bis zu einem gewissen Grade auch für andere spezifische Genitalinfektionen, wie Campylobacteriosis genitalis, Trichomoniasis genitalis und Viruserkrankungen, obgleich in einzelnen Fällen derartige Infektionen auch in Verbindung mit der Samenübertragung gesetzt und weiter verbreitet wurden.

UNSPEZIFISCHE, MIKROBIELL BEDINGTE ERKRANKUNGEN DES WEIBLICHEN GENITALE

Im Vordergrund der mikrobiell bedingten Fruchtbarkeitsstörungen stehen heute zweifellos Infektionen oder Besiedlungen des Genitalapparates mit unspezifischen, ubiquitären Keimen. Derartige Infektionen können beim Paarungsakt, aber auch durch unsaubere Sameneinführung übertragen werden. Diese Genitalerkrankungen sind in den meisten Fällen jedoch als **Sekundärinfektionen** anzusehen. Ursächlich kommen hierfür insbesondere unsachgemäße Geburtshilfe, Geburtsverletzungen, Störungen in der Nachgeburtsphase und während des Puerperiums sowie Mängel im Zuchtbetrieb in Betracht. Fehler in der Fütterung und Haltung, hohe Milchleistung sowie Allgemeinerkrankungen sind als begünstigende Faktoren anzusehen (siehe S. 215).

Als **Erreger** dieser Genitalerkrankungen kommen letztlich alle unspezifischen Keime in Frage. Dabei spielen hämolysierende Streptokokken und Staphylokokken, Mikrokokken, coliforme Keime, Pseudomonas aeruginosa, in zunehmendem Maße auch Pilzinfektionen sowie ausnahmsweise Infektionen mit Chlamydien, Mycoplasmen und andere mehr eine Rolle. Sie führen in den meisten Fällen zu entzündlichen Veränderungen der Schleimhäute von Uterus, Zervix und Vagina **(Genitalkatarrhe)**. Eine gewisse Sonderstellung nimmt Corynebacterium pyogenes ein. Bei Infektionen mit diesem Keim kommt es häufig zu hochgradigen Veränderungen der Gebärmutterschleimhaut oder der gesamten Uteruswand. Solche Fälle erweisen sich daher nicht selten als therapeutisch kaum beeinflußbar.

Für die Diagnose, Prognose und Therapie ist eine klinische Einteilung der Genitalkatarrhe in 4 Schweregrade (GK I bis IV) zweckmäßig. Hierbei kann es sich allerdings nur um eine grobsinnliche Einteilung handeln, da die histopathologischen und bakteriologischen Untersuchungsergebnisse zunächst nicht vorliegen. Deshalb muß sich die Diagnose vorläufig auf den Vorbericht und auf die vaginalen Untersuchungsbefunde stützen. Die rektale Untersuchung ergibt im allgemeinen nur bei höhergradigen Genitalkatarrhen für eine Erkrankung sprechende Befunde (in Verbindung mit einer Metritis; bei einer Pyometra). Nach Untersuchung des Vestibulums durch manuelles Spreizen der Schamlippen sollte zur vaginalen Untersuchung grundsätzlich ein Spekulum verwendet werden, da farbliche Abweichungen der Schleimhaut und Sekretveränderungen mit hinreichender Sicherheit nur durch die Adspektion der Scheide und der Portio vaginalis cervicis festzustellen sind. In unklaren oder zweifelhaften Fällen ist eine Wiederholung der Untersuchung nach etwa ein bis zwei Wochen zu empfehlen. Die manuelle Exploration der Scheide ist nur bei Verdacht auf Neu- oder Mißbildungen angezeigt (Handschuhe verwenden!).

Genitalkatarrh I. Grades = GK I (Cervicitis et Endometritis postpuerperalis catarrhalis chronica; gleichzeitig kann eine Vestibulitis und Vaginitis vorliegen).

Vorbericht: Häufig sind eine Schwergeburt, eine Nachgeburtsverhaltung oder eine andere Puerperalstörung vorausgegangen; nach der Belegung blieb die Konzeption bei meist regelmäßigem oder nahezu regelmäßigem Zyklus aus (regelmäßiges Umrindern).

Untersuchungsbefunde

Rektal: Die normal große Gebärmutter weist eine physiologische Wandbeschaffenheit auf; vermehrter Inhalt ist nicht nachweisbar.

Vaginal: Hier fällt eine entzündliche Rötung im Bereich des äußeren Muttermundes oder der gesamten Portio vaginalis cervicis auf. Häufig ist ein Vorfall des ersten Zervikalringes sichtbar. In einer Reihe von Fällen tritt eine vermehrte Sekretion von vorwiegend klarem, dünnflüssigem Schleim auf, der nicht brunstbedingt ist.

Genitalkatarrh II. Grades = GK II (Cervicitis et Endometritis postpuerperalis mucopurulenta chronica; oft bestehen gleichzeitig eine Vestibulitis und Vaginitis)

Vorbericht: Häufig ist eine Schwergeburt oder eine Nachgeburtsverhaltung vorausgegangen. Nach der Belegung blieb die Konzeption aus, und die Tiere rinderten in regelmäßigem oder nahezu regelmäßigem Zyklus um.

Untersuchungsbefunde

Adspektion: Während der Brunst erfolgt ein Ausfluß von eitrigem Schleim; dieser Ausfluß kann teilweise auch außerhalb der Brunst auftreten. An der Schwanzunterseite und im Bereich der Sitzbeinhöcker sind schleimig-eitriges Sekret und/oder Sekretkrusten nachweisbar.

Rektal: Die normal große Gebärmutter weist meist eine physiologische Wandbeschaffenheit auf; vermehrter Inhalt ist nicht nachweisbar.

Vaginal: Es sind ein geöffneter Muttermund mit entzündlicher Rötung der Portio vaginalis cervicis und häufig ein Vorfall des ersten Zervikalringes zu erkennen. Eine erhöhte Sekretion und schleimige Sekretansammlungen von trüber Farbe mit eitrigen Flocken zeigen sich am Scheidenboden.

Genitalkatarrh III. Grades = GK III (Cervicitis et Endometritis postpuerperalis purulenta chronica; oft bestehen gleichzeitig eine Vestibulitis und Vaginitis)

Vorbericht: Häufig ist eine Schwergeburt oder eine Nachgeburtsverhaltung vorausgegangen. Die Konzeption blieb bei regelmäßigem oder nahezu regelmäßigem Zyklus aus. Teilweise ruht auch der Zyklus infolge eines Corpus luteum pseudograviditatis.

Untersuchungsbefunde

Adspektion: Es zeigen sich teilweise eitriger Ausfluß aus der Scheide und Sekretkrusten am Schwanz, an den Sitzbeinhöckern oder an den Hinterextremitäten.

Rektal: In der Regel ist die Gebärmutter normal groß und weist im allgemeinen eine physiologische Wandbeschaffenheit auf. In einzelnen Fällen sind jedoch eine Vergrößerung und Erschlaffung des Uterus festzustellen, und gelegentlich kommt es auch zu einer Verdickung der Gebärmutterwand mit derber Konsistenz (Metritis). Auch die Zervix kann verdickt sein.

Vaginal: Hier ist eine meist entzündlich gerötete Portio vaginalis cervicis mit geöffnetem Zervikalkanal feststellbar. Es kommt zu eitrigem Ausfluß aus dem Uterus, wodurch häufig Eiteransammlungen am Scheidenboden entstehen.

Genitalkatarrh IV. Grades = GK IV (Pyometra)

Hierbei handelt es sich um eine Weiterentwicklung des Genitalkatarrhes III. Grades mit vermehrter Eiteransammlung in der Gebärmutter.

Vorbericht: Häufig sind eine Schwergeburt, eine Nachgeburtsverhaltung oder andere Puerperalstörungen vorausgegangen. In einem Teil der Fälle ist eitriger Ausfluß bei meist ausbleibendem Zyklus **(Azyklie)** zu beobachten. Gelegentlich wird eine „Trächtigkeit" angenommen.

Untersuchungsbefunde

Adspektion: Je nach Art der Pyometra **(offen, geschlossen)** sind eitriger Ausfluß, Verschmutzungen durch eitriges Sekret an Schwanzunterseite und Sitzbeinhöckern oder Sekretkrusten an diesen Körperstellen oder keine besonderen Befunde zu beobachten.

Rektal: Dabei wird in der Regel eine deutlich vergrößerte, meist symmetrische und schlaffe Gebärmutter mit fluktuierendem Inhalt ohne feste Bestandteile palpiert. Die Gebärmutterwand ist nur in einem Teil der Fälle verdickt (Metritis). Es ist keine Doppelwandigkeit vorhanden. Bei dem oft palpierbaren großen Gelbkörper handelt es sich um ein Corpus luteum pseudograviditatis.

Vaginal: Bei der „offenen Pyometra" ist eitriger Ausfluß mit Eiteransammlung auf dem Scheidenboden festzustellen. Bei der „geschlossenen Pyometra" tritt wegen des geschlossenen Zervikalkanales kein Eiterausfluß in Erscheinung; das Scheidenbild ist unverdächtig.

Einleitung der bakteriologischen Untersuchung mit Resistenzbestimmung

Die klinische Untersuchung sollte besonders in Fällen von gehäuft auftretenden Genitalkatarrhen innerhalb eines Bestandes sowie bei erfolglos vorbehandelten Tieren durch die bakteriologische Untersuchung mit Resistenzbestimmung ergänzt werden. Hierdurch gelingt es vielfach, das für die Therapie wirksamste Medikament zu ermitteln. Für die bakteriologischen Untersuchungen werden Sekret- oder Tupferproben aus der Scheide, der Zervix oder der Gebärmutter entnommen. Die Entnahme der Tupferproben kann mit Hilfe von einfachen und leicht abzuflammenden Tupferträgern aus nichtrostendem Draht (Hauptner), mit dem Tupferträger nach MERKT oder auch dem Cervifix-Tupfer nach ZELLER vorgenommen werden. Entscheidend für die Aussagefähigkeit der bakteriologischen Untersuchung ist die Verwendung steriler Tupfer sowie die saubere Entnahme der Probe. Vor der Tupferprobenentnahme empfiehlt es sich, den Mulltupfer mit steriler physiologischer Kochsalzlösung anzufeuchten, um dessen Saugfähigkeit zu erhöhen. Die Einführung des Tupferträgers in die Scheide erfolgt zweckdienlich durch ein steriles Röhrenspekulum, um eine Kontamination des Tupfers mit Schmutzkeimen zu vermeiden und die Sekretprobe unter Sichtkontrolle entnehmen zu können. Durch drehendes Wischen des Tupfers im Bereich des äußeren Muttermundes und des kranialen Scheidengrundes oder nach Einführung in die Zervix kann von diesen Stellen des Genitaltraktes eine Sekretprobe gewonnen werden. Unmittelbar nach der Probenentnahme wird der Mulltupfer sorgfältig in ein gekennzeichnetes, steriles Röhrchen gebracht und möglichst bald bakteriologisch untersucht. Der Cervifix-Tupfer nach ZELLER wird, wie in der Gebrauchsanweisung angegeben, verpackt.

Grundsätze für die vaginale Probenentnahme:

1) Größtmögliche Sauberkeit (sterile Instrumente; saubere Hände).

2) Trockene Reinigung des äußeren Genitale, z. B. mit Zellstoff oder Watte (nicht mit Stroh oder Heu).

3) Sorgfältiges Spreizen der Schamlippen beim Einführen der Instrumente in die Scheide, um Verschmutzungen zu vermeiden.

4) Baldige Untersuchung oder umgehende Einsendung an ein Untersuchungsinstitut, möglichst im Kühlgefäß.

Therapeutische Maßnahmen bei unspezifischen Genitalinfektionen

Für die lokale Behandlung der Genitalkatarrhe eignen sich zahlreiche der im Handel befindlichen Präparate. Dabei sind zwei Gruppen zu unterscheiden:

1) Präparate mit vorwiegend desinfizierender und/oder irritierender Wirkung

2) Antibiotika und Sulfonamide.

Falls eine **ungezielte Behandlung** (ohne Resistenzbestimmung!) durchgeführt wird, ist folgendes Vorgehen zu empfehlen:

Bei **geringgradigen Erkrankungen** (GK I) ist im allgemeinen die einmalige intrauterine Verabreichung eines Präparates mit desinfizierender und/oder adstringierender Wirkung, wie zum Beispiel Lotagen®, Lugol'sche Lösung, Merckojod® oder Polyvidon-Jod-Schleimhaut-Desinfiziens® (ein Polyvinylpyrolidon-Jod-Komplex) ausreichend. Es ist jedoch zu beachten, daß die Applikation der genannten Präparate in der späten Lutealphase zur Verlängerung des Zyklus führen kann.

Bei **höhergradigen Genitalkatarrhen** (GK II bis III) sind kombinierte Behandlungen angezeigt. Die erste Behandlung mit einem desinfizierenden Präparat sollte zweckmäßigerweise einige Tage vor der Brunst erfolgen. Bei der dann auftretenden Brunst kommt es nochmals zu einer, jetzt allerdings physiologischen Leukozytose, die eine unterstützende „reinigende Wirkung" auf die Gebärmutterschleimhaut ausübt. Ein vergleichbarer Effekt ist zu erzielen, wenn in der Corpus-luteum-Phase sowie bei Vorliegen eines Corpus luteum pseudograviditatis Prostaglandin $F_{2\alpha}$ oder ein Prostaglandin $F_{2\alpha}$-Analog parenteral verabreicht wird. In einem Zeitraum von 2 bis 4 Tagen post injectionem kommt es zur Brunst; die nächste Bedeckung oder Besamung sollte jedoch frühestens 3 Wochen später, anläßlich der nächsten Brunst, durchgeführt werden.

Die zweite Gebärmutterbehandlung erfolgt 8 bis 10 Tage nach der ersten Uterusinfusion mit Antibiotika oder Antibiotika kombiniert mit Sulfonamiden. Bis zu diesem Zeitpunkt liegen auch die Ergebnisse der bakteriologischen Untersuchung und des Resistenztestes vor.

Bei der **Pyometra** (GK IV) ist insbesondere die Entleerung der Gebärmutter von krankhaftem Inhalt anzustreben. Hierzu eignen sich zur Zeit am besten Prostaglandin $F_{2\alpha}$ oder Prostaglandin $F_{2\alpha}$-Analoge. Die Entleerung beginnt bereits am Tage nach der Applikation. Darüber hinaus wird in diesen Fällen oft der Zyklus wieder in Gang gebracht.

Bei höhergradigen Genitalkatarrhen sowie bei gleichzeitig vorliegender Vaginitis sollte vor der intrauterinen Infusion eine Scheidenspülung mit nicht reizenden, desinfizierenden Lösungen erfolgen.

Dosierungsvorschläge für die intrauterine Behandlung
Für die Verwendung von **Präparaten mit desinfizierender oder adstringierender Wirkung** können folgende Dosierungen empfohlen werden:

Lotagen® 8 ml des Konzentrates ad 200 ml Aqua dest.
Lugol'sche Lösung 17 ml der Stammlösung (nach DAB eine Lösung von Jod und Kaliumjodid in Wasser im Verhältnis 5 : 10 : 85) ad 200 ml Aqua dest.
Merckojod® 8 bis 12 ml ad 200 ml Aqua dest.
Polyvidon-Jod-Schleimhaut-Desinfiziens® 20 bis 40 ml ad 200 ml Aqua dest.
Je nach Größe der Gebärmutter sind 100 bis 200 ml der oben angeführten verdünnten Medikamente zu verabreichen.

Für die intrauterine Behandlung mit **antibiotischen Präparaten** können solche mit wäßriger oder öliger Trägersubstanz verwendet werden. Dabei sollte die zu verabreichende Menge 20 bis 40 ml betragen, wobei unter Berücksichtigung des klinischen Krankheitsbildes je Behandlung etwa 3 bis 5 Mill. I. E. oder 3000 bis 5000 mg Wirkstoff appliziert werden. Es empfiehlt sich, zwei Drittel der Präparatmenge in den Uterus sowie ein Drittel unter Zurückziehen des Katheters in Zervix und Scheide zu infundieren. Bei höhergradigen Katarrhen, insbesondere bei gleichzeitig vorliegender Vaginitis, sollte vor der Gebärmutterbehandlung die bereits erwähnte Scheidenspülung mit etwa 1 bis 2 l körperwarmer, mild desinfizierender Flüssigkeit vorgenommen werden (z. B. Entozon®, Rivanol® 1 : 1000 oder Chloramin 0,2 %).

Zeitpunkt der intrauterinen Behandlung
Die Behandlung im Bereich der Gebärmutter kann
1) **ohne Verbindung mit der Paarung oder Besamung** und
2) **in Verbindung mit der Paarung oder Besamung** vorgenommen werden.

Die Gebärmutterbehandlung **im Zusammenhang mit der Belegung** ist nur bei leichten Erkrankungsformen vertretbar (z. B. mehrmaliges Umrindern ohne klinisch erkennbare Veränderungen; Verdacht auf GK I). Klinisch eindeutig kranke Tiere sollten zunächst nur behandelt und nicht besamt werden. Die intrauterine Behandlung kann einige Stunden vor sowie ungefähr 24 Stunden nach der Besamung oder Paarung vorgenommen werden. Für Behandlungen vor und bei der Sameneinführung sind besonders nicht reizende antibiotische Präparate in wäßriger Lösung geeignet. Für Behandlungen 24 Stunden nach der Belegung (**Aströmsche Methode**) können auch Präparate wie Merckojod®, Lotagen® oder das Polyvidon-Jod-Schleimhaut-Desinfiziens® verwendet werden. Dabei sollten geringere Konzentrationen der Lösungen gewählt werden, zum Beispiel Merckojod® 2 ml ad 100 ml Aqua dest. oder Lotagen® (4 ml des 36%igen Konzentrates ad 200 ml Aqua dest.). Bei der **Behandlung etwa 24 Stunden nach der Samen-einführung** können gleichzeitig der Eiblasensprung überprüft und latente Katarrhe (Ausfluß!) unter Umständen erkannt werden. Falls die Ovulation am Tage nach der Belegung noch nicht eingetreten ist, werden eine zervikale Nachbesamung und bei tierärztlicher Sameneinführung sofort anschließend mit der gleichen Seminette die intrauterine Applikation eines antibiotischen Präparates in wäßriger Lösung vorgenommen. Durch die erwähnte Nachuntersuchung und Behandlung einen Tag nach der Belegung können die Befruchtungsergebnisse gesteigert werden. In solchen Fällen ist darüber hinaus die Applikation von Gonadotropin-Releasinghormon, wie Lutal® oder das Gn-RH-Analog Receptal®, indiziert, wenn der Verdacht besteht, daß eine verzögerte Ovulation vorliegen könnte.

Bei umrindernden Tieren sollten **spätestens anläßlich** der **3. Besamung** eine **tierärztliche Untersuchung** und erforderlichenfalls eine entsprechende **Behandlung** eingeleitet werden. Medizinisch richtiger und wirtschaftlich günstiger ist jedoch eine systematische **prophylaktische Untersuchung** und gegebenenfalls die Behandlung aller Zuchttiere **etwa 6 Wochen nach dem Kalben** (vergleiche S. 231).

Unterstützende Maßnahmen bei der Behandlung unspezifischer Genitalkatarrhe

Bei sporadisch auftretenden Genitalinfektionen (z. B. nach Retentio secundinarum) führt die Gebärmutterbehandlung allein meist zum Erfolg **(primäre Genitalkatarrhe).** Bei gehäuftem Auftreten von Genitalkatarrhen in einer Herde müssen als eigentliche Ursache allgemeine Belastungssituationen angenommen werden (Fehler in der Haltung, wie zum Beispiel in Laufställen, besonders aber Fütterungsfehler in Form von P-, K- und Eiweißüberschuß, letzterer häufig in Verbindung mit subklinischen Leberstörungen). Hierbei verlaufen die bakteriologischen Untersuchungen meist negativ. In diesen Fällen sind neben der lokalen Uterustherapie weitergehende Maßnahmen von Bedeutung. Hierzu wird auf das Kapitel „Herdensterilität" verwiesen (siehe S. 205 bis 233).

Metritis

Hierbei handelt es sich um eine entzündliche Veränderung des Myometriums. Sie ist in der Regel verbunden mit einer Endometritis unterschiedlichen Schweregrades. Häufig ist das Endometrium teilweise zerstört.

Vorbericht: Oft sind eine Schwergeburt, eine Nachgeburtsverhaltung, andere Puerperalstörungen oder auch die Mazeration der Frucht vorausgegangen. Vom Besitzer wird über Beobachtungen berichtet, wie sie ebenfalls bei Genitalkatarrhen geschildert werden.

Untersuchungsbefunde

Adspektion: Die Befunde gleichen vielfach denen bei Genitalkatarrhen.

Rektal: Die Wand der mehr oder weniger vergrößerten Gebärmutter ist deutlich verdickt und derb. Nicht selten ist auch die Zervix in den Prozeß einbezogen und ebenfalls deutlich vergrößert. Zusätzlich können Auflagerungen auf der Uterusserosa **(Perimetritis)** oder Verwachsungen mit benachbarten Organen **(Parametritis)** vorliegen.

Vaginal: Es ergeben sich von Fall zu Fall unterschiedliche Befunde, wie sie bei den Genitalkatarrhen beschrieben werden.

Die **Prognose** für eine erneute Trächtigkeit ist ungünstig, zum Teil aussichtslos. Daher sind therapeutische Maßnahmen nur bedingt angezeigt.

Salpingitis

Entzündungen der Eileiter treten beim Rind seltener auf. Gelegentlich werden sie in Verbindung mit einer Endometritis, Metritis sowie einer Peri- und Parametritis festgestellt. Die entzündlichen Verdickungen der Eileiter sind nur in hochgradigen Fällen palpierbar (z. B. bei einer durch Tuberkulose bedingten Eileitererkrankung). Dabei ist mit einem vollständigen Verschluß des Lumens zu rechnen. Auch bei abklingender Entzündung muß mit anhaltender Verklebung gerechnet werden. Zu palpieren ist die sich nach einer Salpingitis entwickelnde **Hydrosalpinx** (vergrößerter und fluktuierender Eileiter). Die Prognose ist aussichtslos, und die Verwertung des Tieres ist anzuraten.

SPEZIFISCHE GENITALINFEKTIONEN

Von den spezifischen Genitalinfektionen sollen hier die **Infektiöse Pustulöse Vulvovaginitis** (Bläschenausschlag), die **Campylobacteriose** (Vibriosis genitalis) und die **Trichomoniasis genitalis** abgehandelt werden. Zur **Anzeige** dieser übertragbaren Geschlechtskrankheiten sind nur Tierärzte und Besamungswarte verpflichtet. Die **Brucellose** und die **Genitaltuberkulose** haben zur Zeit in Deutschland nur eine untergeordnete Bedeutung. Sie unterliegen nach wie vor der uneingeschränkten Anzeigepflicht im Sinne des Viehseuchengesetzes (siehe S. 47 und 48).

Infektiöse Pustulöse Vulvovaginitis (IPV)

Die Bedeutung des IPV-Virus, das mit dem Virus der **I**nfektiösen **B**ovinen **R**hinotracheitis (IBR) serologisch identisch ist, wird hinsichtlich seiner Bedeutung für Fruchtbarkeitsstörungen unterschiedlich beurteilt. Einen, jedoch meist nur vorübergehenden, ungünstigen Einfluß auf die Fruchtbarkeit hat die Infektion offensichtlich nur in der akuten Phase. Auf jeden Fall spielt diese Virusinfektion aber für das Auftreten von Sekundärinfektionen mit unspezifischen Keimen eine nicht unwesentliche Rolle.

Die Verbreitung der Erkrankung kann auch außerhalb der Paarung oder Besamung, zum Beispiel durch Kontakt weiblicher Tiere (Schwanzschlagen), erfolgen. Eine seuchenhafte Ausbreitung des akuten Bläschenausschlages wird in zunehmendem Maße gegen Ende des Winters und im Frühjahr beobachtet (Hilfsursachen können zum Beispiel Futterumstellung und Transport sein). Auch männliche Tiere werden befallen. Die großen

Besamungsstationen sind durch die Anhäufung von Tieren und den laufenden Bullenwechsel besonders gefährdet.

Klinische Erscheinungen und Verlauf

Die **Inkubationszeit** der IPV liegt zwischen 2 bis 6 Tagen. Die erkrankten
weiblichen Tiere zeigen eine mäßige Schamschwellung, teilweise mit Juckreiz. Die Körpertemperatur steigt zwischen dem 4. und 6. Tag auf über
40,5° C an. Auf der geröteten und geschwollenen Schleimhaut des Vestibulums finden sich zunächst kleine Pusteln, aus denen sich hirsekorn- bis
linsengroße, flache, trübe und matte Entzündungsherde bilden. Durch
Sekundärinfektionen mit unspezifischen, ubiquitären Keimen kommt es
nicht selten zur ausgedehnten Eiterbildung. Ein Aufsteigen der Infektion,
insbesondere in Verbindung mit Begleitbakterien, kann zu sterilitätsver-
ursachenden entzündlichen Veränderungen der Uterusschleimhaut führen.
Auch Aborte im letzten Drittel der Trächtigkeit sind beobachtet worden.
Die Ausheilung erfolgt bei Ausbleiben der Sekundärinfektionen innerhalb
von 1 bis 4 Wochen. Bei abklingenden Krankheitserscheinungen kann eine
gelbe bis graugelbe, feine, diphtheroide Membran festgestellt werden. Die
klinische Diagnose ist aufgrund der typischen, herdförmigen Veränderungen, die im chronischen Stadium lange Zeit erkennbar sein können, verhältnismäßig einfach. Das Virus kann aus der Vaginalschleimhaut bis zum
11. Tage nach der Infektion mittels der Gewebekultur nachgewiesen werden. Zur Absicherung der Diagnose ist der Nachweis neutralisierender oder
komplementbindender Antikörper geeignet. Bei Auftreten von Aborten
ist eine Laboratoriumsdiagnose zur differentialdiagnostischen Abgrenzung
erforderlich.

Ähnliche entzündliche Veränderungen wie bei weiblichen Rindern finden
sich auf innerer Vorhaut und Penisspitze bei **Bullen (Balanoposthitis).**
Ferner wurden bei Bullen **Hodenentzündungen** und histopathologische
Veränderungen des Keimepithels, vereinzelt noch rund zwei Jahre nach der
Infektion, festgestellt. Obgleich dies nicht unbedingt als spezifisch für die
IBR/IPV-Infektion anzusehen ist, wird in der Literatur eine unterschied-
liche, teilweise erhebliche Beeinträchtigung der Samenqualität und des
Befruchtungserfolges angegeben.

Der **Bulle** ist wahrscheinlich als **Virus-Reservoir** anzusehen (intermittierende Virus-Ausscheidung bis über 600 Tage post infectionem; die Virus-
ausbreitung in Besamungsstationen erfolgt durch Kontakt und Zwischenträger).

Therapie

Eine direkte therapeutische Beeinflussung der primären Virusinfektion,
z. B. durch Antibiotika und Sulfonamide, ist nicht möglich. Trotz dieser Tatsache und der Tendenz zur Selbstheilung sollte eine Schleimhautbehand-
lung mit diesen Präparaten – möglichst in Salbenform – erfolgen. Gute
Erfahrungen wurden dabei auch mit Lotagen-Gel® gemacht. Dadurch verringert sich einmal die Gefahr von Sekundärinfektionen, und zum anderen

wird die Epithelisierung der Schleimhautdefekte beschleunigt. Um einer Endometritis vorzubeugen, ist daneben eine intrauterine Behandlung (wie auf Seite 181 angegeben) angezeigt.

Neben der lokalen Therapie sollten unterstützende Maßnahmen beachtet werden (vergleiche S. 183).

Vorbeuge und allgemeine Bekämpfung

Im Vordergrund stehen hygienische Maßnahmen. Dazu gehört zum Beispiel die **Sperrung infizierter Gehöfte und Deckbezirke** (genereller Übergang zur Besamung). Besondere Bedeutung haben die **hygienischen Maßnahmen** für **Besamungsstationen,** da eine Beeinflussung des mit IPV-infizierten Spermas durch Antibiotika im Samen nicht möglich ist. Es sollte deshalb die Schaffung von IBR-IPV-freien Bullenbeständen angestrebt werden. Dies dürfte jedoch nur über eine strenge **IBR-IPV-freie Aufzucht der Bullenkälber** denkbar sein.

In letzter Zeit wurden Lebend- und Totvakzinen auf der Basis von Zellkultur-modifiziertem Virus angewendet. Ihr Einsatz ist jedoch bei uns nicht erlaubt. Allerdings kann die zuständige Behörde in bestimmten Fällen Ausnahmegenehmigungen erteilen (siehe Deckinfektionen-Verordnung – Rinder). Auch Interferoninducer sind entwickelt worden. Ob die **Vakzination** für die Zukunft grundsätzliche Bekämpfungsmaßnahmen ermöglicht, ist noch nicht mit Sicherheit abzusehen. Hinsichtlich der Immunologie wird in der Literatur festgestellt, daß bei einer auf den Geschlechtsapparat beschränkt bleibenden Infektion die Bildung neutralisierender und komplementbindender Antikörper nur in geringem Maße erfolgen oder überhaupt ausbleiben soll. Die zelluläre Immunität scheint bei der vaginalen Verlaufsform ebenfalls nicht lange anzuhalten. Deshalb werden häufig Reinfektionen beobachtet, wenn auch mit einem anscheinend leichteren Krankheitsverlauf.

Campylobacteriosis genitalis (Vibriosis genitalis)

Die Vibriosis genitalis ist eine typische **Paarungsinfektion** mit Campylobacter fetus (Subspecies fetus). Sie kann ausnahmsweise aber auch bei der Samenübertragung auftreten, wenn Samen infizierter Bullen verwendet wird. Im tiefgefrorenen Sperma wird der Erreger nicht abgetötet! Nach der Infektion kommt es zunächst zur Vermehrung von Campylobacter fetus in der Vagina. Etwa fünf bis zwölf Tage später dringen die Krankheitserreger in die Gebärmutter ein, und es entsteht dort eine histologisch nachweisbare **Endometritis.** Diese bleibt etwa bis zum vierten Monat nach der Infektion bestehen (Erreger sind nur 60 bis 80 Tage im Uterus nachweisbar). Infolge der Infektion kann es zum Absterben des Embryos, besonders in der vierten bis fünften Trächtigkeitswoche, kommen. Damit ergeben sich **unregelmäßig verlängerte Brunstintervalle** bei den erstmalig infizierten Kühen und Färsen. Besonders in frisch infizierten Herden werden erheblich **herabgesetzte Befruchtungsergebnisse** sowie bei etwa 10 % der Tiere **Aborte** in späteren Trächtigkeitsstadien beobachtet (meist durch Campylobacter fetus [Subspecies intestinalis] verursacht). Verkalbefälle erfolgen dabei in der Mehrzahl der Fälle zwischen dem vierten und sechsten Trächtigkeitsmonat. Typische, klinisch feststellbare **Veränderungen der Genitalschleimhäute** sind meist **nicht nachweisbar** (allenfalls geringgradige Katarrhe). Nach anfänglich sehr schlechten Befruchtungsergebnissen kommt es einige Monate später infolge der inzwischen eingetretenen Immunität wieder zu normalen Trächtigkeitsraten. Die Immunität hält bei weiblichen Rindern ein bis zwei Jahre oder auch länger an. Die Erreger persistieren jedoch vereinzelt im Uterus oder im Zervixbereich immuner Kühe. Später sind dann schlechte Trächtigkeitsergebnisse besonders wieder bei den erstmalig belegten Färsen oder aber bei zugekauften Tieren festzustellen.

Der direkte **Erregernachweis** kann im Scheiden- und Uterusschleim, besonders bei frischen Infektionen sowie sicher **in abortierten Feten,** erfolgen. Die Proben müssen sehr schnell zur Untersuchung gelangen. Als Untersuchungsmaterial sind auch **Vaginalspülproben** mit spezifischen Spülflüssigkeiten (Thioglykolatbouillon) zu verwenden. Beim Bullen werden damit Präputialspülproben durchgeführt. Auch können Spermaproben untersucht werden. Zwischen der Probenentnahme und dem Beginn der mikrobiellen Untersuchung dürfen jedoch nur wenige (6 bis 8) Stunden liegen (Absterben der Erreger!). Bei 4 bis 6°C überleben die Erreger jedoch bis zu 24 Stunden.

Der **indirekte Nachweis** der Campylobacter-fetus-Infektion ist mit Hilfe der **Muco-Agglutination** als Herdentest möglich. Sie ist besonders vom 30. bis 70. Tag nach der vermutlichen Infektion sinnvoll. Zur Entnahme des Scheidenschleimes für die Muco-Agglutination bedient man sich am besten eines sterilen Mulltampons, der von den Untersuchungsinstituten zur Verfügung gestellt wird. Der vorher gewogene und mit einem langen Faden versehene **Scheidentampon** wird mit einer abgeflammten langen Kornzange unter maximaler Spreizung der Schamlippen in den kranialen Scheidenbereich eingelegt, wobei der am Tampon befestigte Faden aus der Vulva heraushängen muß. Der Mulltampon sollte etwa 20 bis 30 Minuten in der Vagina verbleiben, damit eine genügend große Menge Schleim aufgenommen wird. Die Proben sind in einem Kühlgefäß an das Untersuchungsinstitut weiterzuleiten, um eine Austrocknung des aufgenommenen Schleimes im Tampon zu vermeiden.

Bei der **Bekämpfung der Campylobacter-fetus-Infektion** sind die Vorschriften der „**Verordnung zum Schutz gegen übertragbare Geschlechtskrankheiten der Rinder** (Deckinfektionen-Verordnung – Rinder)" zu beachten. So müssen auf behördliche Anordnung alle Rinder des Bestandes untersucht und seuchenkranke sowie seuchenverdächtige Rinder durch besondere Marken gekennzeichnet werden. Sie dürfen bis zum Abklingen der Erkrankung nicht belegt und nicht aus dem Bestand entfernt werden. Für einen Zeitraum von 2 Jahren ist im Bestand nur die Besamung zulässig. Sie hat durch Tierärzte zu erfolgen. Besamungstechniker dürfen unter bestimmten Voraussetzungen und erst nach Zustimmung der zuständigen Behörde tätig werden.

Die Sperrung trifft in gleicher Weise infizierte und verdächtige Vatertiere, deren Samen nicht abgegeben werden darf. In geschlossenen Deckbezirken oder Betrieben gelten bei Vorkommen der Infektion alle vorhandenen Bullen als ansteckungsverdächtig. In den **Besamungsstationen** ist eine laufende sorgfältige **Überwachung sämtlicher Vatertiere** erforderlich (Vorhautspülproben, Samenproben, Befruchtungsergebnisse, Aborte).

Zur **Therapie** der Campylobacter-fetus-Infektion empfiehlt sich im akuten Stadium eine erforderlichenfalls wiederholte intrauterine Applikation von Penicillin-Streptomycin-Kombinationen, Tetracyclin- oder Chloramphenicolpräparaten bei allen infizierten und infektionsverdächtigen weiblichen Tieren, besonders auch nach Aborten. Es eignen sich darüber hinaus auch Präparate mit desinfizierender oder adstringierender Wirkung (siehe S. 182).

Außerdem sollten alle mit Campylobacter fetus infizierten oder infektionsverdächtigen Bullen behandelt werden. Hierzu wird nach Vorlagerung des Penis etwa zehn Minuten lang unter Verwendung eines Gummihandschuhs eines der genannten antibiotischen Präparate (2 bis 3 Mill. I.E. oder 2000 bis 3000 mg) einmassiert. Diese Behandlung ist zu wiederholen. Führt die Behandlung nicht zum Erfolg, sind die Tiere auszumerzen.

In besonders gelagerten Fällen kann die zuständige Behörde die Behandlung erkrankter Tiere anordnen.

In den letzten Jahren wird in zunehmendem Maße die prophylaktische Schutzimpfung (aktive Immunisierung), insbesondere der Deck- und Besamungsbullen, empfohlen. Auch bei weiblichen Tieren ist diese Schutzimpfung mit Erfolg durchführbar.

Trichomonadenseuche des Rindes (Trichomoniasis genitalis bovis)

Die Trichomoniasis des Rindes ist infolge der Zunahme der Besamung selten geworden. Diese Genitalinfektion kann durch zugekaufte Tiere in einen Betrieb oder eine Bullenhaltungsgenossenschaft eingeschleppt werden. Die Weiterverbreitung erfolgt dann durch die Bullen, wechselseitig bei der Paarung oder ausnahmsweise auch durch die Besamung (Konservierung der Trichomonaden im tiefgefrorenen Sperma!).

Klinische Befunde und Verlauf der Erkrankung sind gekennzeichnet durch die Affinität des Erregers zur Genitalschleimhaut. Dabei sind folgende Verlaufsformen möglich:

1) **Vestibulitis** und **Vaginitis** mit Schwellung und Knötchenbildung **(Reibeisenvagina)** sowie **Endometritis** mit Hypersekretion und Ausfluß von grau-weißlichem, flockigem, dünnflüssigem Sekret bei meist regelmäßigem Umrindern.

2) Tritt eine Befruchtung ein, so kommt es häufig zum Absterben der Frucht (Fruchtmazeration) zwischen dem 2. und 4. Monat der Trächtigkeit mit Bildung einer „geschlossenen Pyometra". Der Uterus ist hierbei dünnwandig, asymmetrisch, und die Fluktuation eines dickflüssigen Inhalts ist palpierbar. Es können aber auch Aborte im 2. bis 4. Trächtigkeitsmonat auftreten.

3) Besonders bei chronischen oder latenten Infektionen kann die Trächtigkeit auch ohne wesentliche klinisch nachweisbare Veränderungen ungestört ablaufen.

4) Bei infizierten Bullen tritt die Entzündung von Penisspitze und innerer Vorhaut nicht immer deutlich in Erscheinung.

Der direkte **Nachweis der Trichomonaden** kann geführt werden:

1) Im Vaginalsekret gelingt der Nachweis nicht sicher genug. Am ehesten ist dies noch zwei bis vier Tage nach der Infektion sowie kurz vor der Brunst möglich.

2) Im Pyometraeiter.

3) Im Uterussekret bestehen die günstigsten Nachweismöglichkeiten ein bis zwei Tage nach dem Abort. Danach wird der Nachweis unsicher.

4) Im Fruchtwasser, in Eihäuten, im Fetus und insbesondere im Mageninhalt der Früchte gelingt der Nachweis am sichersten.

5) Beim Bullen sollte eine Vorhautspülung unter Verwendung von physiologischer Kochsalzlösung oder einer spezifischen Bouillon vorgenommen werden.

Voraussetzung für ein aussagekräftiges Untersuchungsergebnis ist, daß die Proben frisch zur Verfügung stehen und nicht verunreinigt sind.

Der indirekte Nachweis ist durch die **Muco-Agglutination** möglich. Eine Zervix- und Vaginalschleimprobe führt im positiven Fall in Aufschwemmungen lebender Trichomonaden zur Agglutination.

Bei der Bekämpfung der Trichomoniasis sind wie bei der Campylobacteriosis genitalis die Vorschriften der „Deckinfektionen-Verordnung – Rinder" zu beachten (siehe S. 187).

Für die **Therapie** der Trichomoniasis sind nur Medikamente mit desinfizierender Wirkung, wie Akridinfarbstoffe, Chloramin, Lotagen®, Lugol'sche Lösung und Merckojod®, zu verwenden (Dosierung siehe S. 182). Bei Vorliegen einer Pyometra ist die Entleerung des Uterus durch Applikation von Prostaglandin $F_{2\alpha}$ oder dessen Analoge einzuleiten. **Gegenüber antibiotischen Präparaten besteht Resistenz.** Bei jeder Behandlung sind Scheidenspülungen und Uterusinfusionen mit entsprechenden Präparaten durchzuführen. Das Diverticulum suburethrale als Reservoir für Trichomonaden ist ebenfalls mehrmals zu spülen.

Die **Prognose** ist beim weiblichen Rind im allgemeinen günstig, da die Trichomonaden keine tiefgreifenden Veränderungen in der Uterusschleimhaut hervorrufen. Es sind jedoch Komplikationen durch sekundäre bakterielle Infektionen möglich.

Die Abschaffung der infizierten Bullen ist besonders wegen der Schwierigkeit und Unsicherheit des Heilungsnachweises zu empfehlen.

Fortpflanzungsstörungen nach Verletzungen am weiblichen Genitale

Bei der klinischen Untersuchung umrindernder Kühe werden vielfach alte, vernarbte Wunden im Bereich des weiblichen Genitale festgestellt. Sie lassen sich zum überwiegenden Teil auf Verletzungen durch unsachgemäße Geburtshilfe und auf Schwergeburten zurückführen. Dagegen spielen Deckverletzungen heute zahlenmäßig keine so große Rolle mehr.

Besonders häufig sind Folgen von Geburtsverletzungen im Bereich von Vulva und Vestibulum zu beobachten. Dabei handelt es sich vor allem um **unvollständige** oder **vollständige Dammrisse** unterschiedlichen Grades, um **seitliche Vulvaeinrisse** und um **Scheidenmastdarmfisteln.** Sie führen zu einem mangelhaften Schluß der Scham und des Scheidenvorhofes. So kann es unter anderem zu Verunreinigungen der Scheide mit Kot (Koprovagina), zu einer Pneumovagina („blubbernde Geräusche"), Pneumometra, Urovagina, in seltenen Fällen auch zur Urometra kommen.

Bei der Untersuchung der Scheide mit Hilfe eines Spekulums sind gelegentlich von Beckenphlegmonen herrührende **Abszesse** oder **Fistelöffnungen,** aus denen sich eitriges Sekret entleert, sowie **Narbenstrikturen** zu erkennen.

Eine Narbenbildung an der Portio vaginalis cervicis weist auf vorangegangene Verletzungen der Zervix hin. Im Zuge der Vernarbung entwickeln sich unter Umständen Stenosen des Zervikalkanals. Auch kann sich die Zervix infolge von Sklerosierungsvorgängen zu einem derben, rohrartigen Strang entwickeln, über dessen offenen Kanal eine ungehinderte Verbindung zwischen Scheide und Uteruslumen besteht. In diesen Fällen ist eine erneute Trächtigkeit sehr infrage gestellt.

Bei den oben beschriebenen krankhaften Veränderungen des weiblichen Genitale wird ein Aufsteigen von Infektionen begünstigt. Sie führen zu **Vaginitis, Cervicitis und Endometritis** unterschiedlichen Grades.

D.: Die Diagnose bereitet im allgemeinen nach gründlicher adspektorischer, rektaler und vaginaler Untersuchung keine Schwierigkeiten.

T.: Die therapeutischen Maßnahmen hängen im Einzelfall von der Lokalisation und dem Ausmaß der Verletzung sowie den bereits eingetretenen Folgeerkrankungen ab.

Dammrisse, seitliche Vulvaeinrisse und Scheidenmastdarmfisteln sind operativ anzugehen. Dies sollte nicht früher als 5 bis 6 Wochen nach der Abkalbung geschehen, weil erst dann mit einer ausreichenden Vernarbung und Festigkeit des Gewebes zu rechnen ist. Scheidenspülungen und Gebärmutterbehandlungen sollten der Operation vorausgehen (siehe S. 181).

Durchführung der Operation: Im Gegensatz zu Verletzungen, die unmittelbar post partum chirurgisch versorgt werden, ist hier zunächst eine sorgfältige Wundauffrischung erforderlich. Dabei wird eine breite Wundfläche hergestellt, die der ursprünglichen in ihrer Form in etwa entspricht. Scheidenmastdarmfisteln werden am besten unter Durchtrennung des kaudal noch vorhandenen Gewebes (Mastdarmboden, Damm) wie ein vollständiger Dammriß operiert (Durchführung der Operation siehe S. 300 bis 304).

Bei der Behandlung von **Abszessen und Fisteln im Bereich der Vagina** ist nach den Grundsätzen der allgemeinen Chirurgie vorzugehen. Allerdings ist bei der Spaltung von Abszessen besondere Vorsicht geboten (Gefahr des Anschneidens größerer Blutgefäße).

Die oben genannten **Verletzungen im Bereich der Zervix** und ihre Folgen sind prognostisch ungünstig zu beurteilen. Hier kann allenfalls durch symptomatische Behandlungen wie bei hochgradigen Genitalkatarrhen versucht werden, bessere Voraussetzungen für eine Konzeption zu erreichen.

Fortpflanzungsstörungen infolge Fehlbildungen von Uterus, Zervix und Vagina

An der Entstehung der nachfolgend aufgeführten Mißbildungen sind, direkt oder indirekt, genetische Faktoren beteiligt. Dabei werden Anomalien, die zu einer herabgesetzten Fruchtbarkeit führen, und solche, die eine absolute Sterilität bedingen, beobachtet.

SCHEIDENSPANGEN

Im Scheidengewölbe, meist nahe der Portio vaginalis cervicis, finden sich in einzelnen Fällen mehr oder weniger breite Gewebsspangen, die von dorsal nach ventral verlaufen. Diese Überreste der Müllerschen Gänge sind jedoch nur in Ausnahmefällen als Sterilitätsfaktor anzusehen. Eine gewisse Bedeutung kommt ihnen differentialdiagnostisch im Hinblick auf die Abgrenzung gegenüber der Zervixverdoppelung zu.

ZERVIXVERDOPPELUNG

Hierbei sind **vollständige Verdoppelungen** mit zwei voneinander getrennt verlaufenden Zervikalkanälen von solchen mit **unvollständiger Verdoppelung** (ein Zervikalkanal endet blind) zu unterscheiden. Schwierigkeiten können sich unter Umständen bei der Sameneinführung ergeben. Die herabgesetzte Fruchtbarkeit in solchen Fällen ist vermutlich darauf zurückzuführen, daß bei der Besamung das Sperma im blind endenden Zervikalkanal deponiert wird.

INTERSEXUALITÄT

Folgende wichtige Formen der Intersexualität werden voneinander abgegrenzt: **Freemartins** (Zwickenbildung), **Hermaphroditen** und **Pseudohermaphroditen** (beide auch unter dem Begriff „Zwitter" bekannt). Beim Rind werden Hermaphroditen, sexuelle Zwischenstufen mit Keimdrüsengewebe beider Geschlechter sowie der Vermischung der inneren und äußeren Geschlechtsmerkmale, nur selten beobachtet. Häufiger wird dagegen eine **Zwickenbildung** festgestellt. Hiermit ist bei 90 bis 95 % der weiblichen Kälber getrenntgeschlechtlicher Zwillinge zu rechnen. Nach den bisher vertretenen Thesen zur Ätiologie (Hormontheorie, zelluläre Theorie sowie der kombinierten zellulär-hormonellen Theorie, wobei eine an das y-Chromosom gebundene gonadale Induktorsubstanz eine Rolle spielt) sind Zwicken bei Einlingsgeburten nur dann denkbar, wenn der männliche Zwilling zur Zeit der Embryonalentwicklung abgestorben ist.

Klinische Befunde: Zwicken haben ein ochsenähnliches Aussehen (kurzer Kopf und dicker Hals) und zeigen unter Umständen ein männliches Verhalten. Häufig fallen größere Haarbüschel an der ventralen Kommissur der oft kleinen Vulva und eine vergrößerte Klitoris auf.

Der weibliche Genitalschlauch ist in unterschiedlichem Ausmaß hypoplastisch. Die Scheide weist nur ein Drittel der normalen Länge auf, das Scheidengewölbe sowie Zervix und Uterus fehlen. An ihrer Stelle ist ein strangartiges dünnes Gebilde bei der rektalen Exploration fühlbar. Auch die Gonaden sind hypoplastisch, ohne Funktionskörper und oft nicht auffindbar. Bei verdächtigen Kälbern gibt eine vergleichende Längenmessung der Scheide mit einer Seminette aussagekräftige Hinweise (Scheidenlänge einer neugeborenen Zwicke: 3 bis 7 cm, eines gesunden neugeborenen Kalbes 12 bis 16 cm). Zwicken sind nur zur Mast geeignet.

WHITE HEIFER DISEASE

Dies ist die Bezeichnung einer Hemmungsmißbildung in der Entwicklung der Müllerschen Gänge, die zu unterschiedlichen Erscheinungsformen führt. Sie wurde zuerst bei weißen Shorthorn-Rindern festgestellt und erhielt daher ihren Namen. Inzwischen ist sie bei vielen Rinderrassen der Welt gefunden worden.

Klinische Befunde: Vulva und Klitoris sind wie Ovarien und Eileiter in den meisten Fällen vorhanden. Der Zyklus läuft im Gegensatz zu den Zwicken regelmäßig ab, die Tiere zeigen Brunst. Der Hymenalring ist entweder sehr eng oder ganz verschlossen. Die Ausprägung der Mißbildungen von Vagina, Zervix und Uterus sind vielfältig. So können der kraniale Abschnitt der Scheide, die Zervix, der Gebärmutterkörper oder auch nur ein Uterushorn (Uterus unicornis) fehlen. Die Rudimente des fehlenden Uterushornes können blasig aufgetrieben sein. Bei vollständigem Hymenalverschluß kommt es zu Sekretstauungen in den kranial gelegenen Hohlräumen der noch vorhandenen Abschnitte des Genitalschlauches, die dadurch ballonartig aufgetrieben werden (Verwechslung mit Trächtigkeit im 4. Monat möglich). In solchen Fällen kann es zu Beschwerden beim Harn- und Kotabsatz kommen.

T.: Um den Schlachtwert des Rindes zu verbessern, kann die Spaltung des verschlossenen Hymenalringes unter Epiduralanästhesie vorgenommen werden. Danach entleeren sich unter Umständen mehrere Liter einer weißlich-gelblichen oder gelblich-bräunlichen, zähflüssigen, keimfreien Flüssigkeit.

Während Rinder mit Fehlbildungen, wie Scheidenspangen oder Zervixverdoppelung, tragend werden können, ist dies bei Intersexualität und White heifer disease nicht möglich.

Aus züchterischen Gründen sollten Tiere mit Mißbildungen gleich welcher

Art im Bereich des weiblichen Genitale nicht zur Zucht genutzt werden. Das gilt ebenso für etwa schon vorhandene Nachzucht.

Zyklus- und Eierstockstörungen

AZYKLIE (vollständiges Fehlen der Ovartätigkeit)

Vorbericht: Bei den betreffenden Tieren werden vom Besitzer keine Brunsterscheinungen beobachtet.

Ursachen:
1) **Aplasie der Ovarien**
2) **hochgradige, beiderseitige Hypoplasie der Ovarien**
3) **Atrophie der Ovarien**
4) **Follikel-Theka- und Follikel-Lutein-Zysten**
   (bei ersteren tritt nur teilweise eine Azyklie auf)
5) **Corpus luteum pseudograviditatis** (früher als Corpus luteum persistens bezeichnet)
6) **Corpus luteum graviditatis**

Aplasie der Ovarien

Sie wird beim Rind sehr selten beobachtet. Bei Fehlen beider Eierstöcke ist das Genitale nicht oder nur unvollständig ausgebildet (z. B. bei Zwikken).

Eine einseitige Aplasie der Ovarien ist oft mit einer segmentalen Aplasie, das heißt mit dem Fehlen einzelner Abschnitte des Uterus verbunden. Obgleich Tiere mit einer unilateralen Eierstocksaplasie fruchtbar sein können, sollten sie jedoch aus zuchthygienischen Gründen ausgemerzt werden.

Hochgradige, beiderseitige Hypoplasie der Ovarien

Eine hochgradige, beiderseitige Ovarhypoplasie ist erblicher Genese und eine permanente Unfruchtbarkeit bedingend (deshalb nur bei Färsen nachweisbar). Bei der rektalen Untersuchung sind sehr kleine, gleich große, derbe Eierstöcke festzustellen. Differentialdiagnostisch ist die Ovaratrophie auszuschließen (siehe S. 194).

Tiere mit beiderseitiger, hochgradiger Ovarhypoplasie haben ein kastratenähnliches Aussehen. Der Anteil dieser Tiere ist im Vergleich zu denen mit einseitiger oder beiderseitiger partieller Hypoplasie gering.

Gerade bei Färsen und Erstkalbinnen sollte, nicht nur im Hinblick auf eine hochgradige Ovarhypoplasie, auf zu kleine Ovarien besonders geachtet werden, da dies ein Hinweis auf eine mangelhafte Fruchtbarkeit sein kann. Deshalb sind eine regelmäßige Untersuchung der Färsen vor der Zuchtbenutzung und die Ausmerzung (Mast) von geschlechtsreifen Tieren mit sehr kleinen Eierstöcken als wirtschaftlich und züchterisch bedeutsame Prophylaxe notwendig.

Atrophie der Ovarien

Ä.: Als Ursachen kommen Fütterungs- und Haltungsmängel (z. B. Unterernährung, besonders bei Färsen in den Wintermonaten; Mast; dunkle, schlecht belüftete Stallungen; hohe Außentemperaturen), chronische Krankheiten (Parasitosen usw.), hohes Alter (eine Menopause wird beim Rind allerdings wegen der kurzen Nutzungsdauer äußerst selten beobachtet), hohe, über längere Zeit wirkende Östrogengaben, eventuell eine hohe Milchleistung bei nicht adäquater Fütterung sowie ein Gewichtsverlust unbekannter Genese in Betracht.

D.: Die Diagnose basiert auf der rektalen und vaginalen Untersuchung sowie der Umweltkontrolle. Der durch die rektale Ovarpalpation erhobene Befund gleicht im allgemeinen dem der Ovarhypoplasie.

Bei der **sogenannten Altersatrophie** der Eierstöcke können auch größere Ovarien mit schlaffer Konsistenz vorliegen (Atrophie des Ovarparenchyms).

Die Gebärmutter ist klein und schlaff, die Scheidenschleimhaut blaß und trocken.

Diff. D.: Im Gegensatz zu Färsen mit einer beiderseitigen Ovarhypoplasie sind Tiere mit einer Ovaratrophie oft mager und zeigen ein struppiges Haarkleid. Differentialdiagnostisch ist auch der im **Metöstrus** zu erhebende Befund abzugrenzen. In diesem Zyklusstadium kann eine Ovaratrophie wegen des Fehlens von Funktionsgebilden (der Graaf'sche Follikel ist bereits gesprungen, der sich bildende Gelbkörper jedoch noch nicht fühlbar) vorgetäuscht werden. Allerdings zeigen Rinder im Metöstrus eine noch relativ gute Uteruskontraktion sowie eine geringgradig hyperämische und feuchte Scheidenschleimhaut. Dem Vaginalausfluß kann Blut beigemengt sein **(metöstrische Blutung).**

T.: Die Behandlung sollte in erster Linie in der **Verbesserung der Fütterung** (Energie, Eiweiß, Mineralstoffe, Vitamine, Spurenelemente) und Haltung bestehen. Um eine **Hyperämie im Genitalbereich** zu provozieren, sind Scheidenspülungen mit warmer physiologischer Kochsalzlösung (etwa 42°C) oder die Touchierung der Scheide mittels eines mit Jodtinktur oder Lugol'scher Lösung getränkten Tampons, der an einer Zervixzange nach ALBRECHTSEN befestigt ist, indiziert. Eine Hormontherapie, z. B. 18tägige orale Verabreichung oder einmalige Implantation eines Gestagens, PMSG (2000 I.E. i.m.) oder Receptal® (20 µg i.m.) erbringt erst nach einer Verbesserung der Fütterung befriedigende Resultate. In schweren Fällen der Ovaratrophie sollte die Applikation der zuletzt genannten Präparate nach etwa 10 Tagen wiederholt werden.

Ovarialzysten

Ä.: Für die Entstehung von Ovarialzysten beim Rind werden exogene und endogene Faktoren verantwortlich gemacht. Von den exogenen Faktoren können besonders die Fütterung (Energiemangel, β-Karotindefizit), K-Überschuß durch eine K-Überdüngung (besonders mit Gülle) als Ursache von Ovarialzysten in Betracht gezogen werden. Außerdem sind die Stallhaltung mit dem dadurch bedingten Mangel an Bewegung und Licht, ungünstige Jahre mit Qualitätsmängeln des Grundfutters sowie jahreszeitliche Einflüsse in Betracht zu ziehen. Auch gelten verschiedene Hormone (vorwiegend Östrogene) als auslösende Faktoren. Als endogene prädisponierende Faktoren werden in erster Linie eine **Konstitutionsschwäche** und eine **hohe Milchleistung** genannt. Eine angeborene Anlage für endogene Störungen kann dann besonders angenommen werden, wenn Zysten schon bei einer leistungs- und wiederkäuergerechten, qualitativ hochwertigen Fütterung auftreten, wenn in den Jahren vor der Feststellung der Erkrankung bereits Zyklusstörungen vorhanden waren und nach erfolgreicher Zystenbehandlung Störungen der Trächtigkeit oder erneut Ovarialzysten auftreten. Auch scheint eine Altersdisposition vorzuliegen. Als belastende, die Zystenbildung fördernde Momente gelten weiterhin allgemeine Krankheitszustände sowie eine noch nicht abgeschlossene Rückbildung des Uterus bei Einsetzen des Zyklus nach dem Abkalben.

D.: Die Diagnose Ovarialzyste (mit Ausnahme der kleinzystischen Ovardegeneration) kann nur dann gestellt werden, wenn sich auf beiden Ovarien oder auch nur auf einem Ovar (vorwiegend rechts) dünn- oder dickwandige, mindestens walnußgroße Blasen feststellen lassen. In Zweifelsfällen – besonders bei kleineren Blasen – sollte die Diagnose durch **Nachuntersuchung** nach 8 bis 14 Tagen abgesichert werden. Allerdings kann trotz Vorhandenseins von Zysten am Ovar ein normaler Zyklus ablaufen oder – was vereinzelt vorkommt – eine Trächtigkeit vorliegt.

Bei den Hochleistungstieren sind Ovarialzysten häufiger mit Brunstruhe oder unregelmäßigen Zyklen als mit Nymphomanie verbunden.

Eine **Unterscheidung von Follikel-Theka- und Follikel-Lutein-Zysten** durch die rektale Untersuchung ist nicht möglich. Gewisse Hinweise gibt die Untersuchung des Progesterongehaltes im Blutplasma oder in der Milch. Allerdings kommt es dann zu einer Fehldiagnose, wenn außer einer Follikelzyste ein funktionstüchtiger Gelbkörper vorhanden ist.

Bei der **kleinzystischen Degeneration** der Ovarien palpiert man sehr viele, bis linsengroße Blasen, so daß sich der Eierstock wie eine Brombeere anfühlt. Corpora lutea oder Reste von Gelbkörpern sowie größere Tertiärfollikel sind nicht vorhanden. Die Erkrankung tritt besonders bei Rindern oder sehr alten Kühen auf.

T.: Sofern kein Hinweis auf erblich bedingte Ovarialzystenbildung vorliegt, können bei Follikel-Theka-Zysten folgende therapeutischen Maßnahmen angewendet werden:

1) Substitutionstherapie mit **Lutal**® in einer Dosierung von 0,25 bis 0,5 mg i.m. oder **Receptal**® in einer Dosierung von 20 µg i.m.

2) Intravenöse Applikation von 5000 I.E. eines **gonadotropen Hormons mit LH-Wirkung** (z.B. Prolan®/Bayer; Chorioman®/Cela; Choriolutin®/ Albrecht; Ecluton®/Vemie; Luteovet®/Friesoythe).

Eine intrazystale Behandlung hat den Vorteil, daß nur 1000 I.E. des Wirkstoffes benötigt werden. Die Applikation erfolgt am besten von der Kruppe aus.

Der Einstich sollte etwa zwei Handbreiten kaudal des Hüfthöckers im Bereich der Kruppe nach Rasur, Reinigung und Jodierung der Haut vorgenommen werden. Mit einer Kanüle werden die äußere Haut, die Glutäen sowie das breite Beckenband durchstochen. Anschließend wird unter rektaler Kontrolle die Zyste punktiert. Es ist vorteilhaft, zunächst mit einer stärkeren Kanüle die Haut zu durchstechen.

Mit gutem Erfolg können auch **Kombinationspräparate von HCG und Progesteron** (z. B. Chorioman compositum®/Cela; Gonagestrol®/Vemie; Gonasteron®/Albrecht; Skauralon®/Byk Gulden) oder von **HCG und Kortikosteroiden** (z. B. Pecucyston®/Boehringer-Ingelheim) bei der Zystenbehandlung des Rindes angewandt werden.

3) Zu empfehlen sind ebenfalls **Gestagene,** zum Beispiel Progesteron, Gestafortin-forte®/Merck; Synchrosin®/Grünenthal; Anifertil®/WdT. Die Applikation sollte täglich oral und 10 bis 20 Tage lang erfolgen.

Bei der zweiten Behandlung sollte die Maßnahme variiert werden. Weitere Behandlungen sind dann wenig sinnvoll.

Aus zuchthygienischen Gründen ist es jedoch äußerst wichtig, vor jeder Hormontherapie eventuell bestehende **genetische Zusammenhänge** (gehäuftes Vorkommen in bestimmten Kuhfamilien und/oder Vatertiernachkommenschaften) **auszuschließen.** Belastete Tiere und Nachkommengruppen sind – selbst wenn die Prognose noch so günstig erscheint – nicht mit Hormonen zu behandeln, sondern nach dem Abmelken von der Zucht zu eliminieren.

Eine erfolgreiche Zystenbehandlung ist im allgemeinen allein durch Hormone, die zudem oft nur einmal appliziert werden, immer seltener möglich. Neben oder bereits **vor der Hormonbehandlung** sollte stets eine **Korrektur von Mängeln in der Haltung und Fütterung** erfolgen. Von entscheidender Bedeutung ist eine ausreichende Energieversorgung in den ersten 3 Laktationswochen sowie ein ausreichendes β-Karotinangebot.

Die Erfolge bei der Zystentherapie werden weiterhin verbessert, wenn neben der Hormonapplikation andere therapeutische Maßnahmen eingeleitet werden, zum Beispiel **Uterusbehandlungen** bei gleichzeitig bestehenden Genitalkatarrhen.

P.: Die Heilungsaussichten sind um so besser, je früher Ovarialzysten nach dem Abkalben diagnostiziert und behandelt werden. Besonders in den ersten 6 Wochen nach dem Abkalben kann sogar oft mit einer **Selbstheilung** gerechnet und damit ein Behandlungserfolg vorgetäuscht werden (Abfall der Laktationskurve und somit Ausgleich einer Ernährungsunterbilanz). Die Prognose bei der Behandlung von Eierstockszysten hinsichtlich einer erneuten Trächtigkeit wird ungünstiger, sofern die Tiere eine hohe Milchmengenleistung oder Dauerbrunst, unregelmäßige Zyklen und Unruheerscheinungen aufweisen. Ungünstig ist die Prognose weiterhin dann, wenn die Beckenbänder eingefallen sind oder sich ein Hohlschwanz ausgebildet hat. Ungünstig zu beurteilende Befunde sind auch das gleichzeitige Auftreten mehrerer Zysten, eine beiderseitige Zystenbildung, das Vorhandensein von dickwandigen Blasen sowie wiederholte Rezidive.

Erfolgsaussichten bei einer Zystenbehandlung bestehen kaum, wenn eine hochgradige Atrophie des Ovargewebes eingetreten ist. Weiterhin muß die Grenze der therapeutischen Beeinflussung dann gesehen werden, wenn das Ovar auf die Hormonzufuhr nicht mehr anspricht. Dies ist zu vermuten, wenn trotz sachgerechter und wiederholter Hormonapplikation sowie eines Wechsels der Behandlungsverfahren oder der Medikamente keine Heilung eintritt.

Eine Ovarialzystenbehandlung sollte wegen nahezu **aussichtsloser Prognose** dann abgelehnt werden, wenn bei dem zu behandelnden Tier gleichzeitig eine ausgeprägte **Urovagina, Mucometra** oder eine erhebliche Uterusatonie vorliegt. Auch sollten Tiere mit einer kleinzystischen Ovardegeneration wegen der sehr ungünstigen Prognose und wegen des Verdachtes der Erblichkeit nicht behandelt, sondern ausgemerzt werden.

Bei Verdacht auf **Vorliegen von Follikel-Lutein-Zysten** erfolgt die Behandlung am besten mittels Prostaglandin $F_{2\alpha}$ oder eines entsprechenden Analogs. Die Heilungsaussichten, besonders in Hinsicht auf den Zeitraum zwischen Applikation und Auftreten der Brunst sowie der Intensität der ersten Brunst post medicationem sind um so günstiger, je mehr Progesteron die Follikel-Lutein-Zyste bildet.

Prophylaxe: Die zunehmend unbefriedigenden Behandlungserfolge bei Ovarialzysten des Rindes machen Maßnahmen zur Verhütung von Follikelzysten erforderlich. Zu nennen wäre die **Vermeidung einer zu intensiven Aufzucht.** Treten **Ovarialzysten** bereits **bei Färsen** auf, so ist in erster Linie eine **erblich bedingte hormonelle Labilität** in Erwägung zu ziehen. Das entsprechende Tier sollte von der Zucht ausgeschlossen werden, sofern keine groben Fütterungsmängel vorliegen und die Störungen in der Kuhfamilie oder der Bullennachkommengruppe gehäuft auftreten.

Da die Mehrzahl der Zysten sich während der ersten beiden Brunstzyklen post partum bildet, wird vorgeschlagen, in Problembeständen während der Phase der Sexualrekonvaleszenz, das heißt etwa vom 15. bis 35. Tag nach dem Abkalben, prophylaktisch Gestagene zu verabreichen, um damit eine vorübergehende Ruhigstellung des Hypophysenvorderlappens zu erreichen.

Wegen der engen Beziehung zwischen Uterus und Ovarien wirkt sich jede **Uterusbehandlung** bei Vorliegen von Genitalkatarrhen günstig im Sinne einer Zystenprophylaxe aus. Zystenkühe sollten daher grundsätzlich auch vaginal mit einem Spekulum auf das eventuelle Vorliegen eines GK untersucht werden.

Auszumerzen sind Kühe, bei denen trotz wiederholter Behandlung mit Wechsel der Wirkstoffgruppe die Ovarialzysten bestehen bleiben sowie **Tiere mit dem Verdacht der erblichen Anlage** (Auftreten von Ovarialzysten bei Vorfahren, Töchtern und in der gleichen Bullennachkommengruppe im Gegensatz zu anderen Tieren der gleichen Herde; wiederholtes Auftreten von Ovarialzysten; mehrjährige herabgesetzte Fruchtbarkeit des betreffenden Tieres beim Herdenvergleich).

Während aller Lebensabschnitte sollte auf eine wiederkäuergerechte, vielseitige und karotinreiche Fütterung geachtet werden.

Zu vermeiden sind Behandlungen, die zu Ovarialzysten führen können (z. B. Applikation von Östrogenen, wiederholtes Abdrücken von Gelbkörpern usw.).

Corpus luteum pseudograviditatis

Ä.: Ein länger als 16 Tage Progesteron sezernierender Gelbkörper wird beim nichtträchtigen Rind nur dann beobachtet, wenn ein Uterusinhalt (zurückgehaltene Eihäute nach Absterben des Embryos, Pyometra usw.) oder eine hochgradige Endometritis vorliegt.

T.: Besteht aufgrund des Vorberichtes und der klinischen (im allgemeinen zweimaligen) Untersuchung der Verdacht auf das Vorliegen eines Corpus luteum pseudograviditatis, so ist ein $PGF_{2\alpha}$-Präparat (z. B. Dinolytic®) oder ein $PGF_{2\alpha}$-Analog (z. B. Estrumate®, Iliren®) zu applizieren. Gleichzeitig kann die intrauterine Verabreichung eines Chemotherapeutikums den Heilungsverlauf günstig beeinflussen.

Die früher durchgeführte Verabreichung von Östrogenen oder die Enukleation des Gelbkörpers sollten heute nicht mehr angewendet werden, da mit $PGF_{2\alpha}$ sehr gute Erfolge zu erzielen sind, ohne daß ein negativer Kollateraleffekt auftritt.

ANAPHRODISIE (stille Brunst)

Die Tiere zeigen keine oder nur schwache äußere Brunsterscheinungen. Der ovarielle Zyklus ist jedoch intakt.

Vorbericht: Bei den Färsen und Kühen werden, häufig während eines längeren Zeitraumes, keine äußeren Brunstsymptome beobachtet. Stillbrünstigkeit tritt besonders in den Winter- und Frühjahrsmonaten auf.

Ursachen:

1) **Mängel in der Haltung** (fehlende Bewegung, Lichtmangel, hohe Außentemperatur, zu warme Stalltemperatur, hohe Luftfeuchtigkeit; besonders häufig ist mit Anaphrodisie bei Stallhaltung zu rechnen).

2) **Mängel in der Fütterung** (nicht leistungs- und wiederkäuergerechte Futterration; Verfütterung großer Mengen bestimmter Futtermittel, z. B. Lihoraps, Markstammkohl, Stoppelrüben, Ölrettich und andere [mehr als 30 kg pro Tier und Tag]; Biertreber [mehr als 5 bis 8 kg pro Tier und Tag]; ungenügende Karotinversorgung und anderes mehr. Meist sind mehrere Ursachen kombiniert).

3) **Chronische Krankheiten.**

4) **Genetische Disposition** (ungenügende Belastungsfähigkeit).

5) **Hormonelle Ursachen** (Östrogendefizit, Mangel an Progesteron im vorangegangenen Zyklus).

Klinische Befunde: Bei den betreffenden Tieren werden normal große Eierstöcke mit Funktionskörpern in verschiedenen Stadien des normalen Zyklusgeschehens (Gelbkörper, heranreifende Follikel) gefunden. Selbst wenn der Eierstocks-, Gebärmutter- und Scheidenbefund auf das Vorliegen von Brunst hinweisen, lassen sich die typischen Symptome, wie bei Anwendung des Duldungsreflex-Testes erzeugt, häufig nur schwach auslösen. Auch ein „Brunstverhalten" ist nicht oder kaum erkennbar (z. B. Unruhe, Kontaktsuche, Aufsprung).

T.: Bei gehäuftem Auftreten von Stillbrünstigkeit in einer Herde sollte in erster Linie eine **Verbesserung der Fütterung und Haltung** vorgenommen werden. Daneben sind alle Brunstdaten zu registrieren, das heißt auf einem **Brunstkalender** zu vermerken. Weiterhin ist eine **sorgfältige Beobachtung der Brunst** wichtig. In Laufställen können **Suchbullen** oder sogenannte **Brunstdetektoren** verwendet werden.

Die zur Behandlung stillbrünstiger Tiere empfohlene Enukleation des Corpus luteum periodicum sollte heute nicht mehr ausgeführt werden. Nachteilig bei diesem Verfahren ist einmal, daß der Zeitpunkt der nächsten Brunst meist nicht vorausbestimmbar ist, so daß eine längere Brunstüberwachung notwendig wird. Zum anderen besteht nach diesem Eingriff die Gefahr des Verblutens sowie möglicherweise auch die von Verwachsungen und Verklebungen des Ovars mit seiner Umgebung. Wegen der Gefahr des Entstehens von Ovarialzysten ist die Verabreichung von Östrogenen nicht zu empfehlen. Dagegen ermöglicht die rektale und vaginale Untersuchung des Genitalapparates von Kühen mit schwach ausgeprägten oder nur kurz dauernden Brunstsymptomen oft eine **gezielte Brunstvorhersage.** Aufgrund der Größe und Konsistenz der Gelbkörper kann in etwa der Zeitpunkt des nächsten Brunstauftretens bestimmt werden. Wird bei der rektalen Untersuchung angenommen, daß es sich um eine Stillbrünstigkeit handelt, so ist die **Verabreichung eines Prostaglandins** oder eines Prostaglandin-Analogs (z. B. Dinolytic®, Estrumate®, Iliren® usw.) in der von der Herstellerfirma jeweils genannten Dosierung zu empfehlen. Bei Auftreten von Brunstsymptomen post medicationem sollten die Tiere besamt oder gedeckt werden. Diejenigen Färsen und Kühe, bei denen nach der ersten Medikation keine äußerlich sichtbaren Brunstsymptome einsetzen, sind 11 Tage nach der Erstmedikation wiederum mit einem Prostaglandin oder Prostaglandin-Analog in der gleichen Dosierung zu behandeln. Drei und auch zusätzlich vier Tage danach, das heißt am 14. und 15. Tag nach der Erstmedikation, sind dann die Tiere unabhängig vom Auftreten äußerer Brunstsymptome zu besamen.

WIEDERHOLTES UMRINDERN BEI REGELMÄSSIGEM ZYKLUS

Vorbericht: Die Tiere rindern trotz wiederholter Belegung im Abstand von 18 bis 24 Tagen um.

Ursachen:

1) **Genitalkatarrhe** (vergleiche S. 178)

2) **Verzögerte Ovulation**

3) **Frühzeitiges Absterben der befruchteten Eizelle**

4) **Mangelhaft fruchtbare Vatertiere oder nachträgliche Samenschädigung** (Störungen beim Auftauvorgang des TG-Samens)

5) **Nicht zeitgerechte Belegung innerhalb der Brunst,** besonders bei längerer Brunstdauer, oder **Mängel der Besamungstechnik**

6) **Erkrankungen der Eileiter**

Mängel in der Haltung und Fütterung sowie genetische Faktoren können bei verzögerter Ovulation und bei frühzeitigem Absterben der befruchteten Eizelle ätiologisch von Bedeutung sein. Bei Genitalkatarrhen sind neben Fütterungsfehlern in erster Linie Infektionen des Geschlechtsapparates in Betracht zu ziehen. Das Auftreten des wiederholten Umrinderns bei regelmäßigem Zyklus wird besonders im Winterhalbjahr, bei ausschließlicher Stallhaltung, steiler Laktationskurve, erheblichen Werbungsverlusten des Futters, einseitig zusammengesetzten Futterrationen, Karotinmangel und extremen klimatischen Bedingungen (z. B. hohe Temperatur und Luftfeuchtigkeit) beobachtet. Eine verzögerte Ovulation tritt häufig auch innerhalb von 7 Wochen nach dem Kalben sowie bei Tieren mit einer hohen Milchleistung und nach einer mehrtägigen Gestagenverabreichung auf.

Klinische Befunde und Diagnose: Bei der rektalen Untersuchung werden normal große und funktionstüchtige Ovarien ermittelt (Gelbkörper- und Follikelbildung). Bei der vaginalen Untersuchung ist häufig ein Hinweis auf das Vorliegen eines Genitalkatarrhs bei Vorfall des entzündeten ersten Zervikalringes, Rötung und Hypersekretion der Vaginalschleimhaut gegeben. Bei Vorliegen einer verzögerten Ovulation kann die Diagnose erst durch eine **Nachuntersuchung** am nächsten Tag gestellt werden (der Graaf'sche Follikel ist an der gleichen Stelle des Ovars noch nachweisbar). Bei negativen klinischen Befunden und gehäuftem Umrindern der Kühe einer Herde sind die Samenqualität, die Besamungstermine innerhalb der Brunst sowie die Haltung, die Fütterung und erbliche Zusammenhänge zu prüfen.

T.: Die Behandlung wiederholt umrindernder Tiere mit regelmäßigem Zyklus richtet sich nach den Ursachen. Bei Vorliegen eines **Genitalkatarrhs** ist die auf Seite 181 angegebene Behandlung durchzuführen. Diese Behandlung ist oft auch dann angezeigt, wenn das Tier keine klinisch nachweisbaren Veränderungen am Genitalapparat zeigt, da ein Teil der Endometritiden weder durch eine rektale noch durch eine vaginale Untersuchung zu diagnostizieren ist (sogenannte **Endometritis sicca**).

Wird das Vorliegen einer **verzögerten Ovulation** vermutet oder bei der Nachuntersuchung festgestellt, so sollte eine zweite Besamung 24 Stunden nach der ersten erfolgen. Es empfiehlt sich, gleichzeitig mit der Besamung ein Hormon (Choriongonadotropin 2000 I. E. s. c., 0,125 bis 0,25 mg Lutal® [2,5 bis 5 ml] i. m. oder 20 µg Receptal® [5 ml] i. m.) zu verabreichen. Des weiteren ist die Applikation von Vitamin- sowie Mineralstoffpräparaten zu empfehlen. Abzustellen sind Fehler des Managements, zum Beispiel eine unzureichende Rastzeit post partum (die erste Besamung sollte bei Hochleistungstieren nicht vor dem 80. Tag nach der Abkalbung erfolgen) und nicht zeitgerechte Belegung innerhalb der Brunst (hier wäre die Vornahme der Follikelkontrolle, die Ausführung der Besamung gegen Brunstende und eventuell eine Nachbesamung in der gleichen Brunst angezeigt). Wenn die Tiere nach wiederholten Behandlungen von Uterus und Ovar und nach Besamung mit fruchtbarem Sperma weiterhin umrindern, so ist auch an eine **angeborene oder erworbene Veränderung des Eileiters** zu denken (S. 184). Bei derartigen Fällen ist die Ausmerzung der Tiere angezeigt.

UMRINDERN BEI VERKÜRZTEM ZYKLUS

Vorkommen bei etwa 3 bis 5 % der umrindernden Tiere.

Vorbericht: Das Tier zeigt 4 bis 12 Tage nach der letzten Brunst beziehungsweise nach der letzten Belegung erneut Brunstsymptome.

Ursachen:

1) **Follikelzysten oder Follikelatresie** (hier sind Mängel in Haltung und Fütterung, eine hohe Milchleistung und Erbmängel wahrscheinlich)

2) **Scheinbrunst** während der ersten Phase der biphasischen Follikelbildung

Klinische Befunde: Bei den sehr kurzen Zyklusintervallen (wenige Tage) werden häufig eine große Eiblase oder auch mehrere kleine Blasen festgestellt, ohne daß dabei ein von der letzten Brunst stammender Gelbkörper ermittelt werden kann (**Follikelzysten** oder **Follikelatresie**).

Bei den 8- bis 12-tägigen Zyklusintervallen sind neben einem in Blüte befindlichen großen Corpus luteum gleichzeitig ein mäßig ausgebildeter, nicht voll ausgereifter Follikel zu palpieren (erste Phase der biphasischen Follikelbildung mit Scheinbrunst und nachfolgender physiologischer Follikelatresie). Hierbei ist meist eine schwache äußere Brunst und eine leichte Rötung und Sekretion der Vestibulum- und Scheidenschleimhaut zu beobachten.

T.: Die Behandlung richtet sich nach der Ursache. Bei Vorliegen von **Ovarialzysten** sind die auf Seite 195 angegebenen Behandlungen indiziert. Liegt dagegen eine **Scheinbrunst** während der ersten Phase der biphasischen Follikelbildung vor, so sind keine therapeutischen Maßnahmen notwendig. Der Besitzer sollte allerdings von dem eventuellen Auftreten der nächsten Brunst nach etwa 10 bis 14 Tagen unterrichtet werden.

UMRINDERN BEI REGELMÄSSIGEN, SCHEINBAR VERLÄNGERTEN ZYKLUSINTERVALLEN

Vorbericht: Das Tier rindert etwa 6 oder auch 9 Wochen nach der letzten Belegung um.

Ursachen:

1) **stille Brunst**

2) **mangelhafte Brunstbeobachtung**

3) **Embryonentod** (dies ist möglich, aber nicht so wahrscheinlich wie die unter 1) und 2) aufgeführten Möglichkeiten)
Mängel in Haltung und Fütterung, aber auch ungenügendes Belastungsvermögen sind bei 1) und 3) zu beachten.

Klinischer Befund: Bei der rektalen und vaginalen Untersuchung sind im allgemeinen keine krankhaften Veränderungen am Genitale feststellbar.

T.: Neben einer **Intensivierung der Brunstbeobachtung** (mehrmals täglich in regelmäßigen Abständen) kann die **Applikation von Prostaglandin** $F_{2\alpha}$ oder Prostaglandin-Analogen zur Brunstinduktion durchgeführt werden (siehe S. 198/199).

UMRINDERN BEI UNREGELMÄSSIGEN, VERLÄNGERTEN ZYKLUSINTERVALLEN

Vorbericht: Die Tiere rindern etwa zwischen dem 25. und 35. Tag nach der letzten Belegung wieder um.

Ä.: Wahrscheinlich Embryonentod (z. B. bei einer Campylobacter-fetus-Infektion; zu frühe Erstbesamung nach der Abkalbung; Mängel in Haltung und Fütterung; sehr ungünstige klimatische Faktoren im Stall oder auf der Weide).

Klinische Befunde: Häufig sind weder bei der rektalen noch vaginalen Untersuchung des Genitale Krankheitserscheinungen nachweisbar. Zum Teil gibt es Hinweise auf das eventuelle Vorliegen eines Genitalkatarrhs (z. B. geringgradige Rötung und Sekretion).

UMRINDERN BEI UNREGELMÄSSIGEN, KÜRZEREN ODER LÄNGEREN ZYKLUSINTERVALLEN

Vorbericht: Die Tiere rindern in unregelmäßigen Abständen. Häufig sind dabei schwache Brunstsymptome vorhanden.

Ursachen:

1) **Follikelatresie**

2) **große Follikelzysten**

3) **kleinzystische Entartung der Ovarien**

Bei den drei Ovarveränderungen sind ursächlich Mängel in der Haltung und Fütterung, genetische Faktoren, hohe Milchmengenleistung bei meist steil verlaufender Laktationskurve ebenso wie eine Mastkondition der Tiere in Betracht zu ziehen.

Klinische Befunde: Die **Follikelatresie** wird besonders im Winter und Frühjahr beobachtet. Die heranreifenden Eiblasen bilden sich bald nach Brunstende ohne Ovulation wieder zurück. Die **Diagnose** ist nur durch eine Nachuntersuchung, die etwa 8 Tage nach der letzten Brunst erfolgen sollte, möglich. An den Ovarien sind zu diesem Zeitpunkt keine Gelbkörper palpierbar.

Große Ovarialzysten treten vorwiegend bei labilen Kühen mit sehr guter

Milchleistung auf (besonders in bestimmten Kuhfamilien oder Bullentöchtergruppen). An einem Ovar oder auch an beiden Eierstöcken werden eine oder mehrere bohnen-bis hühnereigroße, dünn- oder dickwandige, persistierende Blase(n) ermittelt. Die Diagnose kann durch eine **Nachuntersuchung** gesichert werden (sie ist besonders dann erforderlich, wenn nur eine Blase bis Haselnußgröße palpierbar ist). Bei der **vaginalen Untersuchung** ist oft eine Hyperämie und Hypersekretion feststellbar; vereinzelt bildet sich eine Hydrometra aus. Bakterielle Sekundärinfektionen des Uterus und der Vagina sind möglich. Die früher häufig beobachtete starke Dauerbrunst (Nymphomanie) bei Vorliegen von Follikel-Theka-Zysten ist seltener geworden. Hierbei zeigen die Tiere ein deutlich verändertes Verhalten mit Unruhe, Milchrückgang und teilweise sogar Bösartigkeit („Brüllerkrankheit", „Stiersucht").

Die **kleinzystische Entartung der Ovarien** kommt vorwiegend bei älteren und sehr mastig gefütterten Färsen oder sehr alten Kühen vor. Auf den Eierstöcken (etwa gleich groß und höckrig) sind viele kleine, derbe bis linsengroße Blasen vorhanden.

T.: Die Behandlung der **Follikelatresie** ist auf Seite 200, die der **Follikelzysten** auf Seite 195 angegeben. Tiere mit **kleinzystischer Entartung der Ovarien** sollten nicht behandelt, sondern von der Zucht ausgeschlossen werden.

Zusammenfassend kann festgestellt werden, daß bezüglich der Therapie von Fruchtbarkeitsstörungen des Rindes generell 2 Möglichkeiten, die gleichzeitig angewendet werden müssen, zu nennen sind:

1) Eine **symptomatische Therapie,** das heißt, die Einleitung von Behandlungsmaßnahmen auf der Basis des klinisch diagnostizierten Krankheitsbildes und der empirisch gewonnenen Erkenntnisse.

2) Eine **ätiologische Therapie,** das heißt, die Einleitung von Behandlungsmaßnahmen auf der Basis der Ergebnisse spezieller Untersuchungen, die zur Klärung der Krankheitsursache vorgenommen wurden. Die ätiologische Therapie ist erfolgreicher als die symptomatische, erfordert jedoch einen höheren Aufwand bei der Diagnostik.

Die Untersuchungsmöglichkeiten werden in dem folgenden Kapitel „Herdensterilität" aufgezeigt.

DIAGNOSTIK UND THERAPIE VON FRUCHTBARKEITSSTÖRUNGEN ALS BESTANDSPROBLEM (HERDENSTERILITÄT)

Von K.-H. Lotthammer

Den in vielfältigen Formen auftretenden Fruchtbarkeitsstörungen in Rinderbeständen liegt eine noch größere Zahl von Ursachen zugrunde. Es kann davon ausgegangen werden, daß etwa 20 % der auftretenden Fortpflanzungsstörungen genetisch und etwa 80 % umweltbedingt sind.

Die tierärztliche Therapie am Einzeltier stellt nur einen Teil der allgemeinen Maßnahmen dar. Grundsätzlich verlangen gehäuft auftretende Fortpflanzungsstörungen innerhalb eines Bestandes ein möglichst gezieltes Vorgehen, das am Ende zu einer kausalen Therapie führen sollte. Hierfür bildet die genaue gynäkologische Untersuchung (rektal und vaginal) unter Berücksichtigung des Vorberichtes sowie die Erfassung der Fütterungs- beziehungsweise Versorgungslage, der Betriebsverhältnisse (Personal, Stallhygiene), der Düngung und des Zuchtbetriebes die unentbehrliche Grundlage. Aufgrund einer umfassenden Auswertung der Untersuchungsergebnisse müssen einerseits eine gezielte tierärztliche Therapie und andererseits die entsprechenden Maßnahmen im Betrieb eingeleitet werden. Der Tierarzt sollte dabei gegenüber dem landwirtschaftlichen Betriebsleiter in vermehrtem Umfang eine beratende Funktion übernehmen (Betreuungsvertrag). Dies gilt sowohl im Hinblick auf die Umweltgestaltung (Haltung und Fütterung) als auch in zuchthygienischer Hinsicht. Die Notwendigkeit ergibt sich aus den laufend steigenden Milchmengenleistungen der Rinder.

Diagnostik

ERHEBUNGEN ÜBER DEN RINDERBESTAND (VORBERICHT)

1. Art der beobachteten Fruchtbarkeitsstörungen

2. Bisherige Sterilitätsbehandlungen

3. Andere gehäuft auftretende Erkrankungen in der Herde (Paresen, Azetonurie, Mastitiden, Parasitosen, Kälbererkrankungen).

UNTERSUCHUNGEN AM TIER

Klinisch-gynäkologische Untersuchung (rektal und vaginal) mit genauer Befunderhebung (Uterus, Zervix, Ovarien, Vagina) als **wichtigste tierärztliche Handlung zur Diagnosestellung.** Um eine umfassende Übersicht über die Störungen zu erhalten, sollten möglichst viele Kühe aller vorhandenen Stadien nach dem Abkalben, die noch nicht wieder als tragend befunden wurden, untersucht werden. Dadurch kann festgestellt werden, zu welchem Zeitpunkt die Störungen gehäuft auftreten. Daraus ergeben sich bereits Hinweise auf mögliche Ursachen.

Bakteriologische und virologische Untersuchung von Zervixtupferproben

Bei eitrigen Genitalkatarrhen (Endometritis et Zervizitis et Vaginitis), die wiederholt behandelt wurden, sollten Zervixtupferproben zur bakteriologischen Untersuchung entnommen werden. Bei positivem Befund muß ein Antibiogramm (Resistenztest) erstellt und die weitere Gebärmutterbehandlung gezielt durchgeführt werden. Eventuell sind auch Probenentnahmen für eine virologische Untersuchung (Tupfer, Scheidenspülung) notwendig.

Blutserumuntersuchungen

In Anbetracht der Bedeutung der Fütterung und des Stoffwechsels in der Hochträchtigkeit für die spätere Fruchtbarkeit sollten zur Erkennung von Ursachen auch von trockenstehenden Kühen Blutproben entnommen werden. Von den abgekalbten Kühen sollten Kühe aller Laktationsstadien, insbesondere aber die der ersten beiden Laktationswochen, untersucht werden.

a) Mineralstoff- und Spurenelement-Gehalt

Die Gehalte an Na, K und Ca besitzen keinen Informationswert, da hierfür eine strenge Homöostasie besteht.

Hinweise auf die Versorgung als Herdendurchschnitt geben die Gehalte an Mg, Cu, Zn, Co und Jod.

Der anorganische P-Gehalt ist nur ein Indikator für eine Überversorgung; im niedrigen Bereich (Hypophosphorämie) ist er ein Indikator für eine Dysregulation des Mineralstoffwechsels (NNR-Funktion) mit enger Beziehung zur Fruchtbarkeit.

Normalwerte in S.I.-Einheiten
(in Klammern die früheren Werte und Einheiten):

anorganischer P: a.p.	> 1,61 mmol/l	(> 5,0 mg/100 ml)
bis 2 Wochen p.p.:	> 0,65 mmol/l	(> 4,0 mg/100 ml)
nach 3 Wochen p.p.:	> 1,61 mmol/l	(> 5,0 mg/100 ml)
	< 2,42 mmol/l	(< 7,5 mg/100 ml)
Mg:	> 0,74 mmol/l	(> 1,8 mg/100 ml)
Cu:	> 9,44 µmol/l	(> 60 γ/100 ml)
Zn:	> 0,46 µmol/l	(> 40 γ/100 ml)
Co:		(> 3 γ/100 ml)
Jod (PbJ):	0,16 nmol/l	(> 2 ng/100 ml)

b) β-Carotin-Gehalt

Der Carotin-Gehalt stellt einen sehr empfindlichen Indikator für die Carotinversorgung dar, der bereits an der Serum-Farbe grob abzuschätzen ist (je heller die Gelbfärbung desto geringer der Carotin-Gehalt; blaß und wäßrig bei Mangel).

Normalwerte: bis 3 Wochen a.p. und
     ab 2 Wochen p.p. $> 3{,}7$ µmol/l $(> 2{,}0$ mg/l)

     3 Wochen a.p. bis
     2 Wochen p.p. $> 1{,}9$ µmol/l $(> 1{,}0$ mg/l)

c) Glukose

gibt Hinweis auf den Energiestoffwechsel

Normalwerte:
a.p. und ab 6 Wochen p.p. $> 2{,}8$ mmol/l $(> 50$ mg/100 ml)
1. Woche p.p. bis 5 Wochen p.p. $> 2{,}2$ mmol/l $(> 40$ mg/100 ml)

Beachte: Zur Verhinderung der besonders bei Wärme schnell und stark eintretenden Glukolyse (Abfall des Glukosegehaltes) sollte das Blut möglichst schnell zentrifugiert und bei Kühlschranktemperatur gelagert oder verschickt werden. Dann beträgt die Haltbarkeit bis zu 12 Stunden. Ein Anhaltspunkt für die Energieversorgung in den ersten 6 Laktationswochen ist auch der Eiweißgehalt in der Milch, wie er bei der Milchkontrolle untersucht wird (Normalwert $> 3{,}3$ %).

d) Harnstoff-Gehalt

gilt als guter Indikator für die Versorgung an verdaulichem Eiweiß.

Normalwerte: $4{,}2 - 5{,}8$ mmol/l $(25 - 35$ mg/100 ml)

e) Methämoglobin-Gehalt

ergibt Hinweise auf eine Nitratbelastung durch einen erhöhten Nitrat-Gehalt im Futter.

Normalwerte: $< 3 - 5$ % des roten Blutfarbstoffes

f) GOT (Glutamat-Oxalacetat-Transaminase) und Gesamt-Bilirubin

gelten als empfindliche Kriterien für Leberschäden in der Herde und beim Einzeltier. Bei Einzeltieren müssen andere als Leberparenchymschäden (Niere) sowie Herz- und Skelettmuskelschäden ausgeschlossen werden. Die beiden Parameter geben zusammen gute Hinweise auf leberbelastende Fütterungsfehler (Rohfaser- und Energiemangel, Eiweißüberschuß, Azidose).

Normalwerte:
GOT: a.p. und ab 3. Wochen p.p. : < 35 U/l
     1 bis 2 Wochen p.p.   : < 45 U/l
     ab 3 Wochen p.p.   : < 35 U/l

Gesamt-Bilirubin:
          a.p. : $< 5{,}1$ µmol/l $(0{,}30$ mg/100 ml)
1 bis 2 Wochen p.p. : $< 7{,}7$ µmol/l $(0{,}45$ mg/100 ml)
ab 3 Wochen   p.p. : $< 5{,}1$ µmol/l $(0{,}30$ mg/100 ml)

g) Gesamt-Cholesterin

ist stark individuell bedingt, steht im Zusammenhang mit Hypokalzämie (erniedrigt), Eierstocksstörungen (erhöht und erniedrigt) und Carotinstoffwechsel.

Normalwerte:
bis 4 Wochen a.p. : 3,4 ± 0,8 mmol/l (130 ± 30 mg/100 ml)
3 Wochen a.p.
bis 2 Wochen p.p. : 2,2 ± 0,4 mmol/l (85 ± 25 mg/100 ml)
ab 3 Wochen p.p. : 4,1 ± 0,4 mmol/l (160 ± 15 mg/100 ml)

h) Parotis-Speicheluntersuchung auf Natrium- und Kaliumgehalt ergibt einen Hinweis auf die Natrium- und Kaliumversorgung der Tiere. Hierzu wird möglichst vor dem Füttern mit Hilfe eines Schwämmchens (Schaumstoff) und einer Kornzange eine Speichelprobe aus der seitlichen Backentasche entnommen und in einem luftdichten kleinen Plastikgefäß an die Untersuchungsstelle eingesandt.

Normalwerte: Na   126 ± 13 mmol/l (290 ± 30 mg/100 ml)
K   7,7 ± 2,6 mmol/l (30 ± 10 mg/100 ml).

Durch Beimengungen (Pansensaft beim Wiederkauen) entstehen erhöhte K-Werte.

Die **Blutserum-Untersuchungen auf anorganischen Phosphor, Glukose, Harnstoff, Gesamt-Bilirubin und GOT** können 6 bis 8 Wochen a.p. und 1 bis 2 Wochen p.p. als **Vorsorgeuntersuchungen** durchgeführt werden und als *Grundlage einer Prophylaxe* dienen (vergleiche S. 213).

CHEMISCHE FUTTERMITTELANALYSE

Die chemische Futtermittelanalyse stellt die optimale Grundlage zur Berechnung der Versorgungslage und der Nähr- und Mineralstoffverhältnisse dar. Dabei sollten möglichst **alle** verfütterten Futtermittel einschließlich Kraftfuttermittel (Hausmischungen und Handelskraftfutter, sofern keine genauen Gehaltsangaben vorliegen) analysiert werden. Die Berücksichtigung der Kraftfuttermittel (Leistungsfutter) ist von Bedeutung, weil sie eine hohe Nähr- und Mineralstoffkonzentration aufweisen und bei Hochleistungstieren und in bestimmten Betriebstypen (Grünlandbetriebe bei hohem Tierbesatz) von der Trockenmasse der Gesamtration 50 % und mehr ausmachen können. Dadurch können Fehler in der Grundration sowohl ausgeglichen als auch verstärkt oder ins Gegenteil umgekehrt werden.

Zur Untersuchung werden etwa 1 kg, bei Saftfuttermitteln etwa 2 kg benötigt. Voraussetzung für eine genaue Information ist die Entnahme einer möglichst repräsentativen Querschnittsprobe jeden Futtermittels.

Untersuchungsstellen: Landwirtschaftliche Untersuchungs- und Forschungsanstalten (LUFA).

Untersuchungskriterien: Weender Analyse (Rohfaser, Rohfett, Rohprotein) zur Berechnung der verdaulichen Nährstoffe (Eiweiß, Energie [Stärkeeinheiten]), Ca, P, Mg, K, Na. Bei Verdacht ist auch eine Untersuchung auf Spurenelemente (Cu, Mn, Zn), Pflanzenöstrogene, Nitrat einzuleiten. Nachteilig ist dabei der hohe Kostenaufwand, besonders für die Untersuchung auf Spurenelementgehalt und besondere Inhaltsstoffe (Pflanzenöstrogene, Nitrat) bei mehreren Futtermitteln.

Zur schnellen Feststellung grober Fütterungsfehler können auch Gehaltszahlen der DLG-Futterwerttabellen für Wiederkäuer herangezogen werden (siehe Abschnitt Fütterung – Rationsberechnung, S. 213).

BODENUNTERSUCHUNGEN

Die Ergebnisse von Bodenuntersuchungen unter Berücksichtigung der
Bodenart ergeben wichtige Hinweise auf die Produktionsbedingungen und
damit auf Fehler in den wirtschaftseigenen Futtermitteln, besonders in
Saft- und Rauhfuttermitteln (Gras- und Maissilage, Zuckerrübenblatt, Heu
und andere). Die Normalwerte für Grünland sind in der folgenden Übersicht aufgeführt.

Bodenwerte für Grünland (Probenahmetiefe 6 cm), die besonders für P und
K nicht unter- und nicht wesentlich überschritten werden sollten (Zustandsstufen B–C)

	pH-Wert	mg/100 ml Boden			mg/1000 ml Boden		
		P	K	Mg	Na	Cu	Mn
Moor	4,5*)						
Sand (S)	5,0*)						
lehmiger Sand (lS)	5,3*)	9–12	9–12	9–12	4–5	4–5	80
sandiger Lehm (sL)	5,5*)						
Lehm, Ton (L, T)	5,8						

*) bei anmoorigem Boden um etwa 0,5 niedriger

ZUCHTBETRIEB

Hierbei ist besonders auf die **Rastzeit** (Zeitraum zwischen Geburt und
1. Wiederbelegung) zu achten. Der Zeitraum sollte nicht kürzer als 60 bis
80 Tage sein, hängt aber entscheidend von der Höhe der Milchleistung ab.
Hochleistungstieren mit flacher Laktationskurve und gutem Durchhaltevermögen sowie Erstkalbinnen sollte man eine längere Rastzeit p.p. gewähren.

Weiterhin sollte in dem zu untersuchenden Betrieb der innerhalb der
Brunst gewählte **Besamungszeitpunkt** erfragt werden. Als optimal ist im
allgemeinen die Besamung 18 bis 24 Stunden nach Beginn der äußeren
Brunst anzusehen.

ZUCHTHYGIENISCHE UNTERSUCHUNG

Hierzu sollte, sofern möglich, eine **genealogische Erhebung von Gesundheits- und Fruchtbarkeitsstörungen** innerhalb von Kuhfamilien und Halbgeschwistergruppen (Bullentöchtergruppen) angestellt werden. Dazu müssen die betreffenden Gruppen zusammengestellt und die ermittelten Ergebnisse sowie Konzeptionsraten (unter Umständen von mehreren Jahren) einander gegenübergestellt werden.

STALLHYGIENE – STALLKLIMA

Erforderlichenfalls sind thermohygrographische Messungen des Temperaturverlaufes und der Luftfeuchtigkeit vorzunehmen. Als thermische Indifferenzzone sind für das Rind 0 bis 16° C (optimal etwa + 10° C) und eine optimale relative Luftfeuchtigkeit von 60 bis 70 % anzustreben. Darüber hinaus kommt dem CO_2- und Ammoniakgehalt der Stalluft eine Bedeutung für die Gesundheit und das Wohlbefinden der Tiere zu (Schwemmentmistung; Spaltenboden im Jungvieh- oder Boxenlaufstall). Notwendig ist das Vorhandensein eines Abkalbe- und Krankenstalles bei Laufstallhaltung.

Auswertung der Untersuchungsergebnisse und Einleitung der erforderlichen Maßnahmen

Die eingehende Auswertung der Untersuchungsergebnisse, die durch die verschiedenen Möglichkeiten der Diagnostik ermittelt werden, stellt die Grundlage für gezielte Maßnahmen dar.

Die Untersuchungsergebnisse sollten abschließend in einem **Bericht für den Besitzer** zusammengefaßt werden, in dem besonders die **Vorschläge** bezüglich notwendiger Änderungen im Betrieb (Zuchtbetrieb, Fütterung, Düngung) *in Form genauer Angaben* aufgeführt werden müssen. Nur dadurch kann sicher mit einer Befolgung der Ratschläge gerechnet werden.

DIE ERGEBNISSE DER DIAGNOSTISCHEN UNTERSUCHUNGEN AM TIER

liefern entscheidende Hinweise auf die Ursache gehäufter Fortpflanzungsstörungen in einem Rinderbestand.

Die **klinisch-gynäkologische Untersuchung** als wichtigster tierärztlicher Untersuchungspunkt gibt Auskunft, welcher Art die Störungen sind und in welchem Stadium oder in welchen Leistungsgruppen sie besonders auftreten. So kann die Untersuchung bereits gehäufte Verletzungen oder Vernarbungen im weichen Geburtsweg (Zervixrupturen und -vernarbungen, Scheiden- und Vulvaverletzungen) ergeben, die auf eine unsachgemäße Geburtshilfe hindeuten. Auch dies kann zu einem Bestandsproblem führen. In solchen Fällen kann meist von weiteren, eingehenderen Untersuchungen (Blut, Fütterung) abgesehen werden. Hier ist eine Aufklärung über sachgerechte Geburtshilfe angezeigt (siehe S. 230).

Bei Befunden im Normbereich muß an eine schlechte Brunstbeobachtung gedacht werden. Damit einher geht meist eine schlechte Kenntnis der Herde durch den Besitzer (Namen, Kalbe- und Besamungsdaten der Kühe). In solchen Fällen ist der Beratungseffekt zweifelhaft und gering, so daß sich eingehendere Untersuchungen unter Umständen nicht lohnen. In Problem-Betrieben mit einem eigenen Deckbullen müssen vor allem bei normalen gynäkologischen Befunden die Beanspruchung des Deckbullen überprüft und spermatologische Untersuchungen vorgenommen werden.

Ergeben die Untersuchungen der Kühe – wie in vielen Fällen – bereits vermehrt einen gestörten Verlauf des Puerperiums (Uterusatonie, Puerperalendometritiden, Ovarialzysten 3 bis 4 Wochen p.p.), so sind hier Fütterungsfehler bereits a.p. und unmittelbar nach dem Abkalben zu vermuten. Da im Puerperium die meisten Fruchtbarkeitsstörungen ihren Anfang nehmen, ist die Untersuchung der Kühe in diesem Stadium besonders aufschlußreich.

Durch die **klinisch-chemischen Untersuchungen** der aufgeführten Parameter können am Tier selbst die Versorgungslage und die Stoffwechselreaktionen erfaßt werden. Bezüglich der Versorgungslage können hierbei auch unterschiedliche Resorptionsverhältnisse und Interaktionen zum Ausdruck kommen. Veränderungen der Parameter für Stoffwechselfunktionen im Blutserum (anorganischer Phosphor, Glukose, Bilirubin, GOT) können für die Ermittlung von fütterungsbedingten Ursachen verwendet werden, die auch schon länger zurückliegen. Sie können außerdem die Grundlage für therapeutische Sofortmaßnahmen (Leberschutztherapie, Ketosebehandlung) bei damit erkannten, subklinisch erkrankten Tieren sein. *Bei gehäuft pathologisch veränderten Blutserumwerten ersetzt die tierärztliche Behandlung nicht die Abstellung eventueller Fütterungsfehler, die als Ursache ermittelt wurden. Nur die Kombination beider Maßnahmen kann zu einem befriedigendem Erfolg führen.*

Wie bereits erwähnt, besteht für die meisten **Makroelemente im Blutserum** (Ca, K, Na) eine strenge Homöostasie, so daß die Gehalte in diesem Zusammenhang keinen diagnostischen Informationswert haben.

Verwertbare Schwankungen (als Herdendurchschnitt) durch die Versorgungslage bestehen bei Mg und den Spurenelementen (Cu, Zn, Mn und Jod). Erhöhte Gehalte an **anorganischem Phosphor** weisen auf eine P-Überversorgung hin, ein erniedrigter P-Gehalt ist ein Indikator für eine Dysregulation des P-Stoffwechsels (endogener P-Mangel, NNR-Unterfunktion) und *kein* Zeichen eines alimentären P-Mangels. Zu niedrige P-Gehalte in den ersten beiden Laktationswochen bestehen nach einem Eiweiß-Überschuß in der Trockenperiode und führen vermehrt zu Paresen (= Downer Kühe) bei normalen Ca-Gehalten. Im Gegensatz zur Hypokalzämie besteht bei der reinen hypophosphorämischen Parese ein ungetrübtes Sensorium und eine weitgehend normale Futteraufnahme. Bei niedrigen P-Gehalten in den ersten Laktationswochen ist gehäuft mit Zyklus- und Ovulationsstörungen und als Folge davon mit schlechten Konzeptionsraten zu rechnen.

Maßnahmen: Prüfung und Regulation der Fütterung a.p. und als Sofortmaßnahme Applikation von P-Präparaten (beste Wirkung bei i.v.-, geringe Wirkung bei s.c.- und i.m.-Applikation). Auch bei der Gebärparese ist, wenn keine Blutuntersuchungen vorliegen, aufgrund der häufig bestehenden Hypophosphorämien eine P-Infusion angezeigt.

Ein **niedriger Blut-Glukosespiegel** deutet auf eine meist fütterungsbedingte Störung des Energiestoffwechsels bzw. eine Energieunterbilanz hin, weshalb er auch mit hohen Milchleistungen in Zusammenhang steht. Wenn erniedrigte Blut-Glukosespiegel mit einem erhöhten Bilirubin-Gehalt verbunden sind, spricht dies je nach dem Grad der Abweichung für eine subklinische oder klinische Azetonurie.

Maßnahmen: Überprüfung und gegebenenfalls Verbesserung der Energie-versorgung (siehe Fütterung), Verabreichung glukoplastischer Substanzen (Na-Propionat, Propylenglykol).

Erhöhte Bilirubin- und/oder GOT-Werte weisen bereits auf subklinische Leberschädigungen hin. Erhöhte Bilirubin-Gehalte können allein oder gleichzeitig mit erniedrigtem Glukosespiegel vorkommen und schon sub-klinische Azetonurien verschiedener Genese anzeigen. Bilirubin-Gehalte sind a.p. vermehrt und p.p. sehr häufig bei Vorliegen einer Retentio secundinarum erhöht. Abweichende GOT-Werte treten im allgemeinen häufiger auf, da dieser Test empfindlicher ist. Außer im Gefolge von Azetonurie ist die GOT auch bei einem Eiweißüberschuß vermehrt erhöht. Da die GOT jedoch nicht ausgesprochen leberspezifisch ist, müssen bei der Beurteilung im Einzelfall andere Parenchymschäden (Niere) sowie Herz- und Skelettmuskelschäden ausgeschlossen werden. Sehr hohe GOT-Werte (800 U/l) sprechen bei festliegenden Tieren für einen Muskelriß. Vermehrt abweichende Bilirubin- und/oder GOT-Werte bestehen a.p. und in den ersten drei Wochen p.p. bei gestörtem Verlauf des Puerperiums (verzögerte Uterusinvolution, Puerperalendometritis, Paresen, früh auftretende Ova-rialzysten) infolge von Fütterungsfehlern in der Hochträchtigkeit und unmittelbar nach dem Abkalben (siehe S. 214).

Maßnahmen: Liegen die Blutwerte häufig außerhalb des Normalbereichs, so ist eine Überprüfung und gegebenenfalls eine Änderung der Fütterung angezeigt. Bei hohen Bilirubinwerten in Verbindung mit niedrigen Glu-kose-Gehalten sollte in Einzelfällen als Sofortmaßnahme eine vorbeugende Azetonurie-Behandlung durchgeführt und glukoplastische Substanzen ver-abreicht werden. Liegen nur erhöhte GOT-Werte vor, ist je nach dem Grad der Veränderungen eine Leberschutztherapie angezeigt. Als verursachende Fütterungsfehler kommen ante partum eine zu hohe Energie- und Eiweiß-versorgung und post partum Rohfasermangel, Energiedefizit, Eiweißüber-schuß, ketogene Futtermittel und Futtermittel mit leicht verdaulichen Kohlenhydraten in Frage.

Bei leicht veränderten Blutwerten vor der Geburt ist eine metaphylaktische Behandlung mit Catosal® (2 x 20 ml s.c.) oder ähnlichen Roborantien zu empfehlen.

Der **Cholesterin-Gehalt** im Blutserum ist beim Rind in starkem Maß erblich fixiert ($h^2 = 0,50 - 0,70$). Er sagt deshalb weniger über Umwelteinflüsse, sondern mehr über individuelle Bedingungen aus und kann deshalb nur in dieser Hinsicht verwertet werden. Der Cholesterin-Gehalt hat eine hohe positive Korrelation zum Ca- und β-Carotin-Blutspiegel und steht demzufolge im Zusammenhang mit der Hypokalzämie und dem β-Carotin-stoffwechsel und über letzteren mit Zyklus- und Eierstocksstörungen. Bei einem niedrigen Cholesterin-Blutspiegel a.p. empfiehlt sich deshalb eine prophylaktische Behandlung gegen Hypokalzämie.

Bei Jungrindern steht der Cholesteringehalt (erhöht oder erniedrigt) mit späteren Fruchtbarkeitsstörungen in Zusammenhang.

Als **prophylaktische (metaphylaktische) Maßnahme** kann in Problembeständen bei Kühen mit pathologisch veränderten Blutserumwerten (GOT, Bilirubin) **aufgrund von Vorsorgeuntersuchungen in der Hochträchtigkeit** (6 bis 8 Wochen a.p.) **und in den ersten beiden Wochen p.p.** je nach dem Grad der Veränderungen eine Leberschutztherapie (mit aminosäurehaltigen Präparaten) oder bei geringeren Abweichungen mit Roborantien (z. B. Catosal® oder ähnliche) vorgenommen werden. *Gleichzeitig müssen jedoch bestehende Fütterungsfehler abgestellt werden.*

FÜTTERUNG – FUTTERRATIONSBERECHNUNG

Ziel der Futterrationsberechnung ist die Ermittlung von Fehlern in der Rationsgestaltung und Versorgung der Tiere sowie der Nähr- und Mineralstoffverhältnisse in der *Gesamtration.*

Dabei sind folgende **allgemeine Hinweise** zu beachten:

a) Rationsberechnung auf jeden Fall auf der Basis von **Futterwägungen** (keine Schätzungen!) und möglichst anhand von chemischen Futteranalysen.

b) Berechnung der Versorgung an Nährstoffen (Energie und verdauliches Rohprotein), Rohfaser, eventuell Rohfett (bei Ketosen), Mineralstoffen (Ca, P, K, Na, Mg), β-Carotin, gegebenenfalls an Spurenelementen (Mn, Cu) und der Verhältnisse (verdauliches Rohprotein/Stärkeeinheiten, Ca/P, K/Na).

c) Berechnung der **Gesamtversorgung** der trockenstehenden Kühe und verschiedener Leistungsgruppen (niedrig, mittel, hoch),
sowohl **eine Unter- als auch Überversorgung** sowie ungünstige Nähr- und Mineralstoffverhältnisse können **Ursachen für Fruchtbarkeitsstörungen** sein, mehrere geringe Fehler können sich in ihrer Wirkung addieren oder sogar potenzieren und zu größeren Problemen führen.

Bedarfsnormen und anzustrebende Nähr- und Mineralstoffverhältnisse **für Milchkühe** (650 kg Körpergewicht)

Inhaltsstoff	für Erhaltung pro Tag	je kg Milch (4 % Fett)	Verhältnisse
verdaul. Eiweiß	330 g	60 g	Eiweiß/StE = 1:4,5
Stärkeeinheiten (StE)	3300	275	(nach Abzug der Erhaltung)
Ca	27 g	3 g	Ca/P = 1,5 – 2:1
P	16 g	2 g	(nicht < 1:1)
K	60 g	4,5 g	
Na	10 g	0,6 g	K/Na < 10:1
Mg	11 g	0,6 g	
Cu	90 mg	–	
Mn	1000 mg	–	
β-Carotin	125 mg	25 mg	

d) Liegen für eine Futterrationsberechnung keine oder noch keine chemischen Futteranalysen vor, so können **zur schnellen Feststellung** größerer Fehler auch **Tabellenwerte der DLG-Futterwerttabelle** für Wiederkäuer herangezogen werden. Um möglichst wirklichkeitsnahe Verhältnisse zu erhalten, sollten die Mineralstoffgehaltszahlen der Tabelle entsprechend den Betriebsverhältnissen (Schnittzeitpunkt, Werbung, Lagerung, Düngung) **durch Zuschläge oder Abzüge korrigiert** werden (dies gilt besonders für Heu und Grassilage):

Ca   – in Heu und Grassilage erniedrigt bei starker N-Düngung,

P   – erhöht bei frühem Schnittzeitpunkt und in geringerem Maß bei starker P-Düngung (> 200 kg P_2O_5/ha),

K, Na, Mg   – erhöht bei spätem Schnittzeitpunkt und bei starker Kalium-Düngung (gilt auch für Maissilage) besonders in Form von Gülle (> 15 m^3/ha). Unter den gleichen Verhältnissen sind die Na- und Mg-Gehalte erniedrigt,

β-Carotin   – sehr niedrig und nicht ausreichend im normalen Heu, ausreichend in der Grassilage (Naß- und Anwelksilage) und in unterdachgetrocknetem Heu,

Spurenelemente – vor allem der Mn-Gehalt der Pflanzen ist bei hohen pH-Werten im Boden, auch bei hohem Mn-Gehalt, besonders in trockenen Jahren erniedrigt.

Bei der Beurteilung der Zusammensetzung der Ration ist im Hinblick auf die Entstehung von Ketose auf den Anteil von Futtermitteln mit leichtverdaulichen Kohlenhydraten (melassierte Trockenschnitzel, Gehaltsrüben, hoher Getreideanteil, Kartoffeln), mit hohem Fettgehalt (Ölkuchen) und mit hohem Buttersäuregehalt (stinkende Silage) zu achten.

Bei Fehlern im wirtschaftseigenen Futter treten, sofern die Färsen dasselbe Futter erhalten wie die Kühe, Fortpflanzungsstörungen hauptsächlich bei den Färsen auf. Ist aber nur die Fruchtbarkeit der Kühe beeinträchtigt, sind die Fehler mehr in der Leistungsfütterung zu suchen.

Fütterung der hochtragenden Kühe und Erstkalbinnen

Der Fütterung der Kühe in der Hochträchtigkeit kommt eine entscheidende Bedeutung im Hinblick auf die Gesundheit und Fruchtbarkeit nach dem Abkalben zu. Deshalb sollte der Fütterung dieser meist unkontrolliert ernährten Gruppe besondere Beachtung geschenkt werden.

Nachteilig ist grundsätzlich eine Nährstoffüberversorgung (Energie und/oder verdauliches Rohprotein), die sehr verbreitet ist.

Die Gefahr einer Überversorgung besteht schon am Ende der Laktation, wenn das Leistungsfutter nicht der abfallenden Milchleistung entsprechend reduziert wird. Dadurch verfetten die Kühe stark. Dies kann **durch eine übertriebene Fütterung in der Trockenperiode** weiterbestehen. Dadurch kommt es bereits a. p. zu subklinischen Ketosen und Leberschäden, die sich unmittelbar nach der Geburt verstärken und zu einem gestörten Puerperium (Uterusatonie, Genitalkatarrhe, Ovarialzysten) führen.

Ketosen mit Leberschäden und damit **nachteilige Einflüsse** auf die spätere Fruchtbarkeit können *auch beim Trockenstellen* provoziert werden, wenn die Kühe durch radikalen Futterentzug trockengestellt werden sollen. In solchen Fällen sind erhöhte Bilirubin- und GOT-Werte und niedrige Glukosegehalte im Blutserum typisch.

Gehäuft besteht ein absoluter und relativer Eiweißüberschuß, der nachteiliger als ein entsprechender Energieüberschuß ist. Dabei entstehen wieder Leberschädigungen sowie ein deutlicher P-Abfall im Blutserum p.p. und im Gefolge davon vermehrt Paresen und Fruchtbarkeitsstörungen. Die Gefahr einer starken *Eiweißüberversorgung besteht besonders bei der Verfütterung von Herbstzwischenfrüchten* (Raps, Ölrettich, Stoppelrüben), aber auch bei Weidegang mit jungem (stark N-gedüngtem) Weideaufwuchs im Herbst.

Bei **erstkalbenden Tieren** kann eine ungenügende Nähr- und Mineralstoffversorgung in den letzten Trächtigkeitswochen bestehen, wenn sie im Herbst und Frühwinter zu lange auf stark abgefressenen Weiden (geringer werdender Aufwuchs am Ende der Vegetation) verbleiben. Dadurch können Stoffwechsel- und Fruchtbarkeitsstörungen bereits in dieser Altersgruppe vermehrt auftreten.

Maßnahmen: Einstellung der Nährstoffversorgung der Kühe für die Erhaltung und für eine Milchleistung von 5 bis 8 kg Milch (etwa 750 g verdauliches Eiweiß, 5000 Stärkeeinheiten). *Auf jeden Fall sollte ein ausgeglichenes Eiweiß/StE-Verhältnis von 1 : 4,5 nach Abzug der Erhaltung gewährleistet sein.* Im Hinblick auf eine Vorbeugung gegen Hypokalzämie sollte die Ca-Versorgung entsprechend sein, bei einem Ca/P-Verhältnis von 0,8 : 1 (etwa 50 g Ca und 60 g P/Tier und Tag; in der Laktation umgekehrt!). Liegt eine starke Eiweißüberversorgung vor (stark erhöhte Serum-Harnstoff-Gehalte), sollten die eiweißreichen Futtermittel stark reduziert (Portionsweide, von Herbstzwischenfrüchten nicht mehr als 15 bis 20 kg) und ein Energieausgleich durch energiehaltige Futtermittel (Trockenschnitzel, Tapioka, Getreideschrot) angestrebt werden. Zu empfehlen sind eine Zufütterung oder eine frühere Aufstallung von tragenden Färsen in den letzten Wochen vor dem Abkalben. Notwendig ist weiterhin eine Vorbereitungsfütterung der tragenden Tiere durch langsam steigende Kraftfuttergaben etwa 8 Tage vor dem Kalben (täglich 0,5 kg Zulage). Bei stark veränderten Blutwerten vor dem Abkalben ist eine Leberschutztherapie (siehe S. 213) bei gleichzeitiger Behebung der Ernährungsfehler (!) angebracht.

Fütterung der laktierenden Kühe – Beurteilung der einzelnen Komponenten und Bestandteile

Rohfaser

Im Hinblick auf eine normale Pansenfunktion ist eine ausreichende, wiederkäuergerechte Rohfaserversorgung (strukturierte Rohfaser) von 18 bis

20 % in der Gesamttrockenmasse der Ration erforderlich. Die Gefahr eines Rohfasermangels – und deshalb die Notwendigkeit einer Prüfung der Versorgung – besteht bei strohloser Aufstallung (Gitterrostaufstallung, Boxenlaufstall), da die Kühe hierbei keine Möglichkeiten besitzen, einen Rohfasermangel durch Aufnahme von Einstreu (Stroh) selbst auszugleichen. Ein Mangel kann weiterhin vermehrt bei der Verfütterung von Zuckerrübenblatt- und Gras-Naßsilage auftreten. Die Folge von zu niedriger Rohfaserversorgung sind Verdauungsstörungen (Pansenazidose), die zu verminderter Futteraufnahme und zu einer Ketose führen können, womit wieder Genitalkatarrhe verbunden sind. In Betrieben mit Rohfasermangel in der Hochträchtigkeit werden auch vermehrt Nachgeburtsverhaltungen beobachtet. Ein zu hoher Rohfaseranteil in der Ration führt zu einer Verdrängung von Kraftfutter (Leistungsfutter), wodurch bei Hochleistungstieren vor allem ein Energiedefizit mit der Folge von Ketosen und Eierstocksstörungen verursacht werden kann.

Maßnahmen: Bei Rohfasermangel ist möglichst die Heuration zu erhöhen oder Hafer- oder Gerstenstroh zuzufüttern.

Nährstoffversorgung (Energie und verdauliches Rohprotein)

Aufgrund der begrenzten Trockensubstanzaufnahme stellt die **Energieversorgung,** besonders bei Hochleistungstieren, **das größte Problem** dar, so daß **zu Beginn der Laktation** fast immer ein **Energiedefizit** besteht. Die Folge davon sind subklinische und klinische Ketosen verbunden mit Leberschäden und Genitalkatarrhen sowie vermehrten Ovulationsstörungen bis zu zystösen Veränderungen der Follikel, wobei in der Regel Brunstlosigkeit besteht. Dies wird häufig noch dadurch verstärkt, daß mit der Kraftfutterzulage nach dem Abkalben zu spät begonnen wird (*Blutserumbefunde*: gehäuft niedrige P- und Glukose-Gehalte, erhöhte Bilirubin- und GOT-Werte 1 bis 2 Wochen post partum; typisch sind dabei auch stark erhöhte Milchfettprozente von 5 % und höher).

Die Energieversorgung kann auch in der weiteren Laktation ungenügend bleiben, wenn die Nährstoffkonzentration der Futtermittel niedrig ist (Gras-Naßsilage, verdorbene Silage). Die Gefahr eines Energiemangels besteht weiterhin für Hochleistungstiere, wenn die Kraftfutterzuteilung im Melkstand erfolgt, und die Kühe nicht genügend Zeit erhalten, die für sie notwendigen hohen Kraftfuttermengen aufzunehmen.

Zu einem **Energieüberschuß** kann es am Ende der Laktation kommen, wenn kein Kraftfutterabzug erfolgt (siehe S. 214).

In der **Eiweißversorgung** liegt besonders bei Hochleistungstieren *häufig eine Überversorgung* vor (häufigster Fütterungsfehler!). Dies gilt sowohl absolut als auch relativ im Verhältnis zur Energieversorgung. Das für Rinder geforderte Eiweiß/Stärkeeinheitenverhältnis von 1:4,5 (nach Abzug der Erhaltung) wird dabei oft weit unterschritten. Durch die beim Eiweißabbau anfallenden großen Ammoniakmengen bei einem Eiweißüberschuß kommt es zu Leberschädigungen und zu Fruchtbarkeitsstörungen in Form von eitrigen Genitalkatarrhen (häufig schwer heilbar), Stillbrunst und unregelmäßigen Brunstzyklen (*Blutserumbefunde*: erhöhte Harnstoffgehalte und GOT-Werte). Der in vielen Betrieben bestehende Eiweißüberschuß entsteht oft durch die ausschließliche Fütterung von zu eiweißreichen Kraftfuttermitteln (DLG-Standard II oder sogar III), wobei meist schon in der Grundration ein relativer Eiweißüberschuß (Eiweiß/StE-Verhältnis < 1 : 4,0) vorliegt. Um dies festzustellen, müssen deshalb die Rationen für die einzelnen Leistungsgruppen durchgerechnet werden. Dabei geht man am besten von der höchsten verfütterten Kraftfuttermenge für die beste Kuh aus, da im allgemeinen nur diese vom Besitzer relativ genau angegeben werden kann.

Ein *Eiweißmangel* kommt fast nur bei Färsen mit ungenügender und qualitativ schlechter Fütterung vor, wobei atrophische Eierstöcke und Azyklie auftreten.

Maßnahmen: Grundsätzlich muß eine ausgeglichene, leistungs- und wiederkäuergerechte Futterration angestrebt werden. Dabei sollte bereits die Grundration (Heu, Rüben, Silage) durch Ergänzung je nach dem fehlenden Nährstoff (bei Eiweiß Sojaschrot, bei Energie Trockenschnitzel oder Getreideschrot) auf ein Eiweiß/StE-Verhältnis von 1 : 4,5 (nach Abzug der Erhaltung) eingestellt werden und dazu ein ausgeglichenes Leistungsfutter zugefüttert werden. Bei Handelsfuttermitteln würde dies dem DLG-Standard I entsprechen. Kraftfuttermittel nach DLG-Standard II oder III sollten mit Getreideschrot im Verhältnis 2 : 1 beziehungsweise 1 : 1 gemischt werden. Bei hohem Anteil von Getreideschroten muß der niedrige Ca- und hohe P-Gehalt des Getreides berücksichtigt werden (siehe unten). Als Maßnahmen zur Steigerung der Trockenmasseaufnahme und damit einer besseren Energieversorgung sind eine mehrmalige Kraftfuttergabe am Tag für Hochleistungskühe, die Verabreichung etwa der Hälfte der Heuration vorweg zu Beginn der Mahlzeit und, wenn möglich, ein Anteil von 10 bis 15 kg Futterrüben pro Tag sowie eine vielseitige Rationsgestaltung zu empfehlen.

Nach dem Abkalben sollte so schnell wie möglich die Kraftfutterzulage bei ausreichender Heuration gesteigert werden, um zu Beginn schon ein Energiedefizit und damit Ketosen mit den beschriebenen Folgen für den Verlauf des Puerperiums zu verhindern.

Mineralstoffe

Für die Fruchtbarkeit haben die **Makroelemente** Ca, P, K und Na eine Bedeutung. Für Mikroelemente bestehen erwiesene Beziehungen zur Fruchtbarkeit nur für Mn, Cu und Jod. Der genauen Beurteilung der Spurenelementversorgung stehen verschiedene Schwierigkeiten entgegen: Preis für die notwendigen Analysen aller Futtermittel, starke Abhängigkeit der Analysenergebnisse von Verunreinigungen, sehr unterschiedliche Angaben über Bedarfszahlen.

Auch hinsichtlich der Mineralstoffversorgung kann als Ursache von Fruchtbarkeitsstörungen sowohl ein Mangel als auch ein Überschuß vorliegen. Außerdem können neben dem absoluten Angebot auch die Verhältnisse einzelner Mineralstoffe zueinander in der Gesamtration (Ca/P, K/Na) mit Fruchtbarkeitsstörungen in Zusammenhang stehen.

Die größte Bedeutung bei der Mineralstoffversorgung wird dem P und Ca zugemessen. Bezüglich der **P-Versorgung** kommt es durch eine übertriebene und ungezielte Mineralstoffzufütterung *verhältnismäßig oft* zu einem *P-Überschuß,* wovon dann wieder die Hochleistungstiere besonders betroffen sind (Blutserumbefund: erhöhte P-Gehalte). Zu einem absoluten und im Verhältnis zum Ca-Angebot relativen P-Überschuß kann es bei einem hohen Anteil von Getreideschroten (Gerste, Roggen, besonders Weizenkleie!) durch ihren niedrigen Ca- und hohen P-Gehalt kommen, wobei das Ca/P-Verhältnis unter 1:1 abfallen kann (optimal 2:1). Eine Sonderstellung nimmt der Hafer ein, da dessen Phosphor nur teilweise verfügbar ist (Festlegung durch Phytinsäure, fehlende Phytase). Bei Rationsumstellungen in Problembetrieben kommt daher dem Hafer eine besondere Bedeutung zu. Bei einem P-Überschuß und einem zu engen Ca/P-Verhältnis (< 1:1) treten vermehrt Anaphrodisie, Stillbrunst, unregelmäßige Brunstzyklen und eitrige Genitalkatarrhe auf.

Eine **P-Unterversorgung** kann bei der Verfütterung von Zuckerrübenblattsilage und bei Färsen, die auf schlecht gepflegten Weiden gehalten werden, vorliegen. Dabei treten vermehrt kleine, azyklische Ovarien und Anaphrodisie auf.

Im Gegensatz zur P-Versorgung besteht hinsichtlich des **Ca-Angebotes** häufiger ein Mangel, der sich nachteilig auf den Verlauf des Puerperiums, das heißt auf die Uteruskontraktion, auswirken kann. Eine geringe Ca-Versorgung mit einem relativen P-Überschuß und dadurch ein enges Ca/P-Verhältnis besteht bei Verfütterung früh geschnittener Grassilage und besonders von Maissilage sowie bei einem hohen Anteil an Getreideschroten in der Ration. Rechnerisch besteht bei der Verfütterung von Zuckerrübenblattsilage ein starker Ca-Überschuß. Durch die Oxalsäure im Rübenblatt wird jedoch ein großer Teil des Kalziums als Ca-Oxalat festgelegt und ist nicht verwertbar.

Maßnahmen: Die richtige Versorgung an Ca und P kann nur durch eine *gezielte Ergänzungsfütterung aufgrund einer Rationsberechnung* durchgeführt werden, wobei die unterschiedlichen Gehalte im wirtschaftseigenen Futter berücksichtigt werden müssen. Zu berücksichtigen ist dabei, daß in den Handelsfuttermitteln, deren Gehalte angegeben sein müssen, in der Regel die Mineralstoffmengen für *die* Milchmenge enthalten sind, die mit ihnen erzeugt wird. In jedem Fall sollte ein Ca/P-Verhältnis von 1,5 bis 2,5:1 angestrebt werden, das von größerer Bedeutung zu sein scheint als die absolute Versorgung, wenn ein Überschuß, vor allem an Phosphor, vorliegt. Mineralstoffinjektionen sind in diesem Zusammenhang ohne Bedeutung.

Für die **K- und Na-Versorgung** kann bei der üblichen Rationsgestaltung angenommen werden, daß meist ein mehr oder weniger starker K-Überschuß besteht. Nachteilig wird dieser für die Fruchtbarkeit erst dann, wenn die Na-Versorgung ungenügend ist und das K/Na-Verhältnis über 10:1 liegt. Der Na-Mangel steht dabei im Vordergrund, wobei unregelmäßige

Zyklen, Langbrunst und Ovarialzysten sowie Genitalkatarrhe I. bis II. Grades auftreten (Güllekatarrhe).

Ein Na-Mangel und ein K-Überschuß können besonders in Grünland- und Maisanbaubetrieben mit starker Kaliumdüngung, besonders in Form von Gülle, vorliegen. Die Feststellung eines Mangels oder Überschusses erfolgt am besten durch eine Speicheluntersuchung (siehe S. 208).

Maßnahmen: Nach Feststellung eines Na-Mangels Zufütterung von 30 bis 50 g Viehsalz, gezielte Kaliumdüngung aufgrund von Bodenanalysen, Einsatz von Na-haltigem Kainit zur Düngung und Produktion eines Futters mit einem günstigeren K/Na-Verhältnis.

Die **Mn-Versorgung** ist besonders bei Grünland-Böden mit hohen pH-Werten zu beachten, wobei durch die Festlegung des Mn im Boden, trotz hohem Boden-Mn-Gehalt, im Aufwuchs ein Mangel entstehen kann. Davon betroffen sind hauptsächlich Färsen, die auf solchen Flächen weiden beziehungsweise Futter von diesen Flächen erhalten. Auch beim Mn können sowohl ein Mangel als auch ein Überschuß Fruchtbarkeitsstörungen (Anaphrodisie und eitrige Genitalkatarrhe bzw. Dauerbrunst und Ovarialzysten) verursachen.

Maßnahmen: Ergänzungsfütterung mit einem Mineralstoffgemisch mit erhöhtem Spurenelement-Gehalt (mindestens 1000 mg Mn/kg), Zufütterung von etwa 5 g $MnSO_4$/Tier und Tag, gegebenenfalls gezielte Düngung zur Senkung der pH-Werte im Boden (siehe S. 209). Bei Milchkühen mit Kraftfutterzulagen ist die Spurenelement-Versorgung meist ausreichend.

β-Carotin – Vitamin A

Der Carotin-Versorgung kommt eine Bedeutung zu, da das originäre β-Carotin, die Vorstufe des Vitamin A, für die Fertilität des Rindes Funktionen hat, die von dem in der Natur nicht vorkommenden Vitamin A nicht übernommen werden können.

Ein Carotin-Mangel bedingt eine höhere Anfälligkeit der Kälber für Diarrhoe, verzögerte Ovulationen und zystöse Veränderungen an den Ovarien (Follikel- und Luteinzysten) sowie embryonalen Fruchttod und Frühaborte.

Mangelsituationen können bei Verfütterung von Zuckerrübenblattsilage, besonders aber bei Maissilage und reiner Heu-Rüben-Fütterung bestehen (Serumfarbe hellgelb bis wäßrig). Bei täglichen Grassilage-Rationen über 10 kg (Naß- und Anwelksilage) ist die Carotinversorgung immer gedeckt (Serumfarbe deutlich und tief gélb).

Maßnahmen: Zufütterung von 1 bis 2 kg Trockengrün (wegen des geringeren Verlustes am besten pelletiert) oder eines im Handel befindlichen β-Carotin-haltigen Mineralstoffgemisches. Bei der Verfütterung von Trockengrün kann dies auch als Kraftfutter in der Ration veranschlagt werden und ersetzt dabei etwa 0,75 kg normales Kraftfutter. Über eine ausreichende β-Carotin-Versorgung ist gleichzeitig auch die Vitamin A-Versorgung gewährleistet.

Besondere Futtermittel mit depressiver Wirkung auf die Fruchtbarkeit

Unter diesem Gesichtspunkt sollen einige Futtermittel aufgeführt werden, die aufgrund besonderer Inhaltsstoffe oder ihrer Zusammensetzung mit Fruchtbarkeitsstörungen in Verbindung gebracht werden können.

1) Futtermittel und Pflanzen, in denen ein **erhöhter Gehalt an östrogenaktiven Inhaltsstoffen** vermutet werden kann: Kleearten, Sojaschrot. Sie können besonders starke und nachhaltige Fruchtbarkeitsstörungen verursachen. Sie kommen in unseren Breiten jedoch relativ selten vor.

Erscheinungen: groß- und kleinzystische Entartungen der Follikel, unregelmäßige Brunstintervalle, starke wäßrige Vaginalschleimabsonderung, Aufeutern bei Färsen.

2) Futtermittel mit strumigenen Inhaltsstoffen: Hierzu gehören besonders die Herbstzwischenfrüchte wie Lihoraps, Rübsen, Stoppelrüben, Steckrüben, Markstammkohl, Ölrettich (Chinakohl). Durch die strumigenen Inhaltsstoffe (Senföle, Rhodanide) wird die Schilddrüsenaktivität vermindert und dadurch über eine Beeinträchtigung des Jodhaushaltes die Fruchtbarkeit negativ beeinflußt.

Erscheinungen: Anaphrodisie; derbe, meist vergrößerte Eierstöcke. Die Auswirkungen können besonders stark sein, wenn die Trockenperiode und das Puerperium in die Zeit der Zwischenfruchtfütterung (Spätherbst-Frühwinter) fällt und die tägliche Rationsmenge wesentlich über 20 kg/Tier und Tag liegt. Außerdem wird bei starker Verfütterung dieser Futtermittel der Milchgeschmack nachteilig beeinflußt.

Ein stärkerer, nachteiliger Einfluß kann dabei von dem hohen Eiweißgehalt der Pflanzen ausgehen (siehe S. 215).

3) Futtermittel mit erhöhtem Nitratgehalt, hauptsächlich nach starker N-Düngung bei kühler und trockener Witterung. Hierunter können besonders die bereits genannten Herbstzwischenfrüchte fallen. Durch einen hohen Nitratgehalt ($> 1\%$) kann solches Futter durch die Reduktion von Nitrat zu Nitrit im Organismus zu einer Hypoxämie und in schweren Fällen zum Tod führen. An Fruchtbarkeitsstörungen treten vermehrt eitrige Genitalkatarrhe (bräunliche Vaginalschleimhäute) sowie Aborte und Geburten toter Kälber infolge von Hypoxämie beim Muttertier auf.

4) Biertreber und Schlempe

Nachteile dieser Futtermittel sind der hohe Eiweißgehalt und der geringe Mineralstoffgehalt, besonders an Natrium sowie an β-Carotin und das enge Ca/P-Verhältnis. Außerdem ist die Qualität des Trebereiweißes nicht vollwertig (Tryptophanmangel). Bei Tagesrationen über 5 bis 8 kg Biertreber treten bei Zuchtrindern häufig Anaphrodisie, unregelmäßige Zyklen und eitrige Genitalkatarrhe auf.

Bei der Verfütterung von Schlempe (mehr als 30 bis 40 Liter/Tag) bestehen die gleichen Nachteile. Dabei kommen hier noch der geringe Trockensubstanz- und Rohfasergehalt als nachteilige Eigenschaften für Wiederkäuer hinzu.

Maßnahmen: Bei Verdacht auf das Vorliegen von Pflanzenöstrogenen besteht nur die Möglichkeit, das Futtermittel abzusetzen. Die Normalisierung der Geschlechtsfunktionen kann jedoch erst 7 bis 8 Wochen danach erwartet werden.

Für Futtermittel mit anderen nachteiligen Inhaltsstoffen empfiehlt sich die Verfütterung begrenzter Tagesrationen bis 20 kg, besonders in der Trokkenperiode und in den ersten 6 bis 8 Laktationswochen.

BODENUNTERSUCHUNGEN – DÜNGUNG
(siehe auch Tabelle S. 209)

Auf leichteren Böden sind bei langjähriger, starker Düngung mit Thomasphosphat (der CaO-Gehalt beträgt 48 %!) häufig die **pH-Werte** überhöht. Dadurch wird die Resorption der Bodennährstoffe beeinträchtigt, wovon vor allem das Mangan betroffen ist, so daß auch bei hohen Bodenwerten in den Futterpflanzen ein niedriger Gehalt an einzelnen Elementen bestehen kann. Ein zu hoher **Kalium-Gehalt** im Boden vermindert die Na- und Mg-Resorption durch die Pflanzen und steigert den K-Gehalt im Aufwuchs, so daß ungünstige Mineralstoffverhältnisse entstehen (weites K/Na). Hohe Bodenwerte für Kalium sind bei starker Kalium-Düngung (> 150 kg/ha) und besonders bei starker Gülledüngung (> 15 m³/ha) auf besseren Böden (keine Auswaschung) zu erwarten. Der nachteilige Einfluß entsteht sowohl durch den Kalium-Überschuß als auch durch den Na- und Mg-Mangel in den Futterpflanzen. Inwieweit sich auch Östrogene der Gülle über die Pflanze wieder nachteilig auf die Fruchtbarkeit der Rinder auswirken, ist nicht eindeutig geklärt. Außerdem entsteht die sogenannte Gülleflora.

Hohe N-Gaben (> 300 kg/ha) bewirken eine Verarmung und Verschiebung der Pflanzengesellschaft des Grünlandes zugunsten der Obergräser und Verdrängung der Untergräser und wertvoller Kräuter. Bei ungünstigem Witterungsverlauf (Trockenheit und Kälte) besteht dabei auch die Gefahr eines hohen Nitratgehaltes durch nicht abgebauten Stickstoff (siehe S. 220).

Maßnahmen: *Bei zu hohen pH-Werten* ist die direkte und indirekte Kalkdüngung zu vermeiden; anstatt der kalkhaltigen Düngemittel (Thomasphosphat, Kalkammonsalpeter) sind sauer oder neutral wirkende Mineraldünger (schwefelsaures Ammoniak, Superphosphat) anzuwenden.

Bei zu hohen Kalium- und Phosphor-Werten muß die mineralische Düngung reduziert oder vorübergehend weggelassen werden. Auf Futterflächen sollte die Gülledüngung verringert und auf andere Flächen (Hackfrüchte) ausgewichen werden. Für die Erhaltungsdüngung ist dann das Na-haltige Kainit und eine kontrollierte Düngung nach Bodenanalysen zu empfehlen.

Bei zu niedrigen Spurenelementwerten sollten spurenelementhaltige Düngemittel (Excello, Urania) eingesetzt und vor allem, als Voraussetzung für eine optimale Resorption, die pH-Werte reguliert werden. *Grundsätzlich sollte nur eine kontrollierte Düngung auf der Grundlage von Bodenanalysen,* die in regelmäßigem Abstand von 2 bis 3 Jahren vorzunehmen sind, *durchgeführt werden.*

ZUCHTBETRIEB

Die erste Beachtung gilt hier den **geburtshilflichen Maßnahmen** durch den Besitzer. Unsachgemäße, gewaltsame Geburtshilfe besonders mit mechanischen Geburtshelfern, mangelhafte Geburtshygiene (Stall, Muttertier, Hände des Geburtshelfers) sowie verschmutzte Geburtsstricke können bereits Ursachen für puerperale Erkrankungen und spätere Fruchtbarkeitsstörungen sein.

In vielen Betrieben besteht die Tendenz, die Tiere zu früh nach der Geburt wieder zu belegen. Die **Folgen einer kurzen Rastzeit** (unter 60 Tagen) können vermehrte Zyklusstörungen und schlechte Trächtigkeitsraten sein.

Zu beachten ist weiterhin der **Besamungszeitpunkt innerhalb der Brunst,** der infolge einer verbreiteten Stillbrünstigkeit mit schlechter Brunsterkennung, oft falsch gewählt wird.

Maßnahmen: Hygienische *Geburtshilfe* unter Anwendung von leicht desinfizierbaren Geburtsketten. Auszugversuche sollten nur mit zwei, höchstens drei Personen angestellt werden. Besondere Berücksichtigung muß beim Einsatz von mechanischen Geburtshelfern der 10fachen Kraftübertragung geschenkt werden.

Es sollte möglichst eine *Rastzeit* von 60 bis 80 Tagen eingehalten werden. Die *biologische* Rastzeit in bezug auf optimale Befruchtungsergebnisse beträgt bei Hochleistungstieren etwa 120 Tage. Bei der Festlegung der Rastzeit sollte auch die Milchleistung der Kühe beachtet werden. Kühe mit hoher Milchleistung und gutem Durchhaltevermögen werden besser etwas später belegt, da hierbei bessere Trächtigkeitsergebnisse und eine höhere Laktationsleistung zu erwarten sind. Bei Kühen mit geringerer Leistung und mit schnell abfallender Laktationskurve kann die Wiederbelegung vorgezogen werden, da durch eine lange Trockenperiode die Tiere leicht verfetten können und die Gefahr der bereits geschilderten Fertilitätsstörungen erhöht wird. Dadurch wäre die Wirtschaftlichkeit dieser Kühe zusätzlich beeinträchtigt.

Für eine bessere und gezielte Brunstfeststellung sowie zur genaueren Bestimmung des Besamungszeitpunktes haben sich bei winterlicher Stallhaltung ein *täglicher Auslauf* und besonders die Führung eines *Brunstkalenders* praktisch gut bewährt.

Der Zeitpunkt innerhalb der Brunst mit den besten Konzeptionsaussichten bei der *Sameneinführung* ist etwa *18 bis 24 Stunden nach dem Beginn der äußeren Brunst.* Bei Tieren, die wiederholt umgerindert haben und bei denen eine verzögerte Ovulation oder eine Langbrunst diagnostiziert wurden, ist eine *Doppelbesamung* innerhalb der Brunst zu empfehlen (etwa 15 % bessere Trächtigkeitsergebnisse).

Als wirtschaftlich vorteilhafte Maßnahme empfehlen sich routinemäßige, klinisch-gynäkologische Untersuchungen (rektal und vaginal) der Kühe in der Mitte und am Ende des Puerperiums (siehe S. 231). Dabei können Genitalerkrankungen frühzeitig erkannt und behandelt sowie gegebenenfalls die Ursachen dafür ermittelt und abgestellt werden.

ZUCHTHYGIENE

In Betrieben mit einem eigenen Deckbullen oder bei hauptsächlicher Benutzung eines Besamungsbullen kann ein gehäuftes **Auftreten von Fertilitätsstörungen auch genetisch bedingt** sein. Dasselbe kann zutreffen, wenn in einer Herde einzelne Kuhfamilien vorherrschen. Ein Hinweis dafür liegt vor, wenn bei Färsen und Erstkalbinnen bestimmter Nachkommengruppen oder Kuhfamilien vermehrt *kleine, derbe Ovarien* mit Anaphrodisie oder *zystöse Veränderungen an den Follikeln* auftreten.

Eine indirekte, züchterische Bedeutung hat der *Verlauf der Laktationskurve,* da sie einerseits eine relativ hohe Erblichkeit besitzt (etwa 25 %) und andererseits bei Tieren mit schnell abfallender Laktationskurve und hoher Einsatzleistung häufiger Stoffwechsel- und Fruchtbarkeitsstörungen auftreten als bei Kühen mit einer mittleren Einsatzleistung (< 30 kg) und mit einem flachen Verlauf der Laktationskurve.

Maßnahmen: Die züchterischen Maßnahmen bei bestandsweise auftretenden Fruchtbarkeitsstörungen können sich nur auf lange Sicht positiv auswirken; sie sind jedoch für eine nachhaltige Verbesserung der Fruchtbarkeitslage einer Rinderherde unerläßlich (Züchtung auf Fruchtbarkeit nach Götze).

1) Die Maßnahmen konzentrieren sich in der Herde zunächst auf eine *strenge Selektion auf Fruchtbarkeit bei den Färsen.* Jungrinder und Erstkalbinnen mit ovariell bedingten Fruchtbarkeitsstörungen sollten nicht tierärztlich behandelt werden, um eine Kontraselektion zu vermeiden. Solche Tiere sollten über die Mast verwertet werden.

2) *Ältere Kühe mit wiederholten Störungen des Fortpflanzungsgeschehens* (Anaphrodisie, unregelmäßige Zyklen, mehrfaches Umrindern oder Ovarialzysten) oder mit Stoffwechselstörungen sind *als Stammütter für Kuhfamilien und* auf jeden Fall *als Bullenmütter* auch bei hohen Milchleistungen *auszuschließen.*

3) Bei der Selektion weiblicher Tiere sollte auch der Verlauf der Laktationskurve beachtet werden. Kühe mit einer nicht zu hohen Einsatzleistung und einem guten Durchhaltevermögen haben eine bessere Konstitution und bringen die gleiche Milchmengenleistung.

4) Weitere wichtige Selektionsmerkmale sind die *Lebensleistung* und die *Nutzungsdauer.* Die Stammtiere für Kuhfamilien und für Mütter von Besamungsbullen sollten möglichst Kühe mit hoher Lebensleistung und langer Nutzungsdauer sein. Auch die jährliche Steigerungsrate von Laktation zu Laktation spielt eine Rolle. Kühe mit hohen Steigerungsraten gehen früher und häufiger wegen Sterilität ab als Kühe mit einem langsamen Anstieg der Laktationsleistungen.

5) Weiterhin sollten nur solche *Bullen* zur Zucht verwendet werden, die eine gute *phänotypische Fruchtbarkeit* aufweisen. Hierzu gehören vor allem eine einwandfreie Spermaqualität mit TG-Tauglichkeit sowie eine gute Entwicklung und Konsistenz der Hoden.

6) Von besonderer Bedeutung wäre die Verwendung von Besamungsbullen, die neben einer positiven Milchleistungsvererbung auch eine überdurchschnittliche Fruchtbarkeitsvererbung aufweisen. *Leider wird gegenwärtig noch keine systematische Zuchtwertschätzung auf Fruchtbarkeit durchgeführt,* die dem Züchter die Möglichkeit einer Bullenwahl in bezug auf Fruchtbarkeitsvererbung geben würde. Da Bullen aus Kühen mit hoher Lebensleistung und langer Nutzungsdauer eine überdurchschnittliche Milchmengen- *und* Fruchtbarkeitsvererbung aufweisen, besteht über die *Berücksichtigung der Bullenmutter bei der Wahl der Vatertiere* die Möglichkeit, züchterisch auch von der männlichen Seite Einfluß auf die Fruchtbarkeit und Milchleistung zu nehmen. Bullen mit solcher Abstammung sollten deshalb in Problembetrieben verstärkt eingesetzt werden.

Infolge einer geringen negativen genetischen Korrelation zwischen Milchleistungs- und Fruchtbarkeitsvererbung weisen Töchter von deutlich positiven Milchmengenvererbern eine unterdurchschnittliche Fruchtbarkeit auf. Falls deren Mütter nicht auch eine entsprechend hohe Lebensleistung aufweisen, sollten diese Bullen in Problembetrieben möglichst nicht eingesetzt werden.

STALL- UND WEIDEHYGIENE

Auch extreme, schlechte Verhältnisse der engeren Umwelt sind besonders zur Zeit der Fortpflanzung von Bedeutung. Durch einen hohen NH_3- und CO_2-Gehalt, hohe Temperaturen und hohe Luftfeuchtigkeit sowie durch starke Zugluft bestehen Belastungssituationen, die neben einem Rückgang der Milch- und Fettleistung auch Totgeburten, embryonalen Fruchttod und Zyklusstörungen verursachen können. Beachtung verdienen auch die Lichtverhältnisse, da das Zyklusgeschehen über neuroendokrine Verbindungen über den N. opticus beeinflußt wird.

Maßnahmen: Verbesserungen sind durch die gegebenen Verhältnisse und hohe Investitionskosten oft schwierig. Eine ungenügende Belüftung kann schon durch Anbringen einzelner Ventilatoren verbessert werden. Durch reichlich Einstreu, Aufstellen von Strohballen oder durch das Einziehen einer Holzlattendecke mit Strohauflage in hohen Ställen läßt sich die Luftfeuchtigkeit verringern.

Bei ungenügenden Lichtverhältnissen, wie sie teilweise noch in Jungrinderställen vorhanden sind, ist ein täglicher Auslauf zu empfehlen, wodurch gleichzeitig eine bessere Brunstbeobachtung erfolgen kann und ein günstiger Einfluß auf die Ovarfunktion erreicht wird.

Auf der Weide sollten zum Schutz vor extremen Witterungsbedingungen (Nässe, Wind und starke Sonneneinstrahlung) Weideschuppen oder Baumgruppen vorhanden sein. Bei Fehlen solcher Einrichtungen empfiehlt sich ein stundenweiser Weidegang mit Stallfütterung oder Nachtweide (bei starker Hitze).

Da auch ein Parasitenbefall zu einer Stoffwechselbelastung führen und eine Verschlechterung der Fruchtbarkeit bedingen kann, müssen im Rahmen einer optimalen Betriebsführung Maßnahmen getroffen werden, die die Parasiten direkt oder deren Zwischenwirte bekämpfen. Hierzu gehören besonders eine *planmäßige Weiderotation* (kurze Beweidung – lange Ruhezeiten), die *Regulierung der Wasserverhältnisse* und die Einrichtung von *versetzbaren Weidetränken* anstatt Zugang zu offenen Gewässern oder Tümpeln.

Landwirtschaftliche Maßnahmen bei Herdensterilität und Voraussetzungen für gesunde und fruchtbare Leistungsherden

Bei der betriebswirtschaftlich geforderten Milchleistungssteigerung in der Rinderhaltung besteht die Gefahr, daß die Gesundheit und die Fruchtbarkeitsleistung weiter abnehmen. Zur Zeit muß bei den deutschen Rinderrassen (Mehrnutzungsrassen) bei einem Anstieg der Laktationsleistung um 1000 kg Milch mit einem Abfall des Erstbesamungsergebnisses von etwa 10 % beziehungsweise einer Verlängerung der Zwischenkalbezeit (ZKZ) von etwa 20 Tagen gerechnet werden. *Etwa 30 bis 40 % der ausscheidenden Milchkühe und Besamungsbullen gehen vorzeitig wegen Fortpflanzungsstörungen ab. Die mittlere Nutzungsdauer der Milchrinder beträgt zur Zeit weniger als 4 Laktationen und ist damit nicht zufriedenstellend.* Bei den höheren Milchleistungen, die in Zukunft erreicht werden sollen, wird es für den landwirtschaftlichen Betriebsleiter besonders darauf ankommen, die Umwelt der Tiere so günstig wie möglich zu gestalten. Dies ist eine wesentliche Voraussetzung für eine weitgehend ungestörte Gesundheit und Fruchtbarkeitsleistung und damit auch eine ausreichende Rentabilität in der Milchrinderhaltung. Dabei gilt es, die Anforderungen der Hochleistungsrinder an die Umwelt stärker zu berücksichtigen und alle Möglichkeiten auszuschöpfen, die zu einer Erhaltung und Steigerung der Gesundheit und Fruchtbarkeit erforderlich und bekannt sind.

Bei der Verfolgung dieses Zieles durch den Landwirt wird in Zukunft von dem in der Milchrinderpraxis tätigen Tierarzt auch die Unterstützung in Form einer qualifizierten Beratung erwartet. Um einen ausreichenden und anhaltenden Effekt zu erreichen, muß sich die Beratung auf den gesamten Betrieb erstrecken. Neben der Diagnostik, Prophylaxe und Therapie am Tier müssen dabei Fütterung, Haltung und Zucht sowie Düngung, Pflege des Grünlandes, Futterwerbung und -konservierung unter Beachtung betriebswirtschaftlicher Grundsätze berücksichtigt werden.

Im folgenden sollen hier kurz die wichtigsten landwirtschaftlichen Maßnahmen aufgeführt werden, die dem Betriebsleiter empfohlen werden können. Dabei wird auch auf die Ausführungen auf S. 210 verwiesen.

JUNGRINDER (FÄRSEN)

Da bei Jungrindern gesonderte Fruchtbarkeitsprobleme bestehen, sollen Zusammenhänge und Maßnahmen bei Fortpflanzungsstörungen für diese Altersgruppe gesondert behandelt werden.

Aufzucht als Kalb und Fütterung als Jungrind

Über nachteilige Zusammenhänge zwischen den gegenwärtig praktizierten Kälberaufzuchtmethoden und der späteren Fruchtbarkeit und Nutzungsdauer ist zur Zeit nichts bekannt. Die Frage sollte jedoch im Auge behalten und aufmerksam verfolgt werden. Von einer zu *intensiven („treibenden")* *Aufzucht* ist bekannt, daß sie zu *Eierstocksstörungen* in Form von zystösen Veränderungen führen kann. Bei einer Überversorgung an Energie, wie es besonders bei der Verfütterung von Maissilage der Fall sein kann, kommt es zur sogenannten Maststerilität infolge kleiner, azyklischer Ovarien. Gleichzeitig kann dabei ein Mineralstoffmangel bestehen, da die Maissilage relativ arm an Mineralstoffen (besonders an Ca und Na) ist, wenn nicht zusätzlich eine Mineralstoffmischung mit weitem Ca/P-Verhältnis (3 : 1) verabreicht wird.

Eine verminderte Fruchtbarkeit kann ebenso durch eine *Unterversorgung an Nähr- und Mineralstoffen* entstehen, die bei Jungrindern häufiger vorkommt. Dies ist besonders der Fall, wenn die Färsen und tragenden Erstkalbinnen bis spät in den Herbst und Frühwinter *auf schlecht gepflegten und ungedüngten, hofentfernten Weiden* gehen. Bei Färsen führt dies zur sogenannten „Hungersterilität" infolge fehlender Geschlechtsfunktionen durch kleine, derbe Ovarien, begleitet von einer schlechten Körperentwicklung und erhöhter Anfälligkeit gegen Parasitosen. Eine Hormonbehandlung zur Anregung der Ovarfunktion ist in solchen Fällen wenig erfolgversprechend. Selbst bei einer Konzeption sind hierbei vermehrt Störungen der Gravidität im Embryonalstadium (Embryonentod) zu erwarten. Bei Erstkalbinnen kommt es unter den genannten Mangelzuständen in der Hochträchtigkeit nach der Geburt vermehrt zu Stoffwechsel- und Puerperalstörungen. Neben einer ausreichenden Weidepflege und -düngung (siehe S. 224) ist bei nachlassendem oder ungenügendem Weideaufwuchs eine Zufütterung zur Deckung des Nähr- und Mineralstoffbedarfs (siehe Tabelle, S. 227) wichtig oder ein früheres Aufstallen der Jungrinder und besonders der tragenden Erstkalbinnen angebracht.

Ein *Nähr- und Mineralstoffmangel* besteht für Jungrinder nicht selten *auch während der Stallperiode,* da sie oft minderwertiges Futter (verregnetes und verschimmeltes Heu, Ausputz aus dem Trog der Kühe, schmutzige und verdorbene, fehlgegorene Silage) erhalten. Neben der Mangelsituation bei einer solchen Ernährung können sich schädliche Inhaltsstoffe, wie zum Beispiel ein erhöhter Buttersäuregehalt, in fehlgegorener Silage über eine Leberschädigung gesundheitsgefährdend auswirken und nach der Geburt Fortpflanzungsstörungen und sogar Abgänge verursachen. Deshalb sollten *auch an Jungrinder nur vollwertige Futtermittel* verfüttert werden und auch bei ihnen auf eine ausreichende Nähr- und Mineralstoffversorgung nach folgender Tabelle geachtet werden. Im übrigen gelten für die Färsen die gleichen Beziehungen zwischen bestimmten Inhaltsstoffen der Futterpflanzen bzw. der Gesamtration und der Fertilität wie sie für Kühe aufgeführt sind (siehe S. 215).

Tabelle: Richtzahlen für die tägliche **Nähr- und Mineralstoffzufuhr bei der Färsenaufzucht** (bei einer täglichen Zunahme von 500 g):

Gewicht kg	Stärkeeinheiten	verd. Rohprotein g	Ca g	P g	Mg g	Na g
200–250	2200	450	27	16	6	4
250–300	2600	500	30	19	7	5
300–350	3000	550	32	22	8	5
350–400	3400	600	32	23	9	6
400–450	3800	600	32	26	10	7
über 500	4700	600	32	29	11	8
Vorbereitungsfütterung	5000	800	52	38	13	9

Zuchtbetrieb

Die **Erstbelegung** der Jungrinder sollte bei optimaler Aufzucht im Alter von etwa 16 bis 18 Monaten erfolgen, so daß ein Erstkalbealter von 25 bis 27 Monaten erreicht wird. Dabei ist bei optimaler Aufzucht bis zu einem Erstkalbealter von 24 Monaten keine Beeinträchtigung der späteren Nutzungsdauer zu erwarten. Lediglich die Einsatzleistung nach dem ersten Abkalben ist geringer. Maßgebend ist dabei jedoch die Entwicklung der Tiere, die bei der ersten Belegung etwa zwei Drittel des Gewichtes einer ausgewachsenen Kuh erreicht haben sollten (300 bis 400 kg, je nach Rasse). Bei früheren Erstbelegungen sind die Trächtigkeitsergebnisse schlechter, und später besteht die Gefahr einer höheren Schwergeburtsrate. Bei späterer Belegung treten leicht eine Verfettung der Färsen und damit eine Verminderung der Fruchtbarkeit sowie wieder vermehrt Schwergeburten auf. Außerdem ist dabei die betriebswirtschaftliche Belastung durch höhere Aufzuchtkosten und eine kürzere Nutzungsdauer größer. Da die Unterbringung der Jungrinder nicht selten unzulänglich ist, sollte in diesem Zusammenhang darauf hingewiesen werden, daß schlechte **Stallverhältnisse** (Überbelegung von Laufställen mit Spaltenboden, wenig Einstreu in Tiefställen) zu einer Belastung und damit zu einer Depression der Fruchtbarkeit führen können. Bei engen Ställen mit schlechten Lichtverhältnissen (die es noch gibt), kann sich auch ein Lichtmangel nachteilig auswirken; außerdem ist dabei die Brunstbeobachtung erschwert.

Zuchthygiene

Zuchthygienische Überlegungen und Maßnahmen sind besonders bei Jungrindern von Bedeutung. Da die Färsen nicht vorselektiert sind, können an ihnen genetische Ursachen von Fruchtbarkeitsstörungen erkannt werden.

Bestehen in einer Herde nach Ausschluß von nachteiligen Umwelteinflüssen Fortpflanzungsstörungen bei einzelnen Färsen, so sollte ihre Zugehörigkeit zu bestimmten Bullennachkommengruppen oder Kuhfamilien überprüft werden. Falls sich dabei herausstellt, daß die Problemtiere Halbgeschwister sind oder aus einer Kuhfamilie stammen, so sollten diese Färsen möglichst nicht zur Zucht verwendet werden. Dasselbe gilt für einzelne Färsen mit Fruchtbarkeitsstörungen (Azyklie, Ovarialzysten, eitrige Genitalkatarrhe). Solche Tiere sollten nicht tierärztlich behandelt, sondern über die Mast verwertet werden, da diese Störungen – unter dem Einfluß der Laktation noch verstärkt – auch später vermehrt zu erwarten sind. Soweit es die Bestandsverhältnisse erlauben (niedriger Remontierungsprozentsatz und keine wichtigeren Selektionsmerkmale), sollte *bereits bei Färsen ohne Rücksicht auf die nach der Abstammung zu erwartende Milchleistung eine strenge Selektion auf Fruchtbarkeit* durchgeführt werden. Dadurch kann auf lange Sicht ein besseres Belastungsvermögen und damit eine längere Nutzungsdauer der gesamten Herde erreicht werden.

KÜHE

Fütterung

Vor jeder Stallperiode sollte der Betriebsleiter einen **Futtervoranschlag** unter Berücksichtigung der zur Verfügung stehenden wirtschaftseigenen Futtermittel (Heu, Rüben, Silage, Getreide) aufstellen. Möglichst auf der Basis von chemischen Futtermittelanalysen, mindestens aber durch Anwendung von früheren Analysen oder Tabellenwerten, ist danach eine **Futterrationsplanung** vorzunehmen, nach der sich der Zukauf von Kraft- und Ergänzungsfuttermitteln richten sollte. Sinn dieser Maßnahme ist eine im Hinblick auf Milchleistung und Fruchtbarkeit gezielte, bedarfsgerechte Fütterung während der für die Reproduktion wichtigsten Zeit.

Fütterung im letzten Drittel der Trächtigkeit

Da der Nährstoffversorgung der hochtragenden Kühe bereits eine entscheidende Bedeutung für die spätere Gesundheit und Fruchtbarkeit zukommt (siehe S. 214), stellt die *Berechnung der Fütterung in dieser Zeit eine wichtige betriebliche Maßnahme gegen Fruchtbarkeitsstörungen dar.*

Um eine Verfettung der Kühe zu vermeiden, sollte auch am Ende der Laktation bei niedrigen Tagesleistungen bedarfsgerecht gefüttert werden. Das bedeutet Kraftfutterabzug, wobei berücksichtigt werden sollte, daß aus einer guten Weide oder durch gute Anwelk-Grassilage bereits der Bedarf für etwa 15 kg Milch gedeckt werden kann. Bei Maissilage kann die erzeugte Milchmenge in bezug auf die Energieversorgung noch höher liegen. Durch die Vermeidung einer Überversorgung können nebenbei auch Futterkosten gespart werden (Doppeleffekt!).

Zum *Trockenstellen* sollte den Kühen das Kraftfutter langsam entzogen werden bis auf die Erhaltung und etwa 2 bis 3 kg Milch. *Während der Trockenperiode ist eine hinsichtlich Energie und Eiweiß ausgeglichene Ver-*

sorgung für die Erhaltung und wie für etwa *5 bis 8 kg Milch,* auf keinen Fall für mehr als 10 kg Milch, einzuhalten. Bei einem hohen Eiweißangebot, wie zum Beispiel bei der Verfütterung von Herbstzwischenfrüchten, muß unbedingt ein Energieausgleich geschaffen werden, da ein einseitiger Eiweißüberschuß schädlicher ist als ein Überschuß in beiden Nährstoffen, aber im ausgeglichenen Verhältnis (1 : 4,5). Neben der Nährstoffversorgung sollte eine ausreichende Rohfaserversorgung gewährleistet sein, die bei der Verfütterung von Zuckerrübenblattsilage in Betrieben mit strohloser Aufstallung sowie bei den genannten Zwischenfrüchten ins Defizit geraten kann.

Fütterung in der Laktation

Um eine spätere optimale Fruchtbarkeit zu erreichen, ist die Fütterung im Hinblick auf die **Energieversorgung** in den ersten beiden Laktationswochen besonders wichtig. Da hier bereits ein hoher Energiebedarf besteht, *sollte nach der Kalbung die Kraftfutterzulage so schnell wie möglich auf die leistungsgerechte Menge gesteigert werden,* um eine möglichst hohe Energieversorgung zu erreichen und damit „Ketosebedingungen" zu vermeiden. Dabei sollte auch die Rohfaserversorgung von 18 bis 20 % in der Trockensubstanz der Gesamtration gesichert sein, um ein „Festfressen" (Azidose) zu verhindern und eine durchgehend gute Futteraufnahme zu erreichen. Um eine ausgeglichene Nährstoffversorgung, das heißt einen Eiweißüberschuß zu vermeiden, hat es sich bewährt, zunächst die Grundfutterration hinsichtlich Energie oder Eiweiß so zu ergänzen, daß nach Abzug der Erhaltung ein ausgeglichenes Eiweiß-Stärkeeinheiten-Verhältnis von 1 : 4,5 besteht. Durch die Zulage eines wiederum ausgeglichenen Leistungs-(Kraft-)Futters wie nach DLG-Standard I bleibt das Verhältnis in allen Leistungsgruppen konstant und ausgewogen. Ein Kraftfutter nach DLG-Standard II sollte hierzu z. B. mit Hafer-Gerste-Schrot im Verhältnis 2 : 1 oder ein Leistungsfutter nach DLG-Standard III im Verhältnis 1 : 1 gemischt werden. Hohe notwendige Kraftfuttermengen sollten aus pansenphysiologischen Gründen mindestens in drei Gaben pro Tag verabreicht werden. Dadurch wird eine höhere Trockenmasse-Aufnahme und damit eine bessere Energieversorgung erreicht.

Die **Mineralstoffergänzung** sollte sich *grundsätzlich nach der in der Gesamtfutterration bestehenden Versorgungslage* richten und nach einer Berechnung **gezielt und leistungsgerecht** durchgeführt werden. Dabei sind auch die Verhältnisse einzelner Mineralstoffe zueinander zu beachten (Ca/P, K/Na).

Weiter muß die β-**Carotin-Versorgung** berücksichtigt werden, die durch Trockengrün oder handelsübliche Mineralstoffgemische mit β-Carotinzusatz leicht zu decken ist. Bestimmte **Futtermittel** zeichnen sich durch den Gehalt an Inhaltsstoffen mit depressiver Wirkung auf die Fruchtbarkeit aus (siehe S. 230). Hierzu gehören besonders die bereits mehrfach erwähnten *Herbstzwischenfrüchte,* die den *Brassica-Arten* angehören (Lihoraps, Markstammkohl, Ölrettich, Stoppelrüben, Rübsen). Sie sollten möglichst nur in geringen Mengen (bis 20 kg/Tag) verfüttert werden. Um auf die zusätzlichen Futtermengen nicht verzichten zu müssen, ist über die Silierung der

Zwischenfrüchte und die Verteilung geringer Tagesrationen auf eine längere Periode eine Verminderung des ungünstigen Einflusses möglich. Sofern es möglich ist, sollten die Brassica-Arten durch den Anbau von einjährigem Weidelgras ersetzt werden, da hiervon weit weniger Gefahren für die Milchkühe ausgehen.

Als ungünstige Futtermittel sollen hier noch *Biertreber* und *Schlempe* erwähnt werden, deren Einsatz unter Beachtung ihrer ungünstigen Nähr- und Mineralstoffverhältnisse in begrenzten Mengen erfolgen sollte (siehe S. 220).

Zuchtbetrieb

Bei selbständiger **Geburtshilfe** durch den Besitzer muß auf eine sorgfältige Hygiene (gründliche Reinigung und Desinfektion der Hände des Geburtshelfers und der Vulvagegend des Geburtstieres) hingewiesen werden. Ebenso eindringlich sollte der Besitzer über die richtige Geburtshilfeleistung, besonders bei Einsatz eines mechanischen Geburtshelfers, aufgeklärt werden. Die Fruchtblasen dürfen nicht gesprengt und Auszugsversuche sollten erst etwa eine Stunde nach dem Blasensprung und bei schleppendem Verlauf der Geburt mit zwei, höchstens drei Personen begonnen werden. Für den Auszug sind dabei leicht zu reinigende und desinfizierbare *Geburtsketten* anstatt verschmutzter Kälberstricke zu verwenden. Die Zughilfe muß vor allem beim mechanischen Geburtshelfer synchron mit der Wehentätigkeit und mit Bedacht erfolgen (10fache Kraftübertragung!).

Die **Wiederbelegung nach dem Abkalben** sollte im Mittel nicht vor 60 bis 80 Tagen post partum (= **Rastzeit**) erfolgen. Bei schnell abfallender Laktationskurve und bei niedriger Milchleistung kann die Wiederbelegung auch vorgezogen werden. Bei hohen Tagesmilchleistungen und bei einem guten Durchhaltevermögen ist eine spätere Erstbelegung, auch aus betriebswirtschaftlichen Gründen und wegen der Gefahr von Euterentzündungen beim Trockenstellen, anzuraten (siehe S. 222).

Bei häufig bestehender Stillbrunst und Brunstlosigkeit sowie bei allgemein schlechter Fruchtbarkeitslage kann in Betrieben mit Anbindestall ein *täglicher Auslauf* sowie eine *mehrmalige Brunstbeobachtung* am Tage zu besseren Befruchtungserfolgen führen. Ein weiteres praktisch bewährtes Hilfsmittel für eine gezielte Brunstbeobachtung und damit eine bessere Brunsterkennung ist das Führen eines *Brunst- und Besamungskalenders*.

Der günstigste **Besamungszeitpunkt innerhalb der Brunst** ist 10 bis 24 Stunden nach Beginn der äußeren Brunst. Beim Natursprung liegt dieser Zeitpunkt um etwa 6 Stunden früher. Wenn Langbrunst und Umrindern ohne klinisch erkennbare Ursachen vorliegen, können Doppelbesamungen bessere Erfolge bringen. In solchen Fällen ist auch eine gynäkologische Nachuntersuchung (rektal und vaginal) am darauffolgenden Tag zu empfehlen (Kontrolle der Ovulation oder der Entwicklung des Graaf'schen Follikels und Prüfung des Vaginalschleimes).

Zur Verbesserung wie auch zur Erhaltung der Herdenfruchtbarkeit sollten dem Züchter für den Zuchtbetrieb, eventuell im Rahmen eines Betreuungsvertrages, **regelmäßige, tierärztliche Untersuchungen** angeboten werden. Der im folgenden aufgeführte Untersuchungsplan stellt ein *Maximal-Programm* dar, das je nach den speziellen Betriebs- und Praxisverhältnissen, besonders aber im Hinblick auf bestehende Bestandsprobleme, abgewandelt werden kann. Die Untersuchungszeitpunkte richten sich im wesentlichen nach der Bedeutung der einzelnen Stadien für das weitere Fortpflanzungsgeschehen, so daß danach auch entsprechende Reduzierungen vorgenommen werden können.

a) Untersuchung der Jungrinder vor der ersten Belegung auf Entwicklung und Funktion der Geschlechtsorgane, vor allem der Ovarien. Bei gehäuft auftretenden krankhaften Befunden Überprüfung der Fütterung oder gegebenenfalls zuchthygienische Beratung (siehe S. 227).

b) Überwachung der Gesundheit und des Fortpflanzungsgeschehens bei Erstkalbinnen und Kühen nach folgendem Zeitplan:

1) *6 bis 8 Wochen ante partum* (beim Trockenstellen)
Blutserumuntersuchungen zur Erkennung subklinischer Stoffwechselstörungen und als diagnostisches Hilfsmittel zur Feststellung von Fütterungsfehlern als deren Ursache sowie als Grundlage für metaphylaktische Einzeltierbehandlungen (siehe S. 213).

2) *Erste oder zweite Woche post partum* (Ende des Früh- bis Mitte des klinischen Puerperiums)
In diesem Zeitraum sollten besonders bei gehäuften Fruchtbarkeitsstörungen folgende Untersuchungen durchgeführt werden:

Klinisch-gynäkologische Untersuchungen (rektal und vaginal) im Hinblick auf Geburtsverletzungen und die Ermittlung des Gebärmutterzustandes (Involution, Füllungszustand, Endometritis) und, falls erforderlich, Uterusbehandlungen.

Blutserumuntersuchungen (siehe S. 206) als diagnostisches Hilfsmittel zur Erkennung von Fütterungsfehlern (besonders der Energieversorgung) und daraus resultierenden Stoffwechselstörungen sowie als Grundlage von frühzeitigen Einzeltierbehandlungen (Leberschutz, Behandlung von subklinischen Azetonurien).

Diese Untersuchungen sind in Problembeständen anzuraten, da das Stoffwechselgeschehen in diesem Stadium von entscheidender Bedeutung für den weiteren Verlauf des Fruchtbarkeitsgeschehens ist.

3) *4 bis 6 Wochen post partum* (Ende des Gesamtpuerperiums)
Als *Minimal-Programm* sollten auf jeden Fall zu diesem Zeitpunkt *klinisch-gynäkologische Untersuchungen* (rektal und vaginal) in bezug auf die Eierstocksfunktion und den Zustand der Gebärmutter (Genitalkatarrhe) durchgeführt werden. Je nach vaginalem Befund sind bakteriologische Untersuchungen von Zervixtupfer-Proben mit Resistenzbestimmung (!) für eine gezielte Uterusbehandlung angezeigt. Klinisch kranke oder verdäch-

tige Tiere können zu diesem Zeitpunkt noch ohne größeren Zeitverlust behandelt werden. Bei ungünstiger Prognose in bezug auf eine Konzeption oder bei unheilbaren Tieren sollte von weiteren Behandlungen Abstand genommen und zur Merzung geraten werden. Blutserumuntersuchungen sind in diesem Stadium nur bei Verdacht auf entstehende Bestandsprobleme (Kontrolluntersuchungen) angezeigt. Zur Absicherung von klinischen Diagnosen können in Einzelfällen Progesteronbestimmungen im Blut oder in der Milch herangezogen werden.

4) 6 bis 8 Wochen nach der letzten Besamung oder Bedeckung
Zur Bestandsbetreuung gehört unbedingt eine *regelmäßige Trächtigkeitsuntersuchung* zum frühestmöglichen Zeitpunkt, jedoch nicht vor 6 Wochen, da in diesem Zeitraum noch ein embryonaler Fruchttod auftreten kann. Eventuell können die Trächtigkeitsuntersuchungen durch Progesteronbestimmungen im Blut oder in der Milch unterstützt werden (siehe S. 240). Bei nicht tragenden Tieren sind hier, je nach gynäkologischem Befund, Behandlungen durchzuführen oder bei schlechter Prognose die Merzung anzuraten.

Zuchthygiene

Über zuchthygienische Maßnahmen besteht für den Besitzer die *Möglichkeit, auf lange Sicht die allgemeine Konstitution und damit die Gesundheits- und Fruchtbarkeitslage seiner Milchrinderherde zu verbessern.* Hierzu sind folgende Maßnahmen zu empfehlen:

1) Die Verwendung von *Besamungsbullen* mit positiver Milchleistungs- **und** Fruchtbarkeitsvererbung, soweit letztere bekannt ist, oder von Bullen, die *aus Müttern mit langer Nutzungsdauer und hoher Lebensleistung* stammen.

2) Die weibliche Nachzucht sollte ebenfalls möglichst aus Kühen mit langer Nutzungsdauer und hoher Lebensleistung remontiert werden. Aus Kühen, die häufig an Stoffwechsel- und/oder Fertilitätsstörungen erkrankt waren, sollten möglichst keine Tiere nachgezogen werden.

3) Einzelne Färsen und Erstkalbinnen mit Fruchtbarkeitsstörungen sollten nach Ausschluß umweltbedingter Ursachen nicht behandelt, sondern über die Mast verwertet werden.

4) Kühe mit nicht zu hoher Einsatzleistung und flacher Laktationskurve (gutes Durchhaltevermögen) sowie deren Nachkommen sind bei der Remontierung des Bestandes vorzuziehen.

Düngung

Eine wichtige Voraussetzung für die Erzeugung von Futtermitteln mit einem optimalen Gehalt an Inhaltsstoffen und damit einer guten (und billigen) Nähr- und Mineralstoffversorgung ist eine *richtige, gezielte und harmonische Düngung anhand von Bodenanalysen.* Die Bodenanalysen sollten auf Grünland (auch auf Jungtierweiden!) und anderen Futterflächen *regelmäßig im Abstand von 2 bis 3 Jahren* durchgeführt werden. Dadurch werden sowohl eine Mangelsituation als auch ein Überschuß im Boden vermieden, der neben Fruchtbarkeitsstörungen auch einen zusätzlichen, unnötigen Düngeraufwand bedingt. Nachteilig sind vor allem ein zu hoher pH-Wert sowie eine Überdüngung mit Kalium, die bei Gülledüngung leicht möglich ist. Diese Gefahr besteht besonders auf besseren Böden (siehe S. 221).

Wegen der Gefahr eines schädlichen hohen Nitratgehaltes in den Futterpflanzen sollte bei trockener (Sommer) und kühler Witterung (Herbst) nicht oder nur mäßig mit Stickstoff gedüngt werden.

Stall- und Weidehygiene

Bei Neubauten von Stallungen sollten die Belüftungsverhältnisse beachtet und *Möglichkeiten zur Regulation der Stalltemperatur und Luftfeuchtigkeit* vorgesehen werden. Dies gilt besonders bei strohlosen Aufstallungen als Warmstall. Je nach geographischer Klimazone spielt bei Warmställen auch die Wärmedämmung eine Rolle.

In Betrieben mit strohloser Aufstallung, in jedem Fall aber bei Laufstallhaltung, sollte aus hygienischen Gründen ein *Kranken- bzw. Abkalbestall* vorhanden sein.

Um Streßsituationen mit einem depressiven Einfluß auf die Fruchtbarkeit sowie Ausfälle durch Verletzungen zu verringern, sollten bei den modernen Aufstallungsarten die Ausmaße (Kopffreiheit bei Liegeboxen, Standbreite bei Gitterrostaufstallung) optimal und nicht zu eng gehalten werden.

Zum Schutz gegen extreme Witterungseinflüsse auf der Weide sind *Schutzmöglichkeiten in Form von Weideschuppen oder Baumgruppen* notwendig.

In Gebieten mit einem hohen Grundwasserstand und Überschwemmungen müssen die *Wasserverhältnisse* reguliert werden, wodurch eine Verbesserung des Grünlandaufwuchses sowie eine Verminderung des Parasitenbefalles erreicht werden können. Zur Vorbeuge gegen Parasitosen dienen auch *versetzbare Weidetränken*.

Durch eine *regelmäßige Pflege der Weideflächen,* auch für Jungvieh, durch Ausmähen und Abschleppen kann die Aufwuchsleistung gesteigert und damit die Ernährung auf der Weide verbessert werden.

BRUNSTSYNCHRONISATION

Von E. GRUNERT und BIRGIT SCHULTE

Zur Rationalisierung der Tierhaltung und Tierzucht wurden besonders in den letzten Jahren Methoden ausgearbeitet, die beim Haustier unter dem Begriff „Biotechnik der Fortpflanzung" zusammengefaßt werden. Dazu sind folgende Verfahren zu rechnen:

1. **Besamung**
2. **Zyklussynchronisation**
3. **Superovulation**
4. **Embryotransfer**
5. **Brunstunterdrückung (Rind, Schwein, Hund) und Hinausschieben der Brunst (Rennpferde, Hunde: Leistungsprüfungen)**
6. **Antikonzeption (Hund, Katze)**
7. **Gezielte Geburtsauslösung (Rind, Pferd)**
8. **Verschiebung des Geschlechtsverhältnisses**
9. **Ovulationshemmung (Ratten, Tauben)**

Während die Haustierbesamung heutzutage weltweit mit Erfolg angewandt wird, liegen über andere biotechnische Eingriffe praktische Erfahrungen in geringerem Maße vor. Von den verschiedenen Möglichkeiten biotechnischer Maßnahmen beim weiblichen Rind werden zur Zeit neben dem Embryotransfer beim Rind und der Brunstunterdrückung beim Hund besonders die Brunstsynchronisation diskutiert.

Die Bedeutung der Brunstsynchronisation kann folgendermaßen zusammengefaßt werden:

1. **Zeitliche Einengung des Auftretens der Brunst,** um die notwendigen Brunstkontrollen (täglich mehrmals) auf einen kurzen Zeitraum begrenzen zu können. Besondere ökonomische Bedeutung hat dies bei der für viele Betriebe problematischen Stillbrünstigkeit.
2. **Rationalisierung der Samenübertragung** besonders in extensiv gehaltenen Fleischrinderherden, aber auch bei großen Milchrinderbeständen.
3. **Zeitliche Einengung der Abkalbeperiode** in Anpassung an betriebs- und arbeitswirtschaftliche Gesichtspunkte.
4. **Gleichzeitiges Trockenstellen** der Kühe eines Betriebes (Urlaubsmöglichkeit für den Melker, vereinfachte Fütterungstechnik, Erleichterung bei der Mastitissanierung eines Bestandes durch gleichzeitige Behandlung aller trockenstehenden Tiere).
5. **Ausnutzung saisonbedingter Marktnachfragen** für Schlachtkälber; arbeitstechnische Erleichterungen bei der Kälberaufzucht sowie Möglichkeit einer Anwendung der sogenannten „Rein-Raus-Methode" in der Kälbermast.

6. **Optimale Ausnutzung** der zur Verfügung stehenden **Stallkapazitäten**.

7. **Planmäßiger,** das heißt steuerbarer, über das Jahr gleichmäßig verteilter **Futterbedarf ohne Engpässe.**

8. Vorteile für die **Zuchtwertschätzung** im Rahmen der Nachkommenschaftsprüfung durch gleichzeitiges Anfallen der Nachkommen verschiedener Bullen.

Die **Brunstsynchronisation** hat vor allem bei der Massentierhaltung eine ökonomische Bedeutung. Die Konzentrierung des Paarungszeitraumes auf wenige, jeweils zu bestimmende Zeitpunkte im Jahr ermöglicht eine Vereinfachung aller zootechnischen Maßnahmen wie Leistungsfütterung, Brunstbeobachtung, Besamung, Trächtigkeitskontrolle und Geburtsüberwachung.

Die Brunstsynchronisation verspricht aber nur dann einen ökonomischen Vorteil, wenn die Fruchtbarkeit des Bestandes optimal ist. Die zur Zyklussynchronisation verwendeten Präparate kompensieren niemals mangelhafte Umweltbedingungen oder fruchtbarkeitsmindernde Erbanlagen.

Zur Erzielung einer Zyklussynchronisation beim Rind können **Gestagene** (z. B. in Depotform subkutan oder intravaginal verabreicht) oder **Prostaglandine** verwendet werden. In Deutschland kommen vor allem $PGF_{2\alpha}$ und seine Analoge zur Anwendung.

Vor der Applikation des Präparates sind die zu synchronisierenden Tiere gynäkologisch zu untersuchen. Dadurch können Kühe und Färsen mit pathologischen Zuständen im Bereich des Genitale erkannt und ausgesondert oder zuerst entsprechend behandelt werden. Um den technischen Ablauf einer Brunstsynchronisation in einem Bestand zu vereinfachen, sind alle in Frage kommenden Tiere unabhängig von ihrem Zyklusstand mit $PGF_{2\alpha}$ zu behandeln. Die Verabreichung von $PGF_{2\alpha}$ ist 11 Tage später zu wiederholen. Zum Zeitpunkt der 2. Behandlung haben alle Kühe dann einen funktionstüchtigen, etwa gleichaltrigen Gelbkörper, der durch $PGF_{2\alpha}$ zurückgebildet wird. 3 und 4 Tage nach der 2. Prostaglandininjektion sind die Tiere, unabhängig vom Auftreten von Brunstsymptomen, zu besamen.

Durch eine Applikation von 250 µg Gn-RH (Lutal®) oder 20 µg Receptal® (Gn-RH-Analog), 52 Stunden nach der 2. $PGF_{2\alpha}$-Gabe, kann ebenfalls die Ovulation weitgehend synchronisiert werden. Inwieweit dadurch das Besamungsergebnis verbessert wird, muß durch weitere Untersuchungen noch geklärt werden.

Die Zyklussynchronisation von Rindern mit Prostaglandin dürfte in größeren Betrieben, trotz der Kosten des Medikamentes und des gegenüber Kontrolltieren geringgradig herabgesetzten Trächtigkeitsergebnisses, für den Tierbesitzer sowohl wirtschaftliche als auch zeitsparende Vorteile bringen. Für den Besamungstierarzt oder -techniker bringt die Synchronisation einer Rinderherde den Vorteil eines nur zweimaligen Besuches in dem betreffenden Bestand zur Durchführung der Erstbesamung bei einer größeren Anzahl von Tieren.

TRÄCHTIGKEIT

Von D. Ahlers, P. Andresen und H. Frerking

Physiologie der Trächtigkeit

ENTWICKLUNG DER FRUCHT

Die Tubenwanderung der befruchteten Eizellen dauert etwa 3–4 Tage. An der schlauchförmigen Keimblase bilden sich am 15./16. Tag post conceptionem Chorionzotten aus, die den ersten Kontakt mit dem Endometrium aufnehmen. Dieser Vorgang ist am 27./28. Tag nahezu vollendet. Die Plazentombildung erfolgt nach dem 30. Tag post conceptionem und ist mit 3 Monaten abgeschlossen. Die Plazentome werden von den mütterlichen Karunkeln und den Kotyledonen der Eihäute gebildet. Ihre Zahl schwankt zwischen 30 und 160. Die Frucht hat am Ende des ersten Monats etwa eine Nackensteißlänge von 1 bis 2 cm, am Ende des zweiten Monats von 6–7 cm, am Ende des dritten Monats von etwa 12 cm, im vierten Monat von etwa 13 bis 28 cm und im fünften Monat von etwa 25 bis 35 cm. Während der ersten fünf Monate der Trächtigkeit ist bei Niederungsrassen eine durchschnittliche tägliche Gewichtszunahme von 15 g, im sechsten bis siebenten Monat von 150–200 g und im neunten Monat bis 400 g zugrunde zu legen.

DAUER DER GRAVIDITÄT

Die Trächtigkeit ist ein biologisch variabler Zeitabschnitt, der durch erbliche oder umweltbedingte Einflüsse verändert werden kann. Die mittlere Trächtigkeitsdauer beträgt bei Niederungsrassen und kleinen Höhenrinderrassen 280 Tage (physiologische Streuung von 275 bis 285 Tagen). Das biologische Mittel der Trächtigkeitsdauer bei schweren Höhenrinderrassen liegt bei 285 Tagen.

Folgende Faktoren können die Dauer der Trächtigkeit beeinflussen:

1. Rasse:
   Kürzere Tragezeit bei frühreifen Rassen.

2. Geschlecht der Frucht:
   Durchschnittliche Verlängerung von einem Tag bei Bullenkälbern.

3. Erstlingsgravidität:
   Verkürzung um etwa einen Tag.

4. Zahl der Früchte:
   Zwillinge werden etwa einen Tag bis zwei Tage früher geboren.

5. Jahreszeit:
   Im Sommer und Herbst geborene Kälber werden im allgemeinen etwa einen Tag kürzer getragen als im Winter und Frühjahr geborene.

GESUNDHEITSPFLEGE WÄHREND DER GRAVIDITÄT

Vollwertige, vielseitige Ernährung:

Es sind besonders zu empfehlen: Haferschrot, Hirseschrot, Roggen- und Weizenkleie, satt artenreiches Wiesenheu oder entsprechendes Grünfutter, verschiedene Saftfuttermittel bester Qualität in mäßiger Menge, Algenmehl 200 g, Futterhefe, Luzerne-Trockengrün 1 kg (Karotinmangel!). – Rübenblatt oder -silage, Raps, Stoppelrüben, Trockenschnitzel, Biertreber, Schlempe sowie Ölsaatrückstände (außer Leinkuchenexpeller) sollten nur in geringen Mengen an hochtragende Tiere verabreicht werden.

Die Fütterung trockenstehender Tiere geschieht wie bei Kühen mit einer Milchleistung von etwa 5 bis 8 kg (Energiebedarf im 8. Monat etwa 4500 Stärkeeinheiten, im 9. Monat etwa 5700 Stärkeeinheiten; Protein-, Mineralstoff- und Spurenelementbedarf – siehe Übersicht im Kapitel Fruchtbarkeitsstörungen). Eine übermäßige Fütterung begünstigt Stoffwechselstörungen post partum. Verschimmeltes, gefrorenes und stark verschmutztes sowie intensiv gedüngtes, nitrathaltiges Futter kann Aborte verursachen.

Günstige Haltungsbedingungen:

Im Sommer sollte für Witterungsschutz auf der Weide (Weideschuppen, Baumgruppen, Waldrand, Hecken) gesorgt werden. Im Winter ist auf günstiges Stallklima (Temperatur nicht über + 15° C, Luftfeuchtigkeit nicht über 70 %), ausreichende Bewegungsmöglichkeit und Lichteinwirkung (täglicher Auslauf, günstige Laufställe) zu achten.

Trockenstellen

Das Trockenstellen der Milchkühe erfolgt in der Regel sechs bis acht Wochen vor der zu erwartenden Geburt. Bei Leistungskühen, die sich schwer trockenstellen lassen, ist für einige Tage weitgehender Futterentzug zu empfehlen (Stroh und Wasser! Siehe auch S. 119).

Vermeidung von Traumen

Stöße, Schläge, heftiges Rennen gegen Hindernisse etc. können vereinzelt zur Schädigung der Frucht führen. Besondere Vorsicht ist bei Transporten geboten.

Bei gehäuft auftretenden Stoffwechselstörungen während der Trächtigkeit sind **klinisch-chemische Untersuchungen** des Blutes (GOT, Cholesterin, Bilirubin, Glukose; vergleiche auch S. 207) sowie Boden- und Futteranalysen zu veranlassen.

Verkalbende Tiere

Sie sind bis zur Ermittlung der Ursache von den übrigen Tieren abzusondern. Desinfektionsmaßnahmen müssen eingeleitet werden. Bei infektiös bedingten Aborten ist die Verwertung des Tieres in Betracht zu ziehen.

Diagnostik der Trächtigkeit

VORBERICHT

Vor Beginn der Trächtigkeitsuntersuchung ist der Vorbericht aufzunehmen.

Hierbei sind folgende Daten zu ermitteln:

Verlauf der letzten Gravidität (normale Tragezeit, Abort, Frühgeburt usw.); Verlauf der letzten Geburt (normale Geburt, Schwergeburt, Zwillingsgeburt); Verlauf des Puerperiums (ungestört, Nachgeburtsverhaltung, Scheidenausfluß, Störungen des Allgemeinbefindens, Behandlungen usw.); Auftreten der ersten Brunst p.p.; Anzahl und Daten der vorausgegangenen Bedeckungen und Besamungen; Zeitpunkt der letzten Belegung und der letzten Brunst; gynäkologische Behandlungen; Fruchtbarkeitsstörungen in vorhergehenden Jahren, Milchleistung, Fütterung.

Der Vorbericht gibt nur Hinweise auf mögliche klinische Befunde bei der Untersuchung. Eine Trächtigkeit muß jedoch in jedem Fall, insbesondere bei Ausbleiben von Brunstsymptomen, ausgeschlossen werden, bevor aufgrund anscheinend krankhafter Veränderungen an den weiblichen Geschlechtsorganen therapeutische Maßnahmen eingeleitet werden. In allen zweifelhaften Fällen sollte eine Nachuntersuchung zu einem späteren Zeitpunkt erfolgen. Auch ist der Vorbericht vor allem hinsichtlich der angegebenen Deckdaten mit vorsichtiger Skepsis zu beurteilen, wenn nicht zum Vorbericht passende Befunde erhoben werden.

DURCHFÜHRUNG DER TRÄCHTIGKEITSUNTERSUCHUNG

Folgende Fragen werden in der Regel vom Tierbesitzer gestellt:

1. Ist das Tier tragend?

2. Wie lange ist das Tier tragend?

3. Ist der Verlauf der Trächtigkeit normal (dies gilt vor allem für die zweite Hälfte der Tragezeit)?

Um späteren ungerechtfertigten Regreßansprüchen vorzubeugen, sollten die erhobenen Befunde sorgfältig protokolliert werden.

Äußere Untersuchung

Adspektion: Hierbei sind besonders zu beachten: Form und Umfang des Leibes sowie Bewegungen der Frucht im letzten Drittel der Trächtigkeit, z. B. gelegentlich nach Aufnahme von kaltem Trinkwasser durch das Muttertier. Bei Färsen erfolgt eine Vergrößerung der Vulva ab dem 4. Monat, bei älteren Kühen erst im letzten Drittel der Gravidität. Zu einer Ödematisierung der Vulva kommt es gegen Ende der Trächtigkeit. Bei Färsen ist ein Wachstum des Euters und ein Längenwachstum der Zitzen sowie ein honigartiges, klebriges Eutersekret nach dem ersten Drittel der Tragezeit zu beobachten. Eine Ödematisierung des Euters erfolgt gegen Ende der Trächtigkeit. Es ist zu beachten, daß auch Tiere mit deutlich erkennbaren äußeren Brunstsymptomen tragend sein können.

Palpation: Die Palpation erfolgt an der rechten Seite des Abdomens. Durch stoßartiges Eindrücken der Bauchdecken mit der Faust wird die Frucht in pendelnde Bewegung versetzt. Da die Frucht im Fruchtwasser „schwimmt", fühlt man den harten Gegenstoß des Fetus etwa ab dem 7. Monat der Tragezeit. Nur bei positivem Befund ist dies ein brauchbarer Hinweis.

Innere Untersuchung

Rektale Untersuchung: Beim Rind steht die rektale Untersuchung von Gebärmutter und Eierstöcken im Vordergrund, weil sich hierbei die sichersten und frühesten Hinweise für eine Trächtigkeit ergeben. Es gehört zur tierärztlichen Sorgfaltspflicht, das Rind oder die Kuh vor Beginn der inneren Untersuchung durch geeignete Maßnahmen (je nach Temperament des Tieres) ausreichend zu fixieren, um Verletzungen für Mensch und Tier zu vermeiden. Vollgefütterte Tiere lassen sich schwerer untersuchen. Bei medikamentöser Ruhigstellung unleidlicher Tiere, z. B. mit Rompun®, ist zu beachten, daß Uteruskontraktionen ausgelöst werden, die eventuell zu Fehlinterpretationen führen können.

Durch Verwendung von armlangen Handschuhen und Gleitmitteln ist ein hygienisches und zugleich behutsames Vorgehen möglich. Besonders vorteilhaft sind gut passende Gummihandschuhe mit Armstulp (ohne Falten- und Luftblasenbildung an den Fingern). Da besonders die frühen Trächtigkeitsstadien nur bei schlaffer Gebärmutterwand feststellbar sind, sollte die Hand vorsichtig in den Mastdarm eingeführt und zuerst mit der Untersuchung des Uterus begonnen werden. Bei der Palpation dieses Organs werden seine Lage, Größe, Symmetrie oder Asymmetrie der Uterushörner, Konsistenz und Dicke der Wand, Inhalt und Füllungszustand geprüft. Danach folgt die manuelle Untersuchung der Eierstöcke, Mutterbänder, Uterinarterien und gegebenenfalls der Umgebung der Gebärmutter. Für die verschiedenen Trächtigkeitsstadien ergeben sich dabei unterschiedliche Befunde. Es können jedoch zum Teil beträchtliche Abweichungen von den regelmäßigen Befunden auftreten.

Vaginale Untersuchung: Die vaginale Untersuchung mit einem Röhrenspekulum gibt keine genügend sicheren Hinweise, insbesondere während der Frühträchtigkeit, wenn auch bei tragenden Tieren Brunstsymptome in der Regel ausbleiben und der Muttermund geschlossen ist. Trotz Vorhandensein eines Genitalkatarrhes kann ein Tier tragend sein. Im späteren Verlauf der Gravidität bildet sich am fest geschlossenen äußeren Muttermund ein Schleimpfropf, der sich vor der Geburt verflüssigt.

Labormethoden

Hormonbestimmung

Progesteron: Die radioimmunologische Progesteronbestimmung in Milch und Blut zur Frühträchtigkeitsdiagnose schon am 21. Tag nach der Belegung ist hinsichtlich des späteren Abkalbeergebnisses mit einer hohen Fehlerquote belastet. Als Ursachen dafür werden eine Fruchtresorption, hochgradige Genitalkatarrhe, Frühaborte sowie falsche Probenentnahme angesehen. Dagegen weist der Trächtigkeitsausschluß (niedriger Progesterongehalt) eine 100prozentige Sicherheit auf.

Östrogene: Der Nachweis von Blut- oder Harnöstrogenen ist mit aussagekräftigen Ergebnissen erst in der zweiten Hälfte der Trächtigkeit möglich (Näheres siehe unter: Krankheiten der Frucht und ihrer Adnexe-Mumifikation).

Physikalisch-chemische Untersuchung des Zervikalsekretes

Labormethoden sind im allgemeinen für die Bedürfnisse der Praxis zu aufwendig und erst zu einem Zeitpunkt anwendbar, an dem durch eine rektale Exploration die Trächtigkeit festgestellt werden kann. Nur die Bestimmung der Fruktosekonzentration im Zervikalsekret soll bereits ab dem 21. Tag der Gravidität zu einem hohen Prozentsatz richtige Ergebnisse bringen. Das gleiche gilt für die Kochprobe des Zervikalsekretes (ein maiskorngroßes Klümpchen Schleim, mit 5 ml Aqua dest. im Reagenzglas 1 bis 2 Minuten erhitzt, löst sich nicht auf).

Aufgrund der klinischen Untersuchungsbefunde sind folgende Diagnosestellungen möglich:

1. trächtig oder (vorsichtiger) zur Zeit trächtig (+): Diese Diagnose ergibt sich aus der sicheren Feststellung verschiedener, für Gravidität kennzeichnender Symptome.

2. nichtträchtig (–): Vorbericht und erhobene Befunde (rektal und vaginal) schließen eine Trächtigkeit mit Sicherheit aus. Diese Diagnose darf nur gestellt werden, wenn der Uterus in seiner gesamten Ausdehnung abgetastet werden kann. Ausnahme: krankhafte Umfangsvermehrung.

3. vermutlich trächtig (+ ?): Vorbericht und erhobene Befunde deuten auf eine Trächtigkeit hin.

4. vermutlich nichtträchtig (– ?): Vorbericht und erhobene Befunde lassen auf Nichtträchtigkeit schließen.

In zweifelhaften Fällen (3 + 4) muß zur endgültigen Klärung eine Nachuntersuchung zu einem späteren Zeitpunkt erfolgen.

REKTALE UNTERSUCHUNGSBEFUNDE WÄHREND DER EINZELNEN TRÄCHTIGKEITSSTADIEN

Stadium mit unzureichenden Befunden (die ersten $3^1/_2$ Wochen der Trächtigkeit). Es sind keine palpierbaren Unterschiede an der Gebärmutter gegenüber der Nichtträchtigkeit feststellbar. Bei Färsen treten zum Teil Sensibilisierungserscheinungen zwischen dem 12. und 21. Tag auf, die jedoch keine sichere Aussage ermöglichen. Das Ausbleiben der Brunst nach dem 21. Tag bei ausgebildetem Corpus luteum ist das einzige Symptom für eine mögliche Frühgravidität. Die Diagnose kann zu diesem Zeitpunkt bestenfalls lauten: vermutlich trächtig.

Beginnendes Kleinsäckchenstadium (4. bis 5. Woche der Trächtigkeit): Die Brunst ist ausgeblieben. An der erschlafften Gebärmutter ist vor allem bei jungen Tieren im kranialen Drittel des trächtigen Hornes eine Fluktuation nachweisbar (Fruchtwassermenge 30 bis 80 ml). Gegen Ende dieses Stadiums ist eine Doppelwandigkeit fühlbar, das heißt, der *Eihautgriff* ist positiv. Der funktionstüchtige Gelbkörper wird aufgrund seiner Form und Konsistenz vereinzelt mit einer Ovarialzyste verwechselt. Die Diagnose tragend oder zur Zeit tragend ist bei jungen Tieren oft möglich. Bei älteren Kühen ist in der Regel nur die Wahrscheinlichkeitsdiagnose (vermutlich tragend) zu stellen.

Ausgeprägtes Kleinsäckchenstadium (6. bis 7. Woche der Trächtigkeit): Eine Brunst ist meist ausgeblieben. Durch Vergrößerung des trächtigen Uterushornes kommt es zu einer gewissen Asymmetrie. Die Uteruswand wird dünner, und im graviden Horn läßt sich Fluktuation nachweisen (Fruchtwassermenge 150 bis 300 ml). Das aussagekräftigste Symptom für dieses Stadium ist die Doppelwandigkeit (Eihautgriff). Ein nachweisbares Corpus luteum rundet das Bild ab. Die Diagnose tragend oder zur Zeit tragend ist in diesem Stadium bei Rindern und jungen Kühen, vielfach auch bei älteren Kühen, relativ sicher möglich.

Beginnendes Großsäckchenstadium (8. bis 10. Woche der Trächtigkeit): Eine Brunst ist meist ausgeblieben. Durch Vergrößerung des trächtigen Uterushornes prägt sich die Asymmetrie immer deutlicher aus. Verdünnung der Uteruswand und Fluktuation sind auch im nicht graviden Horn nachweisbar (Fruchtwassermenge 500 bis 750 ml). Bei der Prüfung auf Fluktuation läßt sich unter Umständen der 7 bis 10 cm lange Embryo durch Gegenstoß nachweisen. Das Symptom „Doppelwandigkeit" (Eihautgriff) sichert die Diagnose ebenso wie das weiterhin palpierbare Corpus luteum.

Die Diagnose trächtig ist in diesem Stadium sicher möglich. Eine Nichtträchtigkeit oder krankhafte Zustände lassen sich meist ausschließen. Fragliche Diagnosestellungen sind selten erforderlich.

Ausgeprägtes Großsäckchenstadium (11. bis 14. Woche der Trächtigkeit): Eine Brunst ist meist ausgeblieben. Ausnahmen von der sehr deutlichen Asymmetrie kommen bei der Zwillingsträchtigkeit gelegentlich vor. Die Gebärmutter senkt sich bauchhöhlenwärts. Sie läßt sich mit der Hand noch in ihrer ganzen Ausdehnung betasten, jedoch nicht mehr unter der Hand versammeln. Die Fluktuation ist in beiden Uterushörnern bei Fruchtwassermengen bis zu 2 Liter deutlich ausgeprägt. Die durch Gegenstoß fühlbare Frucht weist eine Länge von 10 bis 20 cm auf. Der Eihautgriff läßt sich jetzt auch im nichtträchtigen Horn durchführen. Die Stärke der im breiten Mutterband verlaufenden Arteria uterina nimmt an der trächtigen Seite zu.

Die Diagnose trächtig bereitet im allgemeinen keine Schwierigkeiten. Fragliche Diagnosestellungen werden selten erforderlich. Eine Nichtträchtigkeit oder krankhafte Zustände (z. B. eine Pyometra) sind in der Regel auszuschließen.

Ballonstadium (15. bis 20. Woche der Trächtigkeit): Der Uterus hat sich zu einem etwa fußballgroßen, fluktuierenden Ballon entwickelt (Fruchtwassermenge 2 bis 7 l) und läßt sich nicht mehr in seiner ganzen Ausdehnung mit der Hand umfassen. Durch wiederholte Ausführung des Gegenstoßes ist die Größe des Fetus (etwa 20 bis 35 cm lang) schätzbar. Die fühlbaren Plazentome sind haselnußgroß. An der Seite des trächtigen Uterushornes ist das Schwirren der Arteria uterina auszulösen. Die Diagnose der Trächtigkeit ist sicher möglich. Krankhafte Zustände oder eine gefüllte Harnblase (darin kein fester Körper, das heißt kein Gegenstoß!) lassen sich differentialdiagnostisch meist ohne Schwierigkeiten ausschließen.

Senkungsstadium (21. bis 31. Woche der Trächtigkeit): Die Gebärmutter verlagert sich tiefer in die Bauchhöhle. Eine nichttragende Gebärmutter ist nicht aufzufinden. Die Zervix zieht als langgestreckter, schwer verschiebbarer fleischiger Strang über den vorderen Schambeinrand. Das trächtige Horn und die Frucht sind nur ausnahmsweise zu erreichen.

Charakteristisch für dieses Stadium sind außerdem im Bereich des Corpus uteri tastbare walnußgroße Plazentome und die kleinfinger- bis fingerstarke Arteria uterina, an der ein Schwirren auszulösen ist.

In diesem Stadium kommen *Fehldiagnosen* häufiger vor. Eine Nichtträchtigkeit darf nur attestiert werden, wenn die nichttragende Gebärmutter in ihrer ganzen Ausdehnung palpiert wurde. Auch bei beginnender Steinfruchtbildung können die Befunde denen der normalen Trächtigkeit im Senkungsstadium ähnlich sein. Die rektale Untersuchung kann durch Heranziehen von Zervix und Uterus mit einer Zervixzange oder besser durch Anheben der ventralen Bauchwand mit einem Brett erleichtert werden. In zweifelhaften Fällen sollte die Diagnose „vermutlich trächtig" gestellt und eine Nachuntersuchung etwa 4 Wochen später empfohlen werden. Die Harnuntersuchung auf Östrogene (100 ml abgekochten Morgenharn im Thermosgefäß mit Eis oder tiefgefroren an ein entsprechendes Untersuchungsinstitut einsenden) oder auch die Untersuchung der Blutöstrogene kann weitere Hinweise geben.

Endstadium (32. bis 40. Woche der Trächtigkeit): Die mit Fruchtwasser gefüllte Gebärmutter und die Plazentome sind im oberen Teil der Bauchhöhle palpierbar. Teile der Frucht liegen zunächst ventral, lassen sich aber später ebenfalls im oberen Teil der Bauchhöhle feststellen. Ein Wechsel zwischen höher und tiefer in der Bauchhöhle gelegenen Positionen der Frucht ist bis zum Vorbereitungsstadium zur Geburt möglich. Das Schwirren der Arteria uterina ist deutlich auslösbar. Spontane Bewegungen der Frucht sind möglich. Klauen- und Bulbusreflex (leichter Druck auf ein Auge) lassen sich häufig auslösen.

Die Diagnose ist in diesem Stadium sicher möglich. Es macht allerdings oft Schwierigkeiten, den voraussichtlichen Geburtstermin zu bestimmen. Pathologische Zustände im Bereich der Gebärmutter wie Eihautwassersucht, Mumifikation der Frucht, Mazeration der Frucht usw. (siehe auch Pathologie der Trächtigkeit, S. 250ff.) lassen sich durch rektale und vaginale Untersuchung mit großer Sicherheit ausschließen. –

Die beschriebenen Veränderungen an der Gebärmutter sind ab der 8. bis 9. Woche der Trächtigkeit meist deutlich ausgeprägt. Daher kann im allgemeinen ein Tierarzt mit durchschnittlicher Erfahrung und Übung von diesem Zeitpunkt an eine sichere Diagnose stellen, wenn nicht bestimmte erschwerende Umstände, wie zum Beispiel starke Spannung des Mastdarms, hinzukommen. Der geübte Untersucher kann die Trächtigkeit schon während der 5. bis 7. Woche nachweisen. Vor diesem Zeitraum gelingt das höchstens bei jungen Tieren. Eine gesunde Frucht in einem gesunden Uterus übersteht die lege artis durchgeführte Untersuchung vom Mastdarm aus mit wenigen Ausnahmen, die im Schrifttum mit $< 0,01\%$ angegeben werden, ohne Schaden.

Abbruch der Trächtigkeit

MÖGLICHKEITEN UND GEFAHREN DER ABORT- UND GEBURTSEINLEITUNG

Allgemeines

Bei fehlgedeckten Rindern und Kühen, besonders aber bei der zu frühen, ungewollten Belegung von Jungrindern vor Eintritt der Zuchtreife, wird die Aborteinleitung häufig verlangt. Weibliche Rinder werden nicht schon beim Eintritt der Geschlechtsreife (frühestens im Alter von 3 bis 4 Monaten), sondern erst beim Eintritt der Zuchtreife gedeckt oder besamt. Als zuchtreif sind Rinder anzusehen, wenn sie etwa 75 bis 80% des durchschnittlichen Endgewichtes einer Kuh der gleichen Rasse erreicht haben. Der optimale Zeitpunkt für die erste Belegung liegt somit nach tierärztlicher und tierzüchterischer Erfahrung zum Beispiel bei Deutschen Schwarzbunten Rindern in der Regel im Alter von etwa $1^1/_2$ Jahren. Die Wertminderung zu früh belegter Rinder, die oft Anlaß für Schadenersatzforderungen ist, ergibt sich besonders aus folgenden Gründen:

1. Entwicklungshemmung der noch im Wachstum befindlichen Muttertiere.

2. Erhöhtes Geburtsrisiko (juveniles Becken; enger, weicher Geburtsweg).

3. Einschränkung der weiteren Zuchttauglichkeit (durch operative Geburtshilfe, Verletzungen, Retentio secundinarum und andere Puerperalstörungen bedingte Sterilität).

4. Erheblich reduzierte Milchleistung.

5. Verlängerte Zwischenkalbezeit.

6. Nachzuchtverlust (besonders bei Herdbuchtieren unerwünschte Vaterschaft durch nicht gekörte Bullen).

Der Abbruch der Trächtigkeit kann grundsätzlich in jedem Stadium erfolgen. Die Erfolgsaussicht nimmt jedoch unter gleichzeitiger Risikosteigerung mit zunehmender Trächtigkeitsdauer ab. Im allgemeinen kann der Abbruch der Trächtigkeit beim Rind zur Schadensminderung bei zu früh gedeckten Rindern den Besitzern in der ersten Hälfte der Trächtigkeit zugemutet werden. Die Abortauslösung ist dem Besitzer nicht mehr zumutbar, wenn die Tiere länger als 5 Monate tragend sind. Der Trächtigkeitsabbruch beim Rind stellt jedoch immer einen erheblichen Eingriff dar, so daß auch bei zeitgerechter, sachgemäßer und erfolgreicher Durchführung mit einer Zuchtwertminderung der Muttertiere gerechnet werden muß.

Die medikamentöse Einleitung der Geburt kann aus verschiedenen Gründen indiziert sein. Um die Häufigkeit von Schwergeburten zu verringern, kann die Applikation des Arzneimittels bis zu 7 Tagen vor dem zu erwartenden Kalbetermin mit vertretbarem Risiko für Muttertier und Frucht vorgenommen werden. Vor diesem Zeitpunkt sollte die Geburtseinleitung nur bei lebensbedrohenden Erkrankungen der hochtragenden Tiere erfolgen. Dadurch gelingt es vielfach besser, lebensfähige Kälber zu erhalten, als bei der alsbaldigen Schlachtung der Muttertiere. Eine weitere Indikation ist bei Überschreiten der physiologischen Tragezeit gegeben. Ein positiver therapeutischer Effekt ist z. B. bei einigen hochgradigen Mastitiden zu erzielen, weil die Laktation vorzeitig in Gang gesetzt wird. Bei Störungen in der zweiten Hälfte der Trächtigkeit (insbesondere Eihautwassersucht, Mumifikation der Frucht) dient die medikamentöse Austreibung des Gebärmutterinhalts allein der Erhaltung des Muttertieres.

Methoden der Abortauslösung

Enukleation des Corpus luteum graviditatis

Sie ist vom 10. Tage nach Belegung bis zu $2^1/_2$ Monaten und danach mit abnehmenden Erfolgsaussichten bis zum 4. Trächtigkeitsmonat anwendbar. Die Enukleation des Gelbkörpers erfolgt dabei vom Mastdarm aus. Nach der Enukleation des Corpus luteum schützt eine digitale Kompression nicht sicher vor Blutungen.

In den ersten 6 bis 10 Wochen der Trächtigkeit werden die Erfolgsaussichten mit etwa 90 % angegeben. In 5 bis 10 % der Fälle ist die Enukleation wegen zu fest sitzender Gelbkörper nicht möglich. Dabei kann man als bekannt voraussetzen, daß jeder Eingriff mit einem Risiko des Versagens verbunden ist. Dem Besitzer ist dringend zu empfehlen, bei auftretenden Allgemeinstörungen des behandelten Tieres (Freßunlust, Milchrückgang, Mattigkeit, Aufblähung und anderes) den Tierarzt sofort zu benachrichtigen.

Forensische Bedeutung:
Die Enukleation stellt einen chirurgischen Eingriff dar. Durch die entstehende Wunde kann es bis zu 24 Stunden post operationem zu Blutungen und gelegentlich zum Verbluten in die Bauchhöhle des Tieres kommen. Auch die digitale Kompression nach Entfernen des Gelbkörpers schützt nicht sicher vor Blutungen. Daher muß dem Tierbesitzer die beabsichtigte Operation vorher mitgeteilt und das Tier vom Tierhalter mindestens einen Tag beobachtet werden.
Es ist dabei nicht erforderlich, den Tierbesitzer über die Blutungsmöglichkeit zu unterrichten. Der Hinweis auf einen erforderlichen „Eingriff" ist ausreichend.

Da uns heute Prostaglandin $F_{2\alpha}$ als ein sehr wirkungsvolles luteolytisches Medikament zur Verfügung steht, sollte die Enukleation eines jeglichen Gelbkörpers beim Rind wegen der damit verbundenen Verblutungsgefahr und der Gefahr einer Verwachsung des Ovars mit der Umgebung **nicht** mehr ausgeführt werden.

Applikation von Prostaglandin

Das luteolytisch wirkende Prostaglandin $F_{2\alpha}$ oder seine Analoge sind nach den heutigen Erkenntnissen als Mittel der Wahl zur Aborteinleitung anzusehen. Die Dosierungen der einzelnen Handelspräparate sind unterschiedlich, so daß jeweils die Angaben der Herstellerfirma zu beachten sind. Die Ausstoßung der Frucht erfolgt in der Regel 2 bis 4 Tage nach der Applikation. Diese Zeitspanne kann sich mit zunehmender Dauer der Trächtigkeit (im 4. bis 5. Monat) verlängern. Gelegentlich werden in der Mitte der Gravidität erneute Gaben mit der eineinhalb- bis zweifachen angegebenen Dosis erforderlich, wenn nach 5 Tagen kein Abort eingetreten ist. Ab diesem Trächtigkeitsstadium muß auch mit Störungen im Abgang der Eihäute gerechnet werden. Die Fruchtbarkeitsaussichten sind bei rechtzeitiger Aborteinleitung als günstig zu beurteilen. Mit der ersten Brunst, die für eine Belegung genutzt werden kann, ist nach etwa 3 Wochen zu rechnen.

Sprengung der Amnionblase und Schädigung der Frucht (Dekapitation)

Dies ist in der 6. bis 10. Woche der Trächtigkeit vom Mastdarm aus möglich. Die Schädigung der Frucht steht dabei im Vordergrund. Der Hals des Embryos wird zwischen Daumen und Zeigefinger so stark komprimiert, bis der Kopf sich vom Rumpf löst.

Die vor Einführung des Prostaglandin $F_{2\alpha}$ in die Tiermedizin vorgeschlagenen Maßnahmen zur Aborteinleitung (mehrmalige Injektion von Östrogenen, Infusionen steriler Lösungen in die Gebärmutter und operative Entfernung der Frucht nach Öffnen der Bauchhöhle) sind wegen ungenügender Erfolgssicherheit oder der erheblichen Risiken heute nicht mehr angezeigt.

Geburtseinleitung

Applikation von Glucocorticoiden

Mit den Glucocorticoiden Dexamethason und Flumethason gelingt die vorzeitige Geburtseinleitung ab dem 7. Trächtigkeitsmonat. Voraussetzung dafür sind lebende Feten und eine funktionstüchtige Plazenta. Das gilt auch für die Eihautwassersucht. Die Dosierung beträgt bei Dexamethasonpräparaten 20 bis 30 mg, bei Flumethasonpräparaten 10 bis 15 mg Wirkstoff. In der Regel ist der Geburtsbeginn 36 bis 48 Stunden nach intramuskulärer oder intravenöser Applikation festzustellen. Die Häufigkeit von Nachgeburtsverhaltungen nimmt erheblich zu, je größer der Abstand zum physiologischen Abkalbetermin ist. Ab dem 8. Tag davor kann durch die gleichzeitige Gabe von Östrogenen, z. B. Pecostrol® (Dosis: 60 mg i. v. und 60 mg

i. m.) und einem Kalziumpräparat der Abgang der Eihäute günstig beeinflußt werden.

Applikation von Prostaglandin

Durch die Behandlung mit Prostaglandin kann die Geburt sowohl bei Vorliegen lebender als auch abgestorbener Feten eingeleitet werden. Darüber hinaus eignet sich diese Methode im Gegensatz zur Glucocorticoidtherapie auch zur Austreibung von pathologischem Gebärmutterinhalt. Als Indikationen sind hier z. B. Mumifikation und Mazeration der Frucht zu nennen. Die Dosierungsangaben der Herstellerfirmen verschiedener Handelspräparate sind zu beachten (vergleiche S. 199). Der Zervikalkanal öffnet sich in vielen Fällen bereits 24 Stunden post applicationem. Bei frühzeitiger Einleitung ist auch bei Verwendung von Prostaglandinen mit einem vermehrten Auftreten von Nachgeburtsverhaltungen zu rechnen.

UNGEWOLLTER ABBRUCH DER GRAVIDITÄT (NICHT INFEKTIÖSE ABORTE)

Allgemeines

Ein ungewollter Abbruch der Gravidität ist in jedem Trächtigkeitsstadium möglich. Am häufigsten ist die Fruchtresorption beim Übergang der Ernährungsweise des Embryos von der Diffusion zur Versorgung über die Plazenta etwa 4 Wochen nach der Befruchtung (empfindlichstes Entwicklungsstadium!). Die Diagnose bleibt bei blanden Aborten meist unklar, da die serologischen und bakteriologischen Untersuchungsergebnisse der Proben von Muttertier, Frucht und Eihäuten negativ sind. Auch die Erhebung des Vorberichts und die klinischen Untersuchungsbefunde tragen nur selten zur Klärung der Ursachen des Abortes bei.

Ungewollte Aborte nach tierärztlichen Maßnahmen

Trächtigkeitsuntersuchung

Eine unsachgemäße rektale Exploration frühtragender Rinder und Kühe kann in seltenen Fällen zu Aborten führen. In den ersten 6 bis 7 Wochen der Entwicklung ist die Verletzungsgefahr der Eihüllen und des Embryos am größten.

Uterusbehandlung

Vor jeder intrauterinen Applikation von Arzneimitteln ist eine Trächtigkeit mit an Sicherheit grenzender Wahrscheinlichkeit auszuschließen. Der Vorbericht sollte dabei besondere Beachtung finden. Durch das Einführen von Kathetern können die Eihäute beschädigt und dadurch Aborte ausgelöst werden.

Nachbesamung

Hier gilt das gleiche wie bei der Uterusbehandlung.

Enukleation von Gelbkörpern

Dies geschah bisher häufiger bei vermeintlichem Vorhandensein eines Corpus luteum „persistens", das heißt eines Corpus luteum pseudograviditatis. Vielfach besteht in diesen Fällen jedoch stille Brunst oder Frühträchtigkeit. Bci rektaler Untersuchung sind zuerst der Uterus (siehe Durchführung der rektalen Untersuchung, S. 240) und erst danach die Eierstöcke zu palpieren.

Verwechslung von Eierstockszysten mit einem Corpus luteum graviditatis

Insbesondere in der ersten Hälfte der Trächtigkeit kommt es beim Rind in der Regel zum Heranwachsen von Blasen an den Ovarien. Auch Brunsterscheinungen während der Trächtigkeit sind möglich. Form und Konsistenz des Corpus luteum graviditatis können unter Umständen dazu führen, daß es als große Blase angesprochen wird. Deshalb ist eine Verwechslung vor allem mit dickwandigen Eierstockszysten möglich. Das Abdrücken der vermeintlichen Zyste führt zum Abort und birgt die Verblutungsgefahr in sich. Der gleichzeitige Nachweis eines Gelbkörpers und einer Zyste bei bereits belegten Tieren schließt eine Trächtigkeit nicht aus.

Aborte oder Frühgeburten nach größeren operativen Eingriffen

Die Gefahr ist um so größer, je näher der Operationszeitpunkt am natürlichen Kalbetermin liegt. Die Zusammenhänge sind noch nicht geklärt. Vermutlich wirkt die Operation als Streß und führt zur Ausschüttung von Nebennierenrindenhormonen, die wiederum die Geburt einleiten können. Auch die Abkühlung der Bauchhöhle bei Laparotomien und das operative Trauma können als Ursachen von Fehl- und Frühgeburten in Betracht gezogen werden.

Aborte oder Frühgeburten nach Applikation von Hormonomimetika

Stark wirkende Glucocorticoide

Zu dieser Gruppe gehören Dexamethason und Flumethason. Die normale Geburt erfolgt, wenn die Nebennieren der Frucht voll funktionsfähig sind, durch Ausschüttung von fetalem NNR-Hormon. Die Stimulierung dieser Situation durch exogene Zufuhr ist möglich. Die Geburt tritt etwa 36 bis 48 Stunden nach Applikation des Präparates ein (siehe S. 246). Die Auslösung der Frühgeburt erfolgt meist ungewollt, wenn Dexamethason oder Flumethason zur Behandlung von akuten oder chronischen Erkrankungen angewendet werden. Im Gegensatz dazu sind beim Rind nach Applikation von ACTH keine Geburtsauslösungen bekannt geworden.

Oxytocin

Bei Verabreichung von Oxytocin (bis 30 I. E.) zur Unterstützung der Mastitistherapie bei tragenden Tieren wurden bisher keine Aborte beschrieben.

Aborte oder Frühgeburten nach Applikation von anderen Medikamenten

Folgenden, heute in der tierärztlichen Praxis gebräuchlichen Arzneimitteln werden abortive Wirkungen nachgesagt: Ergotin, Lentin®, Rompun®, Trijodidlösung, Phosphorsäureester und andere, sowie den früher häufig verwendeten Präparaten Arekolin, Cantharidin, Chinin, Eserin, Hexachloräthan, Pilocarpin. Am gebräuchlichsten hiervon sind in der tierärztlichen Praxis Rompun®, Lentin® und Ergotin, die Uteruskontraktionen verursachen. Bei Anwendung von Rompun® in den letzten 3 bis 4 Wochen der Trächtigkeit kann es zu Frühgeburten kommen. Die durch Rompun® bedingte Uteruskontraktion kann in der Hochträchtigkeit durch intramuskuläre Applikation von 460 mg Isoxsuprinlactat (z. B. Uterusrelaxans® – WdT) weitgehend aufgehoben werden. Die Injektion des Uterusrelaxans sollte gleichzeitig, besser jedoch 10 Minuten vor der Rompungabe erfolgen. Bei der Behandlung von Tieren mit Phosphorsäureestern in der 2. Hälfte der Gravidität sind die Hinweise der Herstellerfirmen besonders zu beachten.

Forensische Bedeutung

Bei Aborten nach tierärztlichen Maßnahmen obliegt dem Besitzer des abortierenden Tieres die Beweislast, geht jedoch bei Hinzuziehen eines Tierarztes als Sachverständigen auf diesen über. Wird die Einleitung entsprechender Untersuchungen, die zu einer Klärung der Abortursache beitragen können (serologische und bakteriologische Proben) oder die Aufnahme eines möglichst exakten Vorberichts unterlassen, so ist hierin eine mangelhafte Sorgfalt zu sehen.

Andere Ursachen für „nicht infektiöse Aborte"

Endogene Ursachen (die Trennung von exogenen Ursachen ist oft nicht möglich):

Hier sind vor allem erbliche Disposition und Hormonlabilität zu nennen. So wird zum Beispiel eine vermehrte Abortbereitschaft bei tragend gewordenen Tieren nach Ovarialzysten beobachtet. Außerdem können starke Blutverluste zum Beispiel durch Verletzungen, Hämaturien und Hämoglobinurien ursächlich in Frage kommen.

Exogene Ursachen

Traumata

Hier sind insbesondere heftiger Stoß, zu enge Unterbringung, plötzlicher Sturz oder Niederwerfen (hierbei ist vermutlich eine Verletzung der Fruchthüllen die eigentliche Aborturssache) zu nennen. Damit ist bei Transporten, bei Weideumtrieb und besonders beim Einstellen neuer Tiere in den Laufstall zu rechnen.

Akustische Reize

Plötzlicher, starker, für die Tiere ungewohnter Lärm verursacht Erschrekken und oft eine panikartige Flucht. Der Abort ist dann meist als traumatisch bedingt anzusehen. Im allgemeinen gewöhnen sich die Tiere schnell an wiederkehrenden Lärm. Der Nachweis als Abortursache ist sehr schwer, nur auf dem Wege des Ausschlusses als Wahrscheinlichkeitsdiagnose möglich.

Toxische Reize

Hier spielen Schadfuttermittel und schädliche Tränke (Aufnahme von Rost- und Brandpilzen, Schachtelhalm; gefrorenes Futter [Rüben, Rübenblatt]; verschimmeltes oder verdorbenes Futter [Heu, Rüben, Silage, Biertreber und andere]) eine besondere Rolle.

Allergien

Ihre Feststellung ist sehr schwierig, und im allgemeinen sind nur Wahrscheinlichkeitsdiagnosen möglich.

Aborte werden auch nach MKS-Impfungen, mehrmaligen Behandlungen mit den gleichen Vitaminen oder antibiotischen Präparaten beobachtet.

Pathologie der Trächtigkeit

KRANKHEITEN DER FRUCHT UND IHRER ADNEXE

Fruchttod

Der Fruchttod kann in jedem Stadium der Gravidität eintreten.

Ä.: Geschlechtsinfektionen (Brucellose, Salmonellose, Trichomoniasis, Campylobacteriose – früher Vibriosis), Pilzinfektionen und anderes, allgemeine hoch fieberhafte Erkrankungen, Uterustorsionen, Plazentitis, Traumen, Toxine, Allergien, Erbfaktoren und eine intrauterine Nabelstrangumschlingung können ursächlich beteiligt sein. Während zu Beginn der Trächtigkeit der Embryo resorbiert wird (Embryonentod), kommt es später meist zum Ausstoßen der Frucht (Abort). Die tote Frucht und die Fruchthüllen können jedoch im Uterus verbleiben und dann folgende Veränderungen erleiden:

Molen:

Der Embryo stirbt in einem relativ frühen Entwicklungsstadium ab. Es kommt zu einer ungeordneten Weiterentwicklung der Eihüllen. Die Ursachen sind noch unbekannt, und die Diagnose kann erst nach Geburt einer Mole gestellt werden. Deshalb beschränken sich therapeutische Maßnahmen in der Regel auf Nachbehandlungen des Muttertieres. Unterschieden werden: Blasen-, Trauben-, Zotten- und Blutmolen.

Mumifikation (aseptische Eintrocknung unter Luftabschluß)

Nach Resorption des Fruchtwassers und Eintrocknung der Weichteile der Frucht sowie der Eihäute legt sich die Uteruswand unmittelbar der Frucht an. Später kann es gelegentlich zu Einlagerungen von Kalksalzen kommen (Steinfrucht oder Lithoterium).

D.: Hinweise ergeben sich bei Ausbleiben der Geburt zum errechneten Zeitpunkt. Die Diagnosestellung gelingt bei der rektalen Untersuchung ohne Schwierigkeiten, das heißt es fehlen Fruchtwasser, Plazentome und Uterinschwirren. Falls der Fetus nicht zu palpieren ist, sollte der Leib mit einem Brett angehoben werden. Der vaginale Befund ist unauffällig.

Im Zweifelsfall können 50 ml abgekochten Harns im Kühlgefäß (Thermosflasche) oder tiefgefroren an ein entsprechend eingerichtetes Labor zum Nachweis der Harnöstrogene eingesandt werden. Ab dem sechsten Monat der Trächtigkeit ergeben sich erhebliche Unterschiede des Harnöstrogengehaltes der Muttertiere bei lebender oder toter Frucht. Die Diagnosestellung kann auch durch die Bestimmung des Blutöstrogengehaltes erleichtert werden.

Die abgestorbene Frucht kann bis zu zwei Jahren im Uterus verbleiben.

T.: Vor Einleitung therapeutischer Maßnahmen sollten die wirtschaftlichen Aspekte abgewogen werden. Zur Ausstoßung der eingetrockneten Frucht empfiehlt sich heute die Applikation eines Präparates, das Prostaglandin $F_{2\alpha}$ oder ein Analog enthält (siehe Abbruch der Trächtigkeit, S. 244).

Die Ausstoßung der Frucht aus der Gebärmutter erfolgt im allgemeinen etwa 36 bis 72 Stunden nach der Medikation. Der Fetus verbleibt dann oft in der Scheide. Ausnahmsweise kann die Entwicklung der mumifizierten Frucht auch durch eine Schnittentbindung erfolgen. Meist tritt kurz nach der Ausstoßung der Frucht eine neue Brunst auf. Die Fruchtbarkeitsaussichten sind gut, da keine entzündlichen Uterusveränderungen vorliegen.

Mazeration (Erweichung und Verflüssigung der Weichteile der Frucht)

Ä.: Zuerst soll ein fermentativer Vorgang, später eine Infektion erfolgen. Während der Trächtigkeit öffnet sich die Zervix, so daß Bakterien von außen in den Uterus gelangen. Auch eine hämatogene Infektion ist möglich.

D.: Bei der rektalen und vaginalen Untersuchung fällt übelriechender brauner Scheidenausfluß, der vereinzelt Knochen des Fetus enthalten kann, auf. Eine Wandverdickung der Gebärmutter ist fühlbar. Im Uterus lassen sich wenig flüssiger Inhalt und bei fortgeschrittenen Fällen Skeletteile der Frucht nachweisen. Das Uterinschwirren ist nicht mehr auslösbar. Infolge chronischer, eitriger Metritis kommt es zu erheblichen Störungen des Allgemeinbefindens (Septikämien). Die fetalen Knochen können die Uteruswand perforieren und Verwachsungen sowie eine Peritonitis bedingen.

T.: Die Therapie ist allgemein unsicher und nur zu vertreten, um den Schlachtwert des Tieres zu verbessern. Durch die Applikation von Prostaglandin $F_{2\alpha}$-Präparaten kann versucht werden, den krankhaften Inhalt aus der Gebärmutterhöhle zu entleeren. Die Kühe bleiben meist steril.

Fäulnisemphysem

Das Fäulnisemphysem wird meist in der Endphase der Trächtigkeit oder während der Geburt beobachtet (seine Entstehung ist in 1 bis 2 Tagen möglich).

Ä.: Anaerobier gelangen durch die geöffnete Zervix in die Gebärmutter. Dies ist die Folge einer verschleppten, häufig nicht erkannten Geburt.

D.: Das Muttertier zeigt Allgemeinstörungen, leichte Tympanie und stark übelriechenden Scheidenausfluß. Der Geburtsweg ist heiß und trocken, die Zervix oft mangelhaft weit. Die emphysematöse Frucht ist vergrößert und puffig (Dunstkalb). Die Haare und das Klauenhorn lassen sich leicht lösen oder haben sich gelöst.

T.: Um eine Septikämie des Muttertieres zu verhindern, ist die baldige Entleerung der Gebärmutter notwendig. Der Auszug der Frucht gelingt selten. Eine Totalfetotomie unter Verwendung von viel Schleim und einem Uterusrelaxans ist, wenn möglich, durchzuführen. Anschließend muß eine hochdosierte allgemeine und örtliche antibiotische Versorgung erfolgen. Tiere, die bereits Symptome der Septikämie zeigen oder eine hochgradige Enge der Zervix (mangelhafte Weite) aufweisen, sind zu verwerten. Eine Schnittentbindung sollte nur in besonderen Ausnahmefällen versucht werden.

Infektiös bedingte Aborte

Ä.: Enzootisch oder sporadisch auftretende Aborte: Brucella abortus, Trichomonas fetus, Campylobacter fetus, Salmonellen, Leptospiren, Listerien, Kokken, E. coli, Coxiella burnetti (Q-Fieber), Mykoplasmen, Virusarten (Chlamydien, IBR/IPV, Virusdiarrhoe [BVD], Akabane-Virus), Schimmelpilze (besonders Mucor, Aspergillus fumigatus) und Hefen (Candida-Arten) sowie andere Erreger.

Symptomatischer Abort: bei fieberhaften Infektionskrankheiten.

D.: Zur Sicherung der Diagnose müssen die Früchte oder die Organe (besonders Labmagen mit Inhalt) sowie die Eihäute zur mikrobiologischen Untersuchung an entsprechende Institute eingesandt werden. Bei Verdacht auf Listeriose empfiehlt sich auch, die Untersuchung von Futterproben (vor allem Silage) durchführen zu lassen.

T.: Die kranken Tiere sind von der Herde abzusondern. Danach muß eine gründliche Reinigung und Desinfektion der Standplätze durchgeführt werden. Die bis dahin unverdächtigen Tiere sind ebenfalls in den Untersuchungsgang einzubeziehen. Weitere Maßnahmen richten sich nach den jeweils geltenden tierseuchenrechtlichen Bestimmungen (siehe dazu auch S. 47). Die Behandlung der erkrankten Rinder oder Kühe ist auch aus wirtschaftlichen Gründen häufig nicht angezeigt, weil ihr Zuchtwert zum Beispiel durch Retentio secundinarum, hochgradige Endometritis, Metritis, Pyometra erheblich beeinträchtigt wird. Darüber hinaus bleibt die Milchleistung oft mangelhaft. Aus diesem Grunde ist in vielen Fällen die Verwertung anzuraten. Wenn in Einzelfällen Behandlungen durchgeführt werden sollen, sind örtliche und allgemeine Gaben breitwirkender Antibiotika oder entsprechender Kombinationen, Sulfonamide und allgemein unterstützende Präparate angezeigt.

Krankhafte Spätgeburten

Ä.: Die Ursachen sind weitgehend unbekannt. Eine Reihe krankhafter Spätgeburten sind auf Hypoplasien oder Aplasien von Hypophyse und/oder Nebennieren der Früchte zurückzuführen.

D.: Die Trächtigkeit ist pathologisch verlängert (siehe Geburtshilfe, S. 261).

Die Frucht ist überentwickelt, langhaarig und meist nicht lebensfähig. Oft werden Mißbildungen beobachtet.

T.: Die Geburt sollte nur eingeleitet werden, wenn kein Zweifel an der Richtigkeit des Deckdatums besteht (Durchführung siehe S. 246). Bedingt durch die Größe der Frucht ist vermehrt mit Komplikationen im Verlauf der Geburt zu rechnen.

Krankheiten der Eihäute

Eihautwassersucht

Eine Vermehrung der Fruchtwassermenge bis auf etwa 200 l (Hydrallantois oder selten Hydramnion) ist wiederholt festgestellt worden. Bei den Früchten treten zum Teil verschiedenartige Mißbildungen auf.

Ä.: Die Ätiologie ist bislang nicht geklärt. Es werden Nierenerkrankungen des Fetus (Hydrallantois) und der Mutter, Torsio des Nabelstranges und erbliche Faktoren vermutet.

D.: Bei der Eihautwassersucht beobachtet man, ähnlich wie bei der Zwillingsträchtigkeit, eine Ausdehnung des Bauches nach beiden Seiten. Im fortgeschrittenen Stadium sieht der Leib des Tieres von hinten gesehen tonnenförmig aus. Es kommt zu Inappetenz, erschwerter Atmung und Tachykardie. Bei der rektalen Untersuchung findet man einen großen, stark gespannten, meist bis ins Becken hineinreichenden Uterus. Dadurch wird die rektal eingeführte Hand unter das Kreuzbein und die Lendenwirbelsäule gelenkt. Fruchtteile und Bauchorgane sind im allgemeinen nicht zu fühlen. Auch bei der Flankenpalpation ist der Fetus nicht nachweisbar. Schwer erkrankte Tiere sind hinfällig oder liegen fest. Komplikationen vor und während der Geburt sind Abmagerung, Bauchbruch, Uterusruptur, Kollaps sowie ungenügende und schwache Wehen. Nach der Geburt treten in der Regel Puerperalstörungen auf. Wegen ungenügender Milchleistung und Fruchtbarkeitsstörungen ist der Zuchtwert solcher Tiere erheblich herabgesetzt.

Diff. D.: 1. Aszites: Hierbei ist ein gleichmäßiger Flüssigkeitsspiegel in der Bauchhöhle palpierbar oder perkutierbar. Der Leib ist birnenförmig. Die Gebärmutterbefunde sind unverdächtig.

2. Vielträchtigkeit oder absolut zu große Früchte: Bei der rektalen Untersuchung ist der Uterus weich, und es sind Fruchtteile fühlbar.

T.: Die therapeutischen Maßnahmen haben in erster Linie die Erhöhung des Schlachtwertes zum Ziel.

1. Applikation von Dexamethason oder Flumethason zur Aborteinleitung (siehe S. 246): Diese Maßnahme führt nur bei noch lebenden Früchten zum Erfolg. Nach dem Abort sind Honig-Strophantin-Präparate und Elektrolytlösungen zur Kreislaufbehandlung, Vitaminpräparate, Oxytocin (Behandlung der Uterusatonie) und Chemotherapeutika intrauterin und parenteral zu verabreichen.

2. Verabreichung von Prostaglandin $F_{2\alpha}$ (siehe S. 247): Diese Maßnahme ist bei Vorliegen von lebenden und abgestorbenen Früchten erfolgreich. Sie sollte deshalb auch in den Fällen angewendet werden, in denen durch Glucocorticoide keine Aborteinleitung erzielt werden konnte. Nach dem Abort sind Allgemeinbehandlungen wie bei 1. angezeigt.

3. Die früher übliche Methode des Eihautstiches mit einem 25 cm langen Trokar unterhalb der rechten Kniefalte, kranial des Euters zum Ablassen von Fruchtwasser kann wegen der damit verbundenen Komplikationen heute nicht mehr empfohlen werden.

Plazentitis

An den Eihäuten können alle Grade der Entzündung vom Ödem bis zur Nekrose beobachtet werden.

Ä.: Traumen (selten), Infektionserreger und sonstige Ursachen wie bei Aborten angegeben. Die Infektion kann hämatogen, lymphogen oder vaginal erfolgen.

D.: Meist tritt eine Retentio secundinarum mit Veränderungen der Plazentome auf. Makroskopische und mikrobiologische Untersuchungen der Eihäute und des Fetus sowie serologische Milch- und Blutuntersuchungen des Muttertieres sollten eingeleitet werden. Der Vorbericht ist zu beachten!

T.: Siehe unter infektiös bedingte Aborte, S. 252.

STÖRUNGEN DER GRAVIDITÄT VON SEITEN DES MUTTERTIERES

Brunst während der Trächtigkeit

Brunsterscheinungen werden beim Rind in der Frühträchtigkeit vereinzelt beobachtet. Sie sind auf Follikelbildungen im Ovar zurückzuführen, die vor allem in der ersten Hälfte der Gravidität unter anscheinend physiologischen Verhältnissen auftreten. Falls ein solches Tier der Bedeckung zugeführt wird, muß dies nicht zum Abort führen. Beim Einführen der Besamungspipette können jedoch Aborte ausgelöst werden, wenn es zur Schädigung der Eihüllen kommt (siehe S. 247).

Auch die vermehrte Aufnahme hochwirksamer Pflanzenöstrogene mit dem Futter (z. B. bestimmte Kleearten) kann zu brunstähnlichen Erscheinungen führen.

Scheidenausflüsse während der Trächtigkeit

Die Vaginalschleimhaut tragender Tiere ist verhältnismäßig trocken. Ausflüsse während der Tragezeit deuten auf pathologische Veränderungen hin und erfordern eine gynäkologische Untersuchung.

Blutige Ausflüsse

Ä.: Geplatzte Scheidenhämatome, Deck- oder Besamungsverletzungen, Blutungen aus der Harnblase, Gebärmutterblutungen infolge von Traumen, Intoxikationen, Infektionen oder Geschwülsten.

T.: Durch eine vorsichtige rektale Untersuchung sollte geklärt werden, ob die Trächtigkeit ungestört ist (dünnwandige, schlaffe Gebärmutter; im Fruchtwasser bewegliche Frucht; spontane oder auslösbare Lebenszeichen). Bei leichten Blutungen kann eine Spontanheilung ohne Störung der Trächtigkeit eintreten. Die therapeutischen Maßnahmen entsprechen denen, die allgemein bei inneren Blutungen empfohlen werden. Schwere Blutungen können ad exitum führen. Scheidenverletzungen sind chirurgisch zu versorgen. Bei erheblichen Allgemeinstörungen ist die Verwertung anzuraten.

Eitrige Ausflüsse (Vestibulitis, Vaginitis, Zervizitis)

Die Trächtigkeit ist stets in Gefahr.

Diff. D.: Infektiöse Aborte, Pyometra, Zystitis.

T.: Sie beschränkt sich in der Regel auf Scheidenspülungen mit milden, körperwarmen, antiseptischen Lösungen (z.B. Rivanol® 1:1000, Lotagen® 2%ige Lösung) und anschließender lokaler antibiotischer Versorgung der Scheide. Eine Reizung der Scheidenschleimhaut ist zu vermeiden.

„Falsche Wehen", das heißt vorzeitiges Einsetzen der Bauchpresse (ohne Öffnungsbereitschaft der Zervix).

Ä.: Vorfall und Entzündung der Scheide, körperliche Anstrengung (Transport), äußere Einwirkungen (Traumen, Arzneimittel, Kälte usw.), fehlerhaft ausgeführte rektale und vaginale Untersuchungen.

D.: Die Tiere pressen und stöhnen, sie weisen eine erhöhte Puls- und Atemfrequenz auf. Zeichen der Geburtsvorbereitung sind nicht erkennbar. Die Zervix ist geschlossen, der Uterus schlaff (Trächtigkeitsdauer und Vorbericht beachten; vorsichtige rektale und vaginale Untersuchung). „Falsche Wehen" können innerhalb weniger Stunden verschwinden. Längere und heftigere Wehen erzeugen vereinzelt Scheidenvorfälle, Aborte oder Frühgeburten.

Diff. D.: Uterustorsionen sowie Reizungen von Scheide, Harnblase oder Rektum, Tollwut.

T.: Oft führen schon einfache Maßnahmen, wie das Bewegen der Tiere, zum Erfolg. Der therapeutische Effekt der Epiduralanästhesie ist zeitlich begrenzt. Das gilt auch für den Einsatz von Analgetika. Die besten Ergebnisse sind durch ein- oder mehrmalige Gaben von Rompun® (Dosierung 0,2 mg je kg Körpergewicht) zu erzielen. In diesen Fällen sollten jedoch gleichzeitig 460 mg Isoxsuprinlaktat (z. B. Uterusrelaxans® – WdT) verabreicht werden, um Uteruskontraktionen auszuschalten oder zu vermeiden. Wenn diese Maßnahmen nicht zum Erfolg führen oder erhebliche Allgemeinstörungen vorliegen, ist auch die Aborteinleitung in Betracht zu ziehen.

Scheidenvorfall

Ä.: Erbfaktoren (gehäuftes familiäres Auftreten); übermäßige Lockerung des Aufhängeapparates der Scheide (vorwiegend bei älteren Tieren). Hilfsursachen sind: ungenügende Ernährung und Stoffwechselstörungen, häufige Geburten, Geburtsverletzungen, hormonelle Störungen, Eihautwassersucht, Tympanie, Mehrlingsträchtigkeit, Entzündungen von Scheide und Mastdarm; Kurzstände oder nach hinten abfallende Standplätze; Transporte, bei denen die Tiere sehr geschüttelt werden.

D.: Während die Inversio vaginae und der unvollständige Scheidenvorfall im allgemeinen nur am liegenden Tier zu erkennen sind (habitueller Vorfall), ist der vollständige Scheidenvorfall ständig sichtbar (permanenter Vorfall). Die Scheidenmukosa ist verschmutzt, infiziert, teilweise verletzt mit nekrotischen Veränderungen. Allgemeinstörungen können auftreten.

Komplikationen: Entzündungen der Zervix und des Uterus, Aborte, Fruchtemphysem, Septikämie. Während der Geburt wird teilweise eine unvollständige Öffnung der Zervix beobachtet. Post partum besteht die Gefahr des Uterusvorfalles.

Diff. D.: Neubildungen (vorgefallenes paravaginales, von Granulationsgewebe durchsetztes und umgebenes Fettgewebe, Fibrome, Myome, tumoröse Form der Leukose); Retentionszysten der Bartholinschen Drüsen (runde, bläulich schimmernde Gebilde); Hämatome; Harnblasenvorfall.

T.: Etwa vorgefundene Ursachen sollten abgestellt werden. Bei Vorliegen einer Inversio vaginae ist der Stand der Kühe hinten zu erhöhen (Holzpritsche; festgepackter Dung). Bei Scheidenvorfällen ist nach Reinigung und Desinfektion der Scheidenschleimhaut mit schwachen antiseptischen Lösungen die Zurückverlagerung der vorgefallenen Teile und der Verschluß der Vulva vorzunehmen. Die Maßnahmen erfolgen unter Epiduralanästhesie. Eine Scheidenversorgung ist angezeigt. Dabei haben sich Lebertransalben kombiniert mit Antibiotika in Puder- oder Pulverform besonders bewährt. Von der großen Zahl beschriebener Maßnahmen zum Verschluß der Vulva eignen sich besonders:

Flessaverschluß mit seitlicher Verschienung:

Mit Hilfe einer Hohlnadel werden die Schamlippen am Übergang der Vulvahaut in die behaarte Haut durchstochen. Dabei ist genügend Gewebe zu fassen, da sonst die Gefahr des Ausreißens besteht. In die Hohlnadel wird ein Metallstab, der mit einer Kugel verbunden ist, geführt und die Nadel zurückgezogen, so daß der Stab durch beide Schamlippen reicht. Auf das freie Ende des Metallstabes wird eine zweite Kugel aufgeschraubt. Es sind drei Metallstäbe notwendig, die im gleichen Abstand anzubringen sind. Der oberste Stab muß dicht am dorsalen Schamwinkel liegen (sonst kommt es zum erneuten Vorfall), der unterste nicht zu nahe der unteren Vulvakommissur, um die Klitoris nicht zu verletzen. Zur Vermeidung von Drucknekrosen und zur besseren Fixierung werden unter den Kugeln Metallschienen angebracht. Infektionen können durch Auftragen von Zinkoxyd-Lebertransalbe auf die Vulva (besonders Stichwunden) und den Bereich der Schwanzunterseite weitgehend vermieden werden. Das Entfernen des Verschlusses erfolgt in der Öffnungsphase der Geburt bei Einsetzen der Bauchpresse.

Komplikationen: Entzündung durch ständige Verschmutzung der Stichkanäle (Vulvaphlegmone), Ausreißen insbesondere nach unsachgemäßem Anlegen und bei längerem Verbleib in der Vulva.

Bühnernaht:

Sie beginnt mit dem Anbringen je eines senkrecht verlaufenden Hautschnittes (etwa 1 bis 2 cm lang) unterhalb der ventralen Vulvakommissur sowie zwischen der dorsalen Vulvakommissur und dem Anus. Dieser Schnitt ist etwas tiefer in das Gewebe des Dammes zu setzen, damit das Bühnerband ausreichend versenkt werden kann. Durch den distalen Einschnitt wird die Bühnernadel zunächst in einer Schamlippe nach dorsal bis an den oberen Einschnitt geführt. In die Nadel ist das Bühnerband einzufädeln und in die Schamlippe einzuziehen. Vorher ist noch eine antibiotisch wirkende Salbe auf das Band zu bringen (z. B. aus einem „Euterinjektor"). Das Einziehen des Bandes wird dann an der anderen Schamlippe in gleicher Weise vorgenommen. Die Bühnernadel ist so weit wie möglich von der Rima vulvae entfernt zu führen, etwa im Bereich des Überganges der Vulvahaut zur behaarten Haut, damit ausreichend Gewebe als Polster vorhanden ist. Auf diese Weise kann einer Perforation der Vestibulumschleimhaut mit nachfolgenden zusätzlichen Komplikationen vorgebeugt werden. Durch das Anziehen der Enden des Bandes wird die Vulvaöffnung verkleinert, bis gerade noch eine Passage von 3 bis 4 Fingern möglich ist, und anschließend das Band verknotet. Der Knoten des Bandes ist zu versenken und die Hautwunden durch Michelklammern zu verschließen. Kurz vor der Geburt sollte das Bühnerband nicht in der angegebenen Weise verknotet und versenkt, sondern über eine Hautbrücke durch eine Schleife verschlossen werden. Dies gelingt dadurch, daß distal zwei parallel zueinander im Abstand von 3 bis 4 cm verlaufende Einschnitte gelegt werden.

Unmittelbar vor der Geburt wird das Band entfernt oder die Schleife geöffnet und post partum erneut zugezogen.

Komplikationen: Vulvaphlegmonen (treten selten auf), Vergessen des rechtzeitigen Entfernens des Bandes vor der Geburt.

Forensische Bedeutung des Scheidenvorfalles:

Bei Zuchtrindern ist jeder Scheidenvorfall ein erheblicher Mangel. Er ist als Anlage vorhanden, so daß bei Auftreten nach einem Kauf ein Vertragsmangel (verborgen, zur Zeit der Übergabe vorhanden, erheblich) gegeben ist. Bei Mastrindern wird nur der habituelle Scheidenvorfall als unerheblicher Mangel angesehen.

Die Besitzer von Rindern und Kühen, denen ein versenktes Bühnerband eingezogen wurde, müssen vom Tierarzt darauf hingewiesen werden, daß ein möglicher Käufer von dieser Operation zu unterrichten ist.

Zuchthygienische Bedeutung:

Hinweise auf genetisch bedingte Gewebsschwäche oder Mangel in der Aufhängung des Geschlechtsapparates sind besonders bei wiederholtem oder familiär gehäuftem Auftreten gegeben. Solche belasteten Färsen und Kühe sind nach und nach auszumerzen. Die Kälber sollten ausschließlich zur Mast aufgestellt werden.

Torsio uteri

Die Torsio uteri tritt in seltenen Fällen bereits ab dem sechsten Trächtigkeitsmonat auf. Sie wird jedoch vorwiegend während des Vorbereitungsstadiums zur Geburt und der Öffnungsphase festgestellt.

Hinsichtlich Ätiologie, Diagnose und Therapie wird auf das entsprechende Kapitel (Geburtshilfe, siehe S. 272) verwiesen. Als therapeutische Maßnahmen kommen in der Regel nur die Wälzmethoden und die Laparotomie in Betracht.

GEBURTSHILFE

Von E. GRUNERT und P. ANDRESEN

Physiologie der Geburt

ANZEICHEN DER BEVORSTEHENDEN GEBURT (VORBEREITUNGSSTADIUM)

Das Vorbereitungsstadium beginnt etwa 2 bis 3 Wochen ante partum. In dieser Zeit erfolgt eine erhebliche Zunahme der von der Plazenta gebildeten Östrogene.

Symptome: Auflockerung der Bänder im Beckenbereich (besonders im Kreuzdarmbeingelenk); zunehmende Hyperämie und Ödematisierung des weichen Geburtsweges und des Euters (physiologisches Euterödem); Quellung der Gewebe im Bereich des äußeren Muttermundes (ein Schleimpfropf ist sichtbar); vermehrte Schleimsekretion im Geburtsweg und eventuell Austritt eines zähpappigen Schleimfadens aus der Vulva. Innerhalb von 48 Stunden vor Geburtsbeginn treten weitere Anzeichen auf: deutlich fühl- und zum Teil sichtbares Einfallen der kaudalen Ränder der breiten Beckenbänder; Quellung der Vulva und deutliche Verlängerung der Schamspalte; Umwandlung des teils wäßrigen, teils honigartigen Sekretes der Milchdrüse zum gelblichen, milchähnlichen Kolostrum (Biestmilch); starke Füllung von Euter und Zitzenzisternen durch das sogenannte Einschießen der Milch; Abfall der Körpertemperatur kurz vor der Geburt um 0,5 bis 1° C (dies kann allerdings nur als unsicheres Symptom gewertet werden). Die Symptome sind bei Färsen stärker als bei Kühen ausgeprägt.

GEBURTSSTADIEN

Öffnungsstadium (beginnt mit dem Öffnen des inneren Muttermundes infolge Tonussenkung der zervikalen Ringmuskulatur und endet mit dem Sprung der Fruchtblasen. Dauer: etwa 6 bis 16 Stunden).

Nach Rückbildung des Trächtigkeitsgelbkörpers sensibilisieren Östrogene den Uterus für das die Kontraktionen auslösende Oxytocin. Die dadurch bedingten Wehen drücken die Fruchtblasen (Allantois und Amnion) in den sich ständig weiter öffnenden Zervikalkanal. Das Öffnungsstadium wird oft erst dann diagnostiziert, wenn die Fruchtblasen aus der Vulva herausragen.

Allantoisblase (Wasserblase): dünnwandig mit harnähnlicher Flüssigkeit; diese Blase hat nur eine geringe geburtsmechanische Bedeutung und platzt in der Regel zuerst.

Amnionblase (Fußblase): stärkere Wand; ihr Inhalt ist viskös und trüb-grau und für die Aufweitung des weichen Geburtsweges von großer Bedeutung.

Durch besondere Fruchtblasenanordnung beim Rind kann zuerst die Amnionblase springen.

Aufweitungsstadium (beginnt unmittelbar nach dem Blasensprung und endet mit dem Durchtreten der Stirn der Frucht durch die Vulva. Dauer: im allgemeinen 1 bis 3 Stunden, bei Färsen 4 bis 6 Stunden). Durch den Dehnungsdruck der Frucht werden die Druckrezeptoren im dorsalen Scheidengewölbe erregt, wodurch reflektorisch über den N. pudendus und das Rückenmark die Kontraktion der Bauchmuskulatur (Bauchpresse) ausgelöst wird **(Entleerungsreflex).**

Die Bauchpresse entfaltet eine größere Kraft am liegenden Tier (flache Seitenlage). Jeder Bauchpressenschub treibt die Frucht 1 bis 2 cm im Geburtskanal vor. Häufig wird – nicht immer zu Recht – diese Phase durch Zugleistung abgekürzt.

Austreibungsstadium (beginnt mit dem Durchtreten der Stirn der Frucht durch die Vulva und endet mit der vollständigen Austreibung der Frucht oder der Früchte. Dauer: bei Einfrüchtigkeit 5 bis 10 Minuten).

Nachgeburtsstadium (siehe unter Puerperium S. 305).

GEBURTSREIFE DER FRUCHT

Eine Altersbestimmung der Frucht ist wichtig bei Fehl-, Früh- und Spätgeburten, zum Beispiel aus forensischen oder wirtschaftlichen Gründen; sie beruht auf Zahnbefund, Körpergewicht, Nackensteißlänge, Behaarung sowie dem Entwicklungsstand der Organe. Absolut zuverlässige Aussagen über das Alter einer Frucht bei unbekannter Trächtigkeitsdauer sind jedoch nicht möglich, da die genannten Merkmale erheblichen Schwankungen unterliegen (zum Beispiel Rasse, Vererbung, Ernährung, Mißbildungen usw.). Für eine schnelle Altersschätzung eines Rinderfetus kann folgende Formel angewandt werden: $x (x + 1) = $ Nackensteißlänge in cm ($x = $ Trächtigkeitsmonat). Für den 9. Monat gilt die Formel $x \cdot x$.

Beispiel: Abortierter Fetus, Nackensteißlänge $= 56$ cm. Die Frucht befindet sich etwa im siebenten Monat; denn $7 (7 + 1) = 56$.

Zeichen der Reife (Niederungsrassen)

Reife Frucht (Tragezeit 275 bis 285 Tage)

Das Geburtsgewicht variiert zwischen 30 und 45 kg. Die Nackensteißlänge beträgt 70 bis 90 cm. Der Körper ist dicht behaart (besonders dichte und lange Nabelbehaarung). Die Schneide- und die inneren Mittelzähne sind durchgebrochen und stehen im Zahnbogen; zum Teil sind auch die äußeren Mittel- und Eckzähne durchgebrochen.

Unreife Frucht (Tragezeit weniger als 275 Tage)
Gewicht und Nackensteißlänge sind geringer als bei reifen Früchten. Die Frucht ist vollständig, aber meist nur verhältnismäßig kurz behaart, besonders die Bauch- und Nabelhaare sind kurz und dünn. Die Zangen- und die inneren Mittelzähne stehen schief zum Zahnbogen, die äußeren Mittel- und die Eckzähne sind noch vom Zahnfleisch bedeckt.

Überreife Frucht (Tragezeit mehr als 285 Tage)
Es liegen ein höheres Gewicht und eine größere Nackensteißlänge als bei reifen Früchten vor. Das Haarkleid ist übermäßig entwickelt und lang. Die Haare sind gekräuselt, neigen zum Ausfall und können sich zum Teil im Fruchtwasser befinden; alle Schneidezähne sind vollständig durchgebrochen und hochgewachsen.

Bei Fleisch- und großen Höhenrassen liegt die durchschnittliche Trächtigkeitsdauer bei 285 (280–290) Tagen. Das Gewicht reifer Kälber ist höher als bei Niederungsrassen.

Hinsichtlich des Entwicklungsstandes der Früchte unterscheidet man:

Physiologische Frühgeburt und physiologische Spätgeburt:	geringgradig verkürzte beziehungsweise verlängerte Trächtigkeitsdauer, reife Frucht (Kennzeichen für das physiologische Ende der Trächtigkeit)
Pathologische Frühgeburt:	lebensfähige unreife Frucht, erheblich verkürzte Tragezeit
Pathologische Spätgeburt:	erheblich verlängerte Tragezeit, überreife Frucht, lebensschwache und besonders anfällige Kälber
Abort:	vollkommen unreife, unbehaarte und nicht lebensfähige oder tote Feten.

LAGERUNG DER FRUCHT IM UTERUS

Für eine geburtshilfliche Diagnosestellung hinsichtlich der Lagerung der Frucht im Uterus ist es zweckmäßig, folgende Termini zu verwenden:

Lage: Verhältnis der Längsachse des Fetus zur Längsachse der Mutter. Eine Spontangeburt oder ein Auszug sind möglich bei Vorder- und Hinterendlage (VEL und HEL). Beim Rind beträgt das Verhältnis von VEL zu HEL 95 : 5. Weiterhin sind Quer-, Senkrecht- und Schräglagen zu beobachten.

Stellung: Verhältnis des Rückens der Frucht zum Rücken der Mutter. Normalstellung: obere (dorsale) Stellung.

Abweichende Stellungen: untere (ventrale) Stellung sowie rechts- und linksseitige Stellung.

Haltung: Verhältnis des Kopfes oder der Gliedmaßen der Frucht zu ihrem Körper.

Normalhaltung: gestreckte Haltung.

Fehlerhafte Haltungen: Abbeugung von Kopf und/oder Gliedmaßen.

VERSORGUNG, ERNÄHRUNG UND UNTERBRINGUNG DER NEUGEBORENEN UND SÄUGLINGE

Unmittelbar nach dem Auszug der Frucht ist der Atmung größte Aufmerksamkeit zu schenken. Zur Anregung sind folgende Maßnahmen zu empfehlen:

1) Hochheben des Neugeborenen an den Hinterbeinen (damit der Fruchtschleim aus den Atemwegen fließt) und Übergießen mit kaltem Wasser.

2) Entfernen des noch in Mund und Nase des Neugeborenen verbliebenen **Schleimes,** der mit sauberen Händen von außen herausgedrückt werden muß. Ein Entfernen des Amnionschleimes mit der in die Mundhöhle eingeführten Hand erhöht die Infektionsgefahr.

3) Kräftiges Reiben des Rückens mit einem Tuch oder besser mit sauberem Stroh.

4) Künstliche Atmung (Streckung eines Vorderbeines zur Weitung des Brustkorbes [Inspiration] und anschließendes Beugen und Anpressen der Extremität an den Thorax [Exspiration] und Thoraxkompression). Erforderlichenfalls kann zusätzlich eine Sauerstoffzufuhr mit einer Nasensonde ausgeführt werden.

5) Verabreichung von 50 bis 100 ml einer **Natriumbikarbonatlösung** (4 bis 8 %ig) intravenös zur Behandlung der Azidose. Die Lösung kann mit der gleichen Menge einer 20 %igen Glukose-Lösung appliziert werden. Eine Lobelin-Applikation zur Anregung der Atmung ist unsicher; besser geeignet ist zum Beispiel das Auftröpfeln von **Respirot**® auf die Mund- oder Nasenschleimhaut.

Die **Nabelschnur** reißt im allgemeinen während der Austreibung des Kalbes. Erfolgt keine natürliche Ruptur, so ist der Nabelstrang etwa handbreit vom Hautnabel abzuschneiden oder durchzureißen. Das Abreißen in der Nähe des Hautnabels kann zu inneren Blutungen sowie zu Nabelbrüchen führen.

Desinfektion des Nabels

Mit einer sterilisierten Arterienklemme wird der Rest der Nabelschnur fixiert und mit einer Pinzette geöffnet. Anschließend ist Jodtinktur in die Öffnung zu gießen. Ein bloßes Bestreichen der äußeren Nabelschnurwand kann Infektionen nicht genügend sicher verhindern. Jodtinktur bewirkt auch eine schnelle Austrocknung des Nabelstranges. Im Anschluß an die Nabeldesinfektion sollte das Neugeborene auf sauberem, trockenem Stroh dem Muttertier zum Ablecken vorgelegt werden (unter Kontrolle; Vermeidung des Beleckens des Nabels).

Ernährung

Es ist notwendig, innerhalb der ersten Stunden post partum **Kolostralmilch** zu verabreichen. Diese enthält vor allem Globuline mit den notwendigen Antikörpern sowie die benötigten Vitamine (besonders ß-Karotin und Vitamin A). Die Tränkgefäße müssen vor jeder Benutzung gereinigt und möglichst durch kochendes Wasser entkeimt werden.

Zu verabreichende Milchmengen: Am ersten Tag Kolostralmilch satt, am 2. bis 5. Tag steigend etwa 3 bis 5 Liter täglich. Ein Überangebot ist zu vermeiden (Indigestion). Vom 6. bis 12. Tag sollte die Milchmenge etwa 12 % des Körpergewichtes täglich betragen. Vom 12. Tag ab erfolgt die Fütterung der Kälber bis zur Sättigung.

Folgende Tränkeregeln sind zu beachten: Die **Milch** muß **sauber, frisch** und **körperwarm** verabreicht werden (bei Milchtemperatur unter 35 °C kommt es zu Störungen der Labgerinnung und zu Durchfällen; sehr häufiger Fehler!). Die Tagesmenge ist möglichst in drei bis fünf Portionen aufzuteilen. Beim Auftreten von Schwierigkeiten sollte man die Kälber erforderlichenfalls saugen lassen. Dazu sind sie bis zu 8 Tage beim Muttertier zu belassen, allerdings ist das Euter morgens und abends auszumelken; dadurch werden Indigestionen der Neugeborenen als Folge von Überfütterung sowie Euterentzündungen vermieden (dies ist eine optimale Ernährung, da häufiger kleine Mengen einwandfreier, richtig temperierter Milch aufgenommen werden).

Auf die große Bedeutung einer vollwertigen, vielseitigen, vitaminreichen Fütterung der hochtragenden und frisch laktierenden Kühe für die Qualität der Kolostralmilch sei besonders hingewiesen. Der meist vorhandene ß-Karotin-Mangel im Winterfutter fördert die Krankheitsanfälligkeit der Kälber erheblich (vergleiche Fütterungsvorschläge im Abschnitt „Gesundheitspflege während der Gravidität"; S. 238).

Zur **Resistenzerhöhung der neugeborenen Kälber** sind ferner folgende Maßnahmen zu empfehlen: Injektion von **Mutterblut** (50 ml sbc.), eines Eiweißpräparates oder eines Kolostralmilchextraktes (z. B. Kolostralin® 20 bis 40 ml) sowie Zufütterung von **Algenmehl** (täglich 10 g) oder einer hochwertigen **Futterhefe** (z. B. Miragest®, täglich 10 g) mit der Milch.

Unterbringung

Die Unterbringung der Kälber ist von größter Bedeutung für ihre Gesundheit. Optimal sind vom Kuhstall getrennte, massive **Holzställe** mit nicht zu kleinen Einzelboxen (etwa 150 × 80 cm). Die Forderungen an die **Kälberboxen** heißen: keimarm, trocken, hell, nicht zu warm, zugfrei, mit reichlich einwandfreier Einstreu auf Holzrosten (Abfluß!). Eine zu hohe Luftfeuchtigkeit ist für Kälber besonders gefährlich (Auftreten von Pneumonien). Die Entkeimung der gereinigten Kälberboxen erfolgt am besten mittels einer Flamme **(Propangas-Abflammgerät;** das Gerät ist in gereinigten und

damit immer etwas feuchten Holzboxen durchaus anwendbar) oder mit
Hilfe eines Hochdruckreinigungsgerätes.

Pathologie der Geburt

ALLGEMEINE REGELN FÜR GEBURTSHILFLICHES EINGREIFEN

Beim Rind sollte nicht unmittelbar nach dem Blasensprung eingegriffen
werden, da das Aufweitungsstadium langsam verläuft (eine Zughilfe darf im
allgemeinen nicht vor 2 Stunden nach Blasensprung vorgenommen werden). Die Frucht wird meist etwa 6 bis 8 Stunden nach dem Sprung der
Fruchtblasen noch über den Plazentarkreislauf versorgt. Ein Eingreifen ist
jedoch notwendig bei Allgemeinstörungen des Muttertieres (sie können
besonders vom Uterus oder vom Euter ausgehen!), bei Vorhandensein von
überriechendem Vaginalausfluß (Infektionen!) sowie dann, wenn etwa
8 Stunden nach Geburtsbeginn die Frucht noch nicht geboren ist.

Jeder geburtshilflichen Maßnahme hat eine sorgfältige klinische Untersuchung des Tieres vorauszugehen, um zu einer geburtshilflichen Diagnose
und Prognose zu gelangen. Dazu ist auch die umfassende Erhebung des
Vorberichtes (Anamnese) erforderlich (Dauer der Gravidität in Tagen, Anfälligkeit des Tieres für Stoffwechselstörungen [z. B. Hypokalzämie], Verlauf vorangegangener Geburten, verwendeter Bulle, Geburtsbeginn, Zeitpunkt des Blasensprunges, vaginale Untersuchung durch Laien [forensische
Bedeutung!], Zahl der bei Auszugsversuchen beteiligt gewesenen Personen).

VORBEREITENDE MASSNAHMEN UND INSTRUMENTE ZUR HILFELEISTUNG BEI SCHWERGEBURTEN

1) Sorgfältige **Reinigung und Desinfektion** von Vulva und Hinterkörper
des Muttertieres sowie laufendes Abspülen des während der Geburt ab-
gehenden Kotes usw.

2) Bereitstellung von je einem Eimer mit warmem **Wasser** und 1- bis
2%iger warmer **Desinfektionslösung** sowie erforderlichenfalls von **Schleim**
(5 bis 20 l) und einer Abdeckpaste (z. B. Zinkoxidlebertransalbe).

3) An **Instrumenten** werden benötigt: ausgekochte oder abgeflammte Geburtsketten nach GÖTZE und Metallzuggriffe für den Auszug (Geburtsseile
sind wegen der ungenügenden Sterilisierbarkeit weniger zu empfehlen.
Werden sie verwendet, so sind sie nach jeder Geburt zu reinigen, auszu-
kochen und möglichst im Wäscheschrank aufzubewahren), Leit- oder Hilfsketten für die Fetotomie, Schleimpumpe, Fetotom, z. B. nach THYGESEN
modifiziert nach GÖTZE, mit Zubehör (S. 280), Instrumente zur Ausführung
der Schnittentbindung (S. 289).

4) **Geburtshandschuhe** sollten besonders bei Infektionsverdacht getragen
werden. Liegt ein solcher nicht vor, so genügt es, Hände und Arme mit
warmem Wasser, Seife und Bürste vor dem Einführen in den Geburtsweg
gründlich zu reinigen, um eine Infektion des Uterus nach Möglichkeit zu
vermeiden.

5) Im allgemeinen ist das Geburtstier zu **anästhesieren.** Bei Stellungs- und Haltungsberichtigungen am stehenden Muttertier ist eine kleine Epiduralanästhesie (6–8 ml eines 2%igen Lokalanästhetikums), bei der Totalfetotomie am niedergelegten Rind eine große Epiduralanästhesie (30–60 ml 2%ig) indiziert. Bei der Schnittentbindung am stehenden Tier ist neben der kleinen Epiduralanästhesie (4 bis 6 ml 2%ig) eine **Infiltration der Schnittlinie und Umgebung** vorzunehmen (z. B. paravertebrale Anästhesie mit 40 ml eines 2%igen Anästhetikums und Infiltration der Schnittlinie mit 80 ml einer ebenfalls 2%igen Lösung).

6) Die Injektion eines **Uterusrelaxans** (z. B. 20 ml [230 mg] des Uterusrelaxans – WdT® i. m. oder 10 ml i.v.) erleichtert die Hilfeleistung wesentlich. Bei länger dauernden Eingriffen ist unter Umständen eine zweite Injektion erforderlich.

7) Unerläßlich ist eine ausreichende **Beckenhochlagerung** bei der Geburtshilfe am liegenden Muttertier (Operationswagen; Gummirolle oder langer Sack, mit Häcksel oder Heu sehr fest gefüllt). Dadurch wird eine kraniale Verlagerung von Frucht und Bauchorganen des Muttertieres erreicht und somit Raum in Uterus und Scheide geschaffen.

8) Auch die Auswahl und Vorbereitung eines geeigneten **Geburtsraumes** (möglichst Abkalbestall) sind wesentlich für den Erfolg aller Maßnahmen (genügend Platz; ausreichend einwandfreie Einstreu; vertretbare Temperatur; Licht; Abstellmöglichkeit für Instrumente und Arzneimittel). Bei Geburten im Anbindestall sind die Nachbartiere zu entfernen.

GEBURTSHILFLICHE DIAGNOSE UND PROGNOSE

Die **geburtshilfliche Diagnose** berücksichtigt einmal das Allgemeinbefinden sowie die Geburtsvorbereitung des Muttertieres (äußere Untersuchung). Von besonderer Bedeutung ist auch eine sorgfältige klinische Untersuchung des Euters, weil durch die dabei festgestellten Befunde häufig die Art der geburtshilflichen Maßnahmen und auch die Prognose für das Muttertier mitbestimmt werden (z. B. eventuelle Verwertung des Muttertieres bei Vorliegen einer Pyogenes-Mastitis). Die innere (vaginale) Untersuchung erstreckt sich auf den knöchernen Geburtsweg (z. B. juveniles Becken) sowie den weichen Geburtsweg *(Öffnung bzw. Weite, Schlüpfrigkeit, Verletzungen).* Von Bedeutung sind ferner die Fruchtblasen (gesprungen oder nicht) sowie das Fruchtwasser (Beschaffenheit). Schließlich werden die Größe und die Lebensfähigkeit der Frucht sowie ihre Lage, Stellung und Haltung geprüft. Eine rektale Untersuchung ist nur im Zweifelsfall (z. B. bei Verdacht auf eine Torsio uteri) vorzunehmen, falls die vaginale Untersuchung keine ausreichende Klärung ermöglicht. Lebenszeichen des Feten *(Abwehrbewegungen)* können durch Spreizen und Drehen der Klauen sowie durch Druck auf die Augen provoziert werden. Weiterhin sind erforderlichenfalls der Saug- und Schluckreflex, ferner bei Hinterendlage der Analreflex sowie die Pulsation der Nabelgefäße zu prüfen.

Die **Prognose für das Muttertier** ist günstig bei Wehenschwäche, bei mangelhafter Öffnung aller Grade, bei juvenilem Becken, bei absolut oder relativ zu großer Frucht sowie bei Stellungs- und Haltungsanomalien. Eine ungünstige Prognose muß gestellt werden bei stark verschleppten Geburten, bei schweren Infektionen, bei hochgradiger mangelhafter Weite des weichen Geburtsweges und bei Vorliegen erheblicher Verletzungen.

Prognose für die Frucht: Die Lebensfähigkeit wird mit zunehmendem Abstand vom Blasensprung ungünstiger (verhältnismäßig günstig ist sie bis etwa 6 bis 8 Stunden nach dem Sprung der Fruchtblasen; bei Hinterendlage kürzer). Die Aussichten für die Lebenderhaltung der Kälber stehen aber auch mit der Trächtigkeitsdauer (verhältnismäßig günstig bei Niederungsrindern und kleinen Höhenrinderrassen, die 275 bis 285 Tage getragen haben), der vorausgegangenen Hilfeleistung (Art und Dauer) sowie mit dem Allgemeinbefinden des Muttertieres im Zusammenhang. Wichtig ist ferner die richtige Beurteilung bei der oben angegebenen Prüfung der Lebenszeichen der Früchte (Abwehrbewegungen).

Ein deutlich auslösbarer *Klauenreflex* weist im allgemeinen auf lebenskräftige Feten hin. Sind dagegen bei Vorderendlage nur noch der *Saug-* oder *Schluckreflex* sowie bei Hinterendlage lediglich der *Nabelpuls* nachweisbar, handelt es sich unter Umständen um lebensschwache Früchte. Eine exakte Prognose in der Geburtshilfe ist von medizinischer, wirtschaftlicher und erzieherischer Bedeutung.

LEITUNG DES AUSZUGES DER FRUCHT

Das Geburtstier sollte auch während der Nacht ständig kontrolliert werden. Bei Geburtsnähe ist das Muttertier zu reinigen.

Im allgemeinen darf nicht vor 2 Stunden nach Sprung der Fruchtblasen eingegriffen werden. Ein **vorheriges Eingreifen** kann jedoch in *folgenden Fällen* notwendig werden:

1) Bei **Verzögerung des Blasensprunges** (das heißt, die Fruchtblasen platzen nicht innerhalb von 6 Stunden nach Einsetzen der Bauchpresse).

2) Wenn die **Geburt** trotz des vollständig geöffneten weichen Geburtsweges **nicht vorangeht.**

3) Bei Vorliegen von **toten Früchten.**

Für den **Auszug** gelten **folgende Regeln:**

1) Ein Auszug mit mehr als einer Person ist grundsätzlich am in flacher Seitenlage liegenden Muttertier möglichst mit geringgradiger **Beckenhochlagerung** (maximale Wehenkraft; optimale Zugrichtung; kein Niederwerfen; günstige Untersuchungsmöglichkeit) vorzunehmen! Der Auszug am stehenden Muttertier sollte nur erfolgen, wenn er bei geringer Zugleistung möglich ist.

2) Jede Gliedmaße muß getrennt – oberhalb des Fesselgelenkes – angeschleift werden.

3) Eihautteile dürfen nicht mit einbezogen werden (Gefahr der Uterusruptur oder Karunkelverletzung!).

4) Traumen sind zu vermeiden. Die **Zugkraft** von *zwei* bis *drei Männern* darf nicht überschritten werden (möglichst keine „Geburtsmaschinen" verwenden). Mechanische Geburtshelfer sind nur dann vertretbar, wenn keine Hilfspersonen erreichbar sind; mechanische Geburtshelfer erfordern eine besonders sorgfältige und vorsichtige Handhabung.

5) **Anwendung des schiefen Zuges:** Er besteht in abwechselndem Ziehen an den Gliedmaßen, z. B. um den Durchmesser des Brustkorbes zu verkleinern.

6) **Dammschutz:** Der Operateur drückt während des Auszuges mit den Handballen den Damm des Muttertieres von außen kräftig auf den Fetus, um Dammrisse zu vermeiden.

7) Beim Auszug ist die **Führungslinie** zu berücksichtigen: Der Zug muß zunächst in Richtung der Verlängerung der Wirbelsäule laufen. Erst nach Durchtritt des Rumpfes durch das mütterliche Becken ist der Zug in Richtung Hintergliedmaßen der Kuh abzuwinkeln. Der *Zug sollte nur während des Pressens* erfolgen. Die Frucht ist „herauszuhebeln"; dazu muß die Zugrichtung wiederholt geändert werden. Bei noch nicht vollständig geweiteter Vulva sind Warmwasserduschen indiziert. Der Durchtritt des Beckens der Frucht durch den knöchernen Geburtsweg kann durch seitliches Drehen des Fetus erleichtert werden.

8) Nach der Extraktion ist die **geburtshilfliche Nachuntersuchung** (forensische Bedeutung) vorzunehmen (weitere Früchte; Verletzungen, besonders Riß der A. vaginalis und Karunkelblutungen; Möglichkeit der Nachgeburtsabnahme) und der Uterus mit keimhemmenden Präparaten zu versorgen.

Folgende **Fehler** werden bei einem Auszug häufig gemacht:

1) *Unsauberes Untersuchen* durch Laien und Verwendung von alten, nicht ausgekochten Stricken (dadurch können puerperale Infektionen und eine Infektion des Kalbes entstehen).

2) *Zu frühes Eingreifen,* eventuell vorzeitige manuelle Sprengung der Fruchtblasen (eine mangelhafte Öffnung des weichen Geburtsweges ist dann oft die Folge).

3) *Nicht richtig geleiteter Zug* (Auszug am stehenden Tier, gleichzeitiges Ziehen an beiden Gliedmaßen, ruckartiger, schneller Zug, Mißachtung der Führungslinie, kein oder falscher Dammschutz) und unerlaubte Kraftanwendung beim Auszug (mehr als 3 Personen; unkontrollierte Anwendung von mechanischen Geburtshelfern). Folgen von Gewaltgeburten können sein: Verletzung oder Tod des Kalbes und Verletzung des weichen und knöchernen Geburtsweges, Festliegen des Muttertieres post partum (z. B. Adduktorenabriß usw.). Ein Quälen des Muttertieres sollte stets vermieden werden (Vergehen gegen das Tierschutzgesetz).

Bei vorzeitigem Auszug (ungenügende Zervixöffnung), Hinterendlage der Frucht sowie abschüssiger Lagerung des Muttertieres während der Extraktion sind Darm- oder Blasenläsionen möglich. Bei **perforierenden Darmverletzungen** werden Stöhnen, Tympanie, Rückenkrümmung, Bauchdeckenspannung und Muskelzittern beobachtet. Der Enddarm ist schlaff, kühl, trocken und enthält wenig Kot; die Bauchorgane sind wie mit Samt überzogen. Eine **nicht perforierende Quetschung des Darmes** führt im allgemeinen erst 1 bis 2 Tage post partum zu Krankheitserscheinungen. **T.:** Laparotomie, Entfernung des geschädigten Darmbereiches, End- zu Endanastomose, antibiotische Versorgung. Bei verschleppten Fällen ist die alsbaldige Verwertung angezeigt.

GEBURTSSTÖRUNGEN VON SEITEN DES MUTTERTIERES

Allgemeine Erkrankungen führen nicht selten zu Störungen des Geburtsablaufes. Darum ist eine sorgfältige Allgemeinuntersuchung des Geburtstieres erforderlich! Besonders bei festliegenden Tieren sollte auf Stoffwechselstörungen, Frakturen, Muskelerkrankungen und eine Mastitis paralytica geachtet werden. Therapeutisches Vorgehen und Prognose hängen im Einzelfall vom Grad der Allgemeinerkrankung ab.

Auch können eine akute Peritonitis, eine Perikarditis, Hernien und Rupturen der Bauchdecke sowie Uterus- und Darmrupturen Ursache von Geburtsstörungen sein.

Störungen der Wehentätigkeit

Wehenschwäche

Primäre Wehenschwäche: Die Geburt verläuft ohne oder mit nur schwacher Wehentätigkeit.

Ä.: Krankheiten; Unter- oder Überernährung, einseitige Ernährung (z. B. vorwiegend Rübenblatt, Raps, Stoppelrüben, Silage), Stoffwechselstörung; ausschließliche Stallhaltung (Anbindestall) ohne Auslauf; Mehrlingsträchtigkeit; Eihautwassersucht; Bauchbruch; hormonale Dysfunktion; eventuell erbliche Faktoren.

T.: Traubenzucker-Kalzium-Infusion sowie 10 bis 30 I. E. Oxytocin i. v. (eventuell wiederholte Injektion).

Sekundäre Wehenschwäche: Eine anfänglich vorhandene Wehentätigkeit läßt – besonders bei verschleppten Geburten – im Verlauf der Geburt wegen Erschöpfung des Muttertieres nach.

T.: Falls der knöcherne und weiche Geburtsweg genügend weit sind, der Fetus nicht zu groß ist, keine fehlerhafte Lage, Stellung oder Haltung vorliegen und andere pathologische Veränderungen im Geburtsweg fehlen, ist die Extraktion der Frucht durch verstärkte Zugkraft (zwei Mann) am in linker Seitenlage liegenden Muttertier mit geringer Beckenhochlagerung vorzunehmen. Bei Verdacht auf Hypokalzämie oder andere Stoffwechselstörungen sind diese zuerst zu behandeln. Liegt eine mangelhafte Öffnung vor, so sollten Östrogenpräparate und Kalzium intravenös verabreicht werden.

Unerwünscht starke Wehen

Sie erschweren die Geburt sowie die Geburtshilfe und können Spasmen der Uterusmuskulatur, Uterusrupturen, Vorfall von Rektum und Scheide sowie eine Hypoxie des Fetus bedingen.

D.: Die Tiere zeigen Unruhe und starkes Pressen, das bei der Scheidenuntersuchung verstärkt wird (die Vaginalexploration ist dann sofort abzubrechen!).

T.: Angezeigt ist die Ausführung einer kleinen Epiduralanästhesie zur Ausschaltung der gleichzeitig bestehenden starken Bauchpresse sowie erforderlichenfalls die Applikation eines Tranquilizers und eines Uterusrelaxans intravenös oder intramuskulär. Nach Beruhigung des Tieres sind Untersuchung und Hilfeleistung möglich. Bei Entzündungen oder Verletzungen des weichen Geburtsweges als Ursache des starken Pressens sollte gegebenenfalls die Frucht durch Schnittentbindung entwickelt werden. Frische tiefe Verletzungen sind nach antibiotischer Versorgung grundsätzlich sofort zu nähen, da sonst die Gefahr der Entstehung der prognostisch ungünstigen **Beckenphlegmone** (Infektion mit C. pyogenes) besteht.

Geburtsstörungen von seiten des knöchernen Geburtsweges

Ä.: Juveniles Becken (> 50 % aller Schwergeburten beim primiparen Rind); selten Beckenanomalien, Rachitis, Exostosen nach Beckenbrüchen; Erbmängel (besonders bei wiederholten Schwergeburten beachten!).

D.: Bei der vaginalen Untersuchung sind eine Enge oder Eincngung des Beckens nachweisbar. Die Frucht ist besonders im Bereich des Schulter- oder Beckengürtels im Geburtsweg eingekeilt.
Diff. D.: Absolut zu große Frucht.

T.: Eine Schnittentbindung ist bei lebenden, eine Fetotomie bei toten Früchten indiziert. Letzteres gilt nur, wenn der weiche Geburtsweg nicht zu eng ist, sonst muß ebenfalls eine Schnittentbindung vorgenommen werden.
Bei Färsen mit juvenilem Becken ist eine Rastzeit von 3 bis 4 Monaten post partum einzuhalten. Tiere mit anderen Beckenfehlern sowie Kühe mit wiederholten Geburtsstörungen sollten ausgemerzt werden.

P.: Bei der Belegung der jungen Tiere ist auf eine genügende Beckenentwicklung zu achten (Gefahren der Züchtung auf Frühreife; nicht das Alter, sondern die Entwicklung der Tiere ist bei der Erstzulassung entscheidend). Wichtig dürfte auch die Nachkommenprüfung auf Schwergeburten, besonders in der Rinderbesamung sein (Bullentöchtergruppenvergleich). Sperma von Bullen, die ein hohes Geburtsgewicht bei ihren Nachkommen vererben, sollte nicht bei Färsen verwendet werden.

Geburtsstörungen von seiten des weichen Geburtsweges

Enge von Vulva und Scheide

Ä.: Juvenil bedingte Enge; mangelhafte hormonale Geburtsvorbereitung; vorzeitige Blasensprengung; übermäßiges Ödem von Vulva und Scheide; Narbenbildung.

T.: Versucht werden sollte ein Auszug der gut eingeschleimten Frucht mit höchstens zwei Personen (Dammschutz; vor und während des Auszuges warme Dusche der Vulva und der Beckenbänder). Die Extraktion gelingt oft durch eine allmähliche Entwicklung der Frucht am liegenden Muttertier mit leichter Beckenhochlagerung. Ist ein Auszug nicht möglich, so sind Östrogenpräparate (z. B. 60 mg Pecostrol®) und Kalzium (100 ml einer 25%igen Lösung) intravenös oder versuchsweise Monzal® (1000 bis 1500 mg) zu injizieren und 2 Stunden später eine manuelle Erweiterung (mit beiden Händen) und ein vorsichtiger Auszug mit 1 bis 2 Personen zu versuchen. Eine Enge der Vulva kann auch durch Episiotomie (zwei dorsolaterale Einschnitte in die Schamlippen) behoben werden; nach Entwicklung der Frucht ist die Operationswunde sofort zu nähen. Bei Versagen der aufgeführten Behandlungsmethoden muß eine Schnittentbindung oder – falls möglich – eine Fetotomie entsprechend der geburtshilflichen Untersuchung vorgenommen werden.

Enge des Zervikalkanals

Mangelhafte Öffnung (= m. Ö.)

Ä.: Neurohormonelle Störungen (Wehenschwäche), z. B. infolge ungünstiger, einseitiger Fütterung (Raps, Stoppelrüben, Rübenblatt und anderes), fehlerhafte Haltung, Stellung oder Lage der Frucht; Zustand nach Retorsion; Narbenbildung und Neubildungen im Bereich des Zervikalkanals; Frühgeburten.

D.: Der weiche Geburtsweg ist elastisch und feucht; es besteht die Möglichkeit der Erweiterung, besonders bei noch stehenden Fruchtblasen. Der Fetus lebt oder ist kurz vorher abgestorben. Bei einer *m. Ö. ersten Grades* können Beine und Kopf die Zervix passieren, jedoch besteht eine Manschette, die der Frucht fest anliegt. Bei der *m. Ö. zweiten Grades* sind nur die Gliedmaßen in die Scheide eingetreten, während bei einer *m. Ö. dritten Grades* der Zervikalkanal nur etwa für 3 Finger des Untersuchers passierbar ist.

T.: Sind die Fruchtblasen noch nicht gesprungen, so kann abgewartet werden, da eine Spontanöffnung noch möglich ist; jedoch darf dadurch keine Verschleppung der Geburt eintreten. Zu empfehlen sind auch Warmwasserduschen und manuelle Dehnungsversuche.

Sind die Fruchtblasen jedoch gesprungen, so ist die Applikation von Östrogenpräparaten und Kalzium intravenös, erforderlichenfalls anschließend von Oxytocin 10 bis 30 I. E. indiziert.

Bei Versagen der erwähnten Möglichkeiten sind die Schnittentbindung (besonders bei hochgradiger Enge der Zervix) oder die Fetotomie (bei toten Früchten und ausreichender Weite des weichen Geburtsweges) auszuführen. Einschnitte in den Zervikalkanal gelten wegen der Gefahr des Entstehens einer Uterusruptur sowie eines danach auftretenden mangelhaften Zervixschlusses mit nachfolgender Sterilität als kontraindiziert. Bei hochgradiger Enge des Zervikalkanals sind Trächtigkeitsdauer und äußere

Geburtsvorbereitung des Muttertieres (Einfallen der Beckenbänder; Kolostralmilchbildung) zu beachten, um vorzeitige Wehen auszuschließen!

Mangelhafte Weite bei verschleppter Geburt (= m. W.)

Ä.: Bei diesen Tieren ist eine zeitgerechte Geburt der Frucht unterblieben. Es besteht bereits eine beginnende Involution des weichen Geburtsweges, die 12 bis 24 Stunden nach Geburtseintritt einsetzt. Häufig geht eine mangelhafte Weite aus einer m. Ö. hervor.

D.: Das Allgemeinbefinden ist mehr oder weniger gestört. Der Geburtsweg ist besonders im Bereich der Zervix eingeengt, trocken und nicht mehr elastisch. Bei der vaginalen Untersuchung entstehen häufig saugende Geräusche. Es besteht keine Möglichkeit der Öffnung mehr. Die abgestorbene Frucht zeigt zum Teil schon Fäulniserscheinungen (Emphysem); das Fruchtwasser ist dünnflüssig, mißfarben, übelriechend. Die Einteilung in die m. W. ersten, zweiten und dritten Grades erfolgt wie bei der mangelhaften Öffnung (m. Ö.).

T.: Bei der m. W. ersten Grades ist die Fetotomie unter Verwendung von viel Schleim, einem Uterusrelaxans sowie einer Epiduralanästhesie angezeigt. Bei der m. W. zweiten und dritten Grades kann bei nicht erheblich gestörtem Allgemeinbefinden die Schnittentbindung versucht werden, sofern nicht die Verwertung des Muttertieres in Betracht gezogen wird (Erhaltung des Fleischwertes; die Fruchtbarkeitsaussichten sind nach der Schnittentbindung herabgesetzt).

Scheidenvorfall kurz vor dem Geburtstermin

Ä.: Übermäßige Lockerung des Aufhängeapparates der Scheide (vorwiegend bei älteren Tieren). Als zusätzliche ätiologische Faktoren gelten: ungenügende Ernährung und Stoffwechselstörungen, Tympanie, häufige Geburten, hormonelle Störungen, Eihautwassersucht, Mehrlingsträchtigkeit, Entzündungen von Scheide und Mastdarm, Erbfaktoren (familiäres Auftreten), Kurzstände oder nach hinten abfallende Standplätze; Transporte, bei denen die Tiere sehr geschüttelt werden.

D.: Während die *Inversio vaginae* und der *unvollständige (partielle) Scheidenvorfall* im allgemeinen nur am liegenden Tier zu erkennen sind *(habitueller Vorfall)*, ist der *vollständige Scheidenvorfall* meist ständig sichtbar *(permanenter Vorfall)*. Die Scheidenmukosa ist verschmutzt, infiziert, teilweise verletzt. Allgemeinstörungen können auftreten. Weitere Komplikationen sind: Entzündungen der Zervix und des Uterus, Aborte, Fruchtemphysem, Septikämie, teilweise unvollständige Öffnung der Zervix während der Geburt und Uterusvorfall.

Diff. D.: Neubildungen (z. B. Fibrome, tumoröse Form der Leukose); Retentionszysten der Bartholinschen Drüsen (runde, bläulich schimmernde Gebilde); Hämatome; Harnblasenvorfall.

T.: Sie besteht zuerst in dem Abstellen etwa vorgefundener Ursachen; bei einer *Inversio vaginae* ist der Standplatz der Kühe nach hinten zu erhöhen (durch eine Holzpritsche oder festgepackten Dung). Bei einem Scheidenvorfall muß die Scheidenschleimhaut mit milden, antiseptischen Lösungen gereinigt und desinfiziert werden. Anschließend ist die Applikation von Lebertransalbe sowie eine kleine Epiduralanästhesie vorzunehmen. Die vorgefallenen Teile sind manuell zu reponieren, und die *Vulva* ist zu verschließen (Operationstechnik, forensische und zuchthygienische Bedeutung siehe S. 256).

Torsio uteri

Sie stellt sich gelegentlich im Vorbereitungsstadium zur Geburt, vorwiegend jedoch während des Öffnungs- und Aufweitungsstadiums ein. Tritt sie vor der Geburt auf, so wird sie häufig nicht oder zu spät diagnostiziert.

Ä.: Prädisponierende Faktoren: Große Beweglichkeit des Uterus, da seine Fixation durch die breiten Mutterbänder an der konkaven Seite erfolgt; starke Asymmetrie der hochtragenden Gebärmutter; Verminderung des intraabdominalen Druckes beim Aufstehen und Hinlegen; relativ geringe Fruchtwassermenge am Ende der Trächtigkeit (Fruchtbewegungen werden leichter auf den Uterus übertragen); vereinzelt ausbleibende Fixation des Uterus durch den Netzbeutel; stark gefüllter Pansen sowie Erschlaffung der Bauchdecken bei älteren Kühen.
Auslösende Faktoren: Fruchtbewegung, Transport, Wälzen des Muttertieres.

D.: Zu unterscheiden sind postzervikale und präzervikale Drehungen (letztere treten beim Rind weit seltener auf). Bei Torsionen bis zu 90° zeigen die Tiere im allgemeinen keine Schmerzäußerung; bei höhergradigen Torsionen sind häufig deutliche Kolikerscheinungen, Rückenkrümmung, Abhalten des Schwanzes, Bauchdeckenspannung, Inappetenz und Tympanie zu beobachten. Teilweise trippelt die Kuh hin und her, schlägt mit den Hinterbeinen gegen den Bauch und schaut nach hinten. Häufig wird eine Abstumpfung des Tieres und damit ein Nachlassen der anfänglichen Schmerzsymptome beobachtet. Bei kolikähnlichen Erscheinungen und bei Indigestionen hochtragender Tiere ist stets an Uterustorsionen zu denken! Die Ermittlung von Sitz, Richtung und Grad der Torsio uteri muß durch die vaginale und rektale Untersuchung erfolgen.

Vaginal: Eine Faltenbildung in der Scheide (besonders am Scheidendach) tritt nur bei postzervikaler Torsio uteri auf: Zum Beispiel verlaufen bei einer Rechtstorsio die Scheidenfalten von links oben kaudal nach rechts unten kranial, bei einer Linkstorsio dagegen von rechts oben kaudal nach links unten kranial. Der weiche Geburtsweg (vor allem die Zervix) ist bei einer Torsio uteri von 90° etwa noch für Kopf und Gliedmaßen der Frucht, bei 180° noch mühsam für die Hand durchgängig; bei einer Torsio uteri von 360° ist die Zervix vollständig verschlossen.

Rektal: Die Gebärmutterwand ist gespannt und verdickt. Die Mutterbänder mit der A. uterina sind verlagert und gespannt. Bei einer Rechtstorsio zieht ein Strang von links oben nach rechts unten, bei einer Linkstorsio verläuft dieser Strang von rechts oben nach links unten. Beim Rind werden häufiger Linkstorsionen beobachtet.

T.: Während der Hochträchtigkeit:

Brettwälzmethode: Bei dieser Methode ist das Tier in Richtung der Torsio uteri bei gleichzeitiger Fixation des Uterus von der Flanke her mit Hilfe eines etwa 3,5 m langen Brettes, auf dem eine leichte Person steht (Beckenhochlagerung nicht allgemein erforderlich, aber günstiger!) zu drehen.

Bei einer Rechtstorsio ist die Kuh auf die rechte Seite niederzulegen und über den Rücken nach rechts (im Uhrzeigersinn) zu wälzen. Alle vier Gliedmaßen sind mit Lederfesseln und Stricken zu versehen; Vorder- und Hinterbeine sind paarweise zu vereinigen. Wichtig ist das Anlegen von Kettenhalfter und Augenblende. Benötigt werden möglichst 6 Hilfspersonen (eine zur Fixation des Kopfes, je zwei zur Fixierung und zum Ziehen an den paarweise gefesselten Gliedmaßen, eine Person zur Belastung des Brettes). Die Kuh ist bis zur Senkrechtlage langsam (die Person auf dem Brett muß zur ausreichenden Leibbelastung mitgehen), dann schnell zu wälzen. Eine Wiederholung des Wälzvorganges ist dann notwendig, wenn die Torsio uteri nicht behoben ist (rektale Kontrolle des Behandlungserfolges am stehenden Tier). Die Belastung des Brettes ist gering zu halten (möglichst unter 50 kg), sonst besteht erhöhte Gefahr der Uterusruptur.

Laparotomie und intraabdominale Rückdrehung: Bei Geburtsnähe kann nach der Retorsio eine Schnittentbindung vorteilhaft sein. Ansonsten ist nach erfolgter Rückdrehung bis zur Geburt abzuwarten.

Während der Geburt:

Rückdrehung durch Auszug der Frucht: Durchführbar nur bei Torsionen bis zu etwa 90°.

Manuelle Retorsion der Gebärmutter am stehenden Tier (kleine Epiduralanästhesie mit 6 bis 8 ml einer 2%igen Lösung).

Der Geburtshelfer kann unter Umständen bereits durch Einwirkung auf den Kopf der lebenden Frucht eine Rückdrehung der Gebärmutter auslösen. Gelingt dies nicht, so fixiert er die Frucht z. B. an der Schulter (Vorderendlage) beziehungsweise am Becken (Hinterendlage) und versucht, sie einschließlich Uterus mit steifem Arm in kleine pendelnde Bewegungen um die Längsachse zu versetzen und dann kräftig herumzuwerfen (keinen Fruchtwasserersatz verwenden!). Während des Pendelns ist ein starker Druck auf die Frucht auszuüben, wodurch oft schon eine Rückdrehung erreicht wird.

Diese Manipulation kann durch eine intensive extraabdominale Einwirkung (z. B. mit Hilfe eines Brettes) unterstützt werden: Bei Vorliegen einer Rechtstorsio hebt die rechts am Tier stehende Person das gesenkte Brett langsam aber kräftig an, wodurch ein Druck gegen die Bauchwand von unten nach oben ausgeübt wird, während die zweite Hilfskraft links am Tier das andere Ende des Brettes langsam senkt. Bei Vorliegen einer *Linkstorsio* ist *umgekehrt vorzugehen.*

Retorsio mit Hilfe der Geburtsgabel nach CAEMMERER: Wesentlich sind hierbei: kleine Epiduralanästhesie, Fixierung der Gliedmaßen am Instrument sowie manuelle Kontrolle der Uteruswand (um eine übermäßige Spannung der Gebärmutter rechtzeitig zu erkennen!) und des Kopfes der Frucht während der Drehung.

Indirekte Aufdrehung durch *Wälzen des Muttertieres*: Brettwälzmethode wie auf Seite 273 beschrieben oder Fixation der Frucht oder der Zervix durch die vaginal eingeführte Hand des Operateurs während des Wälzens. Voraussetzung für das Wälzen mit Handfixierung der Frucht ist eine kleine Epiduralanästhesie und eine Beckenhochlagerung; ansonsten ist wie bei der Brettwälzmethode vorzugehen.

Rückdrehung der Gebärmutter *nach Laparotomie* und anschließender Schnittentbindung, besonders bei präzervikalen Torsionen. Dazu sollte die Bauchhöhle in der linken Flanke geöffnet werden. Eine Schnittentbindung sollte möglichst erst nach Beseitigung der Torsio erfolgen!

GEBURTSSTÖRUNGEN VON SEITEN DER FRÜCHTE

Mißbildungen

Ä.: Erbfehler, aber auch exogene Faktoren können zu Entwicklungsstörungen und damit zu Mißbildungen führen (Gameto-, Embryo- und Fetopathien).

Nachfolgend werden nur die Mißbildungen erwähnt, die für die praktische Geburtshilfe bedeutungsvoll sind:

Einzelmißbildungen: Wassersucht der Frucht (Hydrocephalus, Anasarca und Ascites); Encephalocele (Hernia cerebri); Schizosoma reflexum; Perosomus elumbis; Hals- und Gliedmaßenverkrümmungen (oft mit Ankylosen).

Doppelmißbildungen: Doppelgesicht (Diprosopus); Doppelkopf (Dicephalus); Brustzwillinge (Thoracopagus); Brustbauchzwillinge (Thoracogastropagus); Kopfbrustzwillinge (Cephalothoracopagus).

D.: Sie ist bei Einzelmißbildungen relativ einfach, bei Doppelmißbildungen dagegen oft schwierig, und zwar besonders dann, wenn die Verwachsungsstelle mit der untersuchenden Hand nicht erreicht werden kann.

Diff. D.: Zwillinge

T.: Das geburtshilfliche Vorgehen hängt vom Einzelfall ab. Kleine mißgebildete Früchte können mit und ohne Zughilfe geboren werden. Meist ist aber eine Teil- oder Totalfetotomie, selten eine Schnittentbindung angezeigt.

Zu große Früchte (fetopelvines Mißverhältnis)

Absolut zu große Frucht: Die Querdurchmesser der Frucht (Kopf, Brust, Becken) sind größer als die Durchmesser des normalen mütterlichen Beckens. Dies ist häufig dann der Fall, wenn das Gewicht des Kalbes erheblich über dem normalen Geburtsgewicht der Kälber der gleichen Rasse liegt (z. B. normales Geburtsgewicht [Deutsche Schwarzbunte] 30 bis 45 kg; absolut zu große Frucht: 50 kg und mehr).

Relativ zu große Frucht: Das Gewicht der Frucht ist im Verhältnis zu anderen Feten der gleichen Rasse nicht zu groß, der Beckendurchmesser der Mutter aber abnorm klein (z. B. juveniles Becken).

Ä.: Zu frühe Zuchtverwendung, Paarung von Bullen größerer Rassen mit Färsen kleinerer Rassen, Doppellender, überreife Früchte und pathologisch verlängerte Trächtigkeitsdauer.

D.: Sie ist vereinzelt durch eine vaginale Untersuchung, meistens jedoch erst nach erfolglosem Auszugsversuch möglich.

T.: Schnittentbindung; bei toten Früchten sollte, sofern der weiche Geburtsweg genügend geweitet ist, eine Fetotomie ausgeführt werden.

Abgestorbene Früchte: Sie verursachen besonders bei verschleppten Geburten häufig Geburtsstörungen (trockener, unelastischer Geburtsweg nach länger zurückliegendem Blasensprung; mehr oder weniger hochgradige Totenstarre; Lage-, Stellungs- und Haltungsberichtigungen werden dadurch oft erheblich erschwert oder unmöglich).

D.: Sie ist aufgrund des Fehlens jedes Lebenszeichens der Frucht oder Haarausfall usw. zu stellen.

T.: Versucht werden kann ein Auszug nach Einbringen von reichlich Fruchtwasserersatz. Bei ausreichend weitem Geburtsweg ist eine Teil- oder Totalfetotomie, bei mangelhafter Weite zweiten oder dritten Grades eine Schnittentbindung angezeigt.

Faule oder emphysematöse Frucht (Dunstkalb)

Sie wird in der Endphase der Trächtigkeit oder während der Geburt beobachtet.

Ä.: Durch Fäulniserreger (Anaerobier) kommt es zur Gasbildung in Unterhaut, Muskulatur, Körperhöhlen und Organen. Die Infektion erfolgt meist durch die leicht geöffnete Zervix bei verschleppten Geburten (ihre Entstehung ist innerhalb von 24 Stunden möglich).

D.: Das Allgemeinbefinden des Muttertieres ist gestört; es besteht ein Scheidenausfluß. Die aus der Vulva hängenden Eihautteile sind stark übelriechend. Die Zervix ist mangelhaft geweitet, die Scheide vermehrt warm und trocken; die Frucht ist puffig aufgetrieben (Emphysem), Haare fallen aus, das Klauenhorn löst sich.

T.: Notwendig ist eine schnelle Entleerung der Gebärmutter (Gefahr der Septikämie!). Ein Auszug gelingt selten; in den meisten Fällen ist die Fetotomie, bei besonders wertvollen Tieren mit noch gutem Allgemeinbefinden eventuell die Schnittentbindung indiziert. Tiere mit hochgradig gestörtem Allgemeinbefinden sind zu verwerten.

Fehlerhafte Lagen, Stellungen und Haltungen der Früchte

Fehlerhafte Lagen kommen beim Rind selten vor. Für den Auszug wird die Herstellung der VEL oder HEL angestrebt. Die Art der Hilfeleistung muß von Fall zu Fall entschieden werden. Gelingt eine Korrektur nicht, so ist im allgemeinen bei toten Früchten eine Fetotomie, bei lebenden Feten eine Schnittentbindung angezeigt.

STELLUNGSBERICHTIGUNG

P.: Günstig bei seitlicher Stellung, weniger günstig bei unterer Stellung (hier zeigt der Rücken der Frucht zum Bauch des Muttertieres). Eine Drehung ist leichter bei lebenden Früchten zu erreichen. Folgende *Grundsätze* sind zu beachten:

1) Die Drehung ist möglichst am *stehenden Muttertier* vorzunehmen. Muß sie am liegenden Tier erfolgen, so ist das Becken hochzulagern.

2) Die Drehung des Fetus sollte im Uterus vorgenommen werden.

3) Vor der Berichtigung muß *reichlich Schleim* in die Gebärmutter eingepumpt werden (Frucht muß schwimmen!).

T.: Folgende *Möglichkeiten* sind zu empfehlen:

1) *Ausübung eines längeren Druckes auf die Augen der Frucht.* Innerhalb von 5 bis 10 Minuten kann sich der Fetus reflektorisch drehen.

2) *Berichtigung während des Auszuges* des Feten (dies ist bei seitlicher Stellung der Frucht möglich). Die vorher mit Geburtsketten fixierten Gliedmaßen der Frucht werden gekreuzt. Während ein Gehilfe das oben liegende Bein nach unten, ein zweiter die unten liegende Gliedmaße nach oben zieht, hebt der Geburtshelfer den Kopf der Frucht (durch Orbitalgriff) oder das Becken (bei Hinterendlage) in Richtung auf die obere Stellung an. Die Frucht ist aus der unteren Stellung erst in eine seitliche Stellung durch Druck mit der Hand auf das Schulterblatt bzw. das Becken zu bringen. Sollte dies nach der einen Seite nicht möglich sein, kann die Frucht in die entgegengesetzte Richtung gedreht werden, was zum Teil schnell gelingt.

STELLUNGSBERICHTIGUNG MIT HILFE DER GEBURTSGABEL NACH CAEMMERER

Sie ist unter kleiner Epiduralanästhesie und nach Verabreichung eines Uterusrelaxans im allgemeinen leicht durchzuführen.

Technik: Anlegen der Geburtsketten an beide Gliedmaßen; Aufstreifen der Manschetten auf die Gliedmaßen; Einsetzen der Gabelzinken in die entsprechende Manschette; Fixierung der Ketten an der Gabel (fest anziehen); Einsetzen des Querstabes in die Gabel; Drehung unter Handkontrolle. Andere Hilfsmittel, z. B. die Verwendung eines Stabes, der durch das mit Achtertouren eines Strickes fixierte Gliedmaßenpaar gelegt wird, sind weniger empfehlenswert.

Fehlerhafte Stellungen (besonders die untere Stellung) sollten möglichst vor einer Fetotomie oder Schnittentbindung korrigiert werden. Gleichzeitig bestehende fehlerhafte Haltungen sind vor der Stellungskorrektur zu berichtigen.

HALTUNGSBERICHTIGUNG

Sie ist möglichst am stehenden Muttertier durchzuführen. Liegt das Tier fest, so sollte das Becken hochgelagert werden.

Indikationen: Eine Haltungsberichtigung ist nur angezeigt bei Vorhandensein einer Längslage (Vorder- oder Hinterendlage) sowie bei genügender Weite des Geburtsweges und nicht zu großer Frucht, das heißt, wenn anschließend voraussichtlich der Auszug gelingt, oder wenn eine Schnittentbindung notwendig wird. Die Berichtigung gelingt vorwiegend bei lebenden Feten. Bei toten Feten sollte sie nur dann vorgenommen werden, wenn sie leicht und ohne Gefährdung des Muttertieres gelingt. Sonst ist bei toten Früchten eine Teil- oder Totalfetotomie unbedingt vorzuziehen.

Kontraindikationen: Fruchtemphysem; ankylotische Früchte; Quer- und Senkrechtlagen.

Berichtigung der Seitenkopfhaltung

P.: Sie ist relativ günstig bei kleinen Früchten.

T.: Zuerst ist ein Uterusrelaxans zu verabreichen und eine kleine Epiduralanästhesie vorzunehmen. Bei trockenem Geburtsweg muß Schleim eingepumpt werden. Die Fixation des Kopfes sollte mit Hilfe des „Orbitalgriffes" und sobald wie möglich mit Hilfe des „Maulgriffes" erfolgen (sonst besteht Verletzungsgefahr durch die Zähne des Feten). Beim Heranziehen des Kopfes muß dieser gleichzeitig kräftig gegen den Rumpf gedrückt (um Platz zu schaffen, kleinster Bewegungsradius!) und etwas angehoben werden.

Folgende **Hilfsinstrumente** können verwendet werden:

Lange *Geburtskette* nach Götze: Sie ist mit dem Schlingenführer um den Hals zu legen (fixe Halsschlinge bei lebenden Früchten!). Dadurch kann die Berichtigung wesentlich erleichtert werden. Beim Zug an der Unterkieferschlinge ist jedoch gleichzeitig der Orbitalgriff anzuwenden, um eine Verdrehung des Halses zu vermeiden. Bei Anschleifen des Unterkiefers ist eine dünne Geburtskette nach Götze zu verwenden.

Geburtskrücke (Gabelkrücke nach Kühn) oder auch Fetotom:

Das Instrument muß an der der fehlerhaften Haltung entgegengesetzten Gliedmaße (innen und proximal) mit der Sägeschlinge befestigt werden. Damit ist ein Zurückschieben der Frucht *gleichzeitig* mit der Einwirkung der Zugkraft möglich (Kräftepaar). Die Haltungsberichtigung ist nur im Uterus vorzunehmen.

Berichtigung der Brust- und Rückenkopfhaltung

P.: Sie hängt von einer zusätzlichen Halsdrehung und von der Öffnung des weichen Geburtsweges ab. Eine Berichtigung der Brustkopfhaltung ist im allgemeinen relativ einfach, die der Rückenkopfhaltung schwierig.

T.: Sie erfolgt vorwiegend wie bei Seitenkopfhaltung. In schwierigen Fällen der Brustkopfhaltung ist das Muttertier in eine Seiten- oder Rückenlage zu bringen (mit Beckenhochlagerung!). Bei der Rückenkopfhaltung ist eher die Teilfetotomie angezeigt (in der Regel tote Frucht).

Berichtigung der Karpalbeugehaltung

P.: Günstig.

T.: Uterusrelaxans und Epiduralanästhesie sind meist nicht erforderlich. Der Geburtshelfer umfaßt die Klaue der Frucht und streckt in den Wehenpausen die Gliedmaße unter maximaler Beugung der Zehengelenke. Wenn die Klaue in der Hohlhand liegt, besteht keine Verletzungsgefahr. Falls notwendig, ist der Fetus vor der Streckung in die Gebärmutter zurückzuschieben.

Berichtigung der Schulterbeugehaltung

P.: Sie ist bei einseitiger Abbeugung günstiger als bei beiderseitiger.

T.: Nach Verabreichung eines Uterusrelaxans und Setzen einer kleinen Epiduralanästhesie erfolgt die Berichtigung in zwei Phasen: Zuerst wird eine Karpalbeugehaltung durch Zug am Oberarm der Frucht mit der Hand oder mit dem KREY-SCHÖTTLER-Doppelhaken hergestellt; danach ist die Gliedmaße kräftig gegen den Körper der Frucht zu drücken und anzuheben (um Platz zu schaffen; kleinster Bewegungsradius!). Anschließend erfolgt die Streckung (siehe Karpalbeugehaltung).

Berichtigung der Tarsalbeugehaltung

Die Streckung geschieht nach den gleichen Grundsätzen wie bei der Karpalbeugehaltung.

P.: Relativ günstig.

Berichtigung der Hüftbeugehaltung

T.: Auch hierbei ist die Applikation eines Uterusrelaxans sowie die Vornahme einer kleinen Epiduralanästhesie angezeigt; erforderlichenfalls muß vor der Berichtigung Schleim eingepumpt werden. Mit einer Geburtskrücke (Kolbenkrücke nach BECKER; Fetotom), die am Schwanz der Frucht mit einer Sägedraht- oder einer dünnen Seilschlinge fixiert ist, kann der Fetus in den Uterus zurückgeschoben werden. Gleichzeitig erfolgt die Herstellung einer Tarsalbeugehaltung. Danach wird die Gliedmaße vollständig gestreckt. Das Vorgehen in zwei Phasen erfolgt sinngemäß wie bei der Schulterbeugehaltung. Die Unterstützung der Zugkraft mit einer langen Geburtskette ist sehr zu empfehlen (die laufende Schlinge ist an der abgebeugten Gliedmaße mit einem Schlingenführer anzulegen). Falls erforderlich, ist das Muttertier in eine Seiten- oder Rückenlage (Beckenhochlagerung) zu bringen.

ERSCHWERTE MEHRLINGSGEBURTEN

Geburtsstörungen werden bei Mehrlingsgeburten durch verschiedenartige Kombinationen von Lage-, Stellungs- und Haltungsfehlern beobachtet. Die Diagnosestellung erfordert eine besonders sorgfältige Untersuchung. Auszuschließen sind fehlerhafte Lagen (Bauchvertikal- und -querlage) bei Einlingen, ein Schizosoma reflexum und Doppelmißbildungen. Die Geburtshilfe ist meistens nicht sehr schwierig, weil die Früchte klein sind.

Beachte im Anschluß an die Geburt: Gewissenhafte geburtshilfliche Nachuntersuchung mit manuellem Austasten beider Hörner.

Geburtshilfliche Operationen

FETOTOMIE

Indikationen

1) Enge des knöchernen Geburtsweges (z. B. juveniles Becken) sowie mangelhafte Öffnung und Weite des weichen Geburtsweges ersten Grades bei toten Früchten.

2) Absolut zu große tote Früchte, die bei Anwendung erlaubter Zugleistung ohne Gefahr für das Muttertier nicht extrahiert werden können.

3) Nicht korrigierbare Lage-, Stellungs- und Haltungsanomalien bei toten Früchten.

4) Mißbildungen, die nicht zu extrahieren sind.

Kontraindikationen

1) Hochgradige Störung im Allgemeinbefinden des Muttertieres.

2) Ungenügende Öffnung oder mangelhafte Weite des weichen Geburtsweges zweiten und dritten Grades.

3) Ruptur des weichen Geburtsweges und des Uterus sowie erhebliche Verletzungen und Blutungen im Genitalbereich.

Vorbereitungen

Totalfetotomien sollten am *liegenden,* Teilfetotomien können am stehenden Muttertier durchgeführt werden (genügend großer und heller Geburtsraum mit reichlicher Einstreu).

Eine *Beckenhochlagerung* ist unbedingt erforderlich. Dadurch kommt es zur Verlagerung der Bauchorgane und der Frucht nach kranial, was die Arbeit wesentlich erleichtert und die Geburtshygiene verbessert.

Zur *Anästhesie* sind am liegenden Muttertier 30 bis 60 ml, am stehenden Tier 6 bis 8 ml eines 2%igen Lokalanästhetikums epidural zu injizieren. Wird die Fetotomie bei Vorliegen lebender Früchte gewünscht, so sind diese vor der Operation abzutöten (bei Vorderendlage durch rasches Absetzen des Kopfes; bei Hinterendlage durch Abreißen des Nabelstranges).

Sehr zu empfehlen ist die Verabreichung eines **Uterusrelaxans** (z. B. Isoxsuprinlaktat, 230 mg intramuskulär) neben der Anästhesie.

Bereitzustellen sind **Fruchtwasserersatz** (1 bis 2 Eimer) und eine **Schleimpumpe**. Schleim sollte im allgemeinen wiederholt, und zwar vor dem Anlegen des Fetotoms mit der Sägeschlinge und vor dem Auszug großer Stücke weit kranial eingepumpt werden.

Zur Vermeidung von Infektionen sollte **Abdeckpaste** auf Hände und Arme des Geburtshelfers sowie auf Vulva und Umgebung des Muttertieres aufgetragen werden. Ein Handtuch ist auf die Kruppe zu legen.

Erforderlich ist die Bereitstellung von je einem Eimer mit warmem *Wasser* und milder *Desinfektionslösung,* um eine wiederholte zwischenzeitliche Reinigung und Desinfektion der Hände und Arme bei der Operation vornehmen zu können.

Das für die Fetotomie notwendige **Instrumentarium** (Fetotom, Einfädelsonde, Drahtsäge nach LIESS mit Reserve, Handgriffe, zwei Hilfsketten nach GÖTZE, KREY-SCHÖTTLER-Doppelhaken, biegsamer Schlingenführer nach SAND, Kneifzange für Drahtsäge) sollte in einer *Metallwanne* mit warmer Desinfektionslösung während der Fetotomie aufbewahrt werden.

Folgende Schnittführungen sind möglich:

Querschnitt (verläuft senkrecht zur Fetotomachse)

Vorbereitung des Fetotoms zum Querschnitt, das heißt, Drahtsäge (4 x Fetotomlänge) in beide Röhren einfädeln und Handgriffe anknüpfen.

1) Fixation des abzusetzenden Körperteiles der Frucht (Gliedmaße unterhalb des Fesselgelenkes oder Unterkiefer mit Leitketten, bei Rumpfquerschnitten Fixation der Wirbelsäule mit dem Doppelhaken nach KREY-SCHÖTTLER).

2) Führen der Leitkette durch die Sägeschlinge (stets von oben nach unten) und Vorbringen der Säge bis auf die Gliedmaßenspitze oder den KREY-SCHÖTTLER-Doppelhaken.

3) Vorbringen des Fetotomkopfes unter Handschutz bis an die Schnittstelle und provisorische Fixation der Kette an der Halteplatte des Fetotoms.

4) Aufstreifen der Sägeschlinge, am besten mit Handwechsel (rechte Hand nach rechts; linke Hand nach links), bis in die Höhe der gewünschten Schnittebene. Das Vorbringen der Säge wird durch Einpumpen von Schleim und vorübergehendes leichtes Straffen der Sägeschenkel erleichtert.

Wichtig: Zuerst das Fetotom und dann die Säge vorbringen.

5) Endgültige Fixation der Kette am Fetotom. Das Fetotom wird mit der rechten Hand hinter der Halteplatte, mit der linken hinter dem Fetotomkopf gehalten.

6) Ausführung des Schnittes (langsames Ansägen; lange, ruhige aber kräftige Sägenzüge; erforderlichenfalls wiederholte Schnittkontrolle).

Längsschnitt (verläuft in Richtung der Achse des Fetotoms)

Vorbereitung des Fetotoms zum Längsschnitt, das heißt, die Drahtsäge ist nur in eine Röhre einzufädeln und der freie Teil der Säge ist mit dem Schlingenführer nach SAND zu verbinden.

1) Fixation der Frucht (siehe Querschnitt).

2) Führen des Schlingenführers um den abzusetzenden Körperteil – und zwar von unten nach oben –, Zurückziehen und Lösen des Schlingenführers von der Säge außerhalb der Vulva (Säge über Fetotomlänge vorziehen!).

3) Einfädeln des freien Sägeschenkels in das Fetotom, Anbringen des Sägegriffes.

4) Fixation der Hilfskette an der Halteplatte des Fetotoms.

Schrägschnitt

Der Schrägschnitt nach vorwärts wird in gleicher Weise wie der Querschnitt, der Schrägschnitt nach rückwärts wie der Längsschnitt ausgeführt.

Während der Operation sind folgende Maßnahmen zu beachten:

1) Vor jedem Schnitt ist mittels Schleimpumpe genügend Fruchtwasserersatz in den Uterus zu bringen (dadurch wird Raum geschaffen, die Arbeit erleichtert und die Schleimhaut geschützt).

2) Beim Auszug der abgesetzten Teile sind stets scharfe Knochenstümpfe mit der Hand zu bedecken, um Verletzungen zu vermeiden (die unversehrte Haut soll der Vaginalschleimhaut anliegen). Vor der Extraktion ist Schleim einzuführen. Der Auszug sollte nur mit Hilfe einer Hand – am besten durch den Operateur selbst – erfolgen. Zu große Stücke dürfen nicht gewaltsam ausgezogen werden, sondern sind nochmals zu teilen.

3) Die Instrumente sind vor Gebrauch und nach jedem Schnitt in eine Metallwanne mit warmer Desinfektionslösung zu legen.

4) Zwischenzeitlich ist eine wiederholte Reinigung und Desinfektion der Hände und Arme notwendig.

5) Verstopfte Fetotomröhren sind mit der Einfädelsonde oder durch Wasserdruck (Wasserleitung) zu reinigen.

6) Bei häufigen Sägerissen ist auf Fehler der Sägetechnik (kurze, schnelle Sägenzüge), der Sägeführung (Knochen!) sowie auf Beschädigung des Fetotomkopfes zu achten.

Die Totalfetotomie beim Rind kann in folgender Weise vorgenommen werden:

Totalfetotomie bei in Vorderendlage (VEL) vorliegender Frucht
(regelhafte Schnittführung; Abb. 3 a)

1. und 2. Absetzen der gestreckt vorliegenden Vordergliedmaßen im Karpalgelenk durch Querschnitte.

Der Fetotomkopf liegt in der Gelenkbeuge, die Sägeschlinge in der dorsalen Gelenkdelle; die vollständige Erhaltung des Radius zum späteren Anschleifen ist unbedingt erforderlich.

3. Absetzen des gestreckt vorliegenden Kopfes mit Hals durch einen Querschnitt.

Der Kopf ist mit einer Unterkieferschlinge zu fixieren und zu strecken. Beim Schnitt ist der Hals möglichst vollständig zu entfernen. Die Gliedmaßenstümpfe brauchen nicht angeschliffen zu werden.

4. Querschnitt hinter der Schulter mit Stellungswechsel des Instrumentes zum Längsschnitt durch den Vorderkörper (Abb. 1 a bis c).

Ziel: Längsteilung des Schultergürtels. Beide Karpalstümpfe sind anzuschleifen. Die Sägeschlinge muß beiderseits kaudal des Schulterblattes liegen. Der Stellungswechsel des Instrumentes sollte dann vorgenommen werden, wenn die Wirbelsäule und das Brustbein genügend eingesägt sind. Anschließend ist das Fetotom aus dem Geburtsweg herauszunehmen und zwischen die Vorderschenkel vorzubringen; erst jetzt kann der Schnitt vollendet werden. Danach kann die untere Gliedmaße mit der zugehörigen Schulter entfernt werden (die unversehrte Haut muß immer nach unten zeigen; Knochenspitzen sind mit der Hand zu bedecken).

5. Vollendung des Querschnittes hinter der Schulter (Abb. 1 d).

Der Fetotomkopf und die Sägeschlinge sind bis zur Höhe der alten Schnittebene vorzubringen.

6. Querschnitt durch den Rumpf.

Ziel: Entfernung eines nicht zu großen Rumpfringes (etwa $1^1/_2$ handbreit). Zunächst erfolgt die Fixierung durch Ansetzen des KREY-SCHÖTTLER-Doppelhakens, der an einer Hilfskette befestigt ist, an der Wirbelsäule; danach ist die Sägeschlinge gleichmäßig weit vorzubringen. Der abgesetzte Rumpfring ist gekippt unter Handschutz auszuziehen; danach sind die Baucheingeweide zu entfernen.

7. Querschnitt vor dem Becken.

Der Schnitt soll unmittelbar vor den Hüfthöckern laufen, da es sonst zu Schwierigkeiten beim folgenden Längsschnitt kommt.

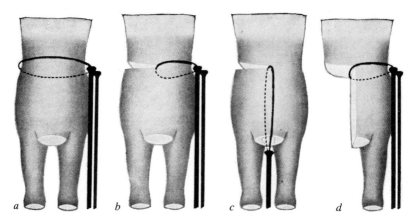

Abb. 1: *Schema des Querschnittes hinter der Schulter mit Stellungswechsel zum Längsschnitt bei in Vorderendlage befindlicher Frucht. a) Die Säge ist zum Querschnitt angelegt; b) Der Querschnitt wird nur zur Hälfte ausgeführt; c) Längsteilung des Brustkorbes nach Stellungswechsel des Instrumentes; d) Vollendung des Querschnittes nach Entfernung der abgesetzten rechten Hälfte des Vorderkörpers.*

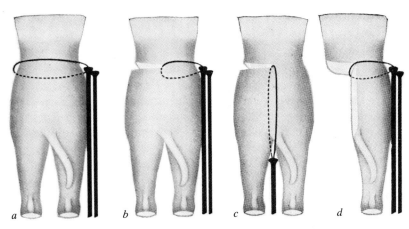

Abb. 2: Schema des Querschnittes vor dem Becken mit Stellungswechsel zum Längsschnitt bei in Hinterendlage befindlicher Frucht. a) Die Säge ist zum Querschnitt vor dem Becken angelegt; b) Der Querschnitt wird zur Hälfte ausgeführt; c) Längsteilung des Beckens nach Stellungswechsel des Fetotoms; d) Vollendung des Querschnittes nach Auszug der abgesetzten linken Beckenhälfte.

Abb. 1 u. 2 entnommen aus Richter und Götze: „Tiergeburtshilfe", 3. Auflage, 1978, Verlag Paul Parey in Berlin und Hamburg.

Die Durchführung des Schnittes und der Auszug des abgesetzten Rumpfringes erfolgt wie unter 6. angegeben.

8. Längsschnitt durch das Becken.

Ziel: Teilung des Beckens in zwei gleiche Teile.

Die Fixierung geschieht mit dem an der Wirbelsäule befestigten KREY-SCHÖTTLER-Doppelhaken. Die Sägeschlinge mit dem Schlingenführer nach SAND wird im allgemeinen vom Bauch her zwischen den Hinterschenkeln vorgebracht und vom Rücken der Frucht her wieder aufgesucht. Der Schlingenführer ist dann bis über das Ende des Fetotoms herauszuziehen. Schließlich wird der Sägedraht wieder eingefädelt und der Handgriff befestigt. Die Sägeschlinge muß im Sitzbeinausschnitt laufen; der Fetotomkopf liegt auf dem KREY-SCHÖTTLER-Doppelhaken, das heißt vor der Wirbelsäule. Beim Auszug der beiden Beckenhälften müssen scharfe Knochenteile mit der Hand bedeckt werden; gegebenenfalls sind die Beckenhälften zu drehen und an den Hintergliedmaßen auszuziehen.

Totalfetotomie bei in Hinterendlage (HEL) vorliegender Frucht
(regelhafte Schnittführung; Abb. 3 b).

1. und 2. Absetzen der gestreckt vorliegenden Hintergliedmaßen im Tarsalgelenk durch Querschnitte.

Nach Fixierung einer Hintergliedmaße wird der Fetotomkopf in die Tarsalbeuge vorgebracht und die Sägeschlinge etwa zwei Fingerbreiten distal des Fersenhöckers gelegt (dadurch bleibt der Tarsalstumpf zum weiteren Anschleifen erhalten).

3. Querschnitt vor dem Becken mit Stellungswechsel des Instrumentes zum Längsschnitt durch das Becken (Abb. 2).

Ziel: Teilung des Beckens in zwei gleiche Teile.
Beide Tarsalstümpfe sind anzuschleifen. Zunächst werden der Fetotomkopf und dann die Sägeschlinge bis unmittelbar vor die Hüfthöcker vorgebracht. Nach Fixierung der Leitkette an der Halteplatte des Fetotoms kann gesägt werden. Ein Stellungswechsel des Fetotoms erfolgt nach Einsägen der Wirbelsäule. Dazu ist das Fetotom aus dem Geburtsweg zu ziehen, die die oben liegende Gliedmaße fixierende Leitkette aus der Sägeschlinge herauszunehmen und der Fetotomkopf danach zwischen den beiden Hinterschenkeln wieder vorzubringen. Die untere Beckenhälfte kann nach Vollendung des Schnittes ausgezogen werden (Handschutz).

Beachte: Beim ersten Querschnitt wird häufig zu weit gesägt, da nur die Wirbelsäule als knöcherne Grundlage vorliegt.

4. Vollendung des Querschnittes vor dem Becken (Abb. 2 d).

Zuerst wird der Tarsalstumpf angeschleift. Danach ist der Fetotomkopf und anschließend die Sägeschlinge in die alte Schnittebene zu legen.

5. Querschnitt durch den Rumpf.

Ziel: Absetzen eines nicht zu großen, aber gleichmäßig breiten Rumpfringes.
Vor dem Schnitt erfolgt die Entfernung der Baucheingeweide und das Anlegen eines KREY-SCHÖTTLER-Doppelhakens mit Leitkette an der Wirbelsäule.

Die Durchführung des Schnittes und der Auszug des abgesetzten Rumpfringes geschieht wie bei VEL (S. 282) angegeben.

6. Querschnitt hinter der Schulter.

Der Schnitt soll in Höhe des Schulterblattknorpels liegen. Die Sägeschlinge ist ebensoweit wie der Fetotomkopf vorzubringen. Nach dem Schnitt sind die Brustorgane zu entfernen. Der Auszug des Rumpfsegmentes erfolgt wie bei der VEL angegeben.

7. Diagonalschnitt durch den Vorderkörper.

Ziel: Teilung des Vorderkörpers in zwei ausziehbare Teile, und zwar bestehend aus einerseits der oben liegenden Gliedmaße mit Kopf und Hals und dem kleineren Teil des Schultergürtels sowie andererseits aus der unten liegenden Gliedmaße mit dem größeren Teil des Schultergürtels. Zuerst ist die Wirbelsäule mit dem KREY-SCHÖTTLER-Doppelhaken zu fixieren. Dann wird der Sägedraht mit dem Schlingenführer nach SAND zwischen den beiden Vordergliedmaßen sowie unter dem Hals hindurchgeführt und vom Rücken her wieder aufgesucht, hervorgezogen und eingefädelt. Der Fetotomkopf ist zunächst auf die Schulter und während des Schnittes dann zurückzunehmen und auf den KREY-SCHÖTTLER-Doppelhaken zu legen. Der Auszug der beiden Teile erfolgt unter Umständen nach Wendung an den

Gliedmaßen (die Schnittfläche soll immer nach oben zeigen; Knochenstümpfe sind mit der Hand zu bedecken; vor dem Auszug ist der Geburtsweg einzuschleimen).

Fetotomie bei fehlerhaften Haltungen

Indikation: Nicht zu berichtigende Haltungsfehler bei toten Früchten.

Folgende **regelhafte Schnittführungen** sind möglich:

1) Absetzen des in fehlerhafter Haltung (Seiten-, Rücken- oder Brustkopfhaltung) befindlichen Kopfes mit Hals durch Längsschnitt.

2) Absetzen einer in Karpalbeugehaltung (oder Tarsalbeugehaltung) befindlichen Gliedmaße durch Längsschnitt.

3) Absetzen einer in Schulterbeugehaltung befindlichen Gliedmaße durch Diagonalschnitt nach rückwärts.

4) Absetzen einer in Hüftbeugehaltung befindlichen Gliedmaße durch Diagonalschnitt nach rückwärts.

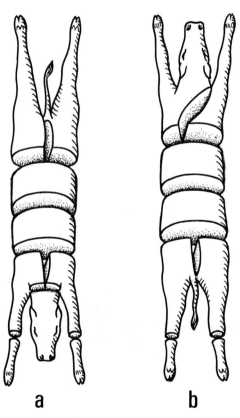

a　　　　**b**

Abb. 3:　Schematische Darstellung der regelhaften Schnittführung bei Fetotomie einer Frucht in Vorderendlage (a) bzw. Hinterendlage (b).
Entnommen aus Grunert-Bove-Stopiglia: „Manual de obstetricia veterinária, Ediçao Sulina, P. Alegre, Brasilien.

Durchführung: Das Fetotom ist zum Längsschnitt vorzubereiten. Die Fixierung erfolgt – soweit erforderlich – mit dem Doppelhaken. Die Drahtsäge wird mit dem Schlingenführer um den abgebeugten Hals oder die abgebeugte Gliedmaße herumgeführt und wieder eingefädelt. Der Fetotomkopf ist bei Vorliegen einer Hüftbeugehaltung auf die Gegenseite des fehlerhaft gelegenen Körperteiles zu legen, um einen Teil des Beckens mit der entsprechenden Gliedmaße zu entfernen (wichtige Maßnahme!).

Nach Absetzen des fehlerhaft gehaltenen Körperteiles ist je nach Weite des Geburtsweges und Größe der Frucht entweder ein Auszug des Restkörpers der Frucht (Teilfetotomie) oder eine Totalfetotomie (beim Rind meist erforderlich) vorzunehmen. Von einem Auszug des Restkörpers ist grundsätzlich dann abzusehen, wenn der Rumpf des Fetus angeschnitten ist, da sonst eine erhöhte Gefahr einer Verletzung des weichen Geburtsweges besteht.

Gelingt der Längsschnitt bei fehlerhaften Haltungen nicht, so sind nachstehende, *nicht regelhafte Schnittführungen (Querschnitte)* möglich:

Nicht regelhafter Querschnitt durch den Vorderkörper bei fehlerhafter Kopfhaltung.

Durchführung: Zuerst sind die Vordergliedmaßen im Karpalgelenk abzusetzen, anschließend die Karpalstümpfe mit Hilfsketten anzuschleifen, und danach das Fetotom bis zur gewünschten und möglichen Schnittebene vorzubringen. Zuletzt wird die Sägeschlinge über die Karpalstümpfe auf den Vorderkörper aufgestreift. Der nicht regelhafte Querschnitt durchtrennt den Hals, der sich dann meist nur noch in häutiger Verbindung mit dem Körper befindet (ein Absetzen des Kopfes mit Hals ist nunmehr ohne Schwierigkeiten im Längsschnitt durchführbar). Anschließend ist die Totalfetotomie der im Rumpf angeschnittenen Frucht erforderlich.

Nicht regelhafter Querschnitt durch den Hinterkörper bei Hüftbeugehaltung.

Nach Befestigen des Krey-Schöttler-Doppelhakens am Schwanzansatz wird zuerst das Fetotom und dann die Sägeschlinge bis zur möglichen Schnittebene vorgebracht (hierzu ist oft viel Schleim notwendig). Nach Absetzen des hinteren Beckenabschnittes (Querschnitt) ist die Entfernung der in Hüftbeugehaltung befindlichen Hintergliedmaßen im Längsschnitt möglich (meist besteht nur noch eine häutige Verbindung mit dem Rumpf). Anschließend ist eine Schnittführung wie bei der regelhaften Totalfetotomie erforderlich.

Fetotomie bei fehlerhaften Lagen
Die Operation ist vorwiegend bei Stuten, selten beim Rind notwendig.

Bauchquer- und Bauchsenkrechtlage (vier Beine des Feten im Geburtsweg!).

Durchführung:

1) Absetzen der vorliegenden Gliedmaßen im Karpal- und Tarsalgelenk.

2) Anschleifen der Tarsalstümpfe, Heranziehen des Hinterkörpers und Absetzen der Hintergliedmaßen im Kniegelenk (Fetotomkopf in die Kniekehle, Sägeschlinge mitten auf die geraden Kniescheibenbänder legen).

3) Anschleifen der Karpalstümpfe und teilweise Wendung der Frucht zur Vorderendlage (vor der Wendung sollte viel Schleim in den Uterus verbracht werden!). Die Wendung in VEL ist deshalb notwendig, da beim Auszug des Restkörpers in Hinterendlage eine Verletzungsgefahr durch einen eventuell fehlerhaft gehaltenen Kopf, besonders bei Ankylose der Halswirbelsäule, besteht.

4) Absetzen des meist in fehlerhafter Haltung befindlichen Kopfes und Halses mittels Längsschnitt.

5) Wendung der Frucht zur Vorderendlage (dazu ist reichlich Schleim erforderlich!).

6) Auszug des Restkörpers bei günstigen Raumverhältnissen oder Totalfetotomie.

Rückenquer- und Rückensenkrechtlage.

Hier ist eine Fetotomie sehr schwierig, da keine Gliedmaßen erreichbar und deshalb kaum Möglichkeiten für eine Schnittführung vorhanden sind.

Vorgehen: Zuerst ist der Hinterkörper mittels eines am Schwanzansatz befestigten KREY-SCHÖTTLER-Doppelhakens heranzuziehen und die Operation mit einem nicht regelhaften Querschnitt durch das Becken zu beginnen. Es kann aber auch der Vorderkörper herangeholt (Doppelhaken an den Hals ansetzen) und zunächst Kopf und Hals durch einen Längsschnitt abgesetzt werden (vor dem Schnitt ist viel Schleim einzupumpen!). Danach ist meist eine weitere Teilung der Frucht durch Längsschnitte sowie teilweise durch nicht regelhafte Querschnitte möglich.

Geburtshilfliche Nachuntersuchung und Nachbehandlung

Nach Abschluß der Fetotomie erfolgt eine **geburtshilfliche Nachuntersuchung** unter Berücksichtigung nachstehender Gesichtspunkte:

1. Vorliegen eines zweiten Kalbes oder von Fruchtteilen.

2. Verletzungen des weichen Geburtsweges.

3. Möglichkeit der Nachgeburtsabnahme.

4. Behandlung der Gebärmutter: Zuerst ist eine Reinigungsspülung am liegenden Tier (Beckenhochlagerung vorher entfernen) mit 6 bis 8 Liter warmer Chloraminlösung 0,2%ig und anschließend mit 2 Liter einer Rivanol- oder Entozonlösung 1:1000 (körperwarm) notwendig. Die Spülflüssigkeit sollte wieder vollständig abgehebert werden. Die weitere Uterusversorgung wird nach folgendem Plan vorgenommen:

Keimhemmende Uterusversorgung (nach Schwergeburten)

	Nachgeburt abgegangen	Nachgeburts-verhaltung
unmittelbar p.p.	Behandlung (Dosis*)	Behandlung (Dosis*)
1. Tag p.p.	ohne Behandlung	Versuch der NG-Abnahme; Uterusbehandlung
3. Tag p.p.	rektale Kontrolle; Behandlung des Uterus, besonders bei puerperalen Störungen (infizierte Lochien; Atonia uteri; fieberhafte Allgemein-erkrankungen)	Versuch der NG-Abnahme; Uterusbehandlung
6. Tag p.p.	Behandlung nur bei puerperalen Störungen	Versuch der NG-Abnahme; Uterusbehandlung
7. Tag p.p.	ohne Behandlung	Östrogenpräparat und 100 ml Ca-gluconat (25%ig) i.v.
9. Tag p.p.	abschließende vaginale und rektale Kontrolle. Bei nicht einwandfreiem Puerperium nochmals Uterusbehandlung	Abnahme der NG (i.a. möglich) und Uterusbehandlung
ca. 6 Wo. p.p.	rekt. u. vag. Unters., erforderlichenfalls Uterus-infusion sowie unterstützende Allgemeinbehandlung (siehe S. 181)	
ca. 10 Wo. p.p.	vag. Unters. bei Besamung; erforderlichenfalls kombinierte Besamung und Uterusbehandlung sowie unterstützende Allgemeinbehandlung (siehe S. 182)	
	unterstützende Maßnahmen im Puerperium (siehe auch S. 311)	

*) Dosis = 100 g eines Sulfonamid-Präparates oder 2000 bis 4000 mg bzw. 2 bis 4 Mio I. E. eines antibiotischen Präparates.

SCHNITTENTBINDUNG (Sectio caesarea)

Ziel: Erhaltung von Muttertier und Frucht (das Leben der Frucht ist bei Extraktion mit verstärktem Zug im allgemeinen wesentlich mehr gefährdet als bei der Sectio).

Indikationen

1) Relativ oder absolut zu große lebende Früchte mit einer Tragezeit von etwa 275 bis 285 Tagen (bei Niederungs- und kleinen Höhenrindern).

2) Ungenügende Öffnung des weichen Geburtsweges, besonders bei bereits gesprungenen Fruchtblasen (der Blasensprung sollte allerdings im allgemeinen nicht mehr als 6 bis 8 Stunden zurückliegen).

3) Nicht zu berichtigende fehlerhafte Haltungen, Stellungen und Lagen bei lebenden Früchten.

4) Torsionen (besonders präzervikale), die nicht zu beseitigen sind.

5) Höhere Grade der mangelhaften Öffnung und Weite bei toten Früchten.

Kontraindikationen

1) Erhebliche Störung im Allgemeinbefinden des Muttertieres.

2) Hochgradige Uterustorsionen, die schon längere Zeit bestehen.

3) Frakturen des Beckens sowie umfangreiche Muskelrisse (besonders Adduktorenriß bei festliegenden Muttertieren).

Bei Uterusperforationen sowie bei verschleppten Geburten mit emphysematösen Früchten und hochgradiger mangelhafter Weite des weichen Geburtsweges ist ein „Kaiserschnitt-Versuch" nur auf ausdrücklichen Wunsch des Besitzers vorzunehmen (Operationsschwierigkeiten ergeben sich besonders beim Vorlagern und bei der Naht des Uterus; Peritonitis-Gefahr; Fruchtbarkeitsaussichten von nur 20 bis 25 %). Der Besitzer ist über das Risiko zu informieren!

Vorbereitungen: An Instrumenten und Verbrauchsmaterial werden benötigt: zwei 20-ml-Spritzen mit einer langen Kanüle sowie Kanülen für die Epiduralanästhesie, ein Skalpell, zwei Scheren, sechs große, zwei kleine Arterienklemmen, zwei chirurgische Pinzetten, eine Uterusfaßzange, ein Wundhaken, ein Nadelhalter, verschiedene Nadeln, Nahtmaterial (Catgut, synthetische Fäden), Klammerzange mit Klammern, Geburtsketten mit Zuggriffen; zwei bis drei Liter Entozon oder Rivanol (1 : 1000), ausgekochte Watte, Brennspiritus, Jodtinktur, Uterusrelaxans, Lokalanästhetikum 2 %ig, antibiotische Salben, Uterusstäbe oder -kapseln, Antibiotikum mit breitem Wirkungsspektrum (für eine parenterale Anwendung), Wundtextil, Pattex; Plastik-Abdecktuch, Fessel für das rechte Hinterbein.

Von den verschiedenen **Operationsmethoden** hat sich in der Praxis besonders der **Flankenschnitt** links am stehenden Rind bewährt. Bei nicht mehr standfesten oder festliegenden Muttertieren ist der Flankenschnitt links am Muttertier in Brustlage zu empfehlen. Der **Operationsablauf** ist aus nachfolgender Zusammenstellung ersichtlich:

Vorbereitende Maßnahmen

1) Scheren, Rasur, Reinigung, Desinfektion und Jodieren des Operationsfeldes mit Umgebung.

2) Applikation eines Uterusrelaxans (z. B. Isoxsuprinlaktat, 20 ml [230 mg] i.m. etwa 20 Minuten oder 10 ml i.v. unmittelbar vor Operationsbeginn). Bei gleichzeitiger Verwendung von Rompun® zur Sedierung (0,05 bis 0,1

mg/kg Kgw) sind 460 mg (40 ml) Isoxsuprinlaktat zu verabreichen (sonst treten sehr starke Uteruskontraktionen auf).

3) Anlegen eines Kettenhalfters und einer Augenblende; eine zuverlässige Hilfsperson muß den Kopf des Tieres fixieren.

4) Befestigen einer Fessel mit Strick an der rechten Hintergliedmaße. Den Strick hält eine Hilfsperson, um im Fall des Niedergehens des Tieres durch Zug eine rechte Seitenlage zu erhalten. Ein Niedergehen (besonders bei Uterusvorlagerung und Auszug der Frucht) sollte aber möglichst verhindert werden (eventuell mit Treibstab). Bei niedergehenden Kühen ist an Erschöpfung oder auch an Hypokalzämie zu denken.

Anästhesie

1) 4 bis 6 ml eines Lokalanästhetikums 2%ig epidural

2) Infiltration der Schnittlinie (80 bis 100 ml 2%ig)

3) Leitungsanästhesie (paravertebral 40 ml 2%ig).

Öffnen der Bauchhöhle

Das Öffnen erfolgt in der linken Flanke, und zwar handbreit kranial des Hüfthöckers. Der Schnitt beginnt etwa $1^1/_2$ bis 2 Handbreiten unterhalb der Lendenwirbelquerfortsätze und wird in einer Länge von 30 bis 35 cm senkrecht durch Haut, Faszie, 3 Muskelschichten, Fascia transversa und Bauchfell geführt. Stärkere Blutungen sind sofort zu stillen (Klemmen; Unterbindung). Um Pansenverletzungen zu vermeiden, sind die Fascia transversa und das Peritoneum zunächst mit einer Pinzette faltenartig anzuheben und dann erst mit einer Schere zu durchtrennen.

Vorlagerung des Uterus

Erforderlichenfalls sind das Netz und der Pansen nach kranial zu verlagern. Anschließend muß das tragende Uterushorn an die Bauchhöhlenöffnung herangeholt und möglichst extraabdominal gelagert werden. Dazu ist die Gebärmutter erst zu drehen und dann vorsichtig herauszuheben (bei VEL sind die Hintergliedmaßen von der Klauenspitze bis zum Tarsalgelenk vorzulagern). Falls nötig, ist der Bauchwandschnitt nach unten zu verlängern.

Uterusschnitt und Fruchtentwicklung

Nach Fixation des Uterus mit einer Uterusfaßzange wird die Gebärmutter unter Schonung der Plazentome in Längsrichtung (30 bis 35 cm) geöffnet und die Frucht mit Geburtsketten extrahiert. Beim Auszug der Frucht sollte ein seitliches Einreißen der Uteruswand vermieden werden (unter Umständen durch Verlängerung des Uterusschnittes). Fruchtwasser darf möglichst nicht in die Bauchhöhle fließen. Dies wird durch eine gute Vorlagerung und sichere Fixation der Gebärmutter verhindert.

Uterusnaht (Abb. 4 bis 8)
Vor Beginn der Uterusnaht werden heraushängende Eihautteile unter Schonung der Karunkeln abgeschnitten.

Der Verschluß der Uteruswunde erfolgt am besten durch eine einfache oder rückläufige fortlaufende Lembert-Naht im Matratzenstil mit Catgut. Hierbei kommt Serosa auf Serosa, und es erfolgt eine Kammbildung nach dem Uteruslumen zu; die Schleimhaut darf nicht durchstochen werden. Zur Naht ist die Uteruswunde mit paarweise an die beiden Wundränder (rechts und links) angelegten Klemmen durch einen Helfer zu fixieren. Die Naht erfolgt in 3 Abschnitten. Es ist zweckmäßig, den Faden nach jedem Abschnitt anzuziehen und durch eine Klemme zu fixieren. Die Wundwinkel sind V-förmig zu umstechen.

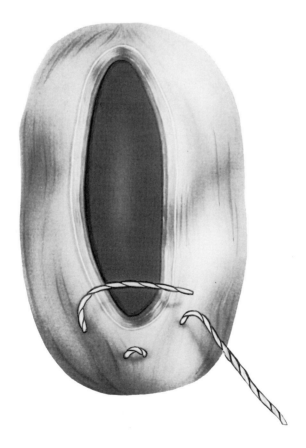

Abb. 4: *Beginn der Uterusnaht (V-förmige Umstechung des unteren Wundwinkels). Nahtmaterial: Catgut (Nr. 6 USP bzw. 10 Ph. Eur.)*

Abb. 5:   *Erster Teil der fortlaufenden Lembert-Naht im Matratzenstil.*

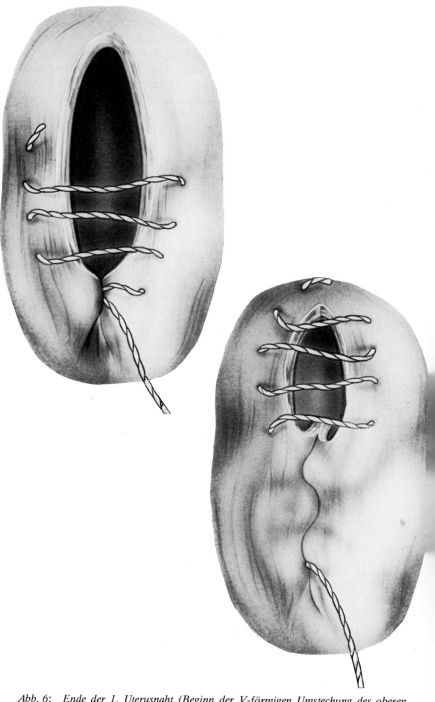

Abb. 6:   *Ende der 1. Uterusnaht (Beginn der V-förmigen Umstechung des oberen Wundwinkels). Unterer Teil der Gebärmutternaht ist angezogen.*

*Abb. 7: Ende der rückläufigen Gebärmutternaht (Matratzenstil). Fadenanfang und
-ende müssen noch verknotet werden.*

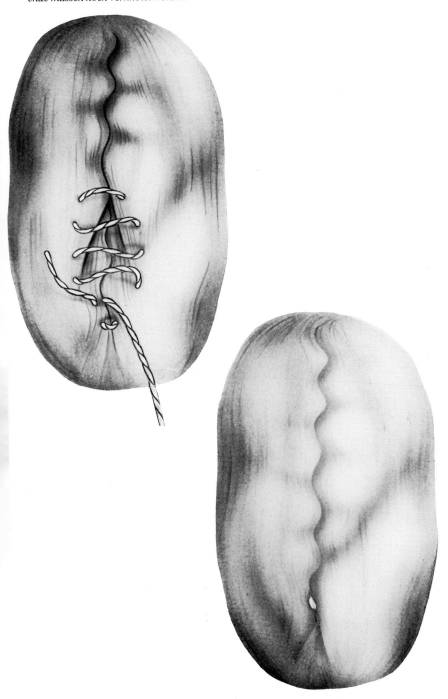

Abb. 8: Verschlossene Uteruswunde. Der Knoten der Naht ist versenkt.

Bauchwandnähte

Bauchfell, F. transversa und M. transversus (Abb. 9 bis 11) sind durch eine fortlaufende Matratzennaht und anschließend durch eine rückläufige Kürschnernaht mit Catgut zu vereinen (Serosa auf Serosa, Kammbildung nach außen; auch hier ist die Naht in mehreren Abschnitten zweckmäßig). Die Bauchhöhle ist sorgfältig zu verschließen.

Die Vereinigung der **schiefen Bauchmuskeln** (Abb. 12 und 13) erfolgt entweder durch Diagonalhefte nach SULTAN (mit Catgut oder synthetischem Material) oder durch eine fortlaufende Naht. Von besonderer Bedeutung bei dieser Naht ist die Vermeidung von Hohlräumen in der Muskulatur.

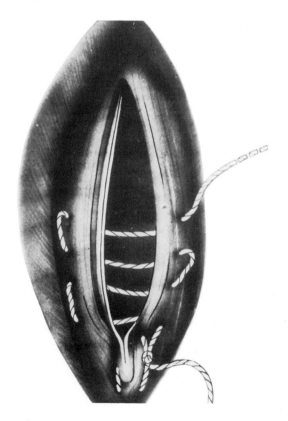

Abb. 9:   Erster Teil der Bauchfellfasziennaht (fortlaufend im Matratzenstil). Naht-material: Catgut (Nr. 6 USP bzw. 10 Ph. Eur.)

Abb. 10: *Ende des 1. Teiles der Bauchfellfasziennaht. Der obere Wundwinkel muß gut verschlossen sein, um Wundemphyseme zu vermeiden.*

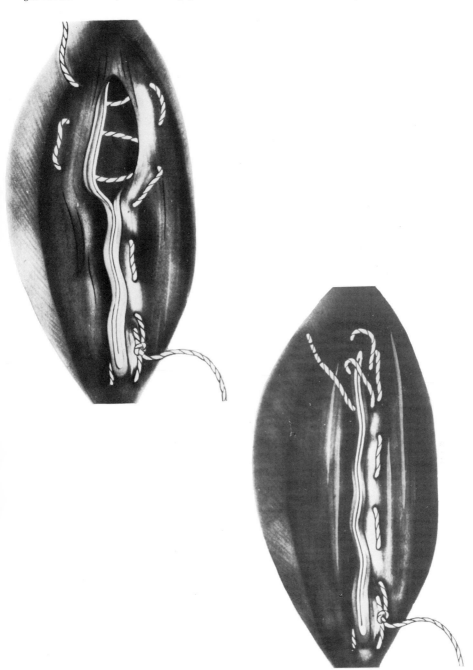

Abb. 11: *Beginn des 2. Teiles der Bauchfellfasziennaht (Kürschnernaht) mit dem gleichen Faden.*

Abb. 12:   Verschluß der Muskelwunde (Sultan'sche Diagonalnaht) mit einem synthetischen Faden. Die Naht erfaßt auch den nach der Bauchfellfasziennaht entstandenen Wundkamm, ohne den Faden der Bauchfellfasziennaht zu beschädigen.

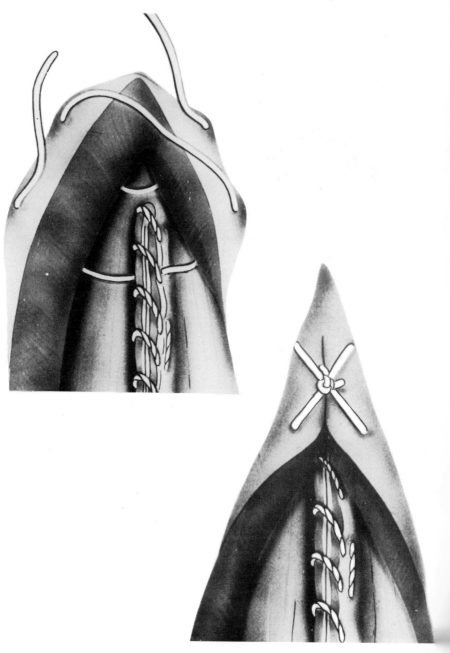

Abb. 13:   Naht wie Abb. 12. Die Fadenenden sind verknotet, die Ränder der Muskelwunde vereinigt (Quellenangabe der Abbildungen 4–13: Lehrfilm „Nahtführung bei der Schnittentbindung am stehenden Rind", Farbenfabriken Bayer, Leverkusen.)

Hautverschluß

Die *Klammerung der Haut* unter starker Kammbildung mit 10 bis 20 Rüsselkrampen für Schweine ist der Hautnaht eindeutig überlegen, da im allgemeinen keine Hautdurchstechung und damit keine Stichkanäle in die Tiefe gesetzt werden; außerdem ist die Klammerung einfacher und schneller auszuführen als die weniger günstigen Knopfhefte (Seide) mit doppelter Durchstechung und seitlicher Knüpfung (bei letzterer Naht treten mehr Wundkomplikationen auf).

Für die Befestigung der *Abdeckung der Hautwunde,* z. B. mit „Wundtextil" auf der trockenen und mit Spiritus entfetteten Haut, eignen sich Klebstoffe (z. B. „Pattex") recht gut.

Keimhemmende Prophylaxe bei der Operation

Uterushöhle: 50 bis 100 g eines Sulfonamid-Präparates oder 2000 mg bzw. 2 Mio I.E. eines antibiotischen Präparates.

Bauchhöhle: etwa 500 000 I.E. bzw. 500 mg eines antibiotischen Präparates auf die Uterusnaht. Eine hochdosierte Bauchhöhlenversorgung ist nur bei Vorliegen infizierter Früchte und bei besonderen Operationskomplikationen angezeigt (z. B. intraabdominale Uterusöffnung; Niederwerfen; Darmvorfall). In solchen Fällen besteht erhöhte Verklebungs- und Verwachsungsgefahr zwischen dem Uterus und den benachbarten Organen.

Bauchwandwunde: gleiche Versorgung wie Bauchhöhle.

Parenteral: Intramuskuläre Applikation von 10 Mio I.E. eines antibiotischen Präparates (z. B. Penicillin-Streptomycin).

Komplikationen während der Schnittentbindung

Niedergehen der Tiere während der Operation

Ä.: Erschöpfte Muttertiere; latente Hypokalzämie; zu hoch dosierte Epiduralanästhesie (bei gleichzeitiger Verwendung eines Tranquilizers ist die Dosis des Anästhetikums zu reduzieren!); bei der extraabdominalen Vorlagerung des Uterus und beim Auszug der Frucht.

Besonders ungünstig ist das Niedergehen der Tiere, wenn sie auf die linke Seite fallen, da dann Verunreinigungen der Bauchwunde und der Gebärmutter nicht zu vermeiden sind.

T.: Die Weiterführung der Operation ist in Brustlage gut möglich. Das linke Hinterbein kann mit einem Strick nach hinten ausgebunden werden. Nach der Operation ist ein Vergrittungsgeschirr anzubringen, um ein Auseinandergrätschen (Adduktorenriß) der Hintergliedmaßen bei Aufstehversuchen zu verhindern.

P.: Die Wahl der Operationsmethode muß sich nach dem Standvermögen der Muttertiere richten (Flankenschnitt links stehend oder in Brustlage). Tiere, die sich hinlegen wollen, sollten mittels eines elektrischen Treibstabes daran gehindert werden.

Vorfälle von Netz, Pansen oder Dünndarmschlingen

Ä.: Starke Füllung des Pansens, mangelhafte Ausschaltung der Bauchpresse.

T.: Sorgfältiges Säubern und Zurückbringen der vorgefallenen Teile, unter Umständen mit Hilfe eines sauberen Handtuches. Ein Zurückbringen des Darmes sollte am besten von der Gekrösewurzel aus geschehen. Bei Verunreinigungen ist eine zusätzliche antibiotische Versorgung der Bauchhöhle angezeigt. In besonderen Fällen kann die Punktion des aufgeblähten Pansens mit anschließender Naht erforderlich sein.

Störende Abwehrbewegungen bei unruhigen Muttertieren

T.: Notwendig ist in diesen Fällen eine sichere Fixation des Tieres am Kopf durch eine Hilfskraft (eventuell zusätzlich durch eine Nasenzange) sowie die Applikation eines geeigneten Sedativums (z. B. Rompun®) neben der Lokalanästhesie; auch können die Tiere durch leichtes Schlagen auf den Kopf abgelenkt werden.

Starke Blutungen

T.: Blutungen aus kleinen Gefäßen werden mit Hilfe von Arterienklemmen gestillt, größere Gefäße (besonders auch bei Karunkelblutungen) werden abgebunden.

Vorlagerung des Uterus gelingt nicht

Dies kommt häufig bei extrem schweren Kälbern in linksseitiger Stellung, in Hinterendlage sowie bei der Operation am liegenden Tier vor.
Zunächst ist der Bauchwandschnitt nach ventral zu verlängern. Bei noch bestehender starker Uteruskontraktion sollte eine nochmalige Verabreichung eines *Uterusrelaxans* erfolgen! Erforderlichenfalls muß die Gebärmutter so weit wie möglich an die Wunde herangelagert und intraabdominal geöffnet werden. Nach Entwicklung der Frucht kann meist der Uterus vorgelagert werden.

Nachbehandlung im Frühpuerperium

Zu empfehlen sind:

1) Vielseitige, biologisch hochwertige Fütterung (gutes artenreiches Wiesenheu; verschiedene Saftfuttermittel in mäßiger Menge, z. B. einwandfreie Silage und Futterrüben; Haferschrot, Hirseschrot, sonstige Getreideschrote und -kleien; Leinkuchenexpeller; Luzerne-Trockengrün; Algenmehl, Futterhefe).

2) Unterstützende Behandlung, z. B. Infusion von Glukose, Azetylmethionin und Ca-glukonat.

3) Unspezifische Eiweißtherapie und Vitaminbehandlung.

4) Hochdosierte, wiederholte Uterusversorgung wie nach einer Fetotomie (S. 288).

5) Parenterale Behandlung mit Sulfonamiden oder antibiotischen Präparaten bei fieberhaften Allgemeinstörungen.

6) Bei starker Bauchdeckenspannung (Peritonitis) ist auch die intraabdominale Applikation von antibiotischen Präparaten in der rechten Hungergrube angezeigt.

Das **Entfernen der Hautklammern** erfolgt etwa 10 Tage post partum. Gleichzeitig sollten eine rektale und vaginale Nachkontrolle und erforderlichenfalls eine erneute Behandlung besonders der Gebärmutter vorgenommen werden.

Eine **nochmalige** rektale und vaginale gynäkologische **Nachuntersuchung** etwa 4 bis 6 Wochen post partum ist empfehlenswert. Erforderlichenfalls sollte zu diesem Zeitpunkt eine intrauterine Jod- oder Lotagenbehandlung durchgeführt werden, um die Fruchtbarkeitsaussichten zu verbessern.

Postoperative Komplikationen nach der Schnittentbindung

Peritonitis: (Symptome: Indigestion, Bauchdeckenspannung, Rückenkrümmung, Temperaturerhöhung).

Infektionen der Hautmuskelwunde (Phlegmone, Abszeß). Prophylaxe: sauberes Arbeiten, steriles Nahtmaterial, Hautklammerung, Wundabdeckung.

Unterhautemphysem: Es ist zu vermeiden durch Anlegen eines genügend langen Hautschnittes, durch eine dichte Bauchfellfasziennaht (mit Catgut, nicht mit Kunststoffaden) bei Miterfassen des M. transversus und durch rechtzeitige Ausschaltung der Bauchpresse post partum (z. B. durch Rompun®).

Wund-Hämatome und -Serome: Meist erfolgt eine Resorption ohne Infektion, wenn eine Wundklammerung vorgenommen und die Wunde abgedeckt wurde. Eine sorgfältige Blutstillung bei der Operation (Abklemmen oder Unterbinden von Gefäßen) und eine dichte Muskelnaht verhindern im allgemeinen das Auftreten von Hämatomen und Seromen.

Verklebungen der Gebärmutter mit dem parietalen Bauchfell oder anderen Organen (sie können sich allerdings innerhalb von 2 bis 3 Monaten wieder lösen). Eine sichere Verhütung ist nicht möglich. Eine intraabdominale Verabreichung von Antibiotika während der Operation sollte wegen der Reizung des Peritoneums unterbleiben.

Verblutung in den Uterus (besonders bei der 2. Sectio ist dies ausnahmsweise möglich).

P.: Karunkeln möglichst nicht verletzen. Erforderlichenfalls hat eine sorgfältige Blutstillung (Unterbindung) zu erfolgen. Bei größeren Blutverlusten sollten Blutübertragungen durchgeführt oder Blutersatzmittel gegeben werden.

Blutungen bei Peri- und Myometriumrissen sowie bei Rissen des Lig. latum uteri (sie werden nach schwierigen Uterusvorlagerungen und hochgradigen Torsionen festgestellt, sind jedoch selten).

P.: Vorsichtige Vorlagerung des Uterus.

T.: Unterbindung blutender Gefäße und eventuell Naht der gerissenen Serosa. Die Muttertiere sind post operationem gut zu beobachten. Die Verabreichung von Blutersatzmitteln und eine Kreislaufstützung können bisweilen indiziert sein.

Die **Milchleistung** der Tiere ist nach einer Schnittentbindung bei ungestörter Heilung **nicht herabgesetzt.** Bei erneut tragenden „Kaiserschnitt"-Tieren mit normaler Körperentwicklung besteht **keine Zuchtwertminderung,** das heißt weitere Geburten, die spätere Milchleistung und Fruchtbarkeit werden durch die Operationsfolgen im allgemeinen nicht ungünstig beeinflußt.

Neue Fruchtbarkeitserwartungen nach Schnittentbindung

Bei frischen Geburten mit lebenden Kälbern werden etwa 70 % der erneut belegten Muttertiere später wieder tragend (eine Verminderung der Trächtigkeitsrate erfolgt besonders durch Uterusverwachsungen).

Bei verschleppten, infizierten Geburten mit toten Früchten nehmen nur etwa 20 bis 25 % der erneut zugelassenen Muttertiere wieder auf.

CHIRURGISCHE MASSNAHMEN BEI VERLETZUNGEN DES WEICHEN GEBURTSWEGES

Ä.: Durch verstärkte Zugkraft von mehr als 2 bis 3 Personen (bei Färsen von mehr als 2) oder bei unsachgemäßer Anwendung von Geburtsmaschinen oder mechanischen Geburtshelfern sowie bei unsachgemäßer Instrumentenanwendung und bei Retorsionen, besonders mit der Brettwälzmethode, können hochgradige Verletzungen des weichen Geburtsweges und des Uterus entstehen. Auch spontane Rupturen der Uteruswand bei heftigen Gliedmaßenbewegungen sind möglich.

Verletzungen der Vulva und Zerreißung des Dammes

T.: Dammrißoperation (nach GÖTZE; Abb. 14 bis 18). Vor der Operation ist eine kleine Epiduralanästhesie sowie das Einbringen eines Tampons in den Mastdarm notwendig, um eine Defäkation während der Operation zu vermeiden. Das Spreizen der Vulva erfolgt mit 2 Faßzangen oder 2 großen Klemmen. Der noch erhaltene Mastdarmboden wird mit einer Zange hervorgezogen. Nach Reinigung und Ausschneiden der Wunde (sorgfältiges Entfernen von zerfetzten, nekrotischem und verschmutztem Gewebe) wird die Scheidenschleimhaut falls erforderlich vom Riß ausgehend beiderseits etwa 3 bis 4 cm systematisch nach unten sowie auch 4 bis 5 cm vom Mastdarmboden abpräpariert und eine rektovaginale sowie perineale Naht gelegt. Die Nahttechnik bei frischem und vernarbtem Dammriß entsprechen sich.

Technik der Rektovaginalnaht (Abb. 17): Eine große gebogene Nadel mit einem etwa 50 cm langen Faden (starke Seide) wird in der Tiefe der Scheide (kranial) etwa 2 cm unterhalb der abpräparierten Schleimhaut eingestochen und durch das paravaginale Gewebe von unten nach oben geführt. Dann wird der vorgezogene Mastdarmboden gefaßt und schließlich auf der gegenüberliegenden Seite das paravaginale Gewebe von oben nach unten durchstochen. Der Ausstich erfolgt etwa 2 cm unterhalb des abpräparierten Schleimhautlappens gegenüber dem Einstich durch die unversehrte Schleimhaut. Mit dem gleichen Faden werden rückläufig die Ränder der abpräparierten Schleimhautlappen erfaßt, so daß sich ein Wundkamm nach der Scheide zu bilden kann. Nach Anlegen aller Hefte werden Anfang und Ende der Fäden angezogen und verknotet. Die Fadenenden sollten etwa 15 cm lang gelassen werden, um die Hefte leichter ziehen zu können. Vor Anziehen der Hefte ist die Wundfläche antibiotisch zu versorgen. Anschließend muß die **Perinealnaht** gesetzt werden (Abb. 18). Dazu sind 3 bis 4 Knopfhefte mit doppelter Durchstechung und seitlicher Knüpfung notwendig. Perineum und Schwanzunterseite werden mit Zinkoxid-Lebertranpaste abgedeckt. Das Entfernen der Hefte erfolgt etwa 12 Tage nach der Operation.

Verhütung von Vulva- und Dammrissen

Kein zu frühes Eingreifen in den Geburtsablauf (im allgemeinen nicht vor 2 Stunden nach Blasensprung); **richtiger Dammschutz** (Damm mit beiden Handballen von außen kräftig gegen die Frucht drücken); **keine übermäßigen Zugleistungen** (bei Färsen nur 2 Personen); erforderlichenfalls Episiotomie, das heißt Vulvaeinschnitte rechts dorsal und links dorsal, die anschließend sofort genäht werden (vergleiche Abb. 14).

Scheidenverletzungen

T.: Frische perforierende Verletzungen im Scheidenraum (teilweise mit Vorfall des paravaginalen Fettes) sollten sofort durch Knopfhefte (Seide) verschlossen werden. Vorher sollte eine antibiotische Versorgung des paravaginalen Raumes sowie die Verabreichung von Dexa-Tomanol® erfolgen, um der Gefahr der Beckenphlegmone zu begegnen. Bei einer Ruptur der A. vaginalis ist eine Massenligatur anzulegen oder mit einer Arterienklemme das Gefäß zu erfassen. Gelingt dadurch die Blutstillung nur unvollständig, so ist die Scheide mit sterilen (gebügelten) Handtüchern auszutamponieren (Behandlung bei starkem Blutverlust siehe S. 314). Die Klemme oder die Ligatur kann nach 2 Wochen entfernt werden. Günstiger ist eine Wundnaht mit Knopfheften nach vorheriger Blutstillung (etwa 24 bis 48 Stunden post partum), da sonst die Gefahr der Gewebsnekrose und einer neuen Blutung besteht. Bei Unterlassung einer sachgemäßen Versorgung bei Verletzung der A. vaginalis muß mit der Gefahr der Nach- und Verblutung bis etwa 14 Tage post partum gerechnet werden.

Perforierende Verletzungen von Zervix und Uterus

T.: Eine **konservative Behandlung** mit hoher antibiotischer Versorgung kann nur bei kleinen, dorsal gelegenen Rissen und nicht infizierten Geburten unter Umständen erfolgreich sein.

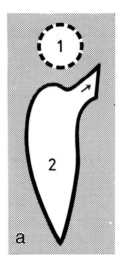 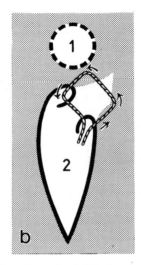 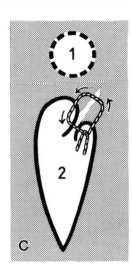

Abb. 14:   Schematische Darstellung der Auffrischung und der Naht eines vernarbten Scham-Scheidenvorhofrisses im Querschnitt. 1 Rektum, 2 Scheidenvorhof. a) Am Scheitel des Risses (Pfeil) wird die narbige Schleimhaut längs durchtrennt. b) Die Schleimhaut ist beiderseits heruntergerollt bis an die Basis des Risses. Die Pfeile geben die Nahtführung an. c) Die Scheidenvorhofnaht ist geknüpft. Die Operation frischer Scham-Scheidenvorhofrisse erfolgt in ähnlicher Weise nach Auffrischen der Wundflächen (Wundtoilette).

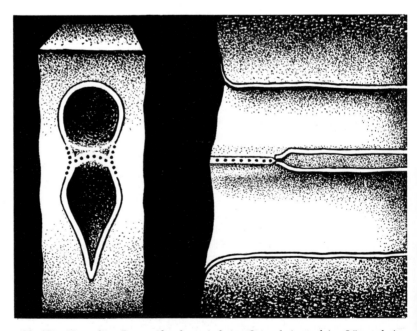

Abb. 15:   Vernarbter Dammriß schematisch im Querschnitt und im Längsschnitt. Die punktierte Linie gibt die Schnittführung zur Trennung von Mastdarm- und Scheidenvorhofschleimhaut an.

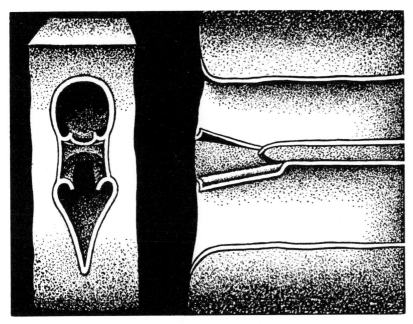

Abb. 16: *Vernarbter Dammriß nach der Auffrischung (schematisch). Mastdarm-und Scheidenvorhofschleimhaut sind ausreichend abpräpariert (siehe auch Abb. 15).*

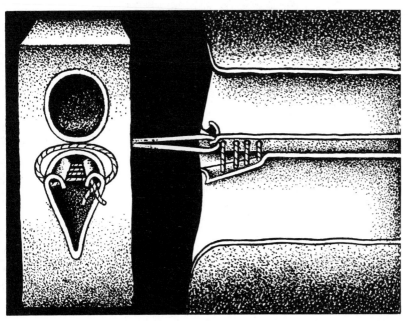

Abb. 17: *Rektovaginalnaht (schematisch). Der mit einer Zange vorgezogene Mast-darmboden wird durch die einzelnen Hefte fixiert.*

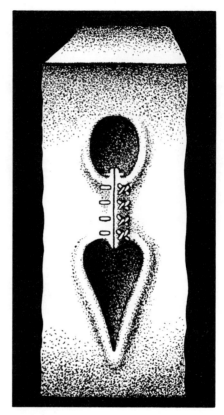

Abb. 18: *Perinealnaht (schematisch).*

Abb. 14–18 entnommen aus Götze: *„Dammrißnaht, Vulva- und Scheidenvorhof-plastik bei Stuten und Kühen"*, *4. Auflage, 1952, Verlag M. u. H. Schaper, Hannover.*

Chirurgische Behandlung

Operationsvoraussetzungen

Es darf keine oder nur eine geringgradige Störung des Allgemeinbefindens (besonders Kreislaufversagen) sowie keine Bauchfellentzündung bei dem Tier vorliegen. Je frischer die Wunde zum Zeitpunkt der Naht ist, desto günstiger ist die Prognose. Bei verschleppten Verletzungen ist meistens schon eine Infektion der Bauchhöhle vorhanden. Die Fruchtbarkeitsaussichten sind in solchen Fällen ungünstig. Es entstehen umfangreiche Verwachsungen, die durch Kortisonpräparate nur teilweise zu vermeiden sind.

Möglichkeiten der Behandlung

1) Für die Uterusnaht von der Scheide her mit Knopfheften (Catgut) sind lange Fäden erforderlich, die von außen geknüpft werden. Die Naht erfolgt durch doppelte Durchstechung und seitliche Knüpfung unter Kammbildung nach dem Uteruslumen zu, das heißt, Serosa muß auf Serosa zu liegen kommen.

2) Vernähen der Wunde nach Laparotomie und Vorlagerung der Gebärmutter (nur möglich bei den seltenen Rupturen im Bereich der Uterushörner).

3) Bimanuelles Verfahren (besonders bei Zervixverletzungen und Uterusquerrissen in Zervixnähe). Technik: Die Wundumgebung wird mit einer Nadel von der Scheide aus durchstochen, anschließend ist die im derben Zervixgewebe steckende Nadel von der Bauchhöhle her herauszuziehen (Öffnen der Bauchhöhle in der linken Flanke); dann ist von der Bauchhöhle der gegenüberliegende Wundrand zu durchstechen und die Nadel von der Scheide aus herauszuziehen. Die Fadenenden müssen anschließend verknotet werden.

4) Versucht werden kann eine Uterusnaht nach Erzeugung eines Uterusvorfalles (das ist jedoch meist nur unmittelbar post partum möglich).

5) Bei Vorliegen von Uterusverletzungen im kaudodorsalen Bereich können die Wundränder mit der linken Hand ergriffen und mit einer oder mehreren Zangen nach ALBRECHTSEN vereinigt werden (Serosa auf Serosa!). Die Entfernung der Zangen sollte nach Möglichkeit erst am nächsten Tag erfolgen.

In allen verschleppten Fällen (z. B. bei erheblichen fieberhaften Allgemeinstörungen; infizierten Früchten; starker Bauchdeckenspannung; Verklebungen in der Bauchhöhle) ist die **Verwertung** vorzuschlagen.

Puerperium

PHYSIOLOGIE DES PUERPERIUMS

Erste Phase der Involution (Nachgeburtsstadium)

Die Zeitspanne zwischen Geburt der Frucht bis zum Abgang der Eihäute beträgt normalerweise bis zu 6 Stunden.

Klinische Befunde: Nachgeburtswehen (dolores post partum), Wandverdickung des Uterus, deutliche Verkleinerung der Gebärmutter, Lochialfluß, deutliche Ringbildung der vorher verstrichenen Zervix.

Zweite Phase der Involution (Puerperium)

Als Puerperium bezeichnet man den Zeitabschnitt vom Abgang der Nachgeburt bis zur vollständigen Rückbildung (Involution) der Geschlechtsorgane auf ihr ingravides Ausgangsstadium.

Beim Rind sind folgende Abschnitte zu unterscheiden:

Frühpuerperium (Dauer 10 Tage): In dieser Zeit erfolgt die Hauptrückbildung des Uterus. Das Frühpuerperium ist mit besonderen Gefahren für das Muttertier (besonders Infektionsgefahr!) verbunden. Bei der rektalen Palpation sind zu Beginn des Frühpuerperiums am gut kontrahierten Uterus Längsfalten nachzuweisen. Zurückgehaltene Eihäute werden meist am Ende dieses Zeitraumes abgestoßen.

Klinisches Puerperium (Dauer etwa 3 Wochen): In dieser Zeitspanne wird der Uterus etwa bis zur Größe des nichttragenden Organs zurückgebildet.

Gesamtpuerperium (Dauer etwa 6 Wochen): Am Ende des Gesamtpuerperiums ist die vollständige morphologische Rückbildung des Uterus abgeschlossen. An der Gebärmutterschleimhaut sind histologisch keine trächtigkeitsbedingten Veränderungen mehr nachweisbar.

Biologische Rastzeit nach WALTHER (Dauer im Mittel 10 bis 12 Wochen, bei Hochleistungskühen meist länger): Die funktionelle Rückbildung der Geschlechtsorgane ist abgeschlossen und der günstigste Zeitpunkt für eine Wiederbelegung (Befruchtungsoptimum) erreicht.

Die Muttertiere benötigen besonders im Puerperium eine **gute Haltung und Pflege** (gut belüfteter, nicht zu feuchter, heller Raum; trockene, saubere Einstreu; ausreichend langer und breiter Standplatz, nicht nach hinten abschüssig).

Eine ausreichende Bewegung der Tiere fördert die Uteruskontraktion und damit die Rückbildung der Gebärmutter. Zu empfehlen ist eine leicht verdauliche, nicht zu reichliche Ernährung, z. B. gutes artenreiches Heu, Getreideschrote und -kleine; gute, nicht einseitige Silage in nicht zu großen Mengen; zusätzlich Trockengrün, Algenmehl und Futterhefe. Ein Standortwechsel (Verkauf) eines Muttertieres kurz vor und nach der Geburt sollte vermieden werden.

PATHOLOGIE DES PUERPERIUMS

Übermäßige Nachgeburtswehen

Ä.: Scheiden- und Uterusverletzungen, Pneumovagina, Harnblasen-, Mastdarm- und Scheidenvorfall, Inversio uteri. Komplikation: Uterusvorfall.

T.: Sie besteht zunächst im Hochstellen des Hinterkörpers in Verbindung mit einer Epiduralanästhesie oder Sedierung mit Rompun®. Frische perforierende Wunden sind zu vernähen, entzündlich veränderte Schleimhäute mit Antibiotika oder Sulfonamiden zu versorgen. Vorfälle müssen reponiert werden. Anstelle einer Rompunverabreichung kann auch ein Pneumoperitoneum angelegt werden. Dazu wird eine Kanüle im oberen Teil der rechten Hungergrube nach Rasur, Reinigung und Desinfektion des Operationsfeldes eingestochen und Sauerstoff mittels eines Sauerstoffgerätes langsam in die Bauchhöhle eingelassen. Der Sauerstoff bleibt 3 bis 6 Tage in der Bauchhöhle und wird dann resorbiert.

Bei einem Harnblasenvorfall wird nach der im allgemeinen leicht durchführbaren Reposition die Blase mit Flüssigkeit (z. B. Entozonlösung 1 : 1000) gefüllt. Falls die Harnblasen-Reposition infolge starker Stauung nicht gelingt, wird eine straffsitzende Bandage mit festen Binden (10 Minuten lang) angelegt. Zum Teil treten postoperative Infektionen auf. Die Prognose ist dann fraglich. Vorbeugend sollte eine hochdosierte antibiotische Behandlung durchgeführt werden.

Uterusatonie

Ä.: Überernährung während der Trockenzeit; Mehrlingsträchtigkeit und Eihautwassersucht; verzögerte und infizierte Geburten; Stoffwechselstörungen und andere Erkrankungen; Uterus- und Zervixverletzungen.

D.: Rektal läßt sich eine schlaffe, dünnwandige, schlecht zurückgebildete Gebärmutter ohne Längsfaltenbildung palpieren. Häufig besteht eine starke Fluktuation infolge einer Lochialansammlung im Uterus (Lochiometra). Oft zeigt sich ein vermehrter Scheidenausfluß von meist infizierten Lochien (wäßrig, mißfarben, übelriechend). Teilweise ist die Uterusatonie mit einer fieberhaften Allgemeinstörung (allgemeine puerperale Intoxikation) verbunden.

T.: Als unsicher gelten die Kalzium-Infusion sowie die Verabreichung von Oxytocin (10 bis 30 I.E. i.m.). Wichtig ist die wiederholte antibiotische Versorgung der Gebärmutter (Dosierung S. 288). Bei einer Lochiometra sollten die angestauten Lochien soweit wie möglich abgehebert werden. Östrogene (50 mg) zusammen mit einer Kalziumlösung können etwa am 6. bis 7. Tag post partum appliziert werden, falls keine erheblichen Allgemeinstörungen bei dem Tier vorliegen. Nach Literaturangaben ist die Verabreichung von Flumethason in Kombination mit einem antibiotischen Präparat angezeigt. Als prophylaktische Maßnahme ist in Problembeständen eine Verbesserung von Fütterung und Haltung der Tiere ante partum (vergleiche S. 214) zu fordern.

Inversio et prolapsus uteri

Ä.: Erbliche Disposition; nach hinten abfallende Standplätze; Kurzstände; Auszug emphysematöser Früchte ohne Verwendung von Schleim (Saugwirkung); Nachgeburtsverhaltung; übermäßige Nachgeburtswehen sowie Uterusatonie, häufig als Folge einer teilweise auch subklinischen Hypokalzämie; daher ist besonders bei festliegenden oder schwankenden Tieren immer an eine hypokalzämische Gebärlähmung zu denken und zunächst eine Kalziumbehandlung einzuleiten (vorher muß jedoch der Kreislauf geprüft werden!). Bei Vorliegen einer Hypophosphorämie sind organische P-Präparate zu applizieren.

T.: Inversio: In frischen Fällen ist der Uterus mit Flüssigkeit aufzufüllen, um die manuelle Reposition durch Druck der Flüssigkeit auf die Gebärmutterwand zu unterstützen. Die Flüssigkeit sollte wieder abgehebert werden.

Prolapsus: Zuerst sind die Nachbartiere zu entfernen. Der Standplatz ist reichlich mit Einstreu zu versehen. Anschließend ist der Uterus zu reinigen und mit einem feuchten, sauberen Tuch zu umhüllen, um eine Austrocknung und Verschmutzung des Organs zu verhindern. Vor der Reposition am stehenden Tier (bei einem festliegenden Tier kann eine Beckenhochlagerung durch Nachhintenziehen der Hintergliedmaßen erreicht werden) muß eine sorgfältige Untersuchung der Gebärmutter auf Verletzungen erfolgen. Der Uterus ist in einem flachen, muldenartigen Gefäß (z. B. Backmulde) oder auf einem sauberen Brett zu lagern und von zwei Personen halten zu lassen. Eine weitere Person fixiert den Kopf der Kuh.

Vor der Reposition sollte möglichst die Nachgeburtsabnahme erfolgen sowie eine kleine Epiduralanästhesie vorgenommen werden. Perforierende und tiefe nichtperforierende Uteruswunden werden chirurgisch versorgt (Naht mit Knopfheften [Catgut], Serosa auf Serosa). Durch eine feste Uterusbandage von der Uterusspitze bis zur Zervix wird das Volumen bei Stauungen verkleinert. Dazu werden breite Leinenbinden oder auch ein viermal in Längsrichtung zusammengelegtes Bettuch verwendet, das vorher in eine Desinfektionslösung eingelegt wird. Die Bandage muß sehr fest angezogen und etwa 10 Minuten liegengelassen werden. Anschließend wird die Uterusmukosa eingeschleimt und der Uterus manuell zurückgelagert. Im allgemeinen beginnt man mit der Reposition dorsal an der Zervix mit beiden Handflächen; unter Umständen aber auch von der Hornspitze aus mit der Faust.

Bei noch vorhandener Einstülpung einer Hornspitze nach der Reposition wird der Uterus mit Flüssigkeit gefüllt und die vollständige Ausstülpung notfalls mit der Hand hergestellt. Danach wird die Flüssigkeit abgehebert und der Uterus antibiotisch versorgt (erforderlich ist eine hohe Dosis).

Nach der Reposition werden Flessaverschlüsse angelegt oder ein Bühnerband eingezogen (siehe Scheidenvorfall, S. 256). Die Verschlüsse sollten frühestens 8 Tage später abgenommen werden (bis zu diesem Zeitpunkt können Rezidive auftreten). Ist eine Reposition des vorgefallenen Uterus nicht möglich, oder liegen umfangreiche perforierende Verletzungen vor, so ist die Verwertung des Tieres angezeigt. Eventuell kann die vorgefallene Gebärmutter amputiert werden.

Technik der Uterusamputation: Vor der Operation wird eine Kaltwasserberieselung der Gebärmutter durchgeführt und Oxytocin appliziert. Dann wird durch einen etwa 10 cm langen Schnitt durch die Wand der vorgefallenen Gebärmutter geprüft, ob sich im prolabierten Organ Eingeweide befinden. Nach dem Zurückbringen etwa vorgefallener Eingeweideteile wird eine Gummiligatur (z. B. ein Fahrradschlauch) uterusseitig in Zervixnähe angelegt und der Uterus etwa 10 cm kaudal der Ligatur abgesetzt. Der Schnitt sollte konusförmig verlaufen, um ein Einrollen der Serosa zu verhindern. Nach Zurückbringen des Stumpfes in die Scheide erfolgt eine hohe antibiotische Versorgung. Die Ligatur ist nach 2 Wochen zu entfernen, sofern sie nicht schon vorher abgefallen ist.

Nachgeburtsverhaltung (Retentio secundinarum)

Die Nachgeburt soll beim Rind innerhalb von 6, spätestens 12 Stunden post partum abgehen. Ein späterer Abgang wird als Nachgeburtsverhaltung bezeichnet.

Ä.: Die eigentliche Ursache der Verhaltung ist im Einzelfall zunächst meist nicht zu ermitteln. Folgende Gründe werden verantwortlich gemacht:

1) In der überwiegenden Anzahl der Fälle ist die Ursache für das Zurückhalten der Eihäute in einer **Störung des Lockerungsvorganges** in den

Plazentomen zu sehen. Die Faktoren, die solche Störungen hervorrufen, sind häufig nichtinfektiöser und allergischer Natur und können bereits Wochen und Monate vor der Geburt vorhanden sein. Dabei kommt es zu Zottenödemen, hyperämischen und zellig infiltrativen Vorgängen in den Plazentomen.

2) **Bakterielle Infektionen** (Cotyledonitis und Placentitis) entstehen überwiegend hämatogen oder per vaginam und sind bereits vor der Geburt möglich. Pyogene Keime, wie C. pyogenes, Kokken und so weiter, können aus entzündeten Euervierteln, eiternden Wunden oder anderen entzündlichen Prozessen im Körper in die Plazenta gelangen. Besonders muß an Salmonellen, Bruzellen, Leptospiren sowie Listerien gedacht werden. Bei diesen Erregern besteht eine erhöhte Infektionsgefahr auch für den Menschen.

3) **Hormonelle Störungen** (Östrogenmangel; zum Teil erbliche Disposition); **Haltungsmängel,** z. B. dauernde Stallhaltung; **Bewegungsmangel; einseitige, ungünstige Fütterung** ante partum, z. B. mit Rübenblatt, Silage, Raps, Kohl, Stoppelrüben, industriellen Abfallprodukten und anderem. Häufig besteht gleichzeitig eine verkürzte oder verlängerte Trächtigkeitsdauer, mangelhafte Geburtsvorbereitung, Wehenschwäche, absolut zu große, teilweise lebensschwache Früchte, Zwillinge.

4) **Toxische Einflüsse:** z. B. Futter-Vergiftungen (Schadfuttermittel), Pflanzenschutzmittel; stark wirkende Arzneimittel (z. B. chlorierte Kohlenwasserstoffe).

5) **Allergische Einflüsse:** Sie sind bisher wenig bekannt, doch denkbar im Zusammenhang mit bestimmten, wiederholt durchgeführten Impfungen sowie nach mehrfachen antibiotischen oder sonstigen Behandlungen mit den gleichen Präparaten.

6) **Traumatische Faktoren:** z. B. heftiger Stoß oder Sturz hochtragender Muttertiere (neu eingestellte Tiere im Laufstall; Weideumtrieb); Gewaltgeburten; Uterustorsionen höheren Grades.

7) **Uterusatonie:** z. B. bei alten Tieren, nach Mehrlingsträchtigkeit und Eihautwassersucht sowie bei Stoffwechselstörungen.

Die Retentio secundinarum ist häufig nur ein Symptom aus einem Komplex und daher nicht selten mit Fehlgeburten, Frühgeburten, Spätgeburten, Totgeburten und mit den bereits erwähnten Störungen beim Muttertier verbunden.

D.: Die Tiere zeigen eine Störung des Allgemeinbefindens (leichte Kolikerscheinungen, häufig starkes Pressen, teilweise Inappetenz, erhöhte Puls- und Atemfrequenz sowie Temperaturerhöhung). Aus der Vulva hängen häufig Eihautteile. Es kommt zur Zersetzung der Eihäute und zum übelriechenden Scheidenausfluß (Endometritis puerperalis).

Komplikationen

Im Puerperium ist immer mit einer Endometritis puerperalis als Folgezustand der Retentio secundinarum zu rechnen. Daneben treten sehr häufig auch eine Lochiometra, Metritis, Peri- und Parametritis, Peritonitis, allgemeine puerperale Intoxikationen oder Infektionen auf (vergleiche S. 183).

Nach dem Puerperium bleibt häufig eine Endometritis oder eine Metritis postpuerperalis, eine Pyometra oder auch eine Peri- und Parametritis bestehen (daher häufig Sterilität nach einer Retentio secundinarum).

T.: Nachgeburtsabnahme und **ausreichende keimhemmende Uterusversorgung.**

Technik: Zunächst wird eine gründliche Reinigung und Desinfektion des äußeren Genitale und erforderlichenfalls eine kleine Epiduralanästhesie vorgenommen. Während der Operateur mit der einen Hand den heraushängenden Strang der Eihäute straff spannt, versucht er mit dem Daumen und Zeigefinger der anderen Hand (lange Gummihandschuhe verwenden) die noch festsitzenden Kotyledonen von den Karunkeln einzeln zu lösen. Dabei sollte keine Gewalt angewendet werden! Falls die schonende Lösung in etwa 10 Minuten nicht möglich ist, sollte nur eine ausreichende keimhemmende Versorgung vorgenommen werden. Oft verbleiben Eihautreste in den Hornspitzen. Für die antibiotische Behandlung der Gebärmutter eignen sich am besten Kapseln oder Stäbe (Dosierung und Nachbehandlung wie nach der Fetotomie, S. 288). Durch Prednisolonapplikation (z. B. 1. Tag post partum 100 mg, 3. und 5. Tag je 50 mg, 7. Tag 25 mg) bei gleichzeitiger antibiotischer Uterusversorgung sollen Fäulniserscheinungen, Karunkelnekrosen und Lochialstauungen verhindert werden.

Unterstützende Maßnahmen bei der Therapie und Prophylaxe der Nachgeburtsverhaltung sollten wie bei der puerperalen Intoxikation und Infektion (S. 311) durchgeführt werden.

Es sollte die Klärung und möglichst Vermeidung der oben unter 1) bis 6) aufgeführten ursächlichen Faktoren versucht werden (wichtig ist unter anderem die Einsendung von Eihautteilen, toten Früchten und Blutproben der Muttertiere, besonders bei gehäuftem Auftreten der Retentio secundinarum in Beständen).

Erkrankte Tiere sind bei Verdacht einer infektiösen Genese sofort abzusondern; der Standplatz muß desinfiziert werden. Wichtig ist die Klärung der Ursache.

Bei Herdenerkrankungen müssen nach **Klärung der Ursache** einschlägige **Bekämpfungsmaßnahmen** eingeleitet werden.

P.: Vielseitige, biologisch hochwertige, nicht zu reichliche Fütterung der hochtragenden Muttertiere; genügend große Liegeplätze mit reichlicher Einstreu; täglicher Auslauf auch im Winter (vergleiche auch S. 228).

Lokale und allgemeine puerperale Intoxikationen und Infektionen

Ä.: Zahlreiche Mikroorganismen (besonders coliforme Keime, C. pyogenes, Fusobacterium necrophorum). Als prädisponierende Faktoren sind Fütterungs- und Haltungsfehler, Mängel in der Geburtshygiene, verschleppte Geburten, Retentio secundinarum, Verletzungen des weichen

Geburtsweges, Aborte sowie Scheiden- und Gebärmuttervorfälle anzusehen.

D.: Es besteht eine gering- bis hochgradige Störung des Allgemeinbefindens mit erhöhter Körpertemperatur, Mattigkeit, Inappetenz, Milchrückgang, verwaschenen Skleralgefäßen, Uterusatonie, Lochiometra und wäßrigen, mißfarbenen, meist übelriechenden Lochien (Ausfluß). Der Herzbefund ist ein wichtiger Gradmesser der Erkrankung; bei leichteren Intoxikationen lassen sich nur sekundäre Veränderungen in Form von Frequenz- und Intensitätserhöhung nachweisen, bei schwereren Infektionen (besonders bei puerperaler Sepsis) auch primäre Herzveränderungen in Form von Arrhythmien, unscharfen Herztönen und Nebengeräuschen feststellen. Die Gefahr der Degeneration der großen Parenchyme (besonders von Herz und Leber) ist vor allem im Puerperium vorhanden und sollte bei der Prognose und Therapie besondere Berücksichtigung finden.

T.: Liegen nur **lokale Störungen** vor, so genügt im allgemeinen die **Uterusversorgung** mit antibiotischen Präparaten oder Sulfonamiden. Bei Vorliegen von Allgemeinstörungen ist in jedem Fall eine lokale und parenterale Behandlung mit Antibiotika und Sulfonamiden erforderlich.

Als **unterstützende Maßnahmen** sind außerdem zu empfehlen: Absonderung kranker Tiere; bequemes Lager mit reichlicher Einstreu (Tiefstall-Laufboxe); Herz- und Kreislaufstützung (besonders mit Strophantin-Honig-Präparaten); Leberschutz-Therapie (Methionin-Traubenzucker); Antihistaminika; unspezifische Eiweißtherapie; diätetische Maßnahmen (artenreiches Heu bester Qualität; Getreideschrote, besonders Hafer- und Hirseschrot, Roggen- und Weizenkleie, Leinkuchenexpeller; Algenmehl; Futterhefe; farbige Futterrüben; gute karotinreiche Silage).

In besonders schweren Fällen kann eine **Dauertropfinfusion** (z. B. mit einer 5%igen Glukose-Lösung) durchgeführt werden, um zu versuchen, wenigstens den Schlachtwert des Tieres zu erhalten. Erforderlichenfalls können dieser Lösung Sulfonamide sowie P- und Vitaminpräparate zugefügt werden.

Der **Rat zur Verwertung** sollte bei schwerkranken Tieren erfolgen, die bereits erhebliche Herz- und Leberveränderungen, Inappetenz sowie deutlich vermehrte Füllung der Beugesehnenscheiden und der Sprung- und Fesselgelenke aufweisen.

P.: Wichtig sind ein rechtzeitiges, jedoch nicht zu frühes Eingreifen und sachgemäße, schonende Hilfeleistung bei Schwergeburten, größtmögliche Sauberkeit bei der Geburtshilfe sowie ausreichende prophylaktische, keimhemmende Uterusversorgung der Muttertiere (antibiotische Nachbehandlung siehe Fetotomie, S. 288).

Eine Erhöhung der Widerstandsfähigkeit der Muttertiere kann durch genügend langes Trockenstehen (8 Wochen) sowie vielseitige, biologisch hochwertige Fütterung vor dem Kalben (vergleiche Gesundheitspflege während der Gravidität, S. 238) angestrebt werden.

Günstige Haltungsverhältnisse (täglicher Auslauf [auch der hochtragenden Tiere] verbessern den Gesundheitszustand der Tiere).

Indiziert ist auch eine prophylaktische Behandlung der hochtragenden Muttertiere mit Vitaminpräparaten.

Festliegen post partum (ante partum)

Ä.: Stoffwechselstörungen, besonders Hypokalzämie, Hypophosphorämie; Hypermagnesämie; Frakturen von Becken und Hintergliedmaßen (selten); Adduktorenabrisse; Distorsion oder Luxation von Kreuzdarmbeingelenk oder Lendenwirbeln; Nervenquetschungen; schwere Blutungen (besonders Hämatome in den breiten Mutterbändern, Riß der A. vaginalis); Erschöpfungszustände und Unterernährung, Leberdegeneration; Mastitis paralytica (coliforme Keime); paralytische Form der Tollwut; Rückenmarksleukose, Abszeß im Wirbelkanal (C. pyogenes); Thrombose der A. femoralis.

D.: Prüfung des Verhaltens: Bei der typischen akuten hypokalzämischen Gebärlähmung besteht meist Benommenheit bis Koma mit fehlender Futter- und Wasseraufnahme. Bei den zunehmend protrahiert verlaufenden Fällen ist jedoch häufig kein erheblich gestörtes Verhalten festzustellen (hierbei ist besonders an eine Hypophosphorämie zu denken!). Die Hypokalzämie kommt vorwiegend bei älteren Leistungskühen nach leichten Geburten vor (häufig Tiere mit Spitzenleistung). Bei alten Tieren (besonders bei solchen, die älter als 10 Jahre sind) läßt die Fähigkeit zur Resorption und Mobilisierung von Ca nach; daher muß in diesen Fällen unter Umständen an eine **Hypokalzämie als Alterserscheinung** (zuchthygienisch dann nicht bedenklich) gedacht werden.

Die **Untersuchung des Herzens und der Schleimhäute** muß mit einer sorgfältigen **Untersuchung des weichen Geburtsweges** hinsichtlich Verletzungen und Quetschungen einhergehen. Bei starken Blutverlusten ist die Herztätigkeit sehr frequent, pochend, in sehr schweren Fällen dagegen schwach. Die Atemfrequenz ist sehr hoch, der Puls schwach und die Schleimhäute anämisch. Eine entzündliche Vulvaschwellung sowie starke Verfärbungen und Verletzungen der Vorhofschleimhaut können auf Gewaltgeburten als Ursache des Festliegens hinweisen.

Euteruntersuchung: Bei einer akuten Mastitis ist meist ein Euterviertel stark vergrößert, derb und vermehrt warm (manchmal kann auch nur ein leicht entzündliches Ödem festgestellt werden). Das Sekret zeigt anfangs noch Milchcharakter, wird dann aber auffallend gelb mit grießigem Bodensatz und später (oft nach Stunden schon) serös und flockig.

Die **Prüfung** auf eine **Fraktur** erfolgt in Seitenlage (die rechte und linke Seite werden vergleichend geprüft). Hierbei sind Abduktion, Adduktion, Rotation, Beugung und Streckung der Gliedmaßen auszuführen. Die Kontrolle erfolgt mit dem Phonendoskop (Krepitationsgeräusche) sowie durch eine rektale Untersuchung des Beckens. Dabei ist die unphysiologische Lage des Tieres zu beachten.

Prüfung auf Vorliegen eines Muskelrisses (Adduktorenriß): Die unphysiologische Lage der Kuh (Hintergliedmaßen in froschähnlicher Stellung, teilweise einseitig) gibt gewisse Hinweise. Frakturen oder erhebliche Allgemeinstörungen sind nicht nachweisbar. Eine Muskelauffaserung läßt sich gelegentlich vom Mastdarm aus feststellen. Es ist keine Besserung der Befunde innerhalb von 8 bis 10 Tagen zu beobachten.

Prüfung der festliegenden Tiere auf **schwere Leberveränderungen:** Die Schleimhäute können ikterisch sein; die Leberperkussion ist oft schmerzhaft; Harn-Bilirubin und spezifische Leberenzyme sind häufig stark erhöht. Meistens besteht eine hochgradige Indigestion, und der Kot ist oft gelblich-schmierig oder wäßrig.

Untersuchung auf **Leukose:** Vorbericht (Vorkommen in der Herde), Palpation der Lymphknoten; hämatologische und immunologische Untersuchung.

T.: Sofern sich Frakturen, Adduktorenabrisse, Leukose und Tollwutverdacht sowie schwere Blutverluste und Organerkrankungen (Herz, Leber, Euter) ausschließen lassen, sind folgende Maßnahmen zu empfehlen:

1) Verbringen des Tieres in eine Boxe mit tiefer Einstreu (Tiefstall).

2) Häufiges Wenden des Tieres, um einen Dekubitus zu vermeiden; Auftragen einer Zinkoxid-Lebertransalbe auf die Dekubitalstellen. Aufstehversuche (täglich wiederholen) mit einem elektrischen Viehtreiber oder nach einigen Tagen mit einem Flaschenzug und dem Bagshaw-Bügel.

3) Spezifische Behandlung von Stoffwechselstörungen, z. B. Ca-Mg-Glukose-Infusion nach vorheriger Kreislaufuntersuchung bei Verdacht auf Hypokalzämie; bei bedenklichen Befunden sind nur subkutan verträgliche Präparate zu verwenden. Organische P-Präparate sind besonders bei Tieren ohne Bewußtseinstrübungen angezeigt. Daneben kann die Applikation von Vitamin A und D sowie eine ACTH-Behandlung den Krankheitsverlauf unter Umständen positiv beeinflussen. Als Leberschutztherapie sollten wiederholt Infusionen von Traubenzucker- und Aminosäurelösungen (z. B. Amynin®) gegeben werden. Die Luftinsufflation ins Euter kann nach erfolgloser Ca-Behandlung mit sterilen Instrumenten sehr sauber und mit hoher antibiotischer Versorgung versucht werden.

P.: Als vorbeugende Maßnahme gegen Stoffwechselstörungen ist ein P-reiches und Ca-armes, vielseitig zusammengesetztes Futter vor der Geburt von großer Bedeutung (Kleien, Getreideschrote; artenreiches Heu, wenigstens teilweise sonnengetrocknet; gute Grassilage; Fischmehl, Algenmehl; Futterhefe; kein Rübenblatt und keine Trockenschnitzel). Wenn möglich, sollte den hochtragenden Tieren täglich Auslauf gewährt werden. Von hochdosierten Vitamin-D-Applikationen zur Vorbeuge der Hypokalzämie ist abzuraten, da die Gefahr von Nieren- und Gefäßveränderungen besteht. Bei gefährdeten Kühen können vorbeugend täglich 100 g $CaCl_2$ per os 5 bis 7 Tage ante partum bis 2 Tage post partum gegeben werden. Organische P-Präparate sollten in solchen Fällen etwa 4 Wochen ante partum

wiederholt verabreicht werden (z. B. Catosal® oder Tonophosphan® 3 ×
20 ml).

4) Bei Vorliegen einer **Mastitis paralytica** muß eine antibiotische Euterbehandlung (intrazisternal) vorgenommen werden. Hierzu sind koliwirk-
same Präparate (z. B. Colistin oder Chloramphenicol) zu verwenden.
Daneben ist eine hochdosierte parenterale Sulfonamidbehandlung erforderlich.

5) Bei **starkem Blutverlust** sind Bluttransfusionen von 2 bis 3 l sowie sogenannte Plasmaexpander (z. B. Sterofundin® [Braun-Melsungen] oder eine
niedermolekulare Dextranlösung i. v.) angezeigt. Frische Verletzungen des
Geburtsweges sollten genäht werden. Ist eine Blutung durch Klemmen oder
Ligaturen nicht vollständig zu stillen, so ist eine Hämostase durch Scheiden-
tamponade mit sterilisierten Handtüchern zu versuchen. Neben der Applikation von Herz- und Kreislaufpräparaten (z. B. Strophantin-Honig) sollten
zur Förderung der Kontraktion des Uterus Oxytocin oder Mutterkornprä-
parate injiziert werden. Zur Vermeidung von Beckenphlegmonen sind
Antibiotika oder Sulfonamide sowie Dexa-Tomanol® zu verabreichen.

6) In zweifelhaften Fällen empfiehlt sich die diagnostische Verabreichung
von Kalzium-Magnesium (Herzbefund beachten!) sowie Vitamin D. Fest-
liegende Tiere, die trotz sachgemäßer Behandlung innerhalb von 8 bis 10
Tagen keine Besserung zeigen, sollten geschlachtet werden.

Als vorbeugende Maßnahmen müssen bei gehäuft auftretendem Festliegen
post partum in Rinderherden folgende Punkte beachtet werden: Prüfung
von Milchleistung; Bodenproben (speziell der Futteranbauflächen); Düngung, Fütterung (chemische Analyse) und Haltung. Tiere mit flacher Laktationskurve sind bevorzugt zur Zucht zu verwenden. Die Tagesleistung von
frisch laktierenden Kühen sollte auf maximal 30 l begrenzt werden (erforderlichenfalls durch plötzlichen Futterabzug). Hochleistungstiere benötigen
mindestens 7 kg gutes, vielseitig zusammengesetztes Heu, nicht über 30 kg
einwandfreie Silage (aus mehreren Pflanzenarten bestehend) sowie als
Kraftfutter vorwiegend Haferschrot; ferner sollten Hirseschrot, Gerstenschrot und Kleie, aber wenig Ölsaatrückstände verabreicht werden. Die
Umwelt ist zu verbessern (täglicher Auslauf!). Kälber aus anfälligen Familien sollten nicht aufgezogen, sondern gemästet werden (vergleiche auch
Abschnitt Fruchtbarkeitsstörungen beim Rind).

ANDROLOGIE UND BESAMUNG

Von H. Merkt und D. Krause

Andrologie

IMPOTENTIA COEUNDI:

Mängel der Libido

D.: Das Vorspiel dauert bei wiederholten Prüfungen länger als 30 Minuten (teilweiser Libidomangel, Libidoschwäche) oder fällt mitsamt den nachfolgenden Einzelakten ganz aus (vollständiger Libidomangel).

Ä.: Unter anderem erbliche Anlage oder unzureichende Fütterung oder beides; geschlechtliche Überbeanspruchung.

T.: Regelung der Fütterung und der geschlechtlichen Beanspruchung. Therapeutisch kommen versuchsweise Yohimbin, Vitamin E, männliches Sexualhormon (Testoviron, Androsteron) in laufenden Gaben in Frage. Im Interesse der Erhaltung einer guten Fruchtbarkeitsveranlagung der Rinderbestände ist die Ausschaltung derartiger Bullen zu raten, wenn der Libidomangel idiopathisch oder idiodispositionell ist.

Mängel der Erektion

D.: Der Penis bleibt während des Vorspieles und während des Aufsprunges schlaff bzw. ist im Wachstum auf infantiler Stufe stehengeblieben. Behandlung aussichtslos und im Interesse der Zucht nicht erwünscht.

Mängel des Nachstoßes

D.: Trotz guter Geschlechtslust, immer wiederholten Aufsprunges und meist auch trotz vergeblicher Suchbewegungen kommt es nicht oder nur selten zum Nachstoß.

Ä.: Die Ursachen dieser Erscheinung können sein:

a) Dysfunktion des Afterpenismuskels

T.: Gewissermaßen diagnostisch kann die Durchschneidung der beiden Afterpenismuskeln (Myektomie) vorgenommen werden. Wenn dieser Mangel ursächlich vorlag, ist die Operation häufig erfolgreich. Erbliche Anlage bei Jungbullen hochwahrscheinlich, deshalb richtiger Ausschaltung von der Zucht. Von der Benutzung zur Samenübertragung sind solche Bullen auszuschließen.

b) Mängel der Reizleitung für den Nachstoß- und den Ejakulationsreflex. Auch die Suchbewegungen können fehlen. Die Myektomie der Afterpenismuskeln bringt keinen Erfolg. Selbstheilung mitunter nach halb- oder einjähriger Geschlechtsruhe. Erbliche Anlage möglich, deshalb besser Ausschaltung von der Zucht.

c) Falsche Richtung des Penis, der bei den Suchbewegungen meist unterhalb, seltener oberhalb der Vulva auftrifft. Paarung in der Bewegung versuchen. Erbliche Anlage möglich, deshalb Ausschaltung von der Zucht, wenn sich der Mangel nicht nur als anfängliche Ungeschicklichkeit eines Jungbullen erweist. Auch Penisknickungen besonders bei lebhaft deckenden Bullen möglich (siehe f).

d) Unvollständiger Aufsprung. Die Umklammerung findet kaudal von den Hüfthöckern statt, so daß der auslösende Reiz für den Nachstoßreflex, die Berührung der Schamlippen, nicht zustandekommt. Der Mangel, der vorwiegend bei Jungbullen auftritt, verliert sich meist durch Übung beim freien Sprung oder durch Paarung in der Bewegung.

e) Entzündungen der Vorhaut (Verklebungen, Verwachsungen, Abszedierung, Tuberkulose, Aktinomykose).

D.: Mechanische Behinderung des Nachstoßes. Die Zustände stellen sich nach Paarungsinfektionen, Schürfungen, Verletzungen unter Hinzutreten spezifischer oder unspezifischer Erreger ein.

P.: Beim Auftreten von *Verklebungen* der Vorhaut (Prüfung im Deckversuch) ist entweder bei einer improvisierten Paarung oder am sedierten (Tranquilizer) oder in Epiduralanästhesie niedergelegten Tier sofort der Lösungsversuch auszuführen. Danach Säuberung mit Seifenlösung, Persillösung, Desinfektion, Puderung mit MP-Puder oder Auftragen von Supronal-Emulsion, Lebertran, antibiotischer oder Sulfonamidsalbe (z. B. Unguforte „PBS") sowie möglichst täglich wiederholte Streckversuche. Das gleiche Vorgehen ist bei noch nicht zu umfangreichen und zu festen *Verwachsungen* angebracht, in fortgeschrittenen Fällen jedoch zwecklos (keine blutige Lösung von Verklebungen!). Möglichst bakteriologische, bei Verdacht auf Tuberkulose oder Aktinomykose auch pathologisch-histologische Untersuchung veranlassen. Tuberkulose ist unheilbar, abszedierende Posthitis meist ebenfalls. Aktinomykose kann heilbar sein (intravenöse Jod-Sulfonamidtherapie).

f) Knickungen des Penis, Hämatome und Blutfisteln des Peniskörpers (Zerreißung des Schwellkörpers und der Penisfascie) durch traumatische Einwirkungen bei Fehldeckungen. Der Nachstoß ist meist nicht möglich. Schmerzhafte Stelle oder Anschwellung im Verlauf des Peniskörpers meist im Bereich der S-förmigen Krümmung. Selbstheilung nach sechs bis zwölf Monaten Deckruhe mitunter möglich.

Penislähmung

(Vorfall des Präputiums und des Penis) meist nach traumatischen Beschädigungen. Sehr bald entstehen schwere Entzündungen und Stauungen an dem herabhängenden Organ. Deshalb vorübergehende Fixierung des Penis in der S-förmigen Biegung durch Fadenschlinge an die äußere Haut des Mittelfleisches. Heilung unsicher.

Abflußstörungen des Ejakulates nach sonst normalem Paarungsakt

Ä.: Spasmen, Strikturen, Konkremente in den samenabführenden Wegen. Schmerzen nach dem Deckakt, allmählicher Abfluß des Samens.

T.: Heilung meist nicht möglich. Deckruhe, Konkremente an der S-förmigen Biegung operativ entfernen.

Äußere und innere Erkrankungen

Klauenerkrankungen, Gelenk-, Sehnenscheiden- und Muskelschäden. Lähmungen, sporadische und seuchenhafte zehrende Krankheiten. Die Heilbarkeit richtet sich nach der des Grundleidens.

Teilweiser Vorfall der Präputialschleimhaut

D.: Am Ostium praeputiale tritt die Schleimhaut, mitunter nur zeitweise, schlauchartig 1 bis 10 cm hervor. Der Vorfall wird durch ein zu langes und schlaffes freies Ende des häutigen Vorhautschlauches (Veranlagung) begünstigt. Der Vorfall kann zu bakteriellen Besiedlungen der Präputialschleimhaut von außen her und damit zur Verunreinigung des Samens führen.

T.: Heilung nicht möglich, keimhemmende Zusätze zum Samen. Bei der Auswahl der Bullen ist dieser Fehler zu berücksichtigen.

IMPOTENTIA GENERANDI:

Hypoplasie oder Degeneration der Hoden (Kleinhodigkeit)

D.: *Einseitig* oder *beiderseitig* auffallend kleine, derbe oder auch schlaffe Hoden bei verhältnismäßig groß erscheinenden Nebenhoden. Die Hypoplasie (Unterentwicklung) kann *unvollständig* (partiell) oder *vollständig* (total) auftreten. In Zweifelsfällen entscheidet die *Samenuntersuchung*. Untauglich sind: Ejakulate unter 2 ccm, von grünlich-wäßrigem Aussehen, mit weniger als 0,2 Millionen Spermien im cmm, ohne Schwarmbewegung, mit mehr als 30 % toten Spermien und mehr als 20 % pathologischen Formen und unreifen Spermien. Ejakulate, welche die angeführten Grenzwerte nur knapp überschreiten, sind von nicht erwünschter mäßiger Qualität. Gute und sehr gute Ejakulate liegen zwischen 4 und 8 ccm, sind rahmähnlich, haben eine Dichte von 0,6 bis 1,5 Millionen im cmm, zeigen lebhafte Schwarmbewegung, 90 bis 95 % lebende Spermien, nur wenige pathologische Formen.

Ä.: Hodenhypoplasie (von Jugend auf vorhanden) gilt als erblich, deshalb Ausschaltung von der Zucht. Nach LAGERLÖF und ERIKSSON einfaches rezessives Gen, das bei der weiblichen Nachzucht solcher Bullen zur Hypoplasie der Ovarien führt. Ausbreitung besonders in der gesamten Schwarzbuntzucht (belastete Bullenlinien durch Kuhfamilien). – Auch die in der Bauchhöhle oder im Leistenkanal zurückgehaltenen Hoden (abdominaler und inguinaler Kryptorchismus) bleiben hypoplastisch. *Hodendegeneration,* Hodenatrophie (zunächst gut entwickelt, dann Rückbildung) kann erworben, jedoch auch erblich bedingt sein. – Nicht selten ist die *Späthypoplasie* der Hoden, d.h. Stehenbleiben des Wachstums und zunehmende Samenverschlechterung im Alter von etwa drei bis vier Jahren. Auch sonstige Abweichungen der Hoden in Form, Konsistenz und Lage (*Knollenhoden,* zu weiche und gedrehte Hoden) können ebenso wie die *Hypoplasie des Nebenhodens* (kleine, flach aufsitzende, schlaffe Nebenhodenschwänze) zu einer erheblich herabgesetzten Befruchtungsfähigkeit führen.

Hodenentzündung (Orchitis)

Ä.: Verursacht durch Brucella bovis, Tuberkelbakterien, Streptokokken, Staphylokokken, Bact. pyogenes und andere (Virus?) oder Trauma. Vergrößerung, Temperaturerhöhung, Schmerzhaftigkeit, gestörte Spermatogenese, mehr oder weniger starke Störungen des Allgemeinbefindens. Beiderseitige Erkrankung führt, abgesehen von nicht zu schweren traumatischen Schäden, meist zu völliger Unfruchtbarkeit. Ätiologische Klärung durch Samenuntersuchung (bakteriologisch, serologisch) und Blutuntersuchung (Brucellose) veranlassen. Histologische und bakteriologische Untersuchung durch Hodenbiopsie (Gewebeentnahme) möglich (nicht ganz ungefährlich!).

T.: Bei einseitiger Erkrankung alsbaldige einseitige Kastration versuchen. In besonderen Fällen intravenös eingeleitete, dreitägige Sulfonamidbehandlung oder antibiotische Behandlung mit hohen Dosen versuchen (nicht bei Brucellose oder Tbc.). Suspensorium, Kühlen. Eine volle Wiederherstellung der Spermatogenese ist in hochgradigen Fällen nicht zu erwarten, deshalb ist im allgemeinen alsbaldige Ausschaltung von der Zucht anzuraten.

Entzündungen des Nebenhodens (Epididymitis)

D.: Akute oder chronische Verdickung des gesamten Nebenhodens oder seiner Teile (Kopf, Körper, Schwanz), wobei auch der Hoden miterkrankt sein kann. Die Ursachen sind dieselben wie auch bei der Hodenentzündung (selten auch B. pyocyaneum). – Durch Unwegsamkeit der Ductuli efferentes im Nebenhodenkopf, Verirrung des Samens in die Ductuli aberrantes oder Verlegung des Nebenhodenkanals kann die *Samenstauung* im Hoden oder Nebenhoden entstehen (erbsen- bis haselnußgroße, meist kugelige Stauungsherde mit Samendetritus). Die Samenstauung ist beim Bullen weniger häufig als beim Ziegenbock. Jede fühlbare Veränderung im Nebenhoden gibt Anlaß zur Samenprüfung. Bei akuten Entzündungen eventuell Heilungsversuch wie bei der Orchitis. Chronische Fälle sind unheilbar.

Erkrankungen des Hodensackes

Räude, Trichophytie, Verbrennungen, Erfrierungen, traumatische oder medikamentöse Schwellungen. Die Wärmeregulierung ist gestört. Deshalb Schädigungen der Spermatogenese. *Dauernde* Schädigungen der Samenbildung entstehen erst bei starken und lang anhaltenden (drei bis sechs Monate) Reizen. Deshalb alsbaldige Behandlung des Grundleidens mit milden Mitteln: Begasung, Besprühung (z. B. Jakutin) oder Öl bei parasitären Erkrankungen. Lebertransalbe in den anderen Fällen. Als erbliche Anomalie kommt einseitig oder beiderseitig *Horizontallage des Hodens im Hodensack* vor. Ausschluß von der Zucht erscheint empfehlenswert.

Erkrankungen der akzessorischen Geschlechtsdrüsen

Ä.: Infektionen mit Brucella bovis; Tb.-Bakterien; Corynebact. pyogenes; B. pyocyaneum; Staphylokokken, Streptokokken.

D.: Rektale Untersuchung, biologische und mikrobiologische Samenprüfung sind nötig. Die *Samenblasendrüsen,* normalerweise bei jüngeren Bullen ein bis zwei Finger, bei älteren Bullen vier Finger stark, körnig, jederseits vor dem vom Musc. urethralis umschlossenen Beckenstück der Harnröhre liegend, werden größer, schmerzhaft und asymmetrisch, in chronischen Fällen unregelmäßig, grobknotig und sehr derb, teilweise treten auch Verwachsungen und Abszeßbildungen auf. Die *Prostata* (unter dem Musc. urethralis) und die *Bulbourethraldrüsen* (kaudal am Beckenstück der Harnröhre) sind sehr selten erkrankt, im normalen Zustand klinisch nicht fühlbar, nur im Falle einer krankhaften Vergrößerung treten sie hervor. Das Sperma wird wolkig, flockig und minderwertig. Wiederherstellung meist nicht möglich, deshalb alsbaldige Abstoßung solcher Bullen. Die operative Entfernung veränderter Samenblasendrüsen kann in seltenen Fällen (wertvolle Zuchtbullen, einseitige Erkrankung) angezeigt sein.

Impotentia generandi ohne klinische Erscheinungen

Vorübergehendes Auftreten nach erheblichem Futtermangel, sehr einseitiger Fütterung, geschlechtlicher Überbeanspruchung, Onanie, zu starker Hitze oder Kälte, besonders bei fieberhaften Allgemeinerkrankungen, umfangreichen Hauterkrankungen (Räude, Trichophytie), unsachgemäßen Hautbehandlungen mit toxisch wirkenden Mitteln (Rohöl, Petroleum) und in der Rekonvaleszenz. Durch längere Einwirkungen entsteht dauernde Impotenz, die mitunter auch ohne auffindbare Ursache vorliegt und veranlagt sein kann. Samenbefund verschieden (siehe Hypoplasie oder Degeneration der Hoden). Mitunter alles normal, nur Nekrozoospermie (Sekretionsstörungen des Nebenhodens oder der akzessorischen Geschlechtsdrüsen) oder andere Mängel der Spermien (abweichende Gestalt der Köpfe, fehlende oder veränderte Kopfkappen, persistierende Akrosomgranula, Anomalien der Mittelstücke und Schwänze, Neigung zur Trennung der Schwänze und Köpfe).

T.: Abstellen der Ursachen, Fütterung auf Fruchtbarkeit, Regelung der Geschlechtsbeanspruchung, Ausschaltung von der Zucht bei anhaltenden Störungen der Spermatogenese (Veranlagung).

Beeinflussung der Befruchtungsfähigkeit des Spermas

kann sich auch bei gewissen *Erkrankungen der Begattungsorgane* zeigen, z. B. beim Vorhandensein von Penis-Fibropapillomen, -Sarkomen, Blutfisteln der Penisspitze, Präputialkatarrhen. Die Zumischung von Blut und Entzündungsprodukten, Mikroben, beeinträchtigt die Lebensdauer und Aktivität der Spermien und erhöht die Keimzahl im Ejakulat.

T.: Penis-Fibropapillome und -Sarkome werden am sedierten oder in hoher Epiduralanaesthesie niedergelegten Bullen mit der Schere tief, aber ohne Verletzung des Schwellkörpers des Penis und der Harnröhre entfernt. Rezidivbildung häufig (etwa 40 %), da in Abweichung von der allgemeinen Tumorchirurgie zum Verhindern von Blutfisteln nicht radikal im gesunden Gewebe geschnitten werden kann, sondern schonend vorgegangen wird. Nachkontrolle und gegebenenfalls Entfernung des Rezidivs nach zwei bis drei Wochen. Verwendung eines Elektrokauters mit messerförmigem Brennstift (Blutstillung!) ist empfehlenswert. Hat die tumoröse Veränderung die Harnröhre ergriffen, so wird die Aussicht auf Heilung gering. Nach Abtrennung der Tumoren antibiotische Wundversorgung. Bei Blutfisteln sechs bis acht Wochen Deckruhe; Anfrischen erkennbarer Fisteln und Verband; Heilung fraglich. – Behandlung der spezifischen Katarrhe, siehe S. 188.

Mängel der Paarung

Die Paarung aus der Hand und die Besamung haben neben ihren Vorteilen in der Rinderzucht gegenüber der freien Paarungsmöglichkeit in der Herde gewisse Nachteile, die das Befruchtungsergebnis schätzungsweise um etwa 5 bis 10 % herabdrücken.

Heraussuchen der brünstigen Kühe und Färsen

Bei der Paarung oder Besamung übernimmt der Mensch das Heraussuchen der brünstigen Kühe oder Färsen. Die Ausschaltung der männlichen und weiblichen Instinkte und Reflexe führt zu Unzulänglichkeiten. Das Nichterkennen der Brunst, die Nachlässigkeit in dem Heraussuchen brünstiger Tiere und in der Zuführung zum Bullen sind in manchen Beständen wesentliche Gründe für zu niedrige Befruchtungshundertsätze. Bei Durchführung der Samenübertragung fällt in den meisten Fällen auch das Probieren am männlichen Tier auf das Vorhandensein des Duldungsreflexes weg, so daß hierbei zu dem Übersehen schwach brünstiger Tiere noch die Möglichkeit der Besamung nicht brünstiger Tiere hinzutritt.

Abhilfe: Um die Vorteile der Paarung aus der Hand und der Samenübertragung trotzdem auszunutzen, sind folgende Maßnahmen nötig: Schulung des Pflegepersonals in der Erkennung der Brunst. Sorgfältiges tägliches Prüfen und Beobachten der für die Paarung oder Besamung anstehenden Kühe oder Färsen des Bestandes; Unterbringung in Laufboxen oder Losställen, wo sich die Brunst besser zu erkennen gibt. Fütterung auf Fruchtbarkeit, wodurch die Erscheinungen der Brunst deutlicher werden. Zuchtwahl auf Familien mit deutlicher Brunst.

Verfehlen des richtigen Zeitpunktes der Sameneinführung

Die freie Paarung in der Herde findet im Laufe einer Brunst ein- bis fünfmal und häufiger statt, die Paarung aus der Hand und die Besamung meist nur ein- bis zweimal. Da beim Rind die Ovulation im Regelfall erst innerhalb 8 bis 16 Stunden *nach* Beendigung der äußeren Brunst oder noch später eintritt, ist die *Sameneinführung gegen Ende der Brunst* am erfolgreichsten. Die Wahrscheinlichkeit des „Treffens" ist bei der häufiger stattfindenden freien Paarung in der Herde größer als bei der weniger häufig ausgeführten Paarung aus der Hand und der Besamung.

Abhilfe: Alsbaldige Paarung oder Besamung nach Eintritt der Brunst, um kurzbrünstige Tiere zu treffen, und Wiederholung der Sameneinführung alle 12 bis 24 Stunden bis zum Abklingen der Brunst. Follikelkontrolle bei der Besamung. Die Samenübertragung kann beim Rind auch kurz nach Beendigung der Brunst noch ausgeführt werden; sie muß aber so rechtzeitig erfolgen, daß der Samen vor der Ovulation noch mehrere Stunden Zeit hat zu „kapazitieren", also befruchtungsfähig zu werden. Übliche Dauer der Brunst 20 (6 bis 36) Stunden.

Samengewinnung, -konservierung und -einführung

VERHÜTUNG VON SCHÄDIGUNGEN DES SAMENS BEI DER GEWINNUNG

Von entscheidender Bedeutung für die Erzielung guter Befruchtungserfolge ist die Gewinnung eines ungeschädigten, voll lebensfähigen und sauberen Ejakulates. Schädigungen des Samens bei der Entnahme kommen, wie sich gezeigt hat, häufiger vor, als allgemein angenommen wird. Auf folgende Punkte sei besonders hingewiesen:

1. Der Standplatz des Bullen und der Kuh bei der Samenentnahme muß unbedingt *staub- und pfützenfrei* gehalten werden. Am besten ist eine etwas feucht gemachte Rauhasphaltplatte hinter dem aus Eisenrohr (nicht Holz) gefertigten Samengewinnungsstand. Auch eine Kunststoff-(Recortan-) bzw. Gummimatte oder hilfsweise eine Wiese sind brauchbar. Der Fußboden des Samengewinnungsraumes muß jederzeit spül- und desinfizierbar sein. Durch Staub oder Schmutz verunreinigter Samen nimmt eine graue Farbe an, wird keimreich und ist für die Besamung ungeeignet.

2. Die Vorhautöffnung und der **Haarpinsel** des Bullen sollen durch regelmäßige **Reinigung** mit Warmwasser und Seife, durch Desinfektion mit Chloraminlösung 0,3 bis 0,4 % oder einem anderen Mittel, durch *Kürzung der Pinselhaare* auf 5 bis 6 cm Länge und durch *gute Einstreu* stets in sauberem Zustande gehalten werden. Eine feuchte Reinigung und Desinfektion der Präputialöffnung darf unter keinen Umständen unmittelbar vor der Samenentnahme erfolgen. Die Spülwasserreste tropfen nachträglich ab und können bei der Samenentnahme in die künstliche Scheide eindringen. Zur schnelleren Trocknung der Vorhautöffnung und ihrer Umgebung nach der Reinigung kann ein größeres Fön-Gerät (Warmluftgerät) verwendet werden.

3. Die künstlichen Scheiden

Für jeden Bullen sollen wenigstens zwei künstliche Scheiden in der ihm zusagenden Form vorhanden sein.

a) Die **künstlichen Scheiden** sollen in geschlossenen, leicht zu reinigenden Schränkchen oder Behältern voneinander getrennt (für jeden Bullen) aufbewahrt werden. In diese Schränkchen dürfen die künstlichen Scheiden nur im gereinigten Zustand gebracht werden. Eine Trockenvorrichtung ist erwünscht (Thermostat für künstliche Scheiden).

b) Der **Innenschlauch,** der **Samenglashalter,** sofern ein solcher benutzt wird, und auch das **Äußere der künstlichen Scheide** sollen stets peinlichst *sauber* sein. Die Sterilisierung durch Kochen ist nach jedem Gebrauch erforderlich.

c) **Vor der Herrichtung** der künstlichen Scheide und **vor jeder Samenentnahme** sollen die **Hände gesäubert** werden. Die Samenentnahme ist am besten mit Stoffhandschuhen vorzunehmen, die jedesmal gewaschen und sterilisiert (gekocht) werden.

Die genannten Maßnahmen sollen vor allen Dingen die Übertragung von spezifischen oder unspezifischen Keimen in den Samen und auf den Bullen sowie von Bullen zu Bullen durch die künstliche Scheide und deren Anwendung verhüten.

d) Die **Innentemperatur** der künstlichen Scheide **ist stets sorgfältig einzustellen.** Schnelle Messungen, die ohne eine Berührung des Thermometers mit der Wandung und den Falten des Innenschlauches ausgeführt werden, geben meist zu niedrige Werte an. Temperaturen über $+42°$ C sind bereits leicht, Temperaturen über $+45°$ C erheblich schädigend für die Samenzellen. Thermometer auf Richtigkeit prüfen und nach jedem Gebrauch reinigen und entkeimen.

e) Alle bisher im Reagenzglas geprüften **Gummisorten,** insbesondere aber noch nicht gebrauchte Gummiteile (Innenschläuche, Samenglashalter) sind mehr oder weniger spermaunfreundlich. Es sind nur dann einwandfreie Ejakulate zu erzielen, wenn folgende Punkte beachtet werden:

aa) **Gründliche Reinigung** (Bürsten) **neuer Schläuche** und Samenglashalter vor dem ersten Gebrauch mit heißer Sodalösung 2 %, mehrstündige Wässerung in fließendem Wasser, Kochen in Aqua dest.

bb) **Vor dem Einsetzen des Samenauffanggläschens** kann man etwa 10 ccm einer sterilen Natriumcitratlösung 2,9 % durch den Innenraum der senkrecht gehaltenen künstlichen Scheide hindurchlaufen lassen. Diese *Benetzung mit einer spermafreundlichen Flüssigkeit* verfolgt den Zweck, die Gleitfähigkeit für die Samenentnahme herbeizuführen, das Einsetzen des Samengläschens beim Modell 1948 der künstlichen Scheide zu erleichtern und den Abfluß des Samens nach der Ejakulation möglichst zu beschleunigen. Sterilisierte weiße Vaseline als Gleitmittel für den vorderen Teil des Scheidenraumes ist meist überflüssig und nur für solche Bullen erforderlich, welche die künstliche Scheide damit besser annehmen.

cc) Zur Erzielung eines schnellen Durchlaufes des Ejakulates durch den Innenschlauch soll bei der Samenentnahme gleich *im Anschluß an den Nachstoß der hintere Teil der Scheide gesenkt werden.* Das Senken soll mit leichter, nicht ruckartiger Bewegung schon in dem Augenblick geschehen, in welchem der Penis am tiefsten in das Instrument eingedrungen ist. Der Penis wird dabei ein wenig abgebogen. Je geschickter dieser Akt ausgeführt wird, um so kürzer ist die Berührung des Samens mit dem Innenschlauch und um so rascher sammelt sich das Ejakulat im Samengläschen. *Falsch* ist das allzu *hastige Abziehen* des Instrumentes beim Nachstoß, womöglich bei hochgehaltenem Samenglas, oder das *Beharren* unmittelbar nach dem Nachstoß und der Ejakulation. Hierbei wird das Ejakulat veranlaßt, zunächst nach dem Eingang der künstlichen Scheide hin zu fließen. Es muß dann bei zu spätem Senken nach dem Samengläschen zu denselben Weg an der Wandung des Innenschlauches entlang wieder zurücklegen und wird dabei mechanisch geschädigt (Oberflächenschädigung).

dd) Als sehr schädlich hat sich die *Zerstreuung* des Ejakulats auf größeren Flächen, z. B. an der Wand des Innenschlauches oder des Samengläschens, besonders bei kleinen Ejakulaten erwiesen. Deshalb sind zu lange künstliche Scheiden (über 40 cm), zu weite, faltenbildende Innenschläuche und zu lange, weite Samengläschen als ungünstig anzusehen. Bewährt hat sich das nicht zu weite Samengläschen in Tulpenform. Das tulpenförmige Samenglas wird in den ausgestülpten Innenschlauch eingesetzt und jedesmal mit einem Stück frischer oder nach jedem Gebrauch ausgekochter Flavabinde festgebunden (Kastrierschlinge). Die Binde wirkt besser als ein Gummidruckring.

Der Weg und die Streuung des Ejakulates können beim Modell 1948 auch dadurch abgekürzt werden, daß durch mehr oder weniger starkes Aufziehen des Innenschlauches auf das Außenrohr die Länge des doppelwandigen Endstückes des Innenschlauches der Länge des Penis angepaßt wird. Für junge Bullen stellt man die künstliche Scheide kurz, für ältere mit großem Penis lang ein.

Eine Zerstreuung des Ejakulates und Verzögerung des Abflusses tritt auch dann ein, wenn die künstliche Scheide *zu stark mit Wasser oder Luft gefüllt war*. Die Füllung des Instrumentes ist im allgemeinen ausreichend, wenn bei senkrechter Haltung desselben (Samenglas nach unten) der Wasserspiegel nur *bis zum Ausfluß des geöffneten Ventilverschlusses reicht* ($^1/_3$ der Gesamtlänge). Man läßt das Wasser abfließen, bis dieser Wasserstand eingestellt ist.

ee) *Alsbaldige Durchspülung des noch feuchten und warmen Scheidenraumes der künstlichen Scheide* mit heißem (60°C) fließendem Wasser nach jedem Gebrauch, um Samenreste und anhaftende Gleitmittel sofort zu entfernen, ehe sie auf dem Innenschlauch spermafeindliche Krusten bilden.

ff) Während der *kalten Jahreszeit,* bei Temperaturen unter +15°C im Samengewinnungsraum, soll zur Vermeidung des Kälteschocks der Spermien das Samengläschen einen *Wärmeschutz* erhalten. Angewärmter Strumpf aus wattiertem Stoff, gut temperierte Glaswolle in einem Gummistrumpf o. ä. Besonders zu empfehlen ist eine Schutzhülle aus gut zu reinigendem Schaumgummi (Gummi-Bertram, Hannover).

gg) *Sofort nach der Gewinnung* des Samens deckt man das Samengläschen zu (Glasdeckel, cellophanumhüllter Wattebausch) und stellt es, vor grellem Licht geschützt, in ein Wasserbad von 25 bis 28° C.

hh) Wesentlich ist die Verwendung einer *neuen, sterilisierten, künstlichen Scheide für jedes Ejakulat,* da bei der wiederholten Benutzung des gleichen Instrumentes mit einer erheblichen Keimanreicherung des Spermas gerechnet werden muß.

KONSERVIERUNG DES SPERMAS

Allen Samenkonservierungsverfahren liegen drei Prinzipien zugrunde:

1. Zuführung von Nähr-, Schutz- und Puffersubstanzen bei Vergrößerung des Ejakulatvolumens („Verdünnung");

2. Senkung des Stoffwechsels der Samenzellen;

3. Hemmung des Keimwachstums.

Diese Erfordernisse werden bei den einzelnen Methoden der Spermakonservierung auf unterschiedliche Weise erfüllt.

Bei den zur Zeit bekannten Verfahren sind zu unterscheiden:

A. Konservierung bei Temperaturen über dem Nullpunkt (Flüssigsamen) 1. bei Kühlschranktemperatur (+ 5° C), 2. bei Raumtemperaturen (+ 15° bis + 25° C); B. Tiefgefrierkonservierung (TG-Verfahren).

Konservierung bei Temperaturen über dem Nullpunkt

a) Flüssigsamen bei Kühlschranktemperatur (+ 5°)

Verbreitet angewendete Verdünnungsflüssigkeiten sind: Natriumzitrat-Puffer, Spermasol-Milch, Laiciphos und Tris-Puffer (Tris[Hydroxymethyl]-Aminomethan) (alle mit Eidotter-Zusatz); ferner Milch-Glyzerin ohne oder mit Eidotter-Zusatz.

Als Beispiel sei das Vorgehen bei der Verwendung von Spermasol-Milch ausführlicher dargelegt. Spermasol-Milch (Dr. Rentschler & Co/Laupheim) besteht aus einem Grundpuffer von Natriumzitrat mit bestimmten Zusätzen; *keimhemmende Stoffe* (sog. Antibiotika-Schere, aus Penicillin, Streptomycin und Polymyxin) sind zugefügt.

Der Zusatz von *Eidotter* ist nötig zur Erhaltung der Lebens- und Befruchtungsfähigkeit der Samenzellen. Dazu wird ein möglichst frisches und sauberes Ei (die Verwendung von Eidottern schwerer Hühnerrassen hat sich nach AEHNELT und BROCKMANN [1955] bewährt) mit Alkohol (70%) sorgfältig abgewischt. Unter möglichst keimfreien Kautelen wird das Ei aufgeschlagen und zunächst vorsichtig das Eiweiß von der Dotterkugel getrennt. Mit Hilfe von sterilem Filterpapier lassen sich Reste des Eiweißes nahezu völlig entfernen. Dabei sollte die Dotterkugel unverletzt bleiben. Nach Eröffnung der Dotterhaut wird die gewünschte Menge des Eidotters zu der Spermasol-Milch-Lösung zugefügt, und zwar zu 10 Teilen Spermasol-Milch 1 Teil Eidotter. Durch gründliches Umrühren mit einem sterilen

Glasstab entsteht der Spermasol-Milch-Eidotter-Verdünner, der filtriert werden sollte, um die Bildung von Eidotterklümpchen zu verhindern.

Die Verdünnung des Spermas wird schubweise etwa eine viertel bis halbe Stunde nach der Gewinnung vorgenommen, wenn sich die *Temperatur* von *Verdünner* und Sperma in einem Wasserbad von + 18° bis + 20° C angeglichen haben. Der *Verdünnungsgrad* für den Spermasol-Milch-Eidotter-Verdünner wird mit 1:20 bis 1:50 angegeben.

Vor der *Abkühlung* auf die Aufbewahrungstemperatur von + 5° C, die langsam, und zwar innerhalb von vier bis fünf Stunden erfolgen soll, wird der verdünnte Samen in Einzelportionsgläschen abgefüllt. Diese werden mit spermafreundlichen Kunststoffkappen verschlossen. Engporige Schwammgummikissen mit Bohrungen zur Aufnahme der Einzelportionsgläschen gewährleisten den gewünschten langsamen Verlauf der Abkühlung.

Bei Berücksichtigung der genannten Einzelheiten bleibt die Befruchtungsfähigkeit des mit Spermasol-Milch-Eidotter verdünnten Bullenspermas – gute Samenqualität bei der Entnahme vorausgesetzt – 4 Tage voll oder nur unwesentlich vermindert erhalten.

Das Sperma soll bis zur Sameneinführung, also auch während des *Transportes,* möglichst bei konstanter Temperatur kühl gehalten werden. Während der warmen Jahreszeit muß es vor zu hohen, während der kalten Jahreszeit vor zu tiefen Temperaturen geschützt werden. Die Erhaltung einer Temperatur von + 4° bis + 6° C ist erwünscht; weithalsige Thermosflaschen, die in Schutzkästen untergebracht sind, bieten weitgehende Gewähr für eine ausreichende Kühlung während des Transportes. Der Hohlraum dieser Thermosgefäße wird am besten zuunterst mit einer dünnen Schwammgummiplatte als Bodenschutz und einem geschlossenen Gummibeutel beschickt, welcher auf + 5° C abgekühltes Wasser oder Eis enthält. Auf den Gummibeutel folgt ein möglichst trocken gehaltenes, 4 bis 5 cm hohes Schwammgummipolster, mit den Einsatzlöchern für die Einzelportionsgläschen. Während des Transportes sollen die Thermosgefäße nur so wenig und so kurz wie möglich geöffnet werden.

Die *Identität des Samens* muß unbedingt gewährleistet sein. Das geschieht am besten durch Aufdruck eindeutiger Bezeichnungen wie Name des Bullen, Sprungnummer und Datum auf das Einzelportionsgläschen.

b) Flüssigsamen bei Raumtemperaturen (+ 15° bis + 25° C)

In den letzten 15 Jahren hat die Samenkonservierung bei Raumtemperatur (+ 15° bis + 25° C) vor allem für warme Länder zunehmendes Interesse gefunden.

Insbesondere kommen in Betracht das von Norman (1961) entwickelte Verfahren auf der Basis eines Kokosnußwasserverdünners sowie die von Foote und Mitarbeiter (1962) empfohlene Anwendung des Cornell University Extenders (CUE) modifiziert für Raumtemperaturen. Wie neuere Untersuchungen in Deutschland zeigen, sind diese Verfahren auch unter gemäßigten Klimaverhältnissen durchaus den Ergebnissen mit bei + 5° C aufbewahrtem Samen ebenbürtig, vorausgesetzt, daß der Temperaturbereich von + 15° bis + 25° C weder über- noch unterschritten wird. Der Versand des Samens erfolgt in Thermosflaschen ohne Kälteträger, die am zweckmäßigsten in Styroporbehälter verpackt sind. Auf eine ausführliche Darstellung sei in diesem Zusammenhang verzichtet, da die gegenwärtige Entwicklung das Gefrierverfahren in den Vordergrund des Interesses gestellt hat.

Tiefgefrierkonservierung (TG-Verfahren)

In den letzten 15 Jahren hat sich auch in Europa zunehmend die Tiefgefrierkonservierung in flüssigem Stickstoff (TG-N_2-Verfahren) bei − 196° C durchgesetzt. Folgende Methoden sind gebräuchlich:

1. Einfrieren des Samens in *Ampullen* (Glas oder Kunststoff);

2. Einfrieren des Samens in *Straws* = strohhalmförmige Kunststoffröhrchen (Pailletten, Minitüb);

3. Einfrieren in *Pellets* (Pillen- oder Tropfenform).

Glyzerin vermag den Samen vor nachteiligen Folgen des Einfrier- und Auftauvorganges weitgehend zu schützen. Die zur Zeit üblichen Verdünnungsflüssigkeiten enthalten daher einen Glyzerinzusatz.

Im Vordergrund stehen zur Zeit folgende Verdünner:

a) Natriumzitrat-Eidotter-Glyzerin-Verdünner mit Fruktosezusatz;

b) Spermasol-Milch-Glyzerin-Verdünner;

c) Laiciphos-Glyzerin-Verdünner;

d) Tris-Eidotter-Glyzerin-Verdünner;

e) Zuckerlösungen (Glukose, Laktose, Raffinose) mit Eidotter-
   und Glyzerin-Zusatz.

aa) Die **Verdünnung** erfolgt für das Ampullen- oder Straw-Verfahren überwiegend zweiphasisch und besteht aus einer Vorverdünnung mit einem glyzerinfreien Verdünner sowie aus einer Nachverdünnung mit einem glyzerinhaltigen Verdünner.

Vielerorts wird vorsichtiges Durchmischen während der Nachverdünnung empfohlen, um schädigende Wirkungen des Glyzerins zu mildern. Für das Pellet-Verfahren kommen im wesentlichen die zuckerhaltigen Verdünner nach NAGASE und Mitarbeiter (1964) in Betracht.

bb) **Anpassung und Einfrieren**

Vor dem Einfrieren bedarf es einer *Anpassungszeit* bei + 5° C, die zwischen 2 und 20 Stunden, meist 4 bis 8 Stunden beträgt. Das *Einfrieren* des in Ampullen abgefüllten Samens kann mit Hilfe halbautomatischer Einfriergeräte in Stickstoffdampf oder in Methanol erfolgen, in das Stickstoffdampf eingeleitet wird. Seit 1966 (RAJAMANNAN) werden Ampullen und Straws fast ausschließlich im Stickstoffdampf über dem Flüssigstickstoff-Spiegel eingefroren und anschließend in Flüssigstickstoff umgelagert.

An verschiedenen größeren Besamungsstationen sind selbstentwickelte bzw. modifizierte Einfrierverfahren üblich.

Das Einfrieren in Straws (Pailletten, Minitüb) hat in der Bundesrepublik erhebliche Bedeutung gewonnen und wird im wesentlichen nach den von CASSOU (1959) sowie SIMMET (1972) beschriebenen Methoden ausgeführt.

Eine bedeutende methodische Vereinfachung erfolgte durch das von NAGASE und Mitarbeiter (1964) bekanntgegebene sogenannte Pellet-Verfahren; seine praktische Anwendung wird jedoch in der Bundesrepublik durch die gültigen gesetzlichen Bestimmungen (unverwechselbare Kennzeichnung jeder einzelnen Portion, Gefahr der Übertragung von Keimen bzw. Samenzellen von einem Pellet auf das andere) eingeschränkt.

Temperaturschwankungen müssen auch im Bereich unter dem Nullpunkt strikt vermieden werden, damit keine samenschädigenden Umkristallisationen auftreten (MERKT und Mitarbeiter, 1971).

cc) Auftauen von TG-Sperma zur Sameneinführung

Die besten Befruchtungsergebnisse erzielt man, wenn der tiefgefrorene Samen erst unmittelbar vor der Sameneinführung aufgetaut wird. Die Befruchtungsfähigkeit sinkt im allgemeinen nach dem Auftauen kontinuierlich ab, in den ersten zwei Stunden langsam und im weiteren Verlaufe sehr rasch.

Das Auftauen des Samens hat mit größter Sorgfalt zu geschehen. In folgenden Temperaturbereichen wurde bisher gearbeitet:

1. bei $\pm\, 0°$ C (Eiswasser);
2. Umgebungstemperatur, ca. $+\, 15°$ C bis $+\, 30°$ C (Stalltemperatur, Körperoberflächentemperatur [Faust, Tasche]);
3. Körperinnentemperaturbereich nahe $+\, 40°$ C.

Vergleichende Untersuchungen der Methoden 1. und 3. in vitro und in vivo (STOYE, 1966) ergaben bei Anwendung von Körperinnentemperatur zum Auftauen von $TG\text{-}N_2$-Sperma in Ampullen günstigere Resultate als beim Gebrauch von Eiswasser. Diese Ergebnisse wurden für die anderen Konfektionierungssysteme (Straws, Pellets) vielfach bestätigt; Eiswasser und Umgebungstemperatur sind in diesem Sinne als ungeeignet für die Besamungspraxis anzusehen.

Pellets werden zweckmäßigerweise in etwa 1 ml geeigneter Lösung (Sterilmilch, Speziallösungen) aufgetaut. Nach LEIPNITZ (1970) tritt während des Auftauens von Pellets in einem Auftaumedium von $+\, 20°$ C eine deutlich meßbare Temperaturumkehr im Bereich von 0 bis $+\, 5°$ C auf; diese Erscheinung wird bei wärmerem Auftaumedium ($+\, 43°$) fast nie gemessen. Ein vergleichender Feldversuch ergab ein signifikant besseres Non-return-Ergebnis bei Anwendung des Körperinnentemperaturbereichs zum Auftauen der Pellets.

Vom Moment der Entnahme einer Samenportion aus dem Isolierbehälter (Container) bis zum Einbringen in das weibliche Genitale soll die Temperatur kontinuierlich ansteigen. Es gilt das Prinzip: „Eine einmal erreichte Temperatur darf auf keinen Fall wieder unterschritten werden!"

SAMENEINFÜHRUNG

Die sorgfältige *zervikale* Einführung des Samens mit steriler Pipette unter rektaler Kontrolle wird empfohlen. Die Pipette soll *vor* der Einführung der Hand (Gummihandschuh) in das Rektum in die Scheide eingelegt werden, und zwar bei weit auseinandergezogenen Schamlippen, damit das Einschleppen von Außenkeimen (E. coli usw.) vermieden wird. Die *vaginale* Besamung erfordert höhere Samendosen und ist für die Praxis ungeeignet; denn sie bringt niedrigere Befruchtungshundertsätze. Bei *uteriner* Besamung, die von einigen Autoren empfohlen wird, muß vermehrt mit Infektionen der Gebärmutter sowie gegebenenfalls mit Aborten gerechnet werden.